国家卫生健康委员会"十四五"规划教材

全国高等中医药教育教材

供中西医临床医学专业用

社区康复

第 3 版

中西医结合

主　编　朱天民

副主编　国　生　杜　青　吴雪梅　丁英钧

编　委　（按姓氏笔画排序）

丁英钧（河北中医药大学）

王琳晶（黑龙江中医药大学附属第二医院）

石　慧（滨州医学院）

孙　强（黑龙江中医药大学佳木斯学院）

朱天民（成都中医药大学）

杜　青（上海健康医学院附属崇明医院）

李艳霞（新疆医科大学第二附属医院）

吴雪梅（贵州中医药大学第一附属医院）

余　阳（成都中医药大学）

张衍辉（江西中医药大学附属医院）

苗莉莉（山东中医药大学）

国　生（北京中医药大学东方医院）

夏　薇（中山大学护理学院）

廖丽贞（广东药科大学）

秘　书　余　阳（兼）

人民卫生出版社

·北京·

图书在版编目（CIP）数据

社区康复/朱天民主编. -- 3 版. -- 北京：人民
卫生出版社，2025. 1. -- ISBN 978-7-117-37610-5

Ⅰ. R492

中国国家版本馆 CIP 数据核字第 2025SG9144 号

人卫智网	www.ipmph.com	医学教育、学术、考试、健康，购书智慧智能综合服务平台
人卫官网	www.pmph.com	人卫官方资讯发布平台

社 区 康 复
Shequ Kangfu
第 3 版

主　　编：朱天民

出版发行：人民卫生出版社（中继线 010-59780011）

地　　址：北京市朝阳区潘家园南里 19 号

邮　　编：100021

E - mail：pmph@pmph.com

购书热线：010-59787592　010-59787584　010-65264830

印　　刷：天津画中画印刷有限公司

经　　销：新华书店

开　　本：850×1168　1/16　印张：19

字　　数：498 千字

版　　次：2012 年 6 月第 1 版　　2025 年 1 月第 3 版

印　　次：2025 年 5 月第 1 次印刷

标准书号：ISBN 978-7-117-37610-5

定　　价：78.00 元

打击盗版举报电话：010 - 59787491　E - mail：WQ@pmph.com

质量问题联系电话：010 - 59787234　E - mail：zhiliang@pmph.com

数字融合服务电话：4001118166　E - mail：zengzhi@pmph.com

3

修订说明

　　为了更好地贯彻落实党的二十大精神和《"十四五"中医药发展规划》《中医药振兴发展重大工程实施方案》及《教育部 国家卫生健康委 国家中医药管理局关于深化医教协同进一步推动中医药教育改革与高质量发展的实施意见》的要求,做好第四轮全国高等中医药教育教材建设工作,人民卫生出版社在教育部、国家卫生健康委员会、国家中医药管理局的领导下,在上一轮教材建设的基础上,组织和规划了全国高等中医药教育本科国家卫生健康委员会"十四五"规划教材的编写和修订工作。

　　党的二十大报告指出:"加强教材建设和管理""加快建设高质量教育体系"。为做好新一轮教材的出版工作,人民卫生出版社在教育部高等学校中医学类专业教学指导委员会、中药学类专业教学指导委员会、中西医结合类专业教学指导委员会和第三届全国高等中医药教育教材建设指导委员会的大力支持下,先后成立了第四届全国高等中医药教育教材建设指导委员会和相应的教材评审委员会,以指导和组织教材的遴选、评审和修订工作,确保教材编写质量。

　　根据"十四五"期间高等中医药教育教学改革和高等中医药人才培养目标,在上述工作的基础上,人民卫生出版社规划、确定了中医学、针灸推拿学、中医骨伤科学、中药学、中西医临床医学、护理学、康复治疗学7个专业155种规划教材。教材主编、副主编和编委的遴选按照公开、公平、公正的原则进行。在全国60余所高等院校4 500余位专家和学者申报的基础上,3 000余位申报者经教材建设指导委员会、教材评审委员会审定批准,被聘任为主编、副主编、编委。

　　本套教材的主要特色如下:

　　1. 立德树人,思政教育　教材以习近平新时代中国特色社会主义思想为引领,坚守"为党育人、为国育才"的初心和使命,坚持以文化人,以文载道,以德育人,以德为先。将立德树人深化到各学科、各领域,加强学生理想信念教育,厚植爱国主义情怀,把社会主义核心价值观融入教育教学全过程。根据不同专业人才培养特点和专业能力素质要求,科学合理地设计思政教育内容。教材中有机融入中医药文化元素和思想政治教育元素,形成专业课教学与思政理论教育、课程思政与专业思政紧密结合的教材建设格局。

　　2. 准确定位,联系实际　教材的深度和广度符合各专业教学大纲的要求和特定学制、特定对象、特定层次的培养目标,紧扣教学活动和知识结构。以解决目前各院校教材使用中的突出问题为出发点和落脚点,对人才培养体系、课程体系、教材体系进行充分调研和论证,使之更加符合教改实际、适应中医药人才培养要求和社会需求。

　　3. 夯实基础,整体优化　以科学严谨的治学态度,对教材体系进行科学设计、整体优化,体现中医药基本理论、基本知识、基本思维、基本技能;教材编写综合考虑学科的分化、交叉,既充分体现不同学科自身特点,又注意各学科之间有机衔接;确保理论体系完善,知识点结合完备,内容精练、完整,概念准确,切合教学实际。

　　4. 注重衔接,合理区分　严格界定本科教材与职业教育教材、研究生教材、毕业后教育教材的知识范畴,认真总结、详细讨论现阶段中医药本科各课程的知识和理论框架,使其在教材中得以凸显,既要相互联系,又要在编写思路、框架设计、内容取舍等方面有一定的区分度。

5. 体现传承,突出特色 本套教材是培养复合型、创新型中医药人才的重要工具,是中医药文明传承的重要载体。传统的中医药文化是国家软实力的重要体现。因此,教材必须遵循中医药传承发展规律,既要反映原汁原味的中医药知识,培养学生的中医思维,又要使学生中西医学融会贯通;既要传承经典,又要创新发挥,体现新版教材"传承精华、守正创新"的特点。

6. 与时俱进,纸数融合 本套教材新增中医抗疫知识,培养学生的探索精神、创新精神,强化中医药防疫人才培养。同时,教材编写充分体现与时代融合、与现代科技融合、与现代医学融合的特色和理念,将移动互联、网络增值、慕课、翻转课堂等新的教学理念和教学技术、学习方式融入教材建设之中。书中设有随文二维码,通过扫码,学生可对教材的数字增值服务内容进行自主学习。

7. 创新形式,提高效用 教材在形式上仍将传承上版模块化编写的设计思路,图文并茂、版式精美;内容方面注重提高效用,同时应用问题导入、案例教学、探究教学等教材编写理念,以提高学生的学习兴趣和学习效果。

8. 突出实用,注重技能 增设技能教材、实验实训内容及相关栏目,适当增加实践教学学时数,增强学生综合运用所学知识的能力和动手能力,体现医学生早临床、多临床、反复临床的特点,使学生好学、临床好用、教师好教。

9. 立足精品,树立标准 始终坚持具有中国特色的教材建设机制和模式,编委会精心编写,出版社精心审校,全程全员坚持质量控制体系,把打造精品教材作为崇高的历史使命,严把各个环节质量关,力保教材的精品属性,使精品和金课互相促进,通过教材建设推动和深化高等中医药教育教学改革,力争打造国内外高等中医药教育标准化教材。

10. 三点兼顾,有机结合 以基本知识点作为主体内容,适度增加新进展、新技术、新方法,并与相关部门制定的职业技能鉴定规范和国家执业医师(药师)资格考试有效衔接,使知识点、创新点、执业点三点结合;紧密联系临床和科研实际情况,避免理论与实践脱节、教学与临床脱节。

本轮教材的修订编写,教育部、国家卫生健康委员会、国家中医药管理局有关领导和教育部高等学校中医学类专业教学指导委员会、中药学类专业教学指导委员会、中西医结合类专业教学指导委员会等相关专家给予了大力支持和指导,得到了全国各医药卫生院校和部分医院、科研机构领导、专家和教师的积极支持和参与,在此,对有关单位和个人表示衷心的感谢!为了保持教材内容的先进性,在本版教材使用过程中,我们力争做到教材纸质版内容不断勘误,数字内容与时俱进,实时更新。希望各院校在教学使用中,以及在探索课程体系、课程标准和教材建设与改革的进程中,及时提出宝贵意见或建议,以便不断修订和完善,为下一轮教材的修订工作奠定坚实的基础。

人民卫生出版社

2023 年 3 月

◇◇◇ 前 言 ◇◇◇

康复医学作为一门新兴的医学学科,旨在通过综合、协调地应用各种措施,消除或减轻病、伤、残者的身心及社会功能障碍,使其生理、感官、智力、精神和/或社会功能达到并保持在最佳水平,增强其生活自理能力,帮助他们重返社会,提高生存质量。"十三五"时期,我国康复事业持续进步,残疾人基本康复服务得到了不断的普及,但与广大康复对象日益增长的康复需求和康复事业高质量发展的要求相比仍有一定的差距。"十四五"时期,我国将进一步加强残疾人康复服务,提升康复服务的质量,实现康复对象对美好生活的向往。

社区康复具有就地就近、服务连续、覆盖面广的特点,可为广大康复对象提供就医便利,增加康复服务供给,确保其得到及时有效的康复服务。社区康复的积极开展有助于完善全面康复业务布局,充分发挥职业康复、社会康复、心理康复等功能。《"十四五"残疾人保障和发展规划》中特别提到未来将"广泛开展精神障碍社区康复"。这些美好愿景的实现离不开广大康复专业人才的踔厉建设。因此,本教材的编写力求体现以下几个特点:一是以"三个基本"(即社区康复的基本理论、基本知识和基本操作)为重点内容,全面介绍社区康复的相关知识;二是突出实用性,对具体的社区康复技术进行了详细的介绍,突出对康复技术实际操作能力的培养,便于学以致用;三是加强创新性,在大纲和内容编排上紧跟康复医学的发展,突出现代社区康复的新理念;四是强调中医传统康复疗法在实际康复中的独特优势,促进中医药、传统功法与现代康复技术在实际康复应用中的融合,有助于培养中西医结合康复人才;五是注重学科间的融会贯通、相互联系,社区康复作为综合性实用学科,临床使用广泛,力求与本套教材内中、西医其他学科的内容相互参照,以期达到真正指导临床实践的教学目的。

本教材主要分为三部分,第一部分全面、系统地介绍了康复医学和社区康复的基本知识;第二部分重点介绍了康复医学中常用的评定和治疗方法;第三部分详细介绍了不同疾病和功能障碍的社区康复方法。教材第一章由朱天民、余阳编写;第二章由廖丽贞编写;第三章由石慧、张衍辉编写;第四章由王琳晶、丁英钧、孙强、苗莉莉编写;第五章由杜青、李艳霞编写;第六章由孙强、国生、石慧编写;第七章由吴雪梅编写;第八章由夏薇编写;第九章由苗莉莉编写;第十章由夏薇编写;附录由廖丽贞编写。

本教材适用于中西医临床医学、康复治疗学等专业教学,也适合社区康复管理人员、社区康复指导员、基层康复员和康复对象的家庭成员培训使用。

本教材的编写引用了诸多康复医学界前辈和同行的学术成果,编写过程中,也得到了各编者所在单位的大力支持,谨此致以衷心感谢。

本次编写相比于第二版有较大改动,由于时间相对紧张,加上编者水平有限,书中难免存在缺点和不足之处,敬请各位同行和使用教材的师生、读者提出宝贵意见与建议。

编 者
2024 年 3 月

◇◇◇ 目　　录 ◇◇◇

第一章

总　论

第一节　康复与康复医学

一、康复和康复医学的概念

（一）康复的定义

康复（rehabilitation）是指通过综合、协调地应用各种措施，消除或减轻康复对象（病、伤、残者）的身心及社会功能障碍，使其生理、感官、智力、精神和/或社会功能达到并保持在最佳水平，增强其生活自理能力，帮助他们重返社会，提高生存质量。尽管有些病理变化无法消除，但经过康复，也可达到个体最佳的生存状态。具有强烈的功能恢复或重建的决心，是进行康复的基础，而学习、锻炼、坚持则是康复取得成功的关键。

（二）康复的内涵

1. **康复的手段**　康复强调采用综合的手段对患者的功能障碍进行干预，包括医学、工程、教育、社会、职业等方面的一切手段，分别称为医疗康复、康复工程、教育康复、社会康复、职业康复，从而构成全面康复。

2. **康复的目的**　康复以整体的人为对象，以病、伤、残者的功能障碍为核心，以提高其局部和整体功能水平为主要目的。有些康复对象的局部或系统功能也许无法完全恢复，但积极康复可使其充分利用残存的功能去过有意义的生活。康复的最终目标是提高患者的生存质量，使其回归社会。

3. **康复的特点**　康复应尽早进行，使病、伤、残者丧失或削弱的身体、心理和社会功能尽快、尽最大可能地恢复、代偿或重建，以达到最佳状态，使病、伤、残者能够肩负起他们能承担、应承担的社会职能。康复不仅是训练患者提高其功能，以适应环境，还需要环境和社会的参与，以利于他们重返社会。康复服务计划的制订和实施，要求患者本人、家庭及所在社区共同参与。

4. **康复与医学**　康复作为一种新的理念和指导思想，必须渗透到整个医疗环节，如疾病预防，早期识别，门诊、住院和出院后患者医疗计划的实施。医务人员必须具有"治病-救命-功能"三维的思维方式，即不仅治病救人，还要特别注重其功能活动。这一思维方式植根于所有医务人员心中,并付诸行动,使患者受益,社会也受益。

(三)康复服务的方式

世界卫生组织(World Health Organization,WHO)提出的康复服务的方式有三种:①机构康复(institution-based rehabilitation,IBR),机构是指康复实施的实体和场所,康复对象在机构内接受的康复称为机构康复,包括综合医院中的康复医学科(部)开展的门诊及住院康复、临床相关学科内开展的床边康复;专门的康复机构内开展的康复,如专科康复医院(中心)、专科康复门诊以及其他特殊的康复机构等。其优点是具备较完善的康复设备,有各类经过正规培训的康复专业人员(如康复医师、康复治疗师、康复护士等),开展的康复治疗比较系统和规范,能够解决病、伤、残者的各种康复问题。不足之处是病、伤、残者必须来到康复机构内才能接受康复服务,且服务对象的数量受到床位数和住院日的限制。②居家康复(home-based rehabilitation,HBR),也称为上门康复服务(out-reaching rehabilitation service,ORS),是指具有一定水平的康复专业人员,走出康复机构,来到康复对象的家中提供康复服务。其最大优点是病、伤、残者在家中就可以享受到既往在康复机构内才能够享受到的康复服务,是实现康复全生命周期覆盖的保证。但现阶段康复专业人员数量有限,导致所能提供的上门康复服务数量也受到限制;另外由于家庭场地的制约,康复专业人员无法随同携带机构内的诸多康复设备,使得康复内容也受到一定限制。③社区康复(community-based rehabilitation,CBR),也称为基层康复,社区是指具有一定人群和地域特征的特定范围,康复对象在社区内接受的康复称为社区康复。其特点是依靠社区资源(人、财、物、技术)为本社区的病、伤、残者(特别是恢复期和慢性期的对象)提供就地康复服务,是分级诊疗中基层首诊的基础。强调发动社区、家庭和患者参与,以医疗、教育、社会、职业等全面康复为目标。但需要建立有效的上下转(送)诊系统,以解决当地无法解决的各类康复问题,确保社区康复的有效运作。

三种服务相辅相成,构成了一个完整的康复服务体系。没有有效的"机构康复"建设,就难有良好的社区康复和居家康复;没有社区康复,机构康复与居家康复也无法满足占人口10%~15%残疾者的所有康复需求。

(四)康复医学的定义

康复医学(rehabilitation medicine)是一门具有独立理论基础、评定方法及治疗技术,以研究病、伤、残者功能障碍的预防、评定和治疗为主要任务,以改善躯体功能、提高生活自理能力、提高生存质量为目的,以团队合作为基本工作模式的独特医学学科,与保健、预防、临床共同组成全面医学(comprehensive medicine)。

(五)康复医学的对象、范围

康复医学的主要对象包括:各种原因引起的功能障碍者、慢性病患者、亚健康人群以及不断增长的老年人群。功能障碍是指不能正常发挥身体、心理和社会功能的各种疾患,可以是现存的或潜在的,先天性的或后天性的,可逆的或不可逆的,部分的或完全的。临床医学往往难以完全解决这些问题,使得康复医学不断地渗透到临床各专科的工作中。康复医学以改善患者功能为主导,是建立在临床成功救治患者、延续生命基础之上的。因此,康复医学应该与临床学科的救治同时介入,从医疗的第一阶段开始,进行预防性康复。例如,康复科医生直接参与骨科择期手术前手术方案的制订,治疗人员在手术前就指导患者进行必要的锻炼,告知手术后的早期锻炼方法以及必要的助行器使用方法等。此类工作的有效开展能够在一定程度上减少残疾的数量及降低残疾的程度,体现康复的意义。康复医学着眼于患者整体功能(躯体、心理和社会功能)的康复,因而具有多学科性、广泛性、社会性,充分体现了生物-心理-社会医学模式。

临床医学以治疗疾病为主导,康复医学以改善功能障碍为主导。《国际病损、残疾和残障分类》(international classification of impairment，disabilities and handicaps，ICIDH)将功能障碍又分为器官水平的病损、个体水平的残疾和社会水平的残障三个层次。针对不同层次的障碍,有不同的康复对策。对于形态功能障碍要促进功能恢复,对并发症、继发症要进行预防和治疗;对于个体能力障碍,采取适应和代偿的对策。为了发挥瘫痪肢体残存的功能,可利用辅助器、自助具以提高日常生活活动能力,配置代偿功能装备,如:矫形器、假肢、轮椅等用品。对社会活动障碍的对策是改善环境,对家庭、单位、社区进行工作,确保对残障者的关心与照顾,改造公共设施(如房屋、街道、交通等)和社会环境,使残障者能够方便、平等地参与社会活动。鉴于残疾、残障等词语带有一定的贬义,在修订后的《国际功能、残疾和健康分类》(international classification of functioning，disability and health，简称ICF)中已用"活动受限""参与限制"来取代。

康复医学发展的初期,以骨科和神经系统疾病的康复为主。近年来,心肺疾病的康复、癌症及慢性疼痛的康复也逐渐兴起。精神病、感官(视、听)和智力残疾的康复也已列入工作日程。随着康复概念的不断更新和全面康复思想的广泛传播,康复医学范围也在逐渐扩大。

二、康复医学的特点

(一)康复医学是涉及功能障碍(残疾)的医学

残疾是指因外伤、疾病、发育缺陷或精神因素造成明显的身心功能障碍,不同程度地丧失正常生活、工作和学习的一种状态。广义的残疾包括器官水平的病损、个体水平的残疾和社会水平的残障,是人体身心功能障碍的总称。

(二)康复医学是注重功能恢复的医学

康复医学的目标并不是使疾病"痊愈",而是通过医学的手段帮助残疾者在身体-个体活动能力-社会参与能力这三个层次上,达到最大限度的恢复。

康复的目标是改善身心、社会、职业功能,使残疾人能在某种意义上像正常人一样过着积极的生活。

1. 回归社会　在可能的情况下,使残疾人能够生活自理,回归社会,劳动就业,经济自主。

2. 回归家庭　在残疾严重、老龄残疾人等不能达到回归社会目标的情况下,增进残疾人的自理程度,保持现有功能或延缓功能衰退,使其能回归家庭,尽可能达到生活自理。

(三)康复医学强调功能障碍者主动参与训练

功能的恢复在很大程度上是依靠功能障碍者本人直接参与的功能训练,特别是其活动能力和社会参与能力,绝不是靠被动性的运动或药物、手术治疗就可以解决的。只有能够主动参与康复训练并且预计能从康复训练中明显受益的残疾者,才是康复医疗(特别是早期强化的康复医疗)的适应对象。

(四)康复医学需要团队的协作

康复医学必须以小组的工作形式进行跨学科合作。不同的康复专业人员从不同的角度共同对患者的功能障碍进行分析和康复处理。通常,康复医学的临床工作是在康复医师的领导下,由物理治疗师、作业治疗师、言语治疗师、心理治疗师、假肢与矫形器师、文体治疗师、康复护士、社会工作者等组成的康复治疗团队来全面、协调地开展和实施。

预防、医疗、保健、康复是"四位一体"的现代医学的基本内容。四个部分在本质上是有所不同的,不能用其中一个方面取代其他方面。但它们又是密切联系、不可分割的,并不完全是治疗过程中的不同阶段,而应该是相互协调,互相叠加在一起的综合治疗过程。

三、康复医学的基本原则

康复医学的基本原则是:功能锻炼、全面康复、重返社会。

(一)功能锻炼

康复医学着眼于功能的保持和恢复,包括运动、感知、心理、言语、日常生活、职业活动和社会生活等各方面的能力,重视对功能的评估和训练。

(二)全面康复

全面康复即综合康复,是指从生理上(身体上)、心理上(精神上)、职业上和社会生活上进行全面、整体的康复。此外,也指残疾人在医疗康复、教育康复、职业康复和社会康复等领域全面地进行康复。

(三)重返社会

康复的最终目的是使患者通过功能的改善和/或环境的改造重返社会,参加社会活动,履行社会职责。

美国心理学家马斯洛(Maslow)在 20 世纪 50 年代提出了"需要"的理论,这一理论认为人有五种"需要"。

1. 生理需要 包括食、渴、性、睡眠等。
2. 安全需要 包括对自身安全和财产安全的需要,如要求社会安全,生命和财产有保障,有较好的居住环境,老有所养。
3. 社交需要 包括对爱情、友谊、集体生活、社交活动的需要。
4. 尊重的需要 包括自我尊重与受人尊重两个方面,由自尊产生对自我的评价、个人才能的发挥等;受人尊重产生对名誉、地位的追求以及对权力的欲望等。
5. 自我实现的需要 这是个人实现自己理想抱负的需要,是人的高级需要。

按这五种基本需要的重要性排列成不同层次,首先是生理需要,而后依次是安全、社交、尊重、自我实现需要。残疾人也有同样的需要,因此对残疾人需要进行全面的康复,不仅需要进行功能训练,而且要在生理上、心理上、职业上和社会生活上进行全面、整体的康复,最终使其重返社会。

四、康复医学的工作内容

(一)残疾的预防

残疾的预防是指通过各种有效的手段预防残疾的发生,延缓残疾的发展。根据 WHO 关于功能和残疾的描述,残疾的预防是在三级预防的水平上实施的。

1. 一级预防 是减少各种病损的发生,即预防身体功能和结构的缺失和异常,是康复预防的基础和关键,最为有效,可以减少70%残疾的发生。采取的措施包括:宣传优生优育、加强遗传咨询、产前检查、孕期及围产期保健;适时预防接种;积极防治老年病、慢性病等各类疾病;合理营养;合理用药;防止意外事故;加强卫生宣教、注意精神卫生;实施健康的生活方式。

2. 二级预防 是限制或逆转由病损造成的活动受限或残疾。可以减少10%~20%残疾的发生。这对康复医学工作者而言,尤其重要。这既是预防措施,也是治疗措施。具体包括:早期发现病、伤、残;早期采取有效手段治疗;根据需要适时采取必要手术治疗各类疾患,改善或提高功能。

3. 三级预防 是防止活动受限、避免残疾发展为参与受限或残障,最大限度地减少残疾或残障给个人、家庭和社会所造成的影响。采取的措施包括:康复医学中常用的物理治疗、作业治疗、心理治疗、言语治疗以及假肢、支具、辅助器、轮椅的使用等;并根据康复对象需求,适时介入教育康复、职业康复和社会康复等。

（二）康复评定

康复评定是康复目标得以实现和康复治疗得以实施的基础,在康复医学中占有重要的地位。康复评定是康复医学特有的对功能障碍程度及其相关因素评价的方法。没有评定就无法规划治疗、评价治疗。评定不同于诊断,远比诊断细致、详尽。由于康复医学的对象是残疾者及其他功能障碍者,目的是最大限度地恢复、重建或代偿其功能,因此,康复评定的重点不是寻找疾病的病因和作出疾病的诊断,而是客观地、准确地评定功能障碍的原因、性质、部位、范围、严重程度、发展趋势、预后和转归,为制订有效的康复治疗计划提供依据。康复评定至少应在康复治疗开始前(初期评定)、康复治疗中(中期评定)、康复治疗后(末期评定)各进行一次。根据评定结果,制订、修改康复治疗计划,对康复治疗效果和结局作出客观的评价。康复治疗应该始于评定,止于评定。

1. 康复评定的目的　康复评定不仅可以了解残疾的水平,掌握现存的功能情况,估计功能恢复的潜力,以便制订出有效的康复程序或计划,更为重要的是通过量化的评定,可以指导康复医疗工作,随时检查康复医疗的效果,并修订康复计划。

2. 康复评定的基本方法　包括定性评定、半定量评定和定量评定。

（1）定性评定:评定对象是反映事物"质"的规律性的描述性资料,而不是"量"的资料,主要适用于个案研究和比较研究中的差异描述。康复评定中常用的描述性定性评定资料主要通过观察和调查访谈获得。

（2）半定量评定:是将定性分析评定中描述的内容分为等级或将描述内容按等级赋予分值的方法。康复评定中常用标准化的量表评定法,如:视觉模拟尺评定等。

（3）定量评定:评定对象是反映事物"量"的资料,通过数量化的方式说明其分析结果。康复评定中常用特定的仪器来进行测量,如:等速肌力测定系统、步态分析系统等。

（三）康复治疗

康复评定明确障碍部位和程度后,需要规划、设计康复治疗方案。完整的康复治疗方案包括有机、协调地运用各种治疗手段。康复医疗通过医学的手段,预防疾病所造成的功能障碍和减少残疾的影响。康复中"治疗"的不是疾病本身,而是疾病引起的功能障碍。康复治疗是康复医学的主要组成部分,也是康复医学的核心内容。

1. 康复治疗的主要原则　因人而异、循序渐进、持之以恒、主动参与、全面锻炼。

（1）因人而异:即个体化原则,根据每位患者功能障碍的特点、疾病的具体情况、康复的需求等制订康复治疗的目标和方案,并根据治疗进度和功能变化及时调整康复方案。

（2）循序渐进:康复治疗的难易程度、强度和总量都应逐步增加,避免突然改变,以保证患者对运动负荷或相关治疗的逐步适应。

（3）持之以恒:以功能锻炼为核心的康复治疗需要持续一定的时间才能获得显著效应,停止治疗后,相应的治疗效应可能会逐步消退。因此,许多康复治疗需要长期坚持,甚至维持终身。

（4）主动参与:患者的主观能动性或主动参与是影响运动疗法效果的关键。大脑运动皮质在长期康复训练后,会发生功能性重塑或神经联络增强。例如,长期进行特定的动作可以促进运动条件反射的形成,从而提高运动控制的效率,相对降低定量运动的能耗。运动单元的募集是中枢神经功能的表现,而患者的主动参与是保证运动单元募集的前提。主动参与本身也是患者心理状态的反映,强调主动参与也是强调对患者心理功能的改善。

（5）全面锻炼:人体的功能障碍是多器官、多组织、多系统功能障碍的综合,康复的目标应包括心理、职业、教育、娱乐等多方面,最终目标是重返社会。因此,康复治疗应该全面审视,全面锻炼。由于康复治疗的特性,不可能用一种方式涵盖所有的锻炼目标,所以需要强调全面锻炼的原则。

2. 康复治疗的主要方法 物理治疗(physical therapy,PT)、作业治疗(occupational therapy,OT)、言语治疗(speech therapy,ST)、心理治疗(psychotherapy)、文体治疗(recreational therapy,RT)、康复护理(rehabilitation nursing,RN)、康复工程(rehabilitation engineering,RE)、职业咨询(vocational counseling,VC)、中国传统疗法(traditional Chinese medicine,TCM)和社会服务(social work,SW)等。

（1）物理治疗(PT):包括功能训练、物理因子和手法治疗等手段,重点是改善肢体功能,是最早开展且目前应用最广泛的康复治疗方法。例如,肢体的各种主动和被动活动(有氧训练、肌力训练、关节活动训练等)、体位转变训练、平衡训练、步行训练以及电、光、声、热、磁等物理因子治疗。

（2）作业治疗(OT):针对患者的功能障碍,制订个体化的作业活动,包括上肢的主、被动活动,如手功能训练(编织、陶土、绘画等)、日常生活活动能力训练(穿衣、洗漱、进餐、如厕、家务活动等)及助行器(手杖)、足托、生活辅助用具的制作和使用等。重点是改善上肢功能和提高日常生活活动能力,强调患者生活独立和回归社会,因此在措施上特别注重训练患者的独立生存能力,是目前康复医学中发展非常活跃的领域。

（3）言语治疗(ST):针对因听觉障碍导致的言语障碍、构音器官异常,因脑血管病或颅脑外伤所致的失语症、口吃等进行治疗,重点是提高交流能力(听、说、读、写能力)。吞咽障碍的治疗近年来也得到越来越高的重视,但由于尚未形成独立的专科,目前暂时归类为言语治疗范畴,重点是改善吞咽功能。

（4）心理治疗(psychotherapy):针对心理、精神、情绪和行为存在异常的患者进行个别或集体的心理康复。有时可与咨询教育相结合地开展。心理治疗应渗透到各种疾病或功能障碍的康复治疗中,是涉及面最广的康复治疗措施。

（5）康复工程(RE):主要包括安装和使用假肢、矫形器、助听器以及轮椅,利用机器人进行辅助训练等。这是康复医学与现代科技的结合点,也是多学科合作的交叉点。近年来,我国康复工程的建设虽取得了一定的成就,但依然是未来康复医学发展的重要领域。

（6）中国传统疗法(TCM):包括中药、针灸、中医手法、传统锻炼方法(太极拳、八段锦)等。中国传统疗法已有数千年的历史,是中医药宝库的重要组成部分,也是我国康复医学的特色和优势。

（7）康复护理(RN):主要是预防各种并发症,并及时给予针对性的健康教育。前者包括床上良肢位摆放、肺部护理、预防压疮及下肢深静脉血栓形成等;后者包括患者及其家属的健康教育等。

3. 康复治疗涉及的常见疾病 随着康复在我国不断地发展,康复所涉及的病种也越发广泛,尤其近年来心肺疾病和肿瘤的康复成了康复工作者们关注的新热点。

（1）神经系统疾患:如脑卒中、脑外伤和脑手术后、脊髓损伤、多发性硬化、儿童脑瘫等,也包括痴呆和帕金森病。

（2）骨关节及运动系统疾患:如关节炎、结缔组织病、骨质疏松、运动损伤、外伤性损伤、关节置换术后、截肢后、脊柱疾患(如腰椎间盘突出症、颈椎病等)及手部外伤的康复等。

（3）慢性疼痛:如慢性疼痛综合征、癌性疼痛等。

（4）心肺及内脏疾病:冠状动脉粥样硬化性心脏病、慢性阻塞性肺疾病等。

（5）其他:如肿瘤、艾滋病、精神疾患、视觉、听觉的康复问题等。

（四）康复医学的管理

一般情况下,康复治疗主要面对的是各种疾病与损伤所导致的功能障碍,是一个长期,甚至是终身治疗的过程。不同功能状况的残疾患者需要接受不同层次的康复治疗。这就需要在管理层面上合理地设置适当的康复医疗设施和机构,在此基础上构建一个严密的康复治疗网络,以满足不同功能状况的残疾患者的康复医疗需要。

康复的管理可以分为机构康复、中间设施的康复、社区和家庭康复三个层次。康复医疗的对象往往表现为持续的、不同水平上的功能障碍,因此,需要灵活、适当的管理来适应不同功能障碍者的康复需求。功能障碍者不可能、不必要、也不应该长期停留在康复医疗机构中,而应当直接或通过过渡性的中间设施,以最快的速度、最短的住院时间转回到社区和家庭中去。

五、康复医学的工作方式及团队组成

（一）康复医学的工作方式

康复医学采用多学科和多专业人员合作的方式,共同致力于患者功能障碍的康复。团队会议模式(team meeting)是传统的康复医学工作方式。团队会议一般由康复医师召集,由物理治疗师、作业治疗师、言语治疗师、心理治疗师、假肢与矫形器师、文体治疗师、康复护士及社会工作者等组成。各专业人员分别对功能障碍者进行检查评定,从各自专业角度讨论患者功能障碍的性质、部位、严重程度、发展趋势、预后、转归,提出相应的对策(治疗方法与目标),然后由康复医师归纳、总结为一个完整的、分阶段的治疗计划,由各专业人员分头实施。近年来趋向于采用康复治疗技术人员、康复护士与临床医师床边查房或治疗室查房的方式,以提高工作效率和质量。

（二）康复医学团队组成

康复医学团队主要由学科间团队和学科内团队组成。

1. 学科间团队　由与康复医学密切相关的学科,如神经内科和神经外科、骨科、风湿科、心血管内科和心血管外科、内分泌科、老年医学科等组成。

2. 学科内团队　由康复医学学科内部的多种专业人员组成,包括物理治疗师、作业治疗师、言语治疗师、心理治疗师、假肢与矫形器师、康复护士、康复医师、运动医学医师等。

第二节　社　区　康　复

一、社区康复的概念

（一）社区康复定义

社区康复(CBR)是我国学者的一种通俗易懂的翻译,其准确完整的翻译应该是以社区为基础的康复。

1. WHO 对 CBR 的定义　在社区层次上采取的康复措施,这些措施是利用和依靠社区人力资源而进行的,包括依靠有残损、残疾、残障的人员本身以及他们的家庭、社会。

2. 联合国三大组织对 CBR 的定义　1994 年,WHO、联合国教科文组织、国际劳工组织联合发表的《CBR 联合意见书》对社区康复作出了定义:"社区康复是社区发展计划中的一项康复策略,其目的是使所有残疾人享有康复服务,实现机会均等、充分参与的目标。社区

康复的实施要依靠残疾人、残疾人亲友、残疾人所在的社区以及卫生、教育、劳动就业、社会保障等相关部门的共同努力。"2004年,联合国三大组织联合发表了新的《CBR联合意见书》,更新了对社区康复的定义:"社区康复是一项需要残疾人及其家庭、残疾人所在社区、政府和民间卫生、教育、职业、社会机构及其他机构共同努力贯彻执行,以实现缓解贫困、使残疾人享有机会均等的康复资源、促进社会包容等的社区整体发展战略。"

3. 我国对 CBR 的定义 根据联合国三大组织对 CBR 的定义,结合中国国情,目前我国政府将 CBR 定义为在社区层次上采取综合性的康复措施,利用和依靠社区资源,使残疾人能得到及时、合理和充分的康复服务,改善其躯体和心理功能,提高生活质量,使其回归正常的社会生活。

(二) 容易与社区康复混淆的几个概念

1. 社会康复 是指从社会的角度推进医疗康复、教育康复、职业康复等工作,动员社会各界力量,为残疾人的生活、学习、工作和社会活动创造良好的社会环境,使他们能够享有与健全人同样的权利与尊严,平等参与社会生活并充分发挥自己的潜能,自强自立,履行职责,为社会做出贡献。

CBR 是相对机构康复提出的一种康复途径,两者都是在现代康复医学理论指导下进行的,每一种途径的工作都包括医疗、教育、职业、社会四大方面,即全面康复原则。社会康复作为全面康复工作的组成部分,是从社会的角度推进全面康复目标的实现。现代康复医学全面康复原则的实现必须依靠多种康复途径,CBR 这一实践途径是当今世界大力推广的新型有效的途径,是康复发展的趋势。

2. 社区医疗 是医疗机构向附近居民提供以家庭为基地的医疗、保健服务。20世纪50年代,我国开始兴起社区医疗,最初以家庭病床形式出现,其主要特点是由医疗机构向附近居民提供以家庭为基地的医疗、保健等服务。随着现代康复医学的发展,我国将康复服务也纳入家庭病床服务中,由医疗机构建立残疾人健康档案,并深入家庭提供包括康复在内的医疗服务,这是一种医疗康复延伸服务。

3. 社区服务 是在政府倡导下,为满足社会成员的多种需求,以街道、乡镇和居委会的社区组织为依托,具有社会福利性的居民服务业,由社区福利服务、便民利民服务、职工社会保险管理服务等组成。

社区服务的行政主管部门是民政部门。近年来,我国在加强社区建设并大力开展社区服务的基础上,将社区康复纳入社区建设和社区服务中,充分利用社区服务设施,对残疾人、老年人和慢性病患者开展医疗、保健、康复服务,对残疾人进行职业培训和就业安置,开办了老年活动中心、残疾人活动中心、伤残儿童幼儿园、精神病及智力障碍者公疗站等,创造条件使残疾人与所有社区居民一样获得参与社会生活的机会。实践证明将社区康复纳入社区服务工作中是可行且有效的。

二、社区康复的产生和发展

(一) 国际社区康复的产生和发展

1. 国际康复发展史 从世界范围来看,康复的发展历史进程主要经历了四个重要的时期。

(1) 史前期(1910年前):尚未提出明确的康复概念,但是利用自然界物质(日光、砭石、海水、温泉)防治疾病的方法已经产生,初期的运动疗法、作业疗法和理疗方法已萌芽。

(2) 形成期(1910—1940年):康复的概念逐步形成并普及,形成了和其他医学、社会等领域的协作,康复医学的基本理论开始建立。

（3）确立期（1941—1970年）：确立了康复的概念，使康复成为一门单独的学科，并形成了与教育、职业、社会各部门的相互配合协作。

（4）发展期（1970年后）：康复各领域有了多方面的发展，尤其是残疾人的人权得到了保障，受尊重程度得到了提高。

2. 国际社区康复发展历程　1976年，WHO提出一种新的、有效的、经济的康复途径，即社区康复，以扩大康复服务覆盖面，使发展中国家的残疾人也能享有康复服务。

1979年，WHO初步规划出社区康复模式，海兰德博士（Dr. E. Helander）等人完成了《在社区中训练残疾人》手册初稿。同年，第34届联合国大会正式通过了关于1981年为"国际残疾人年"的决议。

为了全球领域的残疾人康复协作，1982年12月，第37届联合国大会通过了《关于残疾人的世界行动纲领》，宣布1983年至1992年为"联合国残疾人十年"，制定了残疾人十年（1983—1992年）CBR全球发展规划。同年WHO康复专家委员会为社区康复下了定义。

1985年，英国伦敦大学开设"社区康复计划与管理"课程，全球培训、地区性培训工作迅速开展。

1992年，WHO大会对全球社区康复发展进行了评估，专题报告中指出："社区康复虽然在全球有所发展，但从整体上看，仍然落后于保健、预防和治疗的发展水平。"同年，第47届联合国大会确定每年的12月3日为"国际残疾人日"。

1994年，联合国发表了《残疾人机会均等标准规则》，同年WHO、联合国教科文组织、国际劳工组织发表了《关于残疾人社区康复的联合意见书》，进一步明确了社区康复的目标、概念和实施方法，指出"社区康复的实施有赖于残疾人自身及其家属、所在社区以及卫生、教育、劳动就业与社会保障服务部门的共同努力""社区康复可持续发展的关键是务实、灵活、支持、协作"。

1999年，《偏见与尊严-社区康复介绍》一书再版，以更新的观念对全球残疾的发生情况、康复需求情况、社区康复定义、管理框架、技术要素、监测评估及未来发展预测等方面进行了全面阐述。

2004年，WHO、联合国教科文组织、国际劳工组织联合发表新的《CBR联合意见书》，强调CBR是为社区所有残疾人提供均等的康复机会，以减少贫困并促进社会包容的一种社区整体发展战略。

2010年，WHO发表了其与联合国教科文组织、国际劳工组织、国际残疾与发展联盟共同组织编写的《社区康复指南》，提出了社区康复发展的先进理念，社区康复项目涵盖健康、教育、生计、社会和赋权5部分内容，强调每部分对于残疾人的发展同等重要，各个国家和地区可结合当地实际情况，有选择地实施。

（二）我国社区康复发展历程

我国自1986年开始开展社区康复工作，至今已有30多年的历史，先后经历了起步、试点、推广和发展四个阶段。

1. 起步阶段（1986—1990年）　1986年，WHO在中国香港和菲律宾举办了"现代康复原则、计划与管理"研讨班，为我国培养了10多名社区康复骨干。同年将《在社区中训练残疾人》手册译成中文出版发行，1986年底，卫生部在山东、吉林、广东三省和内蒙古自治区城乡开展社区康复试点工作，在社会发动、组织管理、技术支持、医疗康复训练与服务及实现残疾人全面康复目标等方面进行大胆探索，取得了很多具有示范性的经验。

1987年，民政部倡导在城市开展社区服务，为社区残疾人提供康复服务，对社区残疾人康复，尤其是职业康复和社会康复方面产生了积极影响。

笔记栏

1988年3月,中国残疾人联合会(又称中国残联)成立。中国残联成立以来十分明确地认识到社区康复是我国绝大多数残疾人享有康复服务的最好途径。因此,积极与各部门协作,对CBR试点地区进行考察,召开CBR研讨会,培训CBR专门人才,大力推进CBR事业的发展。这一年我国开始实施"中国残疾人事业5年工作纲要",开展了白内障复明手术、小儿麻痹后遗症矫治手术、听力障碍儿童听力语言训练。"中国残疾人事业5年工作纲要"的实施,不仅圆满完成了工作纲要规定的各项指标,同时也为后来的CBR工作开展积累了宝贵的经验,奠定了坚实的基础。

2. 试点阶段(1991—1995年) 国家制定了《中国康复医学事业"八五"规划要点》和《中国残疾人事业"八五"计划纲要》。明确规定了在"八五"期间要逐步推广社区康复,把康复医学落实到基层,康复医疗机构作为技术指导中心,开展残疾预防、康复医疗、康复科学研究、培训康复人才及指导社区康复工作。

民政部在"八五"期间以社区服务为载体,以社会福利机构为基地,以社会支持为背景开展社区康复,使福利机构由过去的封闭型、救济型、供养型发展成开放型、福利型和康复型。

1990年12月28日第七届全国人民代表大会常务委员会第十七次会议通过了《中华人民共和国残疾人保障法》,从此社区康复有了法律保障。残疾人保障法对残疾人的权利、康复、教育、劳动就业等作出了明确规定,并确定每年5月的第三个星期日为"全国助残日"。

3. 推广阶段(1996—2000年) 《中国残疾人事业"九五"计划纲要》确定的康复工作目标是:完善社会化的康复服务体系,以社区和家庭为重点,广泛开展康复训练,使残疾人普遍得到康复服务;实施一批重点工程,使300万残疾人得到不同程度的康复;开发供应一批急需、适用的特殊用品和辅助用具,帮助残疾人补偿功能、增强能力。《康复训练与社区康复服务"九五"实施方案》明确了康复训练任务:系统训练肢体残疾者10万、听力障碍儿童6万、智力残疾儿童6万,并使120万名重症精神病患者得到综合康复。"九五"期间的社区康复实践为社区康复社会化进行了有益的探索。

4. 发展阶段(2001年至今)

(1)"十五"期间:2001年,我国在总结前十余年社区康复实践经验的基础上,从社会经济发展和残疾人康复需求的实际情况出发,为适应残疾人康复事业的发展形势制定了《中国残疾人事业"十五"计划纲要》和《社区康复"十五"实施方案》,使我国社区康复进入了全面发展阶段。

2002年8月,国务院办公厅转发中国残联等六部门《关于进一步加强残疾人康复工作的意见》,提出到2015年实现残疾人"人人享有康复服务"的宏伟目标。为如期实现这一目标,要求积极推进社区康复,把康复服务引入家庭。各级政府及有关部门在规划和部署社区建设工作时,要将残疾人社区康复工作列入总体规划,纳入社区建设内容。社区要组织调查摸底、建档立卡,掌握残疾人康复需求;开辟适合场所,配置适宜设备、器具,开展康复训练与服务。社区卫生服务机构要为残疾人提供康复服务,开展康复骨干培训,指导家庭进行康复训练,做好与康复机构的康复转介工作,逐步将康复引入家庭。

2005年,中华人民共和国民政部、卫生部、中国残联三部门为了加快改革新步伐,充分利用社会资源,提高残疾人社区康复服务水平,决定从2005年开始在全国开展残疾人社区康复示范区培育活动,采取树立典型、以点带面的方式,促进残疾人社区康复工作的发展,推动残疾人"人人享有康复服务"目标的实现。

(2)"十一五"期间:2006年,我国政府为了进一步推动残疾人事业的快速发展,进一步改善残疾人状况,依据《中华人民共和国国民经济和社会发展第十一个五年规划纲要》,制定了《中国残疾人事业"十一五"发展纲要(2006—2010年)》,提出:"城市和发达地区农村残疾人普遍得到康复服务,欠发达地区农村 70% 以上的残疾人得到康复服务。"同时指出大力开展社区康复是实现这一目标的主要途径和根本保障。

制定《中国残疾人事业"十一五"发展纲要》的同时还制定了中国残疾人事业"十一五"发展纲要配套实施方案,其中包括《社区康复"十一五"实施方案》。《社区康复"十一五"实施方案》提出"十一五"期间社区康复任务目标是:①全国 80% 的市辖区和 70% 的县开展规范化的社区康复服务,使各类残疾人得到基本康复服务;②依托各级各类康复机构、社区和家庭,为 2 000 万残疾人提供社区康复服务。主要措施包括:①建立健全社会化的社区康复服务体系,加强社区康复服务组织管理、技术指导、康复服务;②普遍建立残疾人康复需求与服务档案;③提高社区康复服务能力,将康复医学教育纳入国家教育计划,设置康复医学课程,加强在职人员培训,建立康复医学专业技术职称系列,形成康复技术骨干和师资队伍,加大社区康复投入;④针对各类残疾人的基本康复需求,提供康复医疗、训练指导、心理疏导、知识普及、残疾人亲友培训、简易训练器具制作、辅助器具服务、咨询服务和转介服务等多种康复服务。

2008 年 3 月,中共中央和国务院发表了《关于促进残疾人事业发展的意见》,指出:"关心残疾人,是社会文明进步的重要标志。残疾人事业是中国特色社会主义事业的重要组成部分。"特别提出要加强残疾人医疗康复和残疾预防工作,保障残疾人享有基本医疗卫生服务,保障残疾人的医疗康复需求。健全残疾人康复服务保障措施,将残疾人康复纳入国家基本医疗卫生制度和基层医疗卫生服务内容,逐步实现残疾人"人人享有康复服务"的目标。大力开展社区康复,推进康复进社区、服务到家庭。继续实施国家重点康复工程,着力解决农村及边远地区贫困残疾人康复难的突出问题。建立健全残疾预防体系,制定和实施国家残疾预防行动计划,建立综合性、社会化预防和控制网络,形成信息准确、方法科学、管理完善、监控有效的残疾预防体系,广泛开展以社区为基础、以一级预防为重点的三级预防工作。

(3)"十二五"期间:2011 年,我国政府为了加快推进残疾人社会保障体系和服务体系建设,进一步改善残疾人状况,促进残疾人平等参与社会生活、共享改革发展成果,依据《中华人民共和国国民经济和社会发展第十二个五年规划纲要》,制定《中国残疾人事业"十二五"发展纲要(2011—2015 年)》,提出"十二五"期间康复主要任务:①完善康复服务网络,健全保障机制,加快康复专业人才培养,初步实现残疾人"人人享有康复服务"目标;②全面开展社区康复服务,实施重点康复工程,帮助 1 300 万残疾人得到不同程度的康复;③构建辅助器具适配体系,组织供应 500 万件各类辅助器具,有需求的残疾人普遍适配基本型辅助器具。主要措施包括:①以专业康复机构为骨干、社区为基础、家庭为依托,发挥医疗机构、城市社区卫生服务中心、村卫生室、特教学校、残疾人集中就业单位、残疾人福利机构等的作用,建立健全社会化的残疾人康复服务网络,全面开展医疗康复、教育康复、职业康复、社会康复,提供功能技能训练、辅助器具适配、心理辅导、康复转介、残疾预防、知识普及和咨询等康复服务。②加强省、市、县三级专业康复机构的规范化建设。制定康复机构和精神病患者康复机构的建设标准和服务规范。建设一批专业化骨干康复机构、综合医院康复医学科和康复医院。扶持一批有条件的省、市级康复机构成为区域性康复技术资源中心,扶持一批社区康复站成为基层康复工作示范点。③城市社区卫生服务中心、乡镇卫生院要根据康复服务需求设立康复室,配备适宜的康复设备和人员。建立示范性社区康复站。依托各级各类医疗、康复、教育机构,充分利用社区资源,加强社区康复服务能力建设,制定社区康复服务质量标准,开展规范化社区康复服务,实现康复进社区、服务到家庭,为残疾人提供基本康复服务。④实施 0~6 岁残疾儿童免费抢救性康复项目,建立残疾儿童抢救性康复救助制度,有条件的地区逐步扩大康复救助范围。⑤制定国家扶持辅助器具产业发展政策,研究完善辅助器具等残疾人专用品进口税收优惠政策。⑥制定康复医学发展规划,加强康复医学学科建设,提高康复医学发展水平,不断提高康复服务质量。建立国家康复人才教育基地。

(4)"十三五"期间:2016 年我国政府为进一步保障和改善残疾人民生,帮助残疾人和全国人民共建共享全面小康社会,依据《中华人民共和国残疾人保障法》和《中华人民共和国国民经济和社会发展第十三个五年规划纲要》,制定《"十三五"加快残疾人小康进程规划纲要》,印发《残疾人康复服务"十三五"实施方案》,提出"十三五"期间康复主要任务是:①到 2020 年,构建与经济社会发展相协调、与残疾人康复需求相适应的多元化康复服务体系、多层次康复保障制度,普遍满足城乡残疾人的基本康复服务需求;②有需求的残疾儿童和持证残疾人接受基本康复服务的比例达 80% 以上。提出六方面的主要措施:①加强组织领导,完善工作机制。各级政府将残疾人康复纳入经济社会发展规划、基本公共服务体系、脱贫攻坚等专项规划,建立政府主导、部门协作、社会参与工作机制。②完善多层次的残疾人康复保障政策。将残疾人健康管理和社区康复纳入国家基本公共服务清单,将社区医疗康复纳入社区卫生服务,建立 0~6 岁儿童残疾筛查工作机制。落实好将康复综合评定等 20 项医疗康复项目纳入基本医疗保险支付范围的政策。建立残疾儿童康复救助制度,有条件的地区对基本型辅助器具适配给予补贴,探索建立基本康复服务补贴制度。③健全多元化残疾人康复服务体系。加强医疗卫生机构残疾人康复服务体系建设。加强国家、省、市残疾人专门康复服务机构建设,提高县域残疾人康复服务能力,健全社区康复协调员队伍。④以县(市、区)为单位,以残疾儿童、持证残疾人为重点,组织实施残疾人精准康复服务。⑤提升残疾人康复服务专业化水平,实施残疾人康复专业人才实名制培训,建设中国康复大学,开展职业院校残疾人康复人才培养改革试点,提升残疾人康复技术技能人才培养水平。⑥加强残疾预防工作。实施《国家残疾预防行动计划(2016—2020 年)》,开展残疾预防综合试验区创建试点工作,实施残疾预防综合干预,完善相关工作规范。

(5)"十四五"期间:2021 年我国政府为进一步保障残疾人民生、促进残疾人发展,依据《中华人民共和国残疾人保障法》和《中华人民共和国国民经济和社会发展第十四个五年规划和 2035 年远景目标纲要》,制定《"十四五"残疾人保障和发展规划》,印发《"十四五"残疾人康复服务实施方案》,提出"十四五"期间康复的任务目标是:①着力构建与经济社会发展相协调、与残疾人康复需求相适应的残疾人康复保障制度和服务体系;②着力增强专业化康复服务能力,提升残疾康复服务质量,进一步满足城乡残疾人基本康复服务需求;③到 2025 年,有需求的持证残疾人和残疾儿童接受基本康复服务的比例达 85% 以上,残疾人普遍享有安全、有效的基本康复服务。提出四方面的主要措施:①完善残疾人康复保障政策。加强残疾人医疗康复保障,包括帮助残疾人按规定加入基本医疗保险;进一步落实将 29 项医疗康复项目纳入基本医疗保险支付范围的政策;开展长期护理保险试点的地区;加强残疾人医疗救助等。完善残疾人康复专项保障政策,包括全面实施残疾儿童康复救助制度,做好儿童残疾筛查、诊断、康复救助衔接,鼓励有条件的地区提高救助标准、扩大救助范围;推动有条件的地区出台政策、建立制度,对残疾人基本辅助器具适配等康复服务给予补贴。②加强残疾人康复服务体系建设。贯彻落实《关于加快推进康复医疗工作发展的意见》,加强康复医院、康复医疗中心和综合医院康复医学科建设;加强残疾人专业康复机构建设;深化残疾人社区康复,贯彻落实《残疾人社区康复工作标准》《精神障碍社区康复服务工作规范》,立足社区资源、条件,完善康复设施、队伍,开展日间照料、工疗、娱疗、康复辅助器具租赁等适宜康复服务。③提升残疾人康复服务专业化水平。加强康复人才教育培养,加快建设高起点、高水平、国际化的康复大学;强化康复工作人员岗位培训;推进残疾人康复相关职业建设,完善残疾人康复相关职业分类、职业标准,加强职业能力评价,畅通残疾人康复从业人员职业晋升通道;加强残疾人康复科技创新,促进生命健康、人工智能等领域先进科学技术在残疾人康复领域示范应用,大力推动开展"互联网+"康复(辅助器具)服务。④实施残疾人精准康复服务行动。主动调查、掌握残疾人康复需求;组织提供残疾人基本康复服务;保障基本康复服务质量。

三、社区康复的对象

随着社会经济的快速发展和人们生活水平的不断提高,人们对康复的需求日益增长。在人口众多、康复需求巨大而康复医疗资源总量短缺的中国开展社区康复,是使大多数康复对象享有康复服务的一种有效途径和明智选择。20 世纪 80 年代以来,我国政府就一直高度重视社区康复工作,将社区康复纳入社区建设及社区卫生服务内容之中,倡导在社区对残疾人、慢性病患者和老年人开展康复训练与服务工作。

(一)残疾人

1. 残疾与残疾人

(1)残疾:是指由于各种躯体、精神心理疾病或损伤以及先天性异常所导致的人体解剖结构、生理功能的异常和/或丧失,造成机体长期、持续或永久性的功能障碍状态,不同程度地影响身体活动、日常生活、工作、学习和社会交往能力。这些功能障碍通常不能通过单纯的临床治疗而痊愈。

(2)残疾人:是指生理功能、解剖结构、心理和精神损伤、异常或丧失,部分或全部失去以正常方式从事正常活动的能力,在社会生活的某些领域中处于不利于发挥正常作用的人。

2. 残疾分类 根据国家标准化管理委员会于 2011 年 1 月 14 日正式发布的我国首个《残疾人残疾分类和分级》国家标准(GB/T 26341—2010),残疾分为以下七类:视力残疾、听力残疾、言语残疾、肢体残疾、智力残疾、精神残疾和多重残疾。

3. 残疾人康复的意义 现代社会中,残疾人和任何健全人一样具有生存权利,但是身体和精神的障碍却使其权利、资格和尊严遭到损害。康复的意义在于恢复残疾人做人的基本权利,康复是残疾人参加社会生活的前提,绝大多数具有康复潜力的残疾人都可以通过康复训练恢复、补偿功能,提高生活自理和社会适应能力。向残疾人提供就地方便、经济实用的康复训练与服务,有利于残疾人健康的保障和生活质量的提高。残疾人是我国弱势群体的重要组成部分,为保障残疾人平等权利,增进残疾人民生福祉,增强残疾人自我发展能力,推动残疾人事业向着现代化迈进,不断满足残疾人美好生活需要,大力开展残疾人康复是有长远战略意义的工作。

(二)慢性病患者

1. 社区中常见的慢性病 WHO 将慢性病称为非传染性疾病;我国原卫生部称其为慢性非传染性疾病。慢性病是多因素长期影响的结果。众多学者认为现今社区中常见的慢性病主要包括:①心脑血管疾病,如高血压、冠心病、脑卒中;②恶性肿瘤;③代谢异常,如糖尿病;④精神异常和精神病;⑤遗传性疾病;⑥慢性职业病,如硅沉着病、化学中毒等;⑦慢性气管炎和肺气肿;⑧其他,如肥胖症等。这些慢性病长期影响人们的身体健康,有些已经严重影响人们的生活质量。

2. 慢性病患者的康复需求 据统计,目前我国高血压患者已超过 2 亿人,并仍以每年 1 000 万左右的速度递增;2 型糖尿病发病率已从 1979 年的 1% 上升到 2020 年的 11.2%。有资料表明,我国慢性病患者已超过 2.6 亿,且逐年增多。慢性病发病率不断上升已成为一个严重的社会问题,慢性病已成为危害人们健康和致残、致贫的主要原因之一,控制慢性病发生、发展的当务之急就是要唤醒全社会的健康意识。专家认为,慢性病发生的相关因素主要有三个:一是长期过量吸烟,二是不合理的膳食结构,三是缺乏锻炼。专家建议,改变日常生活方式,改变吸烟、酗酒等不良习惯,合理安排膳食结构,多食新鲜蔬菜、水果及豆制品,适度增加运动量,有针对性地开展慢性病的康复,将有助于慢性病的治愈、控制和发展。

(三)老年人

1. 老年人概念　WHO对老年人的定义为60周岁以上的人群。国际上也通常将60岁以上人口占总人口比例超过10%,或65岁以上人口占总人口比例超过7%作为国家或地区进入轻度老龄化社会的标准。西方一些发达国家将65岁以上作为老年人的划分标准,我国作为发展中国家规定60岁以上为老年期。1982年4月,中华医学会老年医学分会正式规定60岁以上为老年期,90岁以上为长寿期,45~59岁为老年前期,这与我国传统称"老年"为"花甲之年"的概念相吻合。

2. 我国老年人及老年残疾人的基本情况　中国是世界上老年人口规模最大的国家,约占全球老年人口总量的1/5。同时,中国也是世界上老龄化速度最快的国家之一。中国的人口老龄化不仅是中国自身的问题,也关系到全球人口老龄化的进程,因此备受世界关注。截至2021年底,全国60岁及以上老年人口26 736万人,占总人口的18.9%,其中65岁及以上老年人口20 056万人,占总人口的14.2%。"十四五"时期,我国人口老龄化程度将进一步加深,60岁及以上人口占总人口比例将超过20%,进入中度老龄化社会。

与其他国家相比,中国的人口老龄化具有以下主要特征:一是老年人口规模巨大。根据联合国预测,21世纪上半叶,中国将一直是世界上老年人口最多的国家。全国31个省份中,有16个省份的65岁及以上老年人口超过了500万人,其中有6个省份的65岁及以上老年人口超过了1 000万人。二是老龄化进程明显加快。与2010年相比,我国60岁及以上老年人口、65岁及以上老年人口分别增加8 637万人、7 181万人,占总人口的比重分别上升5.44个百分点、4.63个百分点。三是老龄化水平城乡差异明显。乡村的老龄化水平明显高于城镇。从全国看,乡村60岁及以上老年人口、65岁及以上老年人口占乡村总人口的比例分别为23.81%、17.72%,比城镇分别高出7.99个百分点、6.61个百分点。四是老年人口质量不断提高。在60岁及以上老年人口中,拥有高中及以上文化程度的有3 669万人,比2010年增加了2 085万人;高中及以上文化程度的人口比例为13.90%,比2010年提高了4.98个百分点。老年人受教育水平提高,健康需求日益旺盛,健康产品和服务消费能力不断增强。五是低龄老年人口占老年人口比重过半。在60岁及以上老年人口中,60~69岁的低龄老年人口14 740万人,占比为55.83%;70~79岁老年人口8 082万人,占比为30.61%;80岁及以上老年人口3 580万人,占比为13.56%。

在我国人口老龄化进程中,老年人中的残疾比重随着寿命的延长呈逐渐增加趋势。老年残疾人多为以视力、听力、言语和肢体残疾为主的多重残疾,他们的康复需求各有不同,依据其残疾类别而有所侧重。

3. 老年患者康复的意义　老年人伴随认知、运动、感官功能下降,营养、心理等健康问题日益突出,78%以上的老年人至少患有一种慢性病,失能老年人数量将持续增加。为能达到病而不残、残而不废,应充分发挥康复医疗在老年健康服务中的作用,为老年患者提供早期、系统、专业、连续的康复医疗服务,促进老年患者功能恢复。老年康复医学在人口日趋老龄化的当代,日益受到重视。老年患者康复的意义在于减缓躯体和脏器衰老的进程,控制慢性病的发展,减少医疗费用开支,减少残疾的发生,改善日常生活活动能力,提高生活自理程度,减轻老年人对家庭的负担和对社会的压力,充实其精神生活,提高其生活质量。

四、社区康复的特点

与机构康复(综合医院康复、专科康复、康复中心)相比,社区康复有以下特点:

1. 以社区为基地,由社区组织领导、社区成员共同参与。社区康复是在社区范围内进行的,是社区经济和社会发展事业的一个重要组成部分。

2. 依靠社区原有的卫生保健、社会保障、社会服务网络等多方共同协力开展康复服务。社区康复既是社区的卫生保健工作,又是社区的社会福利和社会服务工作,要求社区的卫生、民政、社会服务等部门共同参与,密切配合,通力合作。

3. 按照全面康复的原则为社区残疾人提供医疗、教育、职业、社会等方面的康复服务。在执行全面康复原则时,一方面充分发挥社区的潜力,在社区力所能及的范围内尽量指导残疾人进行身心功能训练,帮助其上学和就业,促进残疾人回归社会、融入社会;另一方面要充分地利用和发挥当地康复中心、康复医院、学校和省、市、县的残疾人康复服务中心(部、站)等康复技术资源中心的技术支持作用,尽量使社区的残疾人得到全面康复。

4. 康复训练就地就近;方法简单易行、技术实用有效;器材因陋就简、就地取材;对象为社区残疾人、老年人、慢性病患者;训练时间经常、持久。

5. 充分发挥残疾人本人、残疾人家庭和残疾人的组织(如残联、残疾人协会等)在康复中的作用。

6. 社区康复投资少、服务覆盖广、康复效果好。

五、社区康复的基本原则

(一)社会化

社会化是在政府的统一领导下,相关职能部门各司其职,密切配合,挖掘和利用社会资源,发动和组织社会力量,共同推进的工作原则。

1. 成立由政府领导负责,卫生、民政、教育等多个部门参与的社区康复服务协调组织,制定政策,编制规划,采取措施,统筹安排,督导检查,使社区康复服务计划顺利、健康实施。

2. 相关职能部门将社区康复服务的有关内容纳入本部门的职能和业务领域之中,共同落实社区康复服务计划。

3. 挖掘和利用康复资源,在设施、设备、网络、人力、财力等方面,打破部门界限和行业界限,实现资源共享,为康复对象提供全方位的服务。

4. 广泛动员社会力量,充分利用传播媒介,宣传和动员社会团体、中介组织、慈善机构、民间组织、志愿者积极参与社区康复服务,在资金、技术、科研、服务等方面提供支持。

5. 创造良好的社会氛围,发扬助人为乐、无私奉献的精神,为残疾人和其他康复对象提供良好的氛围。

(二)以社区为本

社区康复的生存与发展必须从社会实际出发,立足于社区内部力量,使社区康复服务做到社区组织、社区参与、社区支持、社区受益。

1. 以社区残疾人需求为导向提供服务。

2. 社区政府应当把社区康复服务纳入当地经济与社会发展计划和两个文明建设之中。

3. 充分利用社区内部资源,实现资源利用一体化。

4. 社区残疾人及其亲友要主动参与、积极配合。

5. 根据本社区病伤残的发生及康复问题,有针对性地开展健康教育。

(三)低成本、广覆盖

以较少的人力、物力,使大多数服务对象能够享有服务。据国外统计,机构式康复人均费用为100美元,仅覆盖20%的康复对象,而社区康复服务人均费用仅9美元,却覆盖80%的康复对象。

（四）因地制宜

社区康复既适合发达国家（地区），也适合发展中国家（地区），其目的是促进大多数的康复对象享有全方位的康复服务。由于发达国家（地区）、发展中国家（地区）、欠发达国家（地区）在经济发展水平、文化教育习俗、康复技术及资源、康复对象的康复需求方面有很大的差异，只有根据实际情况，因地制宜，采取适合本地区的社区康复模式，才能很好地解决当地的康复问题。

（五）技术实用

要想让大多数康复对象享有康复服务，必须采用大多数康复人员、康复对象本人及其家属能够学会的简易实用的康复技术。

（六）康复对象及其家庭主动参与

康复对象是社区康复训练的主体，只有康复对象主动参与康复训练，才能取得好的康复效果，因此要求康复对象在康复过程中做到：①树立自我康复意识；②积极配合康复训练；③参与社区康复服务工作；④努力学习文化知识，掌握劳动技能，自食其力，回归社会。另外，家庭的支持对社区康复的效果也至关重要。充分利用家庭资源，让家庭成员掌握康复训练的方法，立足家庭开展连续、综合、协调的康复服务。

六、社区康复的工作方法、内容

（一）社区康复的工作方法

1. 明确工作流程　社区康复工作需要多部门各司其职、密切配合、共同推进。残疾人和其他康复对象能否得到全面有效的康复服务，取决于各项计划能否落实。做好社区康复服务与训练，关键在于把握好各项工作及衔接好各个工作环节，有序开展工作。

2. 社区康复服务建设　成立由政府领导负责，卫生、民政、教育等多个部门参与的社区康复服务协调组织；挖掘和利用康复资源，在设施、设备、网络、人力、财力等方面，打破部门界限和行业界限，实现资源共享，为康复对象提供全方位的服务；广泛动员社会力量，充分利用传播媒介，宣传和动员社会团体、中介组织、慈善机构、民间组织、志愿者积极参与社区康复服务。

3. 因地制宜　各级政府以国家社区康复计划为依据，根据当地实际情况，制订本地工作计划，明确任务目标、主要措施、实施进度、统计检查及经费保障等。

4. 建立康复工作队伍　建立为残疾人及其他康复对象提供康复服务的工作队伍，包括管理人员、康复指导人员、基层康复员、康复协调员、志愿工作者、残疾人及其亲友。

5. 康复技能培训　对社区康复管理人员、康复技术指导人员、基层康复员、基层康复协调员开展康复知识与技能培训。

6. 调查社区康复资源和社区人群的康复需求　社区康复需求和康复资源调查是社区康复服务整体工作中的重要环节，它可为社区康复服务的开展提供准确、客观的依据，是保证社区康复服务科学、有效发展的先决条件。

7. 开展康复训练与服务　对患者进行有效合理的评定，并根据评定结果选择适宜干预方式，最终达到康复的目的。

（1）进行初次功能评估：在康复训练前由康复人员对康复对象进行一般体格检查、各项功能检查及必要的专项会诊和检查，确定康复对象的功能水平和生活自理、学习、劳动、社会生活能力，并以此为依据制订切实可行的康复计划。

（2）选择适宜的训练项目：社区中提供的康复训练项目不是对每一位康复对象都适用，应当因人而异地选择一种或几种康复训练项目，才能获得最佳效果。具体包括：为有康复需求的视力残疾人提供视功能、定向行走、感知觉补偿、生活自理及职业、社会适应等能力训练;为有康复需求的听力残疾人提供听觉、语言等能力训练;为有康复需求的肢体残疾人提供运动、认知、语言、生活自理及职业、社会适应等能力训练;为有康复需求的智力残疾人提供认知、生活自理及职业、社会适应等能力训练;为有康复需求的精神残疾人提供沟通和社交、情绪和行为调控、生活自理及职业、社会适应等能力训练。

（3）指导进行康复训练:由康复治疗师和基层康复工作者帮助康复对象进行康复训练,并做好记录。训练时要充分调动残疾人及其他康复对象的主动性和积极性,帮助他们战胜困难。还应力求使训练项目活泼、新颖,注意从易到难,从简到繁,从少到多,循序渐进。

（4）定期康复评估:对康复训练进行定期评定是康复训练中很重要的一步。通过评定了解训练项目是否适合、是否有效、康复对象对康复训练的态度等。根据评定结果,提出修改意见,必要时对康复计划进行修改。社区康复训练的评估主要包括生活自理能力、活动能力、上学、劳动、交往以及参与家庭生活和社会生活能力。

（5）选用与制作训练器材:根据社区、家庭的实际情况和康复对象康复训练需要购置或制作康复器材,如平行杠、阶梯、沙袋、滑轮、拉力器等。具体包括:为有康复需求的视力残疾人提供助视器、盲杖等适配及使用指导;为有康复需求的听力残疾人提供助听器适配及使用指导;为有康复需求的肢体残疾人提供假肢、矫形器、轮椅、助行器、坐姿椅、站立架、生活自助具、护理器具等适配及使用指导。

（6）用品用具的信息、供应、维修服务:假肢可恢复残缺肢体原有形态或功能;矫形器能从多方面减轻四肢和躯干的功能障碍;各种辅助器具可改善功能。在社区条件下,制作有效、普及型假肢、矫形器、自助具等是可行的,如本社区无条件供应辅助用品、用具,康复指导人员应提供有关方面的产品和供应信息。

（7）心理支持服务:通过了解、分析、劝说、鼓励和指导等方法,帮助残疾人树立康复信心,正确面对自身残疾;鼓励残疾人亲友理解、关心残疾人,支持配合康复训练。具体包括:为有康复需求的视力残疾人提供导盲随行、心理疏导等服务;为有康复需求的听力残疾人提供手语翻译、心理疏导等服务;为有康复需求的肢体、智力、精神残疾人提供托养、护理、居家照料、心理疏导等服务。

（8）知识普及服务:为有康复需求的视力、听力、肢体、智力、精神残疾人及其亲友举办知识讲座,开展康复咨询活动,发放普及读物,传授残疾预防知识和康复训练方法。

（9）转介服务:掌握当地康复资源,根据残疾人在康复医疗、康复训练、心理支持及用品用具等方面不同的康复需求,帮助有需求的残疾人联系有关机构和人员,提供有针对性的转介,做好登记,进行跟踪服务。

8. 进行社区康复检查评估　参照一定的标准,以检查社区康复服务规划目标、策略、行动计划的执行情况和康复对象的康复效果为依据,对社区康复服务的各项工作和康复对象进行客观、科学的鉴定。

（二）社区康复工作内容

社区康复依照全面康复的原则,为残疾人及其他康复对象提供医疗、教育、职业、社会康复,具体内容包括:

1. 依靠社区的力量开展残疾预防工作　通过预防接种、营养保健及卫生宣传教育工作,减少社区中残疾的发生及降低残疾程度。

2. 开展社区康复需求和康复资源调查　了解残疾的类别、人数、程度、致残因素及社区康复资源,有利于制订康复计划和实施社区康复。

3. 建立完善的康复训练服务体系,提供康复服务　依靠社会力量,以基层康复站和家庭为基地,采取各种简便易行的治疗和训练手段,最大限度地恢复病、伤、残者生活自理的能力,充分发挥病、伤、残者的潜能,利用各种辅助器具,减轻残疾造成的功能障碍。

4. 建立和完善各种特殊教育系统,开展特殊教育　组织残疾儿童接受义务教育或特殊教育,充分开发残疾儿童大脑智能的潜力,使每一位残疾儿童获得基本的、所能达到的最高知识水平,为今后就业及参与社会生活打下基础,使残疾儿童能与健康人一样,享有同等的教育的机会。

5. 开展职业康复　依靠社区力量,为社区内有一定劳动能力、有就业潜力的青壮年残疾人提供就业咨询与辅导,或将其介绍到区(县)、市职业培训中心进行就业前评估和训练。尽可能将残疾人安排在社区工厂、商店、公司等单位就业。

6. 开展社会康复　组织残疾人与健康人一起或残疾人单独参加文娱体育和社会活动,增强健康人与残疾人之间的理解和联系;在社区对公众包括残疾人家属进行人道主义的宣传教育,提倡人人平等,克服偏见及歧视等不道德行为,形成尊重、关心、扶持、帮助残疾人的良好社会风气,营造一个和谐的社会环境,帮助残疾人重返社会。

七、社区康复的网络与管理

(一)社区康复的管理

科学、合理的管理是社区康复有效、持续开展的保障。社区康复管理包括:社区康复组织建设、社区资源挖掘与利用、工作制度建设、经费管理、宣传、评估等。

1. 社区康复组织建设　世界各国及中国实践经验表明,社区康复工作需要有一个多部门参与的领导机构即社区康复领导小组,这个组织应包括县(市、区、旗)党委、政府,卫生健康部门,社会事务(民政)部门,教育部门,残联部门,劳动部门和其他部门。

(1)县(市、区、旗)党委、政府:是社区康复的领导机构,负责统筹管理及综合协调社区康复工作。县(市、区、旗)党委、政府应将残疾预防和残疾人社区康复工作纳入国民经济和社会发展规划,完善残疾预防和残疾人社区康复服务和保障体系,建立政府主导、部门协作、社会参与的工作机制,实行工作责任制,对有关部门承担的残疾预防和残疾人社区康复工作进行考核和监督。

(2)卫生健康部门:卫生健康部门是社区康复的主要专业技术力量。卫生健康部门应将残疾人社区康复医疗设施、人才队伍建设纳入医疗卫生服务体系建设规划,为残疾人直接提供社区医疗康复服务;将社区康复业务培训纳入基层卫生人员及全科医师继续教育,提高社区卫生服务机构人员的康复知识和技能水平;开展残疾人家庭医生签约,为残疾人提供基本医疗、基本公共卫生服务、健康管理和康复医疗、护理、咨询、转介等服务;普及康复知识,开展健康教育;指导社区的康复服务及为残疾人开展自我康复训练;同时还要做好残疾预防工作。

(3)社会事务(民政)部门:社区康复是社区服务的重要内容,社会事务(民政)部门应将残疾人社区康复设施纳入社区服务体系建设规划,为社区残疾人提供康复服务场所,组织开展精神障碍者社区康复服务;培育助残社会组织,支持社会组织为残疾人提供康复服务;制定优惠政策,对贫困残疾人进行救助。

(4)教育部门:与健全人一样,残疾人同样有受教育的权利。教育部门应尽可能地为残疾人提供各种适宜的教育机会,兴办各类特殊教育事业,尽可能地提高残疾人的科学文化水平。

(5)残联部门:残联组织应协助政府做好残疾人社区康复工作规划;代表残疾人利益,

反映残疾人诉求,组织残疾人主动参与社区康复活动;建立基层残疾人组织和社区康复协调员队伍;组织开展残疾人康复需求和服务状况调查,做好登记,为有康复需求的残疾人建立康复服务档案;组织开展残疾儿童康复救助以及残疾人辅助器具适配等直接或转介服务;组织开展残疾预防宣传工作,普及康复知识,增强残疾人自我康复意识;推进社区和残疾人家庭无障碍建设。

（6）劳动部门:建立职业培训机构,为残疾人提供培训和就业机会,促进残疾人职业康复。

（7）其他部门:财政、体育、文化、宣传、交通、房产等部门是社区康复的重要力量。

2. 社区康复资源的挖掘与利用　努力挖掘并充分利用社区中的人力资源、财政资源和物质资源,为社区康复服务建立一支懂管理、会技术的工作队伍,建设能满足社区病、伤、残者康复训练需要的场所,筹集资金以满足社区康复经费开支的需要。

（1）社区康复人力资源:包括参与社区康复的行政及业务管理人员、康复专业技术人员、康复协调员、基层康复员、教师、志愿者、残疾人家属及其亲友等。

（2）社区康复的资金筹措:在开展社区康复的同时必须大力筹集资金,以保障社区康复持久开展。社区康复资金来源一方面由上级政府拨发社区康复专款;另一方面通过社区康复工作人员的努力向当地社区企业事业单位募集资金,也可通过媒体组织、发动社区群众为残疾人献爱心捐赠资金。

（3）社区物质资源利用:整合社区可利用的康复物质资源,实现社区康复资源共享。充分利用社区内的医院、学校、媒体、网络等资源,为社区康复工作的开展提供帮助。

3. 社区康复工作制度建设　在社区康复工作开展过程中各部门不仅要制定合理的工作制度和明确各类工作人员的工作职责,还要严格执行工作制度、认真履行工作职责。

4. 社区康复经费管理　社区康复经费管理大致包括经费预算、经费来源、经费开支等方面。

（1）经费预算:按照社区康复发展规划、工作项目精打细算,认真做好1~2年的经费预算。

（2）经费来源:积极拓展经费来源渠道,充分挖掘社区财力资源。目前我国社区康复经费来源主要渠道如下:

1）中央财政和地方财政拨款。

2）企业、事业单位赞助。

3）以厂"养"站,即以福利企业为依托,重点扶持康复站。

4）社会募捐。

5）康复对象家庭补贴。

6）合作医疗康复项目补贴。

（3）经费开支:厉行节约,充分利用社区物质资源,尽可能减少费用开支。

5. 社区康复宣传　社区康复宣传应贯穿于社区康复工作始终。通过生动活泼、富有实效的宣传,增强社区政府领导、社区群众以及病、伤、残者本人及其家属与亲友的康复意识,促进他们理解、参与、支持社区康复,从而促进社区康复全面持久地开展。

（1）宣传的内容

1）宣传社会主义的人道主义,逐步形成理解、尊重、关心、帮助病、伤、残者的社会主义风尚。

2）宣传社区康复的目的及重要意义。

3）宣传社区康复的概念、主要措施与手段。

4）宣传和推广社区康复工作的经验。

5）宣传残疾的定义、类别、原因、预防。

6）提倡残疾人要自尊、自信、自强、自立,努力使自己成为社会主义建设的贡献者。

（2）宣传方式与手段:可通过多种媒体进行宣传,如电视、电影、录像、广播、杂志、报刊、宣传手册、展览、文艺节目等。

（二）社区康复的网络

社区康复实施体系由社区康复管理网络、社区康复技术指导网络、社区康复训练服务网络构成。

1. 社区康复管理网络　社区康复管理网络由各级地方政府及卫生、民政、教育、残联等部门组成。

（1）各地政府将残疾人康复训练与服务工作纳入当地社区建设规划,明确部门之间的职责划分,实行目标管理。

（2）民政、卫生、教育、残联部门将残疾人康复训练与服务工作纳入社区服务、社区卫生、初级卫生保健、特殊教育和残疾人事业发展计划,并组织实施。

（3）地方各级残疾人康复工作办公室将残疾人康复训练与服务工作纳入成员单位的职责范围,加强沟通,密切合作,制订工作计划,分解任务指标,动员社会力量,共同完成方案规定的各项任务,并进行统计检查。

2. 社区康复技术指导网络　由于社区康复在我国处于起步阶段,需要大量的技术专家提供指导,并形成一定的指导网络。

（1）成立全国残疾人社区康复专家技术指导组,制定技术标准,统编培训大纲和教材,培训技术骨干,深入地方指导,推广实用技术,参加检查评估验收。

（2）省（自治区、直辖市）、市、县三级建立健全残疾人社区康复指导机构来形成网络。依托当地的专业技术机构分别成立肢体残疾、精神残疾、视力残疾、听力残疾、言语残疾、智力残疾等康复技术指导中心,对残疾人社区康复的综合服务提供计划、培训、技术等方面的指导。

3. 社区康复训练服务网络　建立以残疾人家庭为基础、社区康复站为骨干、康复综合服务指导机构为指导的社区康复训练服务的三级网络。

（1）县（区）残疾人康复服务指导站:由县（区）卫生、民政部门及县医院或康复医疗机构从事康复管理和康复医疗或训练的行政或专业人员负责"指导站"工作,指导本地社区残疾调查、社区康复计划制订、社区康复站点布局及康复训练的组织和实施,提供转诊服务或指导安排好社区的转诊上送。

（2）社区基层康复站（简称社区康复站）:依托乡镇或街道卫生院（医院）或社区服务中心,由一名熟悉康复（接受过工作培训）的院长（副院长）或主任（副主任）担任站长,负责指导和管理基层康复员,指导并组织全社区残疾人的康复训练。社区康复站内设有康复室,可供残疾人在指导下应用一些器械或用具进行训练,并可提供其他简单的康复服务。

（3）家庭训练点:以家庭为基地的功能训练是社区康复的主要内容。在有残疾人的家庭建立家庭训练点,由基层康复员、家庭训练员或志愿工作人员负责指导、观察残疾人在家庭进行必要的功能训练。

学习小结

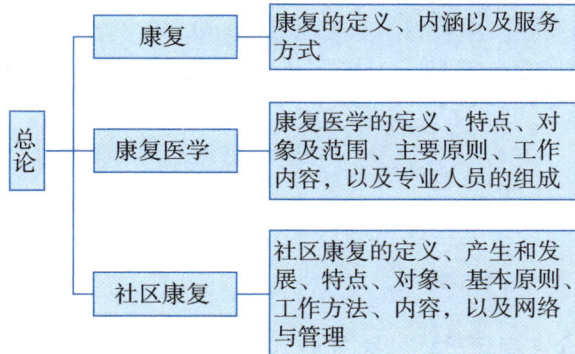

复习思考题

1. 请分别论述康复和社区康复的概念。
2. 请简述社区康复的对象和特点。
3. 请简述社区康复的工作内容。

第二章

康复医学的基础知识

1. 掌握残疾的分类和预防,骨、关节和肌肉的分类、运动方式,残疾后的心理发展过程。
2. 熟悉残疾学、运动学和心理学的相关概念。
3. 了解致残原因、骨与肌肉的生物力学,以及康复中常见的心理障碍。

第一节 残 疾 学

一、概述

康复医疗的主要对象是功能障碍者,即各种因素造成的机体功能衰退或障碍状态,其根本目的是使残疾人受损的功能得到最大程度的恢复和代偿,因此必须了解与残疾相关的理论基础。

(一)定义

1. 残疾(disability) 是指因外伤、疾病、发育缺陷或精神因素造成明显的身心功能障碍,以致不同程度地丧失正常生活、工作和学习的一种状态。广义的残疾包括残损、残疾和残障,是人体身心功能障碍的总称。

2. 功能障碍者 是指在心理、生理、人体结构上,因某种组织缺失、功能丧失或者异常,而部分或全部丧失以正常方式从事个人或社会生活能力的人。其主要体现在视力、听力、言语、肢体、智力、精神和多重残疾。早年人们常使用"残疾人(disabled person)"一词指代。而后,国际社会认为"disabled person"带有一定贬义。自 20 世纪 90 年代中期开始,联合国相关文件就将"残疾人"用"功能障碍者"来代替,两者的不同在于前者强调的是人,而后者强调的是功能障碍。

3. 残疾学 是一门研究残疾的各种原因、流行、表现特点、发展规律、后果及评定、康复与预防的学科,是自然科学与社会科学相结合的产物。

康复医学的对象主要是残疾者,其目的是使残疾者丧失或受损的功能得到最大限度的恢复、重建或代偿。现代康复医学的发展,建立在对残疾学研究的基础上。

(二)致残因素

常见的致残原因有以下几个方面:

1. 疾病 几乎所有的疾病都可以导致障碍的发生,最常见的几类如下。

(1)感染性疾病:如脊髓灰质炎、流行性脑脊髓膜炎、流行性乙型脑炎等。

（2）孕期疾病：如风疹、宫内感染、妊娠高血压综合征等。

（3）慢性病和老年病：如脑血管意外、糖尿病、冠心病、慢性阻塞性肺疾病等。

（4）遗传性疾病：如遗传物质改变所致的疾病，可以是亲代遗传物质异常，也可以是基因突变，导致子代在发育过程中或出生后出现形态或功能异常。如先天性心脏病、21 三体综合征等。

2. 营养不良　如蛋白质严重缺乏会引起智力发育迟缓而导致智力残疾，维生素 A 严重缺乏会引起角膜软化而导致视力残疾，维生素 D 缺乏可引起骨骼畸形而导致肢体残疾。

3. 理化因素　如噪声分贝过高可引起听力残疾，烧伤可引起身体姿势和活动残疾，酒精中毒可引起精神残疾和肢体残疾等多重残疾，药物中毒可引起视力残疾、听力残疾以及肢体残疾等多重残疾。

4. 意外事故　如交通事故、工伤、运动损伤、产伤等可致脊髓损伤、骨骼肌肉系统损伤、小儿脑瘫等相关残疾。

5. 社会心理　如长期的精神紧张或重大生活事件引起的焦虑症、抑郁症等都属残疾范畴。

二、国际残疾的分类

（一）传统模式

20 世纪 80 年代以前主流的医学观点认为疾病模式是：病因→病理→表现。1980 年 WHO 有关专家对多种疾病的过程做了大量的研究后将其延伸为疾病→残疾，说明疾病的后果除了治愈与死亡，还有相当一部分遗留或伴随着残疾。

（二）ICIDH 模式

1980 年，WHO 颁布了《国际病损、残疾和残障分类》（ICIDH），将残疾划分为三个独立的类别，即病损、残疾和残障。该分类是在《国际疾病分类》（international classification of diseases，ICD）的基础上发展而来的。其中 ICD 是临床诊断分类标准，也是报告疾病与健康信息的国际标准。ICD 自产生至今已有 100 多年的历史，目前已经发布到第 11 版。ICD 是以疾病为核心的诊断分类系统，ICIDH 是以功能障碍为基础的功能分类系统。ICIDH 根据病损、残疾和残障的内涵，分别对应于个体出现功能障碍的器官水平、个体水平以及社会参与水平，为功能障碍的诊断和治疗提供了评价指标，实现了从以疾病为中心到以功能障碍为导向的飞跃。

1. 病损（impairment）　又称"身体结构受损"，或称病伤、残损。是指心理、生理上或是解剖结构上或功能上的任何丧失或异常。属于生物器官水平上的残疾。可分为：智力残损、心理残损、语言残损、听力残损、视力残损、内脏（心肺、消化、生殖器官）残损、骨骼（姿势、体格、运动）残损、畸形和多种综合的残损。

2. 残疾（disability）　又称"个体能力障碍""活动受限""失能"。是由于病损使能力受限或缺乏，导致人们不能按正常的方式和范围进行活动。属于个体水平上的残疾。可分为：行为残疾、生活自理残疾、交流残疾、身体姿势和活动的残疾、技能活动残疾、环境适应残疾、特殊技能残疾和其他活动方面的残疾。

3. 残障（handicap）　又称"社会能力障碍""参与受限"。是由于病损或残疾，导致一个人完成正常的（按年龄、性别、社会和文化等因素）社会作用受到限制或阻碍。属于社会水平上的残疾。可分为：定向识别（时、地、人）残障、身体自主残障（生活不能自理）、行动残障、就业残障、社会活动的残障、经济自立残障和其他方面的残障。

（三）ICF 模式

2001 年 5 月 22 日第 54 届世界卫生大会，WHO 通过了新的分类方法——《国际功能、残疾和健康分类》(ICF)(图 2-1)。与 ICIDH 相比,ICF 更加注重积极的一面,如使用健康状况代替疾病和失调、用活动代替残疾、用参与代替残障,在理论框架中引入环境因素,采用交互、立体的模式描述概念之间的相互关系,强调了个人体验在功能发挥中的作用等。

图 2-1　ICF 模式

　　ICF 的核心概念是个体在特定领域的功能取决于健康状况和背景性因素(环境因素和个人因素)之间的交互作用,这种交互作用是双向、多维、动态的,一种成分的变化会对其他成分产生促进或者阻碍作用,且功能受限可以用等级来标记。因此,从 ICIDH 到 ICF 的变革,标志着国际残疾分类进入到一个以功能为导向,以全面健康为着眼点的全新分类模式。

　　1. 健康状况　包含身体功能和结构、活动及参与,是 ICF 的主体与核心。能够进行活动与参与表示具有功能,损伤、活动受限、参与局限表示残疾。

　　(1) 身体功能和结构:身体功能是指身体各系统的生理或心理功能。身体结构是指身体的解剖部位,如器官、肢体及其组成部分。结构的损伤包括解剖结构上的畸形、缺失或身体结构上的显著变异。当存在某种损伤时,就可能出现身体结构和功能的失常,但也可能与其他疾病、障碍或生理状态有关。身体功能和结构是两个不同领域的分类,两个分类是平行的。例如:身体功能中所包括的人类特殊感觉之一"听力功能",在实用结构分类时则以"耳及其相关结构"的形式出现。

　　(2) 活动和参与:活动是个体执行一项任务或行动。参与是投入一种生活情景之中。活动受限是个体在进行活动时可能会遇到的困难。参与局限是个体投入生活情境中可能经历的问题。活动和参与的领域包括全部生活领域:学习和应用知识、一般任务与要求、交流、活动、自理、家庭生活、人际交往和联系、主要生活领域、社区、社会和公民生活等 9 个方面,即从基本学习或观察,到更复杂的领域如人际交往或就业。

　　2. 背景性因素　代表的是个体生活和生存的全部背景。包括环境因素和个人因素。

　　(1) 环境因素:构成了人们赖以生活的自然、社会和态度环境。这些因素对个体而言是生存的外部环境,它对作为社会成员的个体的活动表现、活动能力以及身体功能与结构会产生积极或消极的影响。环境因素包括个体所处的现实环境和社会环境两个不同层面。①个体所处的现实环境:包括家庭、工作场所和学校等。包括环境的自然和物质特征以及直接接触人群,如家人、熟人、同行和陌生人等。②个体所处的社会环境:社会结构、服务机构和社区体制均会对个体产生影响。包括与工作环境有关的组织、服务机构、社区活动、政府机构、通信和交通服务部门以及如法律、条例、正式或非正式的规定、态度和意识形态等。

　　(2) 个人因素:是个体生存与生活的特殊背景环境,由不属于健康状况或健康状态的个体特征所构成。该因素包括性别、种族、年龄、体能、生活方式、习惯、教养、教育、职业、经历、心理素质、性格等。所有这些因素或其中任何因素都可能在任何层次的残疾中发挥作用。

三、我国残疾的分类

(一) 五类残疾

　　1986 年 10 月,国务院正式批准并于 1987 年正式施行了《五类残疾标准》,包括:视力残疾、听力语言残疾、智力残疾、肢体残疾和精神残疾。

(二) 六类残疾

　　1995 年将"听力语言残疾"分列为"听力残疾"和"言语残疾"两类,《五类残疾标准》也

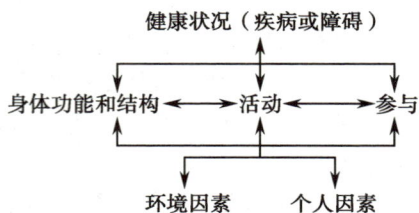

因此改为《六类残疾标准》。此分类根据当时国情,并未将内脏残疾包含在内,而仅按残疾部位进行分类。2006年我国进行了第二次全国残疾人抽样调查,残疾标准在1995年修订的《六类残疾标准》基础上作了适当的修改。

(三)七类残疾

2011年,中国国家标准化管理委员会正式发布了《残疾人残疾分类和分级》国家标准(GB/T 26341—2010),将残疾划分为七类,具体如下:

1. 视力残疾　视力残疾指由于各种原因导致双眼视力低下并且不能矫正或双眼视野缩小,以致影响日常生活和社会参与。视力残疾包括:盲及低视力。

2. 听力残疾　听力残疾指由于各种原因导致双耳不同程度的永久性听力障碍,听不到或听不清周围环境声及言语声,以致影响日常生活和社会参与。听力残疾包括:听力完全丧失及有残留听力但辨音不清,不能进行听说交往。

3. 言语残疾　言语残疾指由于各种原因导致的不同程度的言语障碍,经治疗一年以上不愈或病程超过两年,而不能或难以进行正常的言语交流活动,以致影响日常生活和社会参与(3岁以下不定残)。言语残疾包括:失语、运动性构音障碍、器质性构音障碍、发声障碍、儿童语言发育迟缓、听力障碍所致的言语障碍、口吃等。

4. 肢体残疾　肢体残疾指人体运动系统的结构、功能损伤造成四肢残缺或四肢、躯干麻痹(瘫痪)、畸形等,导致人体运动功能不同程度地丧失以及活动受限或参与局限。肢体残疾主要包括:

(1)上肢或下肢因外伤、病变或发育异常所致的缺失、畸形或功能障碍;

(2)脊柱因外伤、病变或发育异常所致的畸形或功能障碍;

(3)中枢、周围神经因外伤、病变或发育异常造成躯干或四肢功能障碍。

5. 智力残疾　智力残疾指智力显著低于一般人水平,并伴有适应行为的障碍。此类残疾是由于神经系统结构、功能障碍,使个体活动和参与受到限制,需要环境提供全面、广泛、有限和间歇的支持。智力残疾包括:在智力发育期间(18岁之前),由各种有害因素造成的精神发育不全或智力迟滞;或者智力发育成熟以后,由于各种有害因素,导致智力损害或智力明显衰退。

6. 精神残疾　精神残疾指各类精神障碍持续一年以上未痊愈,因患者存在认知、情感和行为障碍,影响其日常生活和社会参与。

7. 多重残疾　多重残疾指同时存在视力残疾、听力残疾、言语残疾、肢体残疾、智力残疾、精神残疾中的两种或两种以上残疾。

四、残疾的预防

残疾预防是指在了解残疾原因的基础上,积极采取各种有效措施、途径,控制或延迟残疾的发生,减轻残疾的程度。在我国残疾人事业中,残疾预防占有十分重要的地位。《中华人民共和国残疾人保障法》明确规定:国家有计划地开展残疾人的预防工作,加强对残疾预防工作的领导。残疾的预防应在国家、地方、社区、家庭等不同层次进行,还应在胎儿、儿童、青年、成年、老年等不同时期进行,需要卫生、民政、教育、司法、残疾人联合会等多部门的共同努力。残疾预防学既是预防医学的一个重要组成部分,又是康复医学的一个重要分支,被称为预防性康复医学(preventive rehabilitation medicine)。

残疾的预防一般分为三级,是对已知患有某种疾病的人或已丧失劳动能力的伤残者,采取对症治疗和康复治疗措施,防止病情进一步发展和恶化,提高其生活自理能力,延长寿命,降低死亡率。由于三种预防措施是连续的、梯次性的,故称为三级预防。

1. 一级预防 预防各类病、伤、残的发生,是最为有效的预防,可降低70%的残疾发生率。因此,一级预防应摆在首位。具体措施如下:

(1) 预防性保健及咨询指导:如婚前检查,遗传咨询,预防慢性传染病,优生优育,预防先天性残疾等。

(2) 预防接种:减少和消除急性脊髓灰质炎、麻疹、流行性乙型脑炎(简称乙脑)等致残传染病。

(3) 避免引发伤病的危险因素和危险源,如电、火等。

(4) 实行健康的生活方式:如合理饮食,注意营养,适当运动,预防心脑血管疾病等。

(5) 遵守安全规则和维护安全的环境:遵守交通规则,改善社会安全环境,预防意外伤害。

(6) 注意精神卫生:减轻压力,保持心理平衡,预防抑郁、焦虑及精神疾患。

2. 二级预防 限制或逆转由身体结构损伤造成的活动受限或残疾,可降低10%~20%的残疾发生率。因此,二级预防应引起必要的重视。具体措施如下:

(1) 早期发现和治疗:定期健康检查,早期发现高血压、糖尿病、精神障碍等疾病并给予积极治疗。

(2) 早期医疗干预:如药物治疗、康复护理,预防残疾的发生。

(3) 早期康复治疗:如对伤病患者进行心理辅导、功能训练、体位处理,以促进身心健康,预防并发症,防止功能受限。

3. 三级预防 防止活动受限或残疾转化为参与受限或残障,减少残疾残障给个人、家庭和社会造成的影响。具体措施如下:

(1) 康复治疗:如物理治疗、作业治疗、言语治疗、心理治疗等,改善功能,预防和减轻残疾。

(2) 假肢、矫形器、轮椅等的应用:以改善功能、预防畸形,提高日常生活活动能力。

(3) 支持性医疗和护理:如预防尿路感染、压疮等,改善机体状况和减轻残疾。

(4) 康复咨询:提高自我康复能力。

第二节 运动学基础

运动学仅研究物体运动的规律,而不深究这些规律形成的原因。人体运动学研究的是以牛顿力学为基础的人体活动的运动规律,如人体或人体特定部位的位置、速度和加速度等。在研究人体运动时,需注意人体的生物学特征和生理功能、形态特点和组织形状。

一、概述

人体运动学(human kinesiology),又叫运动机能学,是运用力学的原理和方法来观察和研究人体节段运动和整体运动时所产生的各种活动功能,以及生理、生化和心理的改变,并阐述其变化的原理、规律和结果的一门学科,是康复医学的重要理论组成部分。它综合了多门学科,主要包含解剖学、生物力学和生理学的知识。

运动生物力学是用运动学、静力学和肌动学的基本原理结合解剖学、生理学研究人体运动的学科。

1. 运动学(kinematics) 从几何的角度(指不涉及物体本身的物理性质和加在物体上的

力)描述和研究物体位置随时间变化规律的力学分支。

2. 静力学(statics) 是力学的一个分支,它主要研究物体在力的作用下处于平衡的规律,以及如何建立各种力系的平衡条件。平衡是物体机械运动的特殊形式,严格地说,物体相对于惯性参照系处于静止或做匀速直线运动的状态,即加速度为零的状态,都称为平衡。静力学的基本物理量有两个:①力:包括力的大小、方向、作用点;②力偶:大小相等,方向相反,作用线相互平行且不共线的两个力组成的力系。

3. 肌动学(kinesiology) 是研究人体肌肉运动机制的学科,也是研究人体运动的基本规律的学科,也称运动机制学、肌肉运动学与动力学。主要与人体的结构(structure)(解剖学相关)和功能(function)(生理学相关)有关。

二、骨骼运动学

骨,是人体的基本构架,是健康的重要基石。骨的更新伴随人的一生,与生命活动紧密相连,与身体健康密切相关。发育正常的成年人共有 206 块骨头,骨与骨之间借助多种形式的骨连接,构成完整的骨骼系统。

(一)骨的分类和结构

1. 骨的分类 根据骨的形状可分为:长骨、短骨、扁骨、不规则骨。
2. 骨的结构 骨的结构包括骨膜、骨质、关节面软骨、骨髓及血管、神经等。

(二)骨的功能

骨的构造及骨的理化成分使骨具有力学及生物学上的功能。骨的力学功能包括:

1. 支撑功能 如脊柱和四肢共同支撑整个躯体。
2. 杠杆功能 如骨在骨骼肌的收缩牵拉中所发挥的杠杆功能和承重功能。
3. 保护功能 如头骨借骨缝和软骨相连,围成颅腔以保护脑。

(三)骨的生物力学特性

骨的生物力学是以骨骼为主要对象,研究骨的机械运动规律的科学。

1. 骨的承载能力 在日常生活、劳动和工作中都要求骨有足够的承载能力,其衡量主要与骨的强度、刚度和稳定性有关。
2. 骨的载荷 人体在运动或劳动时,骨要承受不同方式的载荷,具体如下:

(1)拉伸载荷:如牵引、提拉重物时。

(2)压缩载荷:如举重时。

(3)弯曲载荷:如脊柱前屈或后伸时。

(4)剪切载荷:如剪切骨折时。

(5)扭转载荷:如下肢受扭转力时。

(6)复合载荷:如重物剪切肢体受伤时,同时受压缩载荷和剪切载荷。

3. 骨的应力 当外力作用于骨时,骨以形变产生内部的抗阻以抗衡外力,即骨产生的应力。

(1)应力大小:是指单位面积上的外力与骨横断面面积之比,单位 Pascal($Pa = N/m^2$)。

(2)应力的作用:适当的应力刺激对骨的再生、修复以及骨折的愈合有促进作用。若骨骼长期缺乏运动产生的应力刺激,会引起骨吸收加快,导致骨质疏松,如瘫痪患者长期卧床。若反复承受过高的应力,则可能引起骨质增生,如长期远程快走产生骨刺。

4. Wolff 定律 骨骼在需要处多生长,在不需要处多吸收,骨组织量与应力成正比。机械应力与骨组织之间存在一种生理平衡,在平衡状态,骨组织的成骨细胞和破骨细胞的活性是相同的。

（四）骨骼的运动

1. 运动面 骨骼以关节为轴心,在矢状面、冠状面和水平面三个平面上运动。矢状面是指前后方向,将人体分为左右两部分的纵切面。冠状面是指左右方向,将人体分为前后两部分的纵切面。水平面是指与地面平行,与矢状面和冠状面相互垂直,将人体分为上下两部分的平面。

2. 旋转轴 骨骼会在一个与旋转轴垂直的平面内围绕关节旋转,而轴的位置就在关节的凸面。例如,肩可以在三个关节面上运动,即有三个旋转轴。屈曲和伸展沿内外轴即冠状轴旋转;外展和内收沿着前后即矢状轴进行;内旋和外旋沿着垂直轴进行。

3. 运动形式 在人体系统中,骨骼运动有以下几种形式:

（1）平动:指运动过程中,骨骼上的所有点都沿着同一个方向运动。

（2）转动:指运动过程中,骨骼上的各点都围绕同一直线（即轴）做圆周运动。

（3）复合运动:人体的绝大部分运动包括平动和转动,两者结合的运动称为复合运动。

（4）摩擦:是指两个接触面之间相对滑动的抵抗力。

三、肌肉运动学

人体肌肉（muscle）按结构和功能的不同可分为平滑肌、心肌和骨骼肌三类。骨骼肌是运动系统的动力部分,全身有 600 多块,约占体重的 40%。在神经系统的支配下,骨骼肌收缩,牵引骨移位而产生运动。

（一）肌肉的组成

完整的肌肉由肌束组成,肌束由肌纤维组成,每个肌纤维含有许多平行排列的肌原纤维,而肌原纤维又由一连串的肌小节组成。肌小节是具有收缩性的结构单位,也是肌力产生的功能性单位。一条肌纤维既有肌小节的串联关系又有肌小节的并联关系。

（二）肌肉的类型

肌纤维可以分为红肌纤维和白肌纤维。红肌纤维又叫慢肌,能对刺激产生缓慢的收缩反应。白肌纤维能对刺激产生快速的收缩反应,又称为快肌。红肌纤维血管供应较丰富,能承受长时间的连续运动。白肌纤维能在短时间内产生巨大的爆发力,但随后便进入疲劳。且两者的神经支配也不同。

（三）肌肉的功能及功能状态指标

1. 肌肉的功能 肌肉是人体的发动机,产生运动是肌肉的基本功能。此外,肌肉还具有支撑骨、维持姿势、保护身体和产热的功能。

2. 肌肉功能状态指标 运动通过不同肌群协调有序地延长与缩短来实现。良好的运动状态是运动的基础。反映肌肉功能状态的指标有肌力、快速力量、肌肉耐力和肌张力。

（四）肌肉的生物力学特性

1. 肌肉分类 肌肉活动主要以肌力和肌张力来表现其力学特性。骨骼肌、心肌和平滑肌的共同特性是兴奋性、收缩性、伸展性和弹性。按骨骼肌在运动中的作用可分为原动肌、拮抗肌、固定肌、中和肌等。

（1）原动肌:指在运动的发动和维持中一直起主动作用的肌肉。其中起主要作用的为主动肌,帮助完成动作;在动作的某个阶段起次要作用的称为副动肌。如在屈肘动作中,原动肌包括肱肌、肱二头肌、肱桡肌和旋前圆肌,其中肱肌和肱二头肌为主动肌,肱桡肌和旋前圆肌为副动肌。

（2）拮抗肌:指与运动方向完全相反或发动和维持相反运动的肌肉。原动肌收缩时,拮抗肌协调地放松或做适当的离心收缩,以保持关节活动的稳定性,增加动作的精确性,并能防止关节损伤。如在屈肘运动中,肱二头肌是原动肌而肱三头肌是拮抗肌。

(3)固定肌:为了发挥原动肌对肢体运动的动力作用,需将肌肉近端附着的骨骼作充分固定,起这一作用的肌肉称为固定肌。固定肌有时为一群肌肉,如大圆肌使上臂内收时,菱形肌即为固定肌;有时为互相拮抗的两群肌肉,如屈肘时,为了在肩关节处稳定肱骨,而避免在屈肘时出现肩的屈伸,需要肩关节的屈肌群和伸肌群共同收缩,此时两组肌群都属于固定肌。

(4)中和肌:为了充分发挥原动肌的主要作用,需要另外一些肌肉工作来抵消原动肌产生的不必要的作用,这些肌肉称为中和肌。如扩胸运动时,斜方肌和菱形肌都是原动肌。斜方肌收缩除使肩胛骨回缩、肩外展和扩胸外,还可使肩胛骨下角外旋;菱形肌收缩使肩胛骨移向脊柱产生扩胸效应的同时,还可使肩胛骨下角内旋。这种肩胛骨下角的内外旋常可削弱扩胸效应,但斜方肌和菱形肌产生的无效动作可相互抵消,互为中和肌。

副动肌、固定肌和中和肌通常称为协同肌。但肌肉的协同关系不是固定的,会随着动作的改变而改变。

在不同的运动中,某块肌肉可担当原动肌、拮抗肌、固定肌、中和肌等不同的角色。即使在同一运动中,由于重力的协助或抵抗力不同,同一块肌肉的作用也会改变。

2. 肌肉的运动形式　肌肉的运动是肌肉的内力与外力相互作用的结果,肌肉运动产生两种基本的运动形式:静力性运动和动力性运动。

(1)静力性运动:又称等长运动或等长收缩,是指当肌肉在两端被固定或承受不能拉起的重量情况下收缩时,肌纤维的长度基本不变,表现为肌张力增高,但不产生关节运动。如肘关节伸直提重物而物体未发生位移时,肱二头肌长度不变,张力增加。它的主要作用是维持人体的位置和姿势。

(2)动力性运动:可分为向心运动和离心运动。

1)向心运动:也称等张向心性收缩(isotonic concentric contraction),是指肌肉收缩时肌纤维向肌腹中央收缩,长度缩短,肌肉的起止点相互靠近。其作用是促发主动的肌肉收缩。如屈肘时的肱二头肌收缩、伸膝时的股四头肌收缩。

2)离心运动:也称等张离心性收缩(isotonic eccentric contraction),是指肌肉收缩时,负荷的重力比自身力量强,即收缩时的肌力小于阻力,使原先缩短的肌纤维逐渐被拉长,肌肉起止点相互分开,直至恢复到静止时的正常长度。其作用是促发拮抗肌的收缩,稳定关节,控制肢体动作。如负重屈肘后缓慢放松时的肱二头肌收缩、下蹲时的股四头肌收缩。

静力性运动和动力性运动在日常生活、康复训练和竞技体育中常结合运用,是肌力训练的有效运动方式,可预防肌萎缩、增强肌力并提高运动的技能和水平。

四、关节运动学

关节又叫滑膜关节(synovial joint),指两骨之间以间接方式相连,其连结的组织中有腔隙。人体大部分骨的连结都属于此种类型。关节运动学描述的是发生在关节内的关节面间的运动。大多数关节面都有一些弯曲,即其中一面相对凸起,另一面相对凹陷,这种凹凸的连接可以增加关节接触面积,增强吻合度,起到稳定关节的作用。

关节面间的基本运动分为:滚动、滑动和旋转。滚动是指一个旋转关节面上的多点与另一关节面上的多点相接触;滑动是指一个关节面上的单个点与另一个关节面上的多个点相接触;旋转是指一个关节面上的单个点在另一个关节面上的单个点上的旋转。

(一)关节的分类

关节结构较为复杂,是四肢、脊柱赖以活动的基础。根据运动轴和自由度的多少分为单轴关节、双轴关节和多轴关节三种类型。

1. 单轴关节　此类关节只能围绕一个运动轴在一个平面内运动,只有一个自由度,包括:①滑车关节:又称屈戌关节。其关节面一端是呈滑车状的关节头,另一端是与之相适应的凹状关节面的关节窝,可沿冠状轴在矢状面上做屈伸运动。如:指间关节、肱尺关节等。②车轴关节:又称圆柱关节。其关节面一端是呈圆柱状的关节头,另一端是呈环状或部分环状的关节窝,可围绕垂直轴在水平面上做旋转运动。如:寰枢正中关节、桡尺近端和远端关节。

2. 双轴关节　此类关节能围绕两个运动轴在两个相互垂直的平面内运动,有两个自由度,包括:①椭圆关节:其关节面一端是呈椭圆形凸面的关节头,另一端是与之相适应的椭圆形凹面的关节窝,可沿冠状轴在矢状面上做屈伸运动和沿矢状轴在冠状面上做内收、外展运动。此外,还可以做环转运动。如:桡腕关节和寰枕关节。②鞍状关节:其关节面均呈马鞍状,互为关节头和关节窝,可沿冠状轴在矢状面上做屈伸运动和沿矢状轴在冠状面上做内收、外展运动。如:拇指腕掌关节。

3. 多轴关节　此类关节能围绕三个或三个以上的运动轴做多方向的运动,有多个自由度,包括:①球窝关节:其关节面一端是呈球形的关节头,另一端是与关节头接触面积不到1/3的浅小关节窝。故在所有的关节中此类关节活动度最大,如:肩关节,可做屈、伸、内收、外展、旋内、旋外和环转运动。也有的关节窝特别深,包绕关节头的大部分,虽然也属于球窝关节,但运动范围受到一定的限制,如髋关节。第2、3、4、5掌指关节也属于球窝关节,因其侧副韧带较强,旋转运动受到限制。②平面关节:两骨的关节面均较平坦而光滑,但仍有一定的弯曲和弧度,关节囊紧张而坚固,运动度极小,只能做微小的转动或轻微滑动,故又称微动关节,如肩锁关节、骶髂关节、腕骨间关节等。

（二）关节的运动链

关节的运动链是指人体几个部位通过关节连接而组成的一个复合运动链,包括开链运动和闭链运动。

1. 开链运动　是指运动时关节终末端呈游离状态,某一单独关节或同时活动的若干关节可以在空间中任意活动。人体以开链运动居多,如:手、足部在空间中的自由运动。

2. 闭链运动　是指运动时关节终末端呈闭合状态,连接成环状,只能做多关节的协调运动。如:做双手撑地的俯卧撑时,肩、肘、腕关节只能同时活动。通常闭链运动对本体感受器的刺激比开链运动更明显,因此,闭链运动对促进关节平衡功能,提高关节周围组织的协调能力和增强关节稳定性有明显作用,是一种安全、有效的早期康复训练方法。

在康复治疗中,可以采用开链或闭链的运动形式训练因神经疾患而出现功能障碍者,以达到用较强肌群、关节带动较弱肌群的训练目的。

（三）人体各关节运动学

1. 上肢运动学　主要包括肩关节运动学、肘关节运动学和腕关节运动学。

（1）肩关节运动学:肩关节为全身运动幅度最大、最灵活的关节,能完成绕冠状轴的屈伸运动,绕矢状轴的外展、内收运动,绕垂直轴的内旋、外旋运动,以及水平屈伸和环转运动。这些运动主要由盂肱关节、肩锁关节、胸锁关节、肩胛胸壁关节以及附着于关的肌肉来协调完成。参与肩部关节运动的主要肌肉见表2-1。

（2）肘及前臂关节运动学:肘连接臂和前臂,能完成屈伸和前臂旋前、旋后的运动。这些运动主要由肱尺关节、肱桡关节、桡尺近端和远端关节以及附着于关的肌肉来协调完成。参与肘部关节运动的主要肌肉见表2-2。

表 2-1　肩部运动与参与肌肉

运动形式	参与运动的肌肉
肩胛上提	斜方肌上部肌束、菱形肌、肩胛提肌、胸锁乳突肌
肩胛下降	斜方肌下部肌束、胸小肌、前锯肌下部肌束
肩胛前伸	前锯肌、胸小肌
肩胛后缩	斜方肌、菱形肌
肩胛上回旋	斜方肌上、下部肌束，前锯肌下部肌束
肩胛下回旋	菱形肌、胸小肌
肩关节屈曲	三角肌前部肌束、胸大肌锁骨部肌束、喙肱肌、肱二头肌长头
肩关节伸展	三角肌后部肌束、背阔肌、大圆肌、小圆肌、冈下肌、肱三头肌长头
肩关节外展	冈上肌、三角肌
肩关节内收	胸大肌胸骨部肌束、背阔肌、大圆肌、肱三头肌长头、喙肱肌、肩胛下肌
肩关节内旋	胸大肌、肩胛下肌、大圆肌、背阔肌、三角肌前部肌束
肩关节外旋	冈下肌、小圆肌、三角肌后部肌束
肩关节水平屈曲	三角肌前部肌束、胸大肌
肩关节水平伸展	三角肌后部肌束、冈下肌、小圆肌、大圆肌、背阔肌

表 2-2　肘部运动与参与肌肉

运动形式	参与运动的肌肉	运动形式	参与运动的肌肉
屈肘	肱二头肌、肱肌、肱桡肌	前臂旋前	旋前圆肌、旋前方肌
伸肘	肱三头肌、肘肌	前臂旋后	旋后肌、肱二头肌

（3）腕关节运动学：腕关节一般指桡腕关节，能完成掌屈、背伸、内收、外展和环转等运动。参与桡腕关节运动的主要肌肉见表 2-3。

表 2-3　桡腕关节运动与参与肌肉

运动形式	参与运动的肌肉
掌屈	桡侧腕屈肌、尺侧腕屈肌、掌长肌
背伸	桡侧腕长伸肌、桡侧腕短伸肌、尺侧腕伸肌
内收（尺偏）	尺侧腕屈肌、尺侧腕伸肌
外展（桡偏）	桡侧腕长伸肌、桡侧腕短伸肌、桡侧腕屈肌

2. 下肢运动学　主要包括髋关节运动学、膝关节运动学和踝关节运动学。

（1）髋关节运动学：髋关节能完成屈伸、内收、外展、内旋、外旋以及环转运动。参与髋关节运动的主要肌肉见表 2-4。

表 2-4　髋关节运动与参与肌肉

运动形式	参与运动的肌肉
髋关节屈曲	髂腰肌、缝匠肌、股直肌、耻骨肌、阔筋膜张肌
髋关节伸展	臀大肌、臀中肌后部肌束、股二头肌长头、半腱肌、半膜肌、大收肌
髋关节外展	臀中肌、臀小肌、梨状肌、阔筋膜张肌、髂胫束、臀大肌上部肌束
髋关节内收	耻骨肌、短收肌、长收肌、大收肌、股薄肌
髋关节内旋	臀中肌、臀小肌前部肌束、耻骨肌、大收肌、阔筋膜张肌、半腱肌、缝匠肌
髋关节外旋	髂腰肌、梨状肌、闭孔内肌、闭孔外肌、股方肌、臀大肌、臀中肌

（2）膝关节运动学：膝关节可完成屈伸、回旋运动，是人体构造最为复杂、较易损伤的关节。参与膝关节运动的主要肌肉见表2-5。

表2-5 膝关节运动与参与肌肉

运动形式	参与运动的肌肉
屈曲	股二头肌、半腱肌、半膜肌、缝匠肌、股薄肌、腓肠肌
伸展	股四头肌
屈膝小腿旋内	半腱肌、半膜肌、缝匠肌、股薄肌、腓肠肌内侧头
屈膝小腿旋外	股二头肌、髂胫束、腓肠肌外侧头

（3）踝关节运动学：踝关节又称距小腿关节，是滑车关节，只有一个自由度，只能完成绕冠状轴做跖屈和背伸运动。参与踝关节运动的主要肌肉见表2-6。

表2-6 踝关节运动与参与肌肉

运动形式	参与运动的肌肉
跖屈	小腿三头肌、腓骨长肌、腓骨短肌、胫骨后肌
背伸	胫骨前肌、趾长伸肌、拇长伸肌

五、动力学

动力学主要研究各种力对主体的作用。作用于身体上的力一般称为载荷，它可使身体移动并保持平稳，也可使组织变形和损伤。正常组织在一定范围内具有对抗结构或形态变化的能力，但若某一组织发生疾病、损伤或长期不活动，其抵抗载荷的能力将大幅度降低。

（一）作用于人体的力

力是一种可以使物体变形或移动的功，根据其以何种方式使物体变形，可分为压缩力、拉伸力、剪切力等。

1. 内力 内力是指人体内部各种组织器官相互作用的力。其中最重要的是肌肉收缩所产生的主动拉力，这是维持人体姿势和产生运动的动力；其次是各种组织器官的被动阻力。

2. 外力 是指外界环境作用于人体的力。主要的外力有：

（1）重力：由人体或运动器官各节段以及哑铃、重锤等运动器械受万有引力的影响而产生的力，是人体保持直立及运动时必须克服的负荷，其方向竖直向下，大小与人体及物体的质量相等。

（2）摩擦力：是指人体或肢体在地面上或器械上滑动时所受到的摩擦阻力，其大小因人体或肢体重量及地面或器械表面粗糙程度而异，行走时摩擦力的方向与运动方向相同。

（3）静力支撑反作用力：在静止状态下，地面或器械通过支撑点作用于人体对重力的反作用力，大小与重力相同，方向相反。

（4）动力支撑反作用力：人体做加速度运动时所受的支撑反作用力，还要加上与加速度运动力的大小和方向相反的反作用力。

（5）流体作用力：指人体在流体中运动时所承受的流体阻力，大小与运动速度、流体密度成正比，故在水中运动受到的阻力较空气中大。但由于水的浮力抵消了大部分重力，因此人在水中运动时比较省力。

（二）人体的力学杠杆

肌肉、骨骼和关节的运动都存在着杠杆原理。杠杆包括力点、支点和阻力点。在人体，力点是肌肉在骨上的附着点,支点是运动的关节中心,阻力点是运动中肢体重力、器械重力、摩擦力以及拮抗肌张力等阻力在骨杠杆上的着力点。

根据力点、支点和阻力点的位置关系,可将人体力学杠杆分为三类,见图 2-2。

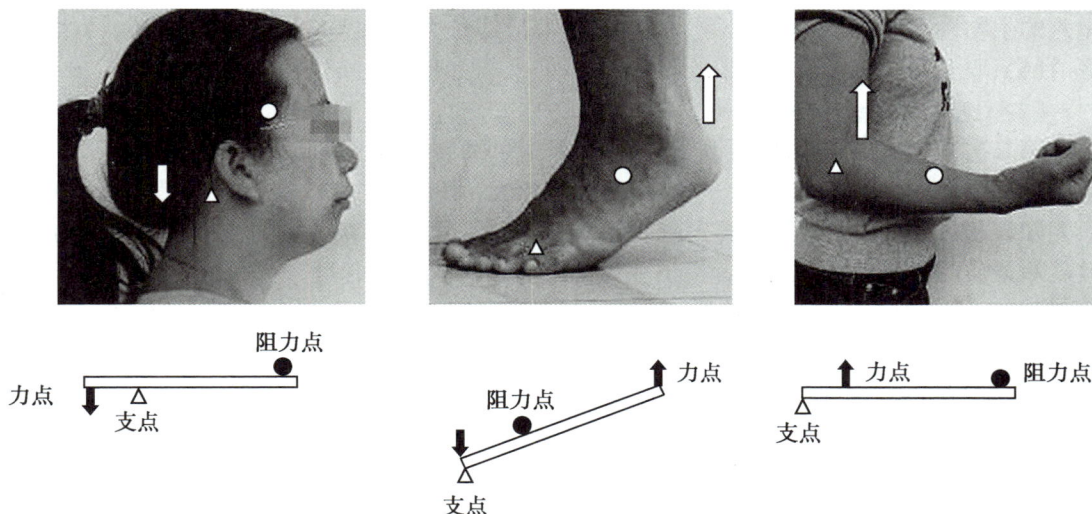

图 2-2 人体三类力学杠杆示意图

1. 第一类杠杆 也称为"平衡杠杆",其支点位于力点和阻力点之间。这类杠杆的主要作用是传递动力和保持平衡。在人体,这一类杠杆较少见,如坐位或站位时,人体头部保持平衡。

2. 第二类杠杆 也称为"省力杠杆",其阻力点位于力点和支点之间。这类杠杆力臂始终大于阻力臂,可用较小的力克服较大的阻力,有利于做功。在人体,这一类杠杆在静态时极为少见,只有在动态时可以观察到,如站立位提踵。

3. 第三类杠杆 也称为"速度杠杆",其力点在阻力点和支点之间。此类杠杆由于力臂始终小于阻力臂,力必须大于阻力才能引起运动,不省力,但可以获得较大的运动速度和幅度。这类杠杆在人体中最为常见,如肱二头肌引起的屈肘动作。

第三节 心理学基础

康复心理学是在康复医学和心理学相互交叉、相互渗透的基础上发展起来的一门新兴学科。近 20 年来,社会的进步和发展为康复心理学的发展创造了条件,科学的发展也为康复心理学提供了多学科的理论和实践指导,康复心理学在功能康复中的作用也日益显现,在社会康复、教育康复、职业康复中的实用性也越来越得到人们的重视。实践还证明,在运动疗法、作业疗法、言语矫正及康复护理方面,心理康复也起到了积极的作用。

一、概述

(一)康复心理学的概念

康复心理学是指运用心理学理论和技术,研究和揭示康复中的心理活动、现象及规律的科学。它的目的是解决康复对象的一系列心理障碍,帮助他们在治疗过程中克服消极心理因素,激发、引导患者的积极因素,唤起患者的乐观情绪,调动患者的主观能动性,发挥患者机体的代偿能力,促使患者丧失的相关功能得到恢复或改善,患者的心理创伤得到愈合,恢复其社会适应能力且享受到作为正常人应该享受的相关权利,使他们更好地全面康复、回归社会。

现代医学模式认为,人不仅有生物属性,而且有社会属性。因此在康复过程中,既要注重人的生物性因素,又要关注心理社会因素,来帮助各类残疾者应对和处理身体、情绪、家庭、社会、职业和经济等因素导致的心理问题,使他们更好地回归社会。

(二)康复心理学的发展

第二次世界大战以后,康复医学得到迅猛发展,康复心理学也随之得到发展。1956年,美国心理学会成立了第22分会——康复心理分会。该分会建立的主要目的是宣传与残疾康复知识相关的心理学知识。美国政府采取了一系列措施,成立了各种各样的康复机构,为培养高素质的研究及临床工作者提供相关的临床服务及教学管理,使康复医学得到迅猛发展,促使康复心理学逐步从机构走向社区和家庭。美国 Howard A. Rusk 博士被誉为“现代康复之父”,为康复医学的发展作出了巨大的贡献,在他的论著中,已经有了关于康复心理学的论述。20世纪四五十年代,医学心理学的飞速发展对康复心理学的发展起到了极大的推动作用,其中智力测验、神经心理测验、人格测验、记忆力测验及一些社会心理方面的评定量表等心理测验技术的应用,使得心理、行为指标量化,为康复心理学提供了重要的评估手段。行为治疗、认知疗法等各种心理治疗手段在康复心理学中得到了广泛的应用。

(三)康复心理学的研究对象及研究内容

康复心理学的发展及其在临床实践中的开展,能够有效地促进患者疾病的康复,减少患者因心理问题而出现的恢复缓慢的情况,实现医疗资源利用的最大化。立足于我国康复心理学的发展情况,随着康复医疗机构设置和服务由横向性扩展向纵向性扩展转变,康复心理学将在不同层次机构中服务,并逐渐向基层普及。康复心理服务需要受过充分训练的心理学专业人员来承担。

康复心理学的研究对象及研究内容如下:

1. 康复心理学的研究对象　包括残疾者、老年病患者以及有各种功能障碍而影响正常工作的慢性病患者(包括精神病患者)等。

2. 康复心理学的研究内容

(1) 研究患者在康复治疗过程中的心理规律:研究不同疾病的患者在不同康复时期的心理、过程及反应。

(2) 研究应激源对机体的刺激作用与康复的关系:研究行为因素与功能障碍之间的相互影响,改变不良行为模式和反应,增强个体的社会适应能力和心理承受能力,减少疾病的发生。

(3) 研究心理治疗在康复中的应用:根据患者不同的心理状况,给予适当的心理治疗,解决在康复过程中出现的各种心理问题,促进康复。目前常用的心理治疗方法有支持心理疗法、认知疗法、行为疗法、人本主义疗法、集体心理治疗及家庭治疗等。

(4) 康复心理评定:应用评定技术,特别是心理测验,对康复对象的心理活动进行评定,为制订心理康复计划提供依据,同时对康复的效果作出客观评价。

(5) 为康复对象及家属提供心理咨询服务:帮助患者及家属正确面对残疾,改善和消除不良情绪,矫正非适应性行为。特别是及时干预心理危机,避免患者自杀。

(6) 研究康复治疗方法对心理活动的影响:研究各种康复治疗方法,包括物理治疗、作业治疗、言语治疗等对心理活动的影响,从而避免负面影响,在康复全过程中充分发挥心理学评估及心理治疗和行为治疗等的积极作用。由于康复心理学研究的是康复医学领域中各种复杂的心理现象,因此其研究方法也较为复杂,需要用到多学科的方法,如个案法、试验法等。

二、康复中常见的心理学问题

（一）残疾后的心理发展过程

由于在康复的不同阶段,康复对象的躯体改善程度、认知改善水平、病理变化范围均不同,因此在每个阶段,患者的心理也将出现一系列的变化。Kubler-Ross 在 1969 年提出了一种阶段学说,即否认、愠怒、谈判、抑郁、承认或接受。Kruegor 等在 1984 年提出了无知期、震惊期、否认期、抑郁反应期、依赖反应期及适应期。而现在常分为心理休克期、否认期、愤怒期、抑郁期、自卑与自责期、退化期、适应期。具体介绍如下:

1. 心理休克期 是一种心理防御反应,个人患病或身体功能出现障碍后心理上没有长期应对病情和残障的准备。表现为意外的镇定冷静,表情淡漠,言语简短,对残疾治疗反应平淡。有时思维混乱,意识蒙眬;有时也会出现负面情绪,表现固执,随后发展为适应不良行为。

2. 否认期 患者逐渐意识到自己遭受的伤害和可能的残疾。由于这种打击突然而强烈,使患者自觉或不自觉地采取心理防御机制,即对所面临的伤害和残疾予以否定。患者在这一阶段往往对疾病或预后信息不关心,或根据自己的意愿选择性接受,总是认为残疾不会降临到自己头上。在此阶段,患者不存在抑郁。否认期一般持续几天到几个月。

3. 愤怒期 当患者意识到残疾已经不可避免时或将病残看作是不公正的人祸时,便会产生愤怒情绪,可表现为焦虑烦躁,对自己或他人产生无名怨恨情绪,对亲友或医务人员冷漠、敌视,严重者不能控制自己的情绪,发生毁物、打人以及自伤、自残行为。

4. 抑郁期 患者已完全意识到自己病情的严重性和可能出现的结果,心理防线彻底瓦解,对自己的疾病和今后的生活评价多是负面的,情绪持续处于抑郁状态。表现为情绪低落、不稳定,心情压抑,对外界失去兴趣,说话很少,不愿与人交往,并且常伴有睡眠障碍。此阶段大部分患者常会有自杀的想法,有的出现自杀行为。抑郁期持续时间一般为数月或更长时间。

5. 自卑与自责期 经过抑郁期后,患者情绪已趋于稳定,但可能由于社会角色的改变,生活、事业、家庭及经济等方面的损失,病损的长期折磨,以及各种因素的影响,产生自卑心理。与此同时,他们因觉得自己给家人带来不幸和累赘而感到自责、内疚、敏感、多疑,对生活失去热情。

6. 退化期 心理危机冲击后,有的人可能会在心理行为上出现退化反应,这也是正常的适应防御反应。成人表现为以自我为中心,要求多,不配合治疗,嗜睡;儿童则表现为类似婴儿的行为、不合作、遗尿等。

7. 适应期 患者经过一系列的心理变化和抗争后,逐渐开始从情感、认知和行为上接受并适应残疾的现实。患者表现为承认自己残疾的同时,积极主动地参加康复训练,努力争取生活自理,为重返社会做准备,力所能及地参加社会活动或工作。

上述七个阶段的划分并不是绝对的,也不是每个患者都会经历反应阶段的所有步骤。但是,对康复医疗来说,这是一种有益的体制,以便患者的功能得到最大限度的恢复。

（二）康复治疗中常见的心理障碍

1. 焦虑障碍 是以焦虑为主要表现的一种神经症。焦虑是指没有客观对象和具体观念内容的提心吊胆和恐惧不安等心情。在日常生活中,我们每个人都会感到焦虑、担忧和害怕。在大多数情况下,这些情绪反应是正常的,不会造成身体和心理的损害,甚至有利于我们的生存。焦虑作为应激情况下出现的一种正常反应,仅在反应过分激烈或体验与事实严重不相符时,才会产生危害。

康复对象的焦虑情绪大体可分为精神性和躯体性两方面。精神性焦虑情绪是指康复对象由于焦虑而表现出心理方面的异常,如心情压抑、担忧、恐惧、紧张、记忆力下降、注意力不集中、失眠及情绪易怒等。躯体性焦虑情绪主要是严重焦虑导致的自主神经功能紊乱,出现如心慌、呼吸喘促、便秘、食欲减退等症状。

2. 抑郁障碍　是以显著而持久的心境低落为主要特征的一组疾病。临床上主要表现为情感低落,伴有相应的认知和行为改变,包括抑郁发作和持续性心境障碍,常有复发倾向。实际上,抑郁是一种人生的基本情绪,任何人都会感到抑郁。正常的抑郁和偏离常态的抑郁的区别在于后者持续时间长、程度严重。

康复对象的抑郁症状常表现为持久的心境低落状态,常伴有焦虑、躯体不适和睡眠障碍。康复对象出现持久的情绪低落、忧郁、苦闷、沮丧、凄凉和悲哀,感到生活处处不如意,对康复活动和生活的兴趣显著减退,除与看护人进行短暂交流外,不与外界的人和事进行沟通,似乎与世隔绝;不愉快、悲观、丧失希望;可以清晰说话的康复对象其声调平淡,时时发出叹息,甚至流泪哭泣,自感人生暗淡,对回归正常生活甚至生命都失去信心,轻生之感可使少数人采取自伤行为;自卑、自责、自我贬低、自我评价下降、后悔、内疚等。上述表现可概括为没有乐趣、没有希望、没有办法、没有精力、没有意义。无法用言语表达的康复对象则可能经常表现为哭泣、不能正常入睡、早醒、不与他人进行眼神交流,对康复活动采取消极、拒绝或无所谓的态度。

3. 人格障碍　指在没有认知过程障碍或智力障碍的情况下,人格明显偏离正常,并由此引起较严重的痛苦状态或冲突。人格障碍通常开始于童年或青少年,并一直持续到成年。在 18 岁以前诊断为儿童行为障碍,18 岁以后诊断为人格障碍。

康复对象的人格障碍多发生于较严重的脑部损伤、脑血管病或肿瘤,特别是额叶、颞叶损伤,常与痴呆并存。患者丧失原有的性格特征,表现为情绪不稳、多疑、偏执、易激惹,对遭排斥、批评过分敏感,常常与人争吵或打架,自我控制能力减退,性格乖戾、粗暴、固执、自私,丧失进取心,情感冷漠。有时可有发作性暴怒、冲动与攻击行为等。这些改变在病程中可能逐渐有所改善。若持续存在,则会使其家庭遭受严重困扰。

4. 恐惧症　是一种以恐惧症状为主要临床表现的神经症。患者所恐惧的客体或处境是外在的(患者身体以外的),实际当时并无危险。恐惧发作时往往伴有显著的焦虑和自主神经症状。患者竭力回避所害怕的客体或处境,或是带着畏惧去忍受。患者明知没有必要,明知这种害怕是过分的、不应该的、不合理的,但并不能克服这种恐惧体验。

康复对象恐惧症的表现形式为:对某一情境强烈恐惧,同时常伴有头晕、汗出、手抖等自主神经症状,患者极力回避这种情境。

5. 睡眠障碍　是指各种心理社会因素引起的非器质性睡眠与觉醒障碍,以及某些发作性睡眠异常情况。睡眠障碍包括失眠症、嗜睡及睡眠-觉醒节律障碍、夜惊、梦魇等。

康复对象的睡眠障碍常常表现为以下情况:睡眠量过度增多、嗜睡、昏睡、即使站着也能睡着;睡眠量严重不足、整夜睡眠时间少于 5 小时,表现为入睡困难、浅睡、易醒;睡眠中的发作性异常,如梦魇、夜惊。

6. 其他心理问题　康复对象常常罹患多种影响沟通、交流的躯体障碍疾病,如失语症、失读症、失用症、视空间障碍、认知障碍等。这些疾病一方面严重影响了患者与他人的沟通能力;另一方面,沟通能力的下降又给他们带来心理不适、自卑、羞耻感等,进一步加剧了沟通障碍,这使得康复对象体验到极度的孤独感。此外,康复对象常不能很好地接纳自己、接受残疾这一现实,内心产生强烈自卑感。由于内在的心理冲突无法宣泄,可能将这种心理能量转化为对自己、对家人的暴力行为。而这种行为又给他们带来更深层次的痛苦体验。

学习小结

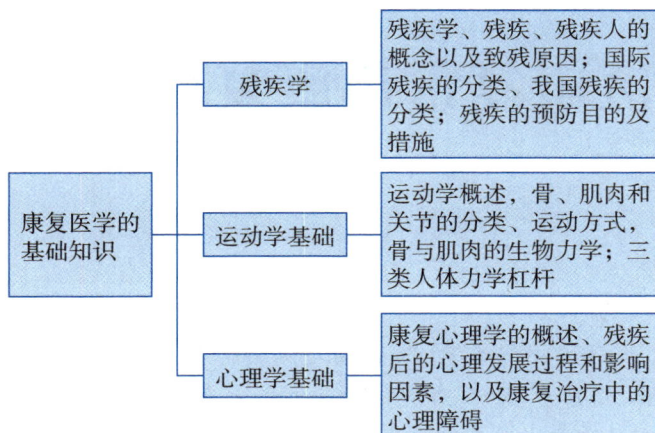

康复医学的基础知识
- 残疾学 —— 残疾学、残疾、残疾人的概念以及致残原因；国际残疾的分类、我国残疾的分类；残疾的预防目的及措施
- 运动学基础 —— 运动学概述，骨、肌肉和关节的分类、运动方式，骨与肌肉的生物力学；三类人体力学杠杆
- 心理学基础 —— 康复心理学的概述、残疾后的心理发展过程和影响因素，以及康复治疗中的心理障碍

复习思考题

1. 残疾国际分类和我国分类有哪些？
2. 人体力学杠杆有哪几类？
3. 康复治疗中常见的心理障碍有哪些？

◈◈◈ 第三章 ◈◈◈

社区康复常用康复评定技术

✎ 学习目标

1. 掌握肌力、肌张力、关节活动度、平衡与协调能力、躯体感觉、疼痛、认知功能、构音障碍、智力、意识、注意力、记忆、情感、人格功能、日常生活活动能力、生存质量、就业能力、生活环境、心肺功能以及吞咽障碍等评定的定义及分类。

2. 熟悉各类评定技术常用的评估方法和评估标准。

3. 了解常用康复评定技术的相关量表。

第一节　运动功能评定

一、肌张力评定

（一）概述

1. 定义　肌张力是指肌肉组织在静息状态下的一种不随意的、持续的、微小的收缩。肌张力分为正常肌张力和异常肌张力，异常肌张力又包括肌张力弛缓、肌张力增高、肌张力障碍。肌张力评定是对痉挛或肌张力异常是否干扰坐或站立平衡、移行以及日常生活活动能力等功能进行评定。

2. 肌张力的分类

（1）正常肌张力：正常肌张力有赖于完整的外周神经和中枢神经系统调节机制以及肌肉本身的特性（如收缩能力、弹性、延伸性等）。肌张力是维持身体各种姿势和正常活动的基础，根据身体所处的不同状态，正常肌张力可分为以下三类：其一，静止性肌张力，是指肌肉处于不活动状态下具有的紧张度；其二，姿势性肌张力，是指人体维持一定姿势（如站立或坐位）时，肌肉所具有的紧张度；其三，运动性肌张力，是指肌肉在运动过程中具有的紧张度。

（2）异常肌张力

1）肌张力弛缓：是指肌张力低于正常静息水平，对关节进行被动运动时感觉阻力降低或消失的状态，表现为关节活动范围增加。肌张力低下见于下运动神经元疾病、小脑病变、脑卒中弛缓期、脊髓病损的休克期等。

2）肌张力增高：是指肌张力高于正常静息水平。肌张力增高的状态有痉挛和强直两种。①痉挛：多见于锥体束病变，是一种由牵张反射高兴奋性所致的、速度依赖的紧张性牵张反射增强伴随腱反射亢进的运动障碍。痉挛的速度依赖即指伴随肌肉牵伸速度的增加，痉挛肌的阻力也增高。检查者在被动活动患者肢体时，起始感觉阻力较大，但在运动过程中突然感到阻力减小，此现象又称"折刀现象"。②强直：也称僵硬，多见于锥体外系病变，即做关节被动活动时各个方向的阻力均增加（主动肌和拮抗肌张力同时增加），其与弯曲铅管的感觉类似，因此称为"铅管样强直"。如伴有震颤则出现规律而断续的停顿，称"齿轮样强直"。

3）肌张力障碍：是一种因持续的肌肉收缩导致扭曲和重复运动及异常姿势的神经性运动障碍，临床上常见的类型有扭转痉挛、痉挛性斜颈及手足徐动症等。肌张力障碍可由遗传因素（原发性、特发性肌张力障碍）所致，也可由外伤、感染、中毒及代谢异常等因素所致。根据受累的部位可分为全身性、局灶性及节段性肌张力障碍。

（二）肌张力的评定

1. 正常肌张力的评价标准

（1）肌肉外观具有特定的形态。

（2）肌肉应具有中等硬度和一定的弹性。

（3）跨同一关节的主动肌与拮抗肌进行有效的收缩可使关节固定。

（4）具有完成抗肢体重力及外界阻力的运动能力。

（5）将肢体被动地放在空间某一位置上，突然松手时，肢体能够维持原有位置不变。

（6）可以维持主动肌与拮抗肌的平衡。

（7）具有随意使肢体由固定姿势到运动和在运动过程中变为固定姿势的能力。

（8）在需要的情况下，可以完成某肌群的协同作用及某块肌肉的独立运动。

（9）被动运动时具有一定的弹性和轻度的抵抗。

2. 异常肌张力的评价标准

（1）弛缓性肌张力的评价标准：肌张力弛缓的评定可参照被动运动评定进行，具体见表3-1。

表3-1　弛缓性肌张力分级

级别	评定标准
轻度	肌张力降低；肌力下降；将肢体置于可下垂的位置上并放开时，肢体只能保持短暂的抗重力，旋即下落；仍存在一些功能活动
中到重度	肌张力显著降低或消失；肌力0级或1级（徒手肌力检查）；把肢体放在抗重力肢位，肢体迅速落下，不能维持规定肢位；不能完成功能性动作

（2）痉挛的评价标准：手法检查是按对关节进行被动运动时所感受的阻力来进行分级评定的，常用分级方法有神经科分级法、改良Ashworth分级法、Penn分级法和Clonus分级法等，其中改良Ashworth分级法可信度较高，最为常用。Ashworth分级法的原理与被动关节活动范围检查法相似。1964年确定的Ashworth分级法将肌张力分为0~4级，1987年改良的Ashworth分级法在原有的1级和2级之间添加了一个中间等级（1⁺级），从而使肌张力的分级更为准确。同时，改良的Ashworth分级法评定时还需要考虑阻力出现时肢体被动运动的角度，并要求将被动运动的速度控制在1秒内通过全关节活动范围。具体见表3-2。

表3-2　改良Ashworth分级法评定标准

肌张力级别	肌张力程度	评定标准
0级	无肌痉挛	无肌张力的增加，被动活动患侧肢体在整个活动范围内均无阻力
1级	轻微增加	受累部分被动屈伸时，在关节活动范围之末时呈现最小的阻力或出现突然卡住和释放
1⁺级	轻度增加	在关节活动范围的后50%范围内出现突然卡住，然后在关节活动范围的后50%均呈现最小的阻力

续表

肌张力级别	肌张力程度	评定标准
2级	明显增加	通过关节活动范围的大部分时，肌张力均较明显地增加，但受累部分仍能较容易地进行被动活动
3级	严重增高	被动运动困难
4级	僵直	僵直部分呈屈曲或伸直状态，不能活动

（三）肌张力增高的临床意义

1. 益处

（1）借助伸肌痉挛等帮助患者站立和行走。

（2）活动过强的牵张反射可促进等长和离心自主收缩的肌力，但向心肌力弱。

（3）可相对保持肌容积。

（4）在无承重和废用的情况下，可以预防骨质疏松。

（5）降低麻痹性肢体的依赖性水肿。

（6）充当静脉肌肉泵，降低发生深静脉血栓的危险性。

2. 弊端

（1）由于阵挛、髋内收呈剪刀样或屈肌痉挛而损害站立平衡。

（2）由于伸肌痉挛和阵挛损害步态。

（3）由于紧张性牵张反射亢进或屈肌痉挛造成挛缩危险。

（4）自发性痉挛导致睡眠障碍。

（5）由于髋屈肌、内收肌痉挛而影响清洁会阴。

（6）可增加骨折、异位骨化的危险性。

二、肌力评定

（一）概述

1. 定义　肌力是指肌肉收缩时产生的最大力量。肌力评定是指徒手或运用器械对患者肌肉主动收缩功能进行评定，常用于肌肉骨骼系统、神经系统疾病，尤其是周围神经系统疾病。肌力评定是运动功能评定的重要内容，主要用来判断肌力减弱的部位和程度，协助某些神经肌肉疾病的定位诊断，预防肌力失衡引起的损伤和畸形，为指导康复治疗、检验治疗效果提供依据。

2. 分类　根据使用器械与否分为徒手肌力评定和器械肌力评定；根据肌肉收缩形式分为等长肌力评定、等张肌力评定和等速肌力评定。在等速肌力评定时，还可进行等速向心收缩肌力和等速离心收缩肌力以及等长收缩肌力的评定；根据评定目的分为爆发力和局部肌肉耐力的评定。

3. 测量　测量肌力的常用器械是背力计、握力计和等速肌力仪。

4. 注意事项　肌力测定要采取正确的体位和固定，测量时应尽量排除主观性、片面性以及不利的干扰因素，并应遵循以下原则。

（1）选定适合的测试时机，在运动后、疲劳时或饱餐后不宜做肌力检查。重复检查同一块肌肉的最大收缩力时，每次检查应间隔2分钟为宜。

（2）测试前向受试者做好说明，使其充分理解并积极合作，并可做简单的预试动作。

（3）测试动作应标准，方向正确，近端肢体应固定于适当姿势体位，防止替代动作。

（4）测试时应做左右两侧对比。

（5）受检肌肉伴有痉挛或挛缩时,应做标记,痉挛以 S（spasm）表示,挛缩以 C（contracture）表示。严重者可标记 SS 或 CC。

（6）中枢神经系统疾病所致的痉挛性瘫痪不宜做肌力检查,结果不准确。

（7）肌力检查时应注意患者的禁忌证,如持续的等长收缩可使血压升高,持续的憋气使劲会加重心脏活动负担,故对明显的高血压和心脏疾病患者应忌用这种检查。

（二）人体主要肌肉的徒手肌力检查方法

1. 徒手肌力评定的概念　徒手肌力评定（manual muscle test,MMT）是在特定体位下让患者做标准动作,通过触摸肌腹、观察肌肉克服自身重力或对抗阻力完成动作的能力,从而对患者肌肉主动收缩的能力进行评定。

2. 徒手肌力评定分级标准　徒手肌力评定法由 Robert Lovett 创立,用以评定肌肉力量是否正常及低下程度,一般将肌力分为 0~5 级,具体分级标准见表3-3。

表3-3　徒手肌力评定分级标准

级别	名称	标准	相当于正常肌力的百分比/%
0	零（zero,0）	无可测知的肌肉收缩	0
1	微弱（trace,T）	有轻微收缩,但不能引起关节活动	10
2	差（poor,P）	在减重状态下能做关节全范围运动	25
3	尚可（fair,F）	能抗重力做关节全范围运动,但不能抗阻力	50
4	良好（good,G）	能抗重力以及一定阻力做关节全范围运动	75
5	正常（normal,N）	能抗重力以及充分阻力做关节全范围运动	100

注：为了更加细致地评价肌力,有学者将表中2、3、4、5级进一步划分为2⁻、2、2⁺、3⁻、3、3⁺、4⁻、4、4⁺、5⁻、5。 如测得的肌力比2、3、4级中的某级稍强时,可在该级的右上角加"+"号；比2、3、4、5级中的某级稍差时则在右上角加"-"号,以弥补分级的不足。

3. 上肢徒手肌力检查方法　参与上肢运动的主要肌肉有前锯肌、斜方肌、菱形肌、三角肌、喙肱肌、背阔肌、大圆肌、冈上肌、冈下肌、小圆肌、肩胛下肌、胸大肌、肱二头肌、肱肌、肱桡肌、肱三头肌、旋后肌、旋前圆肌、旋前方肌、桡侧腕屈肌、尺侧腕屈肌、桡侧腕长伸肌、桡侧腕短伸肌、尺侧腕伸肌、指伸肌等。0 级时肌肉无收缩,1~5 级肌力的具体检查方法见表3-4。

表3-4　上肢徒手肌力 1~5 级检查方法

运动	主动肌	1级	2级	3、4、5级
肩胛外展外旋	前锯肌	坐位,上肢前伸,肘伸直,在肩胛内缘,可触及收缩	体位同左,拖住上臂,可见主动运动	体位同左,抗重力完成肩胛外展外旋为3级,在肘部向肩胛施加阻力,一定阻力完成为4级,充分阻力为5级（4、5级区分下同）
耸肩	肩胛提肌、斜方肌上部	俯卧位,肩胛骨上提,可触及收缩	体位同左,可见主动运动	坐位,抗重力完成耸肩为3级,在肩上方向下施加阻力,能完成者为4级或5级
肩胛内收	斜方肌中部、菱形肌	坐位,上肢外展 90° 置于桌面上,完成肩胛骨内收动作,可触及收缩	体位同左,可见主动运动	俯卧,上肢外展 90° 并外旋,肘关节屈曲 90°,抗重力完成肩胛内收为3级,在肩胛骨外角施加阻力,能完成者为4级或5级

续表

运动	主动肌	1级	2级	3、4、5级
肩胛内收下移	菱形肌、肩胛提肌、胸小肌	俯卧，肩关节外展145°完成肩胛骨内收及下移，可触及收缩	体位同左，可见主动运动	体位同左，抗重力完成肩胛内收及下移为3级，在肩胛骨外上角施加阻力，能完成者为4级或5级
肩关节屈曲	三角肌前部、喙肱肌	对侧卧位，完成肩关节屈曲时，三角肌前可触及收缩	对侧卧位，在滑板上可完成肩关节屈曲的主动运动	坐位，抗重力完成肩关节屈曲为3级，在上臂远端向下施加阻力，能完成者为4级或5级
肩关节后伸	背阔肌、大圆肌、三角肌后部	对侧卧位，完成肩关节后伸时，肩胛骨下缘可触及收缩	对侧卧位，在滑板上可完成肩关节后伸的主动运动	俯卧位，抗重力完成肩关节后伸为3级，在上臂远端向下施加阻力，能完成者为4级或5级
肩关节外展	三角肌中部、冈上肌	仰卧位，完成肩关节外展时，三角肌中部可触及收缩	仰卧位，在滑板上可完成肩关节外展的主动运动	坐位，抗重力完成肩关节外展为3级，在上臂远端向下施加阻力，能完成者为4级或5级
肩关节外旋	冈下肌、小圆肌	俯卧位，完成肩关节外旋时，肩胛骨外侧缘可触及收缩	俯卧位，上肢在台边自然下垂，取内旋位，可完成肩关节外旋的主动运动	俯卧位，肩外展90°，前臂于台面边缘自然下垂，抗重力完成肩关节外旋为3级，在前臂远端向下施加阻力，能完成者为4级或5级
肩关节内旋	肩胛下肌、胸大肌、背阔肌、大圆肌	俯卧位，完成肩关节内旋时，腋窝深部可触及收缩	俯卧位，上肢在台边自然下垂，取外旋位，可完成肩关节内旋的主动运动	俯卧位，肩外展90°，前臂于台面边缘自然下垂，抗重力完成肩关节内旋为3级，在前臂远端向下施加阻力，能完成者为4级或5级
肩水平外展	三角肌后部、小圆肌、冈下肌	坐位，完成肩水平外展时，三角肌后部可触及收缩	坐位，上肢外展90°置于水平台面，可完成主动运动	俯卧位，肩关节外展90°，肘屈，抗重力完成肩水平外展为3级，在上臂远端向下施加阻力，能完成者为4级或5级
肩水平内收	胸大肌、三角肌前部	坐位，完成肩水平内收时，胸大肌起止点可触及收缩	坐位，上肢外展90°置于水平台面，可完成主动运动	仰卧位，肩关节外展90°，肘屈，抗重力完成肩水平内收为3级，在上臂远端向外施加阻力，能完成者为4级或5级
肘屈曲	肱二头肌、肱肌、肱桡肌	坐位，完成肘屈曲时，肘部可触及收缩	坐位，上肢外展，肘置于水平台面，可完成肘屈曲的主动运动	坐位，固定上臂，抗重力完成肘屈曲为3级，在前臂远端向下施加阻力，能完成者为4级或5级（前臂旋后测肱二头肌；旋前测肱肌；前臂中立测肱桡肌）
肘伸展	肱三头肌、肘肌	坐位，完成肘伸展时，鹰嘴可触及收缩	坐位，上肢外展，肘置于水平台面，可完成肘伸展的主动运动	俯卧位，肩屈曲90°，前臂垂于台面边缘，抗重力完成肘伸展为3级，在前臂远端向下施加阻力，能完成者为4级或5级
前臂旋后	旋后肌、肱二头肌	坐位，完成前臂旋后，肱骨外上髁可触及收缩	坐位，肘自然下垂体侧，前臂置于旋前位可完成主动旋后运动	坐位，肘屈曲90°，前臂置于旋前位抗重力完成前臂旋后为3级，在腕部施加旋前阻力，能完成者为4级或5级

续表

运动	主动肌	1 级	2 级	3、4、5 级
前臂旋前	旋前圆肌、旋前方肌	坐位，完成前臂旋前，肱骨内上髁可触及收缩	坐位，肘自然下垂体侧，前臂置于旋后位可完成主动旋前运动	坐位，肘屈曲90°，前臂置于旋后位，抗重力完成前臂旋前为3级，在腕部施加旋后阻力，能完成者为4级或5级
屈腕	尺侧腕屈肌、桡侧腕屈肌	坐位，完成屈腕时，腕关节掌面可触及收缩	坐位，前臂中立位，手尺侧缘置于评定台上，可完成主动运动	坐位，前臂旋后，抗重力完成屈腕为3级，在手掌侧向下施加阻力完成者为4级或5级
伸腕	尺侧腕伸肌、桡侧腕伸肌	坐位，完成伸腕时，腕关节背面可触及收缩	坐位，前臂中立位，手尺侧缘置于评定台上，可完成主动运动	坐位，前臂旋前，抗重力完成伸腕为3级，在手背侧向下施加阻力，能完成者为4级或5级

4. 下肢徒手肌力检查方法　参与下肢运动的主要肌肉有腰大肌、髂肌、臀大肌、腘绳肌、臀中肌、臀小肌、阔筋膜张肌、大收肌、短收肌、长收肌、耻骨肌、股薄肌、股方肌、梨状肌、上孖肌、下孖肌、闭孔内肌、闭孔外肌、股二头肌、半腱肌、半膜肌、股四头肌、腓肠肌、比目鱼肌、胫骨前肌等。0级时肌肉无收缩，1~5级肌力的具体检查方法见表3-5。

表 3-5　下肢徒手肌力 1~5 级检查方法

运动	主动肌	1 级	2 级	3、4、5 级
髋屈曲	髂腰肌（含腰大肌、髂肌）	侧卧位，完成髋关节屈曲时，腹股沟可触及收缩	侧卧位，在滑板上可完成髋关节屈曲的主动运动	坐位，小腿自然下垂，抗重力完成髋屈曲为3级，在膝关节上方施加阻力，能完成者为4级或5级
髋后伸	臀大肌、腘绳肌（含半膜肌、半腱肌、股二头肌）	侧卧位，完成髋关节后伸时，臀大肌可触及收缩	侧卧位，在滑板上可完成髋关节后伸的主动运动	俯卧位，抗重力完成髋后伸为3级，在股骨远端向下施加阻力，能完成者为4级或5级。测臀大肌屈膝，测腘绳肌伸膝
髋外展	臀中肌、臀小肌、阔筋膜张肌	仰卧位，完成髋关节外展时，股骨大转子可触及收缩	仰卧位，在滑板上可完成髋关节外展的主动运动	侧卧位，抗重力完成髋外展为3级，在股骨外侧远端向下施加阻力，能完成者为4级或5级
髋内收	大收肌、长收肌、短收肌、股薄肌、耻骨肌	仰卧位，完成髋内收时，大腿内侧可触及收缩	仰卧位，在滑板上可完成髋内收的主动运动	侧卧位，评定人员抬起非检侧下肢约成25°外展，抗重力完成髋内收为3级，在股骨内侧远端向下施加阻力，能完成者为4级或5级
髋外旋	股方肌、梨状肌、上孖肌、下孖肌、闭孔内肌、闭孔外肌、臀大肌	仰卧位，完成髋关节外旋时，股骨大转子可触及收缩	仰卧位，取内旋位，可完成髋外旋的主动运动	坐位，小腿于台面边缘自然下垂，抗重力完成髋外旋为3级，在膝关节外侧、踝关节内侧面向相反方向施加阻力，能完成者为4级或5级
髋内旋	臀小肌、阔筋膜张肌	仰卧位，完成髋关节内旋时，髂前上棘可触及收缩	仰卧位，取外旋位，可完成髋内旋的主动运动	坐位，小腿于台面边缘自然下垂，抗重力完成髋内旋为3级，在膝关节内侧、踝关节外侧面向相反方向施加阻力，能完成者为4级或5级

续表

运动	主动肌	1级	2级	3、4、5级
膝屈曲	腘绳肌（含股二头肌、半膜肌、半腱肌）	侧卧位，完成膝屈曲时，大腿后侧膝关节可触及收缩	侧卧位，光滑平台上，可完成膝屈曲的主动运动	俯卧位，抗重力完成膝屈曲为3级，在小腿远端向下施加阻力，能完成者为4级或5级
膝伸展	股四头肌	侧卧位，完成膝伸展时，髌韧带可触及收缩	侧卧位，光滑平台上，可完成膝伸展的主动运动	坐位，双小腿自然下垂，抗重力完成膝伸展为3级，在小腿远端从上向下施加阻力，能完成者为4级或5级
踝跖屈	腓肠肌、比目鱼肌	侧卧位，完成踝跖屈时，跟腱可触及收缩	侧卧位，踝关节可完成跖屈的主动运动	俯卧位，抗重力完成踝跖屈为3级，在足跟向下施加阻力，能完成者为4级或5级（伸膝侧腓肠肌、屈膝侧比目鱼肌）
踝背伸	胫前肌	侧卧位，完成踝背伸时，小腿前外侧可触及收缩	侧卧位，踝关节可完成背伸的主动运动	坐位，小腿自然下垂，抗重力完成踝背伸为3级，在足背向下施加阻力，能完成者为4级或5级

5. 徒手肌力检查方法的注意事项　检查评定时一般应先做3级的检查，能够完成者再继续做4、5级的检查；不能达到3级则做2级检查，不能达到再逐级下降检查。不必所有级别均进行检查评定，以减少患者的体力消耗。若为单侧肢体病变，应先检查健侧对应肌肉的肌力，以便健、患侧对比。正常肌力受年龄、性别、身体形态及职业的影响，存在个体差异。因此，在进行3级以上的肌力检查时，给予阻力的大小要根据患者的个体情况决定。施加阻力时，要注意阻力的方向，应与肌肉或肌群牵拉的方向相反；阻力的施加点应在肌肉的附着点的远端部位。肌力达4级以上时，所做抗阻须连续施加，且与运动方向相反。

（三）器械肌力评定

1. 概述　当患者局部肌肉或肌群的徒手肌力评定达到3级以上时，可借助一定的仪器进行肌力评定，从而直接获得肌力的定量指标。

2. 等长收缩肌力评定

（1）用握力计测定握力：反映屈指肌肌力。测试时上肢在体侧自然下垂，屈肘90°，前臂和腕处于中立位，握力计表面向外，将把手调节到适宜的宽度。测试2~3次，取最大值。检查时避免用上肢其他肌群来代偿。以握力指数评定握力大小：握力指数=握力（kg）÷体重（kg）×100%，正常值应大于50%。

（2）用捏力计测定捏力：反映拇对掌肌及四指屈肌的肌力。用拇指和其他手指的指腹捏住捏力计可测得捏力，测试时调整好捏力计，测试2~3次，取最大值。其正常值约为握力的30%。

（3）用背拉力计测定背肌力：测试时两膝伸直，将拉力计把手调至膝关节高度，两手抓住把手，然后腰部伸展用力上提把手。以拉力指数评定背肌力大小：拉力指数=拉力（kg）÷体重（kg）×100%，正常值：男性为体重的1.5~2倍（150%~200%），女性为体重的1~1.5倍（100%~150%）。进行背肌力测试时，腰椎应力大幅度增加，易引起腰痛患者症状加重或复发，故一般不用于腰痛患者及老年人。

3. 等速收缩肌力评定　等速运动是在整个运动过程中运动速度（角速度）保持不变的一种肌肉收缩方式。等速收缩肌力评定是通过等速测力装置进行的，目前常用的有Biodex、Cybex、Kin-Com、Lido等多种型号的等速测力装置，测试时肢体带动仪器的杠杆做大幅度往返运动。运动速度（角速度）用仪器预先设定，等速测试仪内部特定结构使运动的角速度保持恒定,肌肉用力不能使运动加速,只能使肌肉张力增高,力矩输出增加,从而促进肌肉力量的增加。可以记录不同运动速度下、不同关节活动范围内某个关节周围拮抗肌的肌肉峰力矩、爆发力、耐力、功率,肌肉达到峰力矩的时间、角度,肌肉标准位置和标准时间下的力矩、屈/伸比值,双侧对应肌肉的力量差值、肌力/体重百分比等一系列数据。测试时,肌肉做最大限度的收缩,仪器根据收缩力量的大小给予相应的阻力,收缩力量越大,阻力越大;反之,阻力减小。

三、关节活动度评定

(一)概述

1. **定义** 关节活动度又称关节活动范围(range of motion,ROM),是指关节活动时可达到的最大弧度,是衡量一个关节运动量的尺度,常以度数表示。关节活动度评定是指运用一定的工具测量特定体位下关节的最大活动范围,从而对关节的功能作出判断。关节活动度评定对于确定关节功能、指导康复治疗具有重要作用,是肢体运动功能检查最基本的内容之一。

2. **分类** 根据关节运动的动力来源,关节活动度可分为主动关节活动度和被动关节活动度两大类。主动关节活动度(active range of motion,AROM),是指通过患者主动随意运动达到的关节活动范围。测量某一关节的 AROM 实际上是评定受检者肌肉收缩力量对关节活动度的影响。被动关节活动度(passive range of motion,PROM),是指患者肢体被动运动达到的关节活动范围。正常情况下,被动运动至终末时会产生一种关节囊内的、不受随意运动控制的运动,因此,PROM 略大于 AROM。

各关节本身的疾病以及关节周围软组织粘连、瘢痕挛缩、骨折等常导致主动关节活动度和被动关节活动度减小;而周围神经以及肌肉损伤所导致的肌力下降常引起主动关节活动度减小而被动关节活动度正常。因此,评定中发现主动关节活动度异常时必须进一步进行被动关节活动度的检查以明确功能障碍的原因。

3. **测定** 测定关节活动度的主要目的包括判断 ROM 受限的程度;根据整体的临床表现,大致分析可能的原因;为选择治疗方法提供参考;作为治疗过程中评定疗效的手段。

关节活动度有多种具体测定方法,也有多种测量工具,如量角器、电子角度测量计、皮尺等,必要时可通过 X 线片或摄像机拍摄进行测量分析。皮尺一般用于特殊部位的测量,如脊柱活动度、手指活动度等。测量关节活动度的常用工具是关节角度尺(亦称为通用测角计)。角度尺由两臂组成,其中一臂为移动臂,标有指针;另一臂为固定臂,带有圆形或半圆形刻度盘;两臂于一端由铆钉连接,这是角度尺的中心。

关节角度尺的长度从 7.5cm 至 40cm 不等,测量时应根据关节大小选择恰当的角度尺。测量膝、髋等大关节时使用 40cm 的角度尺,而腕、指关节则使用 7.5cm 的小角度尺。

4. **注意事项** 关节活动度评定要采取正确的体位和固定,测量起始位记为 0°,起始位一般是解剖位或中立位。测量时要正确摆放角度尺,轴心(中心)应对准关节的运动轴中心,固定臂与构成关节的近端骨的长轴平行,移动臂与构成关节的远端骨的长轴平行(当患者有特殊障碍时可以变化)。例如,测量肩关节屈曲度时,角度尺轴心位于肱骨头中心点的外侧面,固定臂与腋中线平行,移动臂与肱骨长轴平行。测量时应尽量暴露检测部位,先测量关节的主动活动范围,后测量其被动活动范围。明确关节活动度评定的适应证与禁忌证,如关节急性炎症期、骨化性肌炎、关节脱位、骨折未愈合者不宜进行 ROM 测量。最后要正确记录、分析测量结果。

记录测量结果时必须准确记录运动开始以及结束时的角度(不可只记录运动结束时的角度),对于不能从 0°开始运动的关节,起始角度的记录尤为重要。如髋关节屈曲 15°~120° 与屈曲 0°~120°的含义是不同的,前者提示髋关节伸展受限,存在 15°屈曲挛缩,髋关节无法达到解剖位 0°伸展,此时不但要准确记录屈曲的起始和终末角度,还要在髋关节伸展栏中记录"无",以便对关节活动范围作出正确判断。

对于四肢应测量双侧肢体的关节活动度,并分别记录;对于颈、躯干的侧屈、旋转也必须测量、记录左右双侧活动的范围。测量时先进行 AROM 的检查,当 AROM 减小时要进一步测量 PROM,并分别记录。对于关节出现异常过度伸展时,以负值表示,如肘关节伸展"−10°"表示肘关节 10°过伸。若关节部位有肿胀、疼痛、肌萎缩、皮肤挛缩、外伤等情况,应准确记录。

（二）人体主要关节活动度测量方法

1. 上肢主要关节活动度的测量见表 3-6。

表 3-6　上肢主要关节活动度的测量

关节	运动	体位	轴心	固定臂	移动臂	正常活动度
肩	屈曲 伸展	坐位或立位,肩关节无外展、内收、旋转,前臂中立位,手掌向躯干	肩峰	腋中线平行	肱骨长轴平行	屈 0°~180° 伸 0°~45°
	外展	坐位、立位或仰卧位,前臂旋后,掌心向躯干	肩峰	躯干纵轴平行	肱骨纵轴平行	外展 0°~180°
	外旋 内旋	坐位或仰卧位,肩外展 90°,肘屈曲 90°	尺骨鹰嘴	躯干面垂直	尺骨长轴	外旋 0°~90° 内旋 0°~70°
肘	屈曲 伸展	坐位或仰卧位,上臂紧靠躯干,肘关节伸展,前臂旋后	肱骨外上髁	肱骨纵轴平行	桡骨纵轴平行	屈 0°~150° 伸 0°
前臂	旋前 旋后	坐位,上臂紧靠躯干,肘关节屈曲 90°,前臂中立位	尺骨茎突外侧	垂直于地面	桡骨茎突与尺骨茎突的连线	旋前 0°~80° 旋后 0°~80°
腕	掌屈 背伸	坐位,肩关节适度外展,肘关节屈曲 90°,前臂中立位	桡骨茎突	桡骨纵轴平行	第二掌骨纵轴平行	掌屈 0°~80° 背伸 0°~70°
	桡偏 尺偏	坐位,肘关节屈曲 90°,前臂旋前	腕关节背侧中点	前臂纵轴	第三掌骨纵轴	桡偏 0°~20° 尺偏 0°~30°

2. 下肢主要关节活动度的测量见表 3-7。

表 3-7　下肢主要关节活动度的测量

关节	运动	体位	轴心	固定臂	移动臂	正常活动度
髋	屈曲 伸展	仰卧,骨盆紧贴床面 俯卧	股骨大转子	躯干腋中线	股骨纵轴	屈 0°~120° 伸 0°~30°
	外展 内收	仰卧,避免大腿旋转 仰卧,对侧下肢外展	髂前上棘	左右髂前上棘连线	股骨纵轴	外展 0°~45° 内收 0°~30°
	外旋 内旋	坐位,髋、膝关节屈曲 90°,小腿垂于床缘外	髌骨中心	铅垂线	胫骨纵轴	外旋 0°~45° 内旋 0°~45°
膝	屈曲 伸展	俯卧	股骨外侧髁	股骨纵轴	腓骨小头外踝连线	屈 0°~135° 伸 0°
踝	跖屈 背伸	坐位	外踝下约 1.5cm 处	腓骨小头外踝连线	第五跖骨长轴	跖屈 0°~50° 背伸 0°~20°
	内翻 外翻	俯卧,足位于床缘外	内外踝连线跟腱处	小腿后纵轴	轴心足跟中点连线	内翻 0°~35° 外翻 0°~25°

（三）手功能评定

1. 拇指和手指活动度的测量

（1）评定设备为小型量角器。

（2）拇指和手指关节活动度的测量方法见表3-8。

表3-8　拇指和手指关节活动度的测量

关节	运动	体位	轴心	固定臂	移动臂	正常活动度
拇指	桡侧外展	坐位，前臂旋前，手掌向下置于桌面上	拇指掌骨根部	与桡骨平行	拇指掌骨	0°~50°
	掌侧外展	坐位，前臂中立位，手尺侧置于桌面上	拇指掌骨根部	与桡骨平行	拇指掌骨	0°~50°
	掌指关节屈曲伸展	坐位，前臂、手放于桌面，前臂旋后45°，腕关节0°位	拇指掌指关节桡侧	第一掌骨纵轴	拇指近节指骨纵轴	屈0°~50° 伸0°~10°
	指间关节屈曲伸展	坐位，前臂、手放于桌面，前臂中立位，腕关节0°位	拇指指间关节桡侧	拇指近节指骨纵轴	拇指远节指骨纵轴	屈0°~80° 伸0°~10°
手指	掌指关节屈曲伸展	坐位，前臂、手放于桌面，前臂、腕关节中立位	相应掌指关节桡侧	相应掌骨纵轴	近节指骨纵轴	屈0°~90° 伸0°~45°
	近端指间关节屈曲	坐位，前臂、手放于桌面，前臂、腕关节中立位	相应指骨关节桡侧	近节指骨纵轴	中节指骨纵轴	屈0°~100°
	远端指间关节屈曲	坐位，前臂、手放于桌面，前臂、腕关节中立位	相应指骨关节桡侧	中节指骨纵轴	远节指骨纵轴	屈0°~90°

（3）标准化评定方法：①屈曲功能评定：手握拳，测量指尖与近端掌横纹或远端掌横纹的距离。手损伤康复治疗后，该距离在0.5~1.5cm范围内可认为疗效满意。②伸展功能评定：伸指，手背贴紧桌面，测量指尖与桌面的距离。③拇指外展和对掌的能力评定：测量拇指指尖到示指指尖或小指指根的距离。

2. 肌力的测量方法

（1）握力：用握力指数评定，正常值应大于50%，测试2~3次，取最大值。

（2）捏力：用捏力指数评定，正常值为握力的30%，用于评定拇指与其余四指指腹相对捏的力量。

3. 感觉的测量方法　包括痛觉、触觉、温度觉、运动觉、两点辨别觉和振动觉等。

4. 体积的测量方法　体积测量可以评估手体积的大小变化，是否有萎缩或肿胀。多采用排水法测量。围度可以评估手指的粗细变化，用皮尺测量周径变化明显的部位。

5. 手的灵巧性的测量方法

（1）设备：用9孔插板。工具包括：1块13cm×13cm的木板，上有9个直径为0.71cm的小孔，孔的深度为1.3cm，孔间距为3.2cm；9根长3.2cm，直径0.64cm的圆柱体插棒。

（2）测量：检查时，患者坐位，用手一次一根地将木棒插入孔中，插完9根后再一根一根地拔出放回原处。

（3）标准：计算完成该项活动所需时间。

（4）注意事项：测定时先测健侧手，后测患侧手。

四、平衡功能评定

（一）概述

1. 定义　平衡是指身体保持一种姿势以及在运动或受到外力作用导致重心偏离稳定的位置时，通过自发、无意识或反射性活动恢复稳定并维持姿势的能力。

2. 分类　人体的平衡功能一般可以分为静态平衡与动态平衡两类。静态平衡又称Ⅰ级平衡，是指人体在无外力作用下维持某种特定姿势的能力，例如坐或站等姿势的保持。动态平衡分为自主动态平衡和他动态平衡。自主动态平衡又称Ⅱ级平衡，是指在无外力作用下从一种姿势调整到另外一种姿势的过程，在整个过程中保持平衡状态，例如行走过程中的平衡。他动态平衡又称Ⅲ级平衡，指人体在外力的作用下（包括加速度和减速度）身体的中心发生变化时，迅速调整中心和姿势，保持身体平衡的过程，例如在行驶的公交车中行走。

3. 注意事项　平衡功能评定时要注意安全防护，必要时给予帮助。评定顺序由易到难，先进行静态、坐位平衡能力评定，再进行动态、立位的评定。注意观察患者不同状态下保持平衡的情况，评定人员不要用语言提示患者应采取的平衡措施。

（二）人体平衡功能常用测量方法

测量平衡常用的评定方法包括主观和客观评定，主观评定以观察法和量表法为主，客观评定主要是平衡测试仪评定。

1. 观察法的测量　观察法是通过观察患者的平衡反应情况对其平衡功能作出判断。平衡反应情况可以通过活动的支撑面或破坏被检查者的体位而获得。检查在不同的体位进行，观察患者对于破坏平衡的反应，是否能获得新的平衡。Ⅰ级平衡是指在静态下患者可以保持坐位、跪位或站立位平衡；Ⅱ级平衡是指患者在坐位、跪位或站立位时，身体主动向各个方向倾斜或运动时可以保持平衡；Ⅲ级平衡是指患者在外力作用下，仍可以保持坐位、跪位或站立位平衡。

2. Berg 平衡量表　Berg 平衡量表正式发表于 1989 年，不需要特殊仪器和设备，评分简单，应用方便，临床应用普遍。评定内容包括 14 个项目，每项评分均为 0~4 分，其中 4 分最好，0 分最差，总分 56 分。根据总分高低对患者的平衡功能进行分级，0~20 分：平衡功能差，需坐轮椅；21~40 分：有一定平衡能力，可在辅助下步行；41~56 分：平衡功能较好，可独立行走。Berg 平衡量表总分少于 40 分，则预示有跌倒的危险。具体内容见表 3-9。

表 3-9　Berg 平衡量表

评定内容	得分（0~4 分）
1. 由坐位站起	
2. 无支持站立	
3. 无支持坐位	
4. 由站位坐下	
5. 转移	
6. 无支持闭目站立	
7. 双脚并拢无支持站立	
8. 站立时上肢向前伸展并向前移动	
9. 站立时从地面拾起物品	
10. 站立时转身向后看	
11. 转身 360°	
12. 无支持站立时将一只脚放在凳子上	
13. 双脚一前一后站立	
14. 单腿站立	
总分	

3. 仪器评定法　平衡功能的仪器评定主要是通过平衡测试仪来定量评定平衡功能,明确平衡功能损伤的程度和类型,有助于制订治疗和康复措施,评价治疗和康复的效果。

五、协调功能评定

（一）概述

1. 定义　协调是指人体产生平滑、准确、有控制的运动的能力,应包括按照一定的方向和节奏,采用适当的力量和速度,达到准确的目标等几个方面。协调与平衡密切相关。中枢神经系统中参与协调控制的部位主要有小脑、基底节、脊髓后索。协调功能障碍又称共济失调。根据中枢神经系统病变部位的不同,分为小脑性共济失调、基底节共济失调和脊髓后索共济失调。

2. 内容　协调功能评定包括完成动作的时间,运动是否精确、直接、能反向做,身体无关部位不参加活动,加快速度、闭眼是否影响运动质量,是否很快感觉疲劳。

3. 协调功能分级　根据协调动作完成情况,可分为5级。Ⅰ级:正常完成;Ⅱ级:轻度残损,能完成活动,但较正常速度和技巧稍有差异;Ⅲ级:中度残损,能完成活动,但动作慢、笨拙、明显不稳定;Ⅳ级:重度残损,仅能启动动作,不能完成;Ⅴ级:不能完成活动。

4. 注意事项　根据患者情况选择协调运动评定的方法,一般先进行非平衡协调性运动的检查,若患者平衡能力较好,再进一步进行平衡协调性运动的检查。此外,还应该检查肌力、关节活动度和感觉的缺损,因为这些方面的功能异常也可能出现运动不协调的情况。检查应在患者休息好以后进行,检查中注意对患者的安全防护,必要时给予帮助。

（二）人体协调测量方法

1. 非平衡协调性运动的检查　非平衡协调性运动检查是在非站立姿势下进行的动态或静态运动的评定,检查时要求逐渐加快运动速度并进行睁眼、闭眼运动。临床常用的方法如下:

（1）上肢协调检查

1）轮替试验:双手张开,一手向上,一手向下,交替转动;也可以一侧手在对侧手背上交替转动。

2）指鼻试验:肩外展90°同时肘关节伸展位置时,用示指指尖指向鼻尖。检查时以不同的方向、速度、睁眼、闭眼重复进行,并双侧比较。

3）指-指试验:双侧肩关节外展90°,肘关节伸展后,双示指在中线互相接触,分别在睁眼、闭眼时进行。

4）拇指对指试验:用拇指指尖连续逐个触及其余四指指尖,可逐渐加快速度。

5）示指对指试验:双肩外展90°,伸肘,再向中线运动,双手示指相对。

6）握拳试验:双手握拳伸开。可以同时进行或交替进行(一手握拳,另一手伸开),可逐渐加快速度。

7）拍膝试验:一侧用手掌,对侧握拳拍膝;或一侧手掌在同侧膝盖上做前后移动,对侧握拳在膝盖上做上下运动。

8）旋转试验:双侧上肢屈肘90°,前臂同时或交替旋前、旋后。

（2）下肢协调检查

1）跟-膝-胫试验:患者取仰卧位,用一侧的足跟沿对侧胫骨近端向远端滑动。

2）拍地试验:患者足跟触地,足尖抬起做拍地动作,可以双足同时或分别做。

2. 平衡协调性运动的检查　平衡协调性运动检查是在站立时,对其静态、动态的姿势以及平衡情况作出的评定,根据平衡协调性运动检查的完成情况可判断协调运动障碍的原因。临床常用的检查方法有 17 个项目,能完成活动 4 分,能完成活动但需要较少帮助 3 分,能完成活动但需要较大帮助 2 分,不能完成活动 1 分。具体内容见表 3-10。

表 3-10　平衡协调性运动的检查

检查方法	得分(1~4 分)
1. 正常舒适体位站立	
2. 双足并拢站立	
3. 一足在另一足前方站立	
4. 单足站立	
5. 站立时,上肢交替放在身旁、头上方或腰部	
6. 保护下,突然打破患者平衡	
7. 弯腰并返回直立位	
8. 站立时身体侧弯	
9. 直线走,一侧足跟直接置于另一侧足尖前	
10. 沿着地板所画直线行走或按照地板标记行走	
11. 侧向走和倒退走	
12. 原地踏步	
13. 变换步行运动速度	
14. 步行时突然停下和突然起步	
15. 沿着圆圈和变换方向步行	
16. 用足趾和足跟步行	
17. 站立位睁眼和闭眼	

六、步态评定

(一)概述

1. 定义　步态分析是通过观察、测量获取有关步态的资料,并进行定性或定量分析以确定有无异常步态以及步态异常的原因、性质和程度。

2. 分类　步态分析是评定患者行走功能的常用方法。包括定性分析和定量分析。

3. 测量　步态分析的测量工具中比较简便的有卷尺、秒表、量角器以及能留下足印的设备;比较复杂的有电子角度计、肌电图、录像、高速摄影,甚至步态分析仪。

4. 注意事项　步态的评定要选择适当的测试场地和观察位置,采取正确的观察顺序,避免在观察部位和观察步行周期时相上的跳跃。如观察踝关节在行走周期中的表现,应从首次着地开始,先观察踝关节在站立相和迈步相中各个环节的表现,然后依次按膝、髋、骨盆、躯干等顺序逐一进行观察。还要在矢状面从两侧观察,进行双侧对比。采用定量分析时应熟悉评定参数的含义、测量方法,准确记录测量所得的数据,以便分析比较。

(二)步态分析

1. 基本参数

(1)步行周期:指一侧下肢完成从足跟着地到该侧足跟再次着地时所经过的时间。

(2)步长:指一足着地至对侧足着地的平均距离。

(3)步幅:指一足着地至同一足再次着地的距离。

(4)步频:指单位时间内行走的步数。

(5)步行速度:指单位时间内行走的直线距离。

(6)步宽:指两足跟中心点或重力点之间的水平距离,也可测量两足内侧缘或外侧缘之间的最短水平距离。

(7)足偏角:指足中心线与同侧步行直线之间的夹角。

2. RLA 八分法 是由美国 Rancho Los Amigos 医院的步态分析实验室提出的,是目前通用的步行周期分期方法。即将站立相分解为五个分期,迈步相分解为三个分期(图 3-1)。

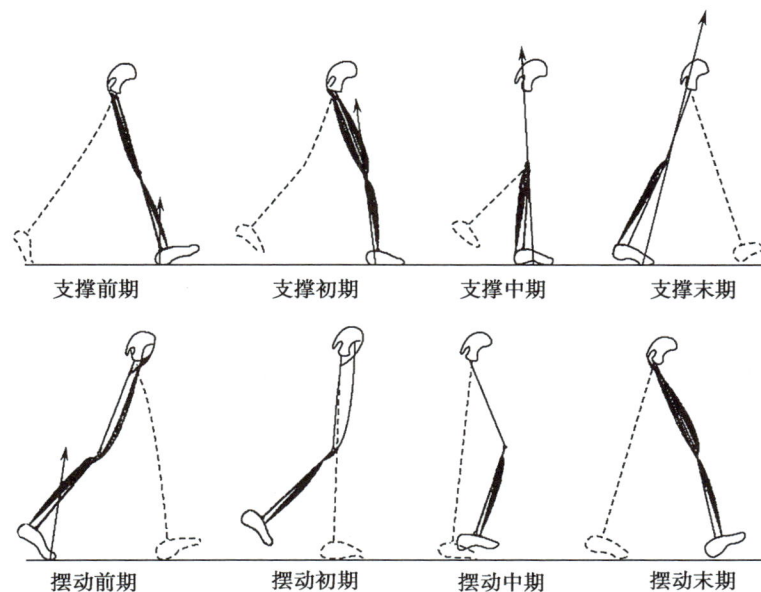

图 3-1 正常步态及分期

(1) 支撑前期:站立相的起始点,足跟着地,骨盆旋前约 5°,髋关节屈曲约 30°,膝关节伸展,踝关节中立位。

(2) 支撑初期:站立相的承重反应点。足跟着地后至足底与地面全面接触瞬间的一段时间,是重心由足跟转移至足底的过程。髋关节屈曲,膝关节屈曲约 20°,踝关节跖屈约 10°。

(3) 支撑中期:站立相的中点。此时重心位于支撑面正上方。髋关节由屈曲到伸展,膝关节由伸展到屈曲,踝关节由跖屈到中立位。

(4) 支撑末期:站立相的足跟离地点。躯干由中立到前倾。髋关节伸展约 10°,膝关节屈曲,踝关节跖屈。

(5) 摆动前期:站立相的足趾离地点。躯干前倾。髋关节由伸展到屈曲,膝关节屈曲,踝关节跖屈约 20°。

(6) 摆动初期:迈步相的第一个时期。髋关节屈曲角度进一步加大,膝关节屈曲约 65°,踝关节由跖屈到背伸。

(7) 摆动中期:迈步相的第二个时期。由于惯性,髋关节被动屈曲,膝关节从最大屈曲摆动到小腿与地面垂直,踝关节由背伸到中立位。

(8) 摆动末期:迈步相的第三个时期。屈曲髋关节速度下降,与地面垂直的小腿向前摆动至该侧足跟再次着地,膝关节伸展,踝关节中立位。

第二节 感知功能评定

一、躯体感觉评定

(一)概述

1. 定义 感觉,是人脑对直接作用于感受器官的客观事物的个别属性的反应,个别属性包括大小、颜色、形状、坚实度、温度、气味、味道、声音等。感觉评定是指患者闭目、意识清晰和高度合作情况下对躯体感觉检查的方法。

2. 分类　临床上将感觉分为一般感觉和特殊感觉两类。

3. 检查　一般感觉包括浅感觉、深感觉和复合感觉。

（1）浅感觉检查

1）痛觉：嘱患者闭目，检查痛觉时，用大头针的针尖刺激皮肤，让患者回答有无疼痛感觉，两侧对比、近端和远端对比，并记录感觉障碍的类型（过敏、减退或消失）与范围。

2）触觉：嘱患者闭目，检查触觉时，用棉签轻触患者的皮肤、黏膜，让患者回答有无感觉或所触次数。

3）温度觉：嘱患者闭目，检查温度觉时，用两支玻璃试管或金属管分别盛有冷水（5~10℃）和热水（40~50℃），交替接触患者皮肤，时间2~3秒，让其辨别冷或热的感觉。

（2）深感觉检查

1）运动觉：嘱患者闭目，检查运动觉时，轻轻夹住患者手指或足趾两侧，上下移动5°左右，让患者回答运动方向。

2）位置觉：嘱患者闭目，检查位置觉时，将患者肢体放在一定的位置，让患者回答或健侧肢体做出正确的位置。

3）振动觉：嘱患者闭目，检查振动觉时，将振动着的音叉柄放置身体骨骼突出部位，让患者回答有无振动感和持续时间，比较两侧有无差别。检查时常选择的骨突部位有胸骨、锁骨、肩峰、尺骨鹰嘴、桡骨小头、尺骨小头、棘突、髂前上棘、腓骨小头、内踝和外踝等。

（3）复合感觉检查

1）皮肤定位觉：嘱患者闭目，检查皮肤定位觉时，用手指或棉签轻触患者皮肤，让患者回答或用手指指出被触部位。

2）两点辨别觉：嘱患者闭目，检查两点辨别觉时，用两脚规轻触皮肤，距离由大到小，测定能区别两点的最小距离。正常人舌尖、指尖明显，四肢近端和躯干较差。

3）实体觉：嘱患者闭目，检查实体觉时，让患者单手触摸熟悉的物体（如钢笔、钥匙、硬币等），并说出物品的名称、大小、形状、硬度、轻重等，两手比较。怀疑有实体觉障碍者，应先测功能差的手，再测另一只手。

4）体表图形觉：嘱患者闭目，检查体表图形觉时，用笔或竹签在其皮肤上画图形（方、圆、三角形等）或写简单的数字（1、2、3等），让患者分辨，并进行双侧对照。

4. 注意事项　采取左右、远近对比，先初步筛查，发现问题再从感觉减退或消失区域向正常区域检查，再从正常区域向感觉过敏区域检查。

（二）感觉评定的适应证和禁忌证

1. 适应证

（1）中枢神经系统病变：脑血管疾患、脊髓损伤等。

（2）周围神经病变：坐骨神经损害、臂丛神经麻痹等。

（3）外伤：烧伤、撕裂伤等。

（4）缺血或营养代谢疾患：糖尿病、雷诺综合征、多发性神经炎等。

2. 禁忌证　意识丧失者。

二、疼痛评定

（一）概述

1. 定义　疼痛是一种与组织损伤或潜在损伤相关的不愉快的主观感觉和情感体验。

2. 分类 包括痛觉和痛反应两方面的内容。痛觉是躯体某一部分厌恶和不愉快的感觉,主要发生在大脑皮质;痛反应可能发生在中枢神经系统的各级水平,主要表现为心率增快、血压升高、呼吸运动改变、瞳孔扩大、出汗、恐惧、痛苦表情等。

3. 注意事项

(1) 明显认知障碍患者不能进行评定。

(2) 不要在剧烈疼痛时进行评定。

(3) 评定环境的温度不可过冷、过热。

(4) 避免诱导性语言,根据患者的主观感受进行评定。

(二) 临床常用疼痛测量方法

1. 视觉模拟评分法 视觉模拟评分法(visual analogue scale,VAS)是一种简单有效的测量疼痛强度的方法。一般用于8岁以上,能正确表达自己的感受及身体状况的患者。VAS卡正面无刻度,左端有"无痛",右端有"极痛"的标志,背面有0~10的数字刻度。患者根据自己的感受,在VAS卡正面,将游标活动到最能代表疼痛的部位。医师在VAS卡背面看到具体数值。

2. McGill 疼痛问卷与简式 McGill 疼痛问卷

(1) McGill 疼痛问卷(McGill pain questionnaire,MPQ)是由 Melzack 和 Torgerson 在 1971 年提出的说明疼痛较全面的评定方法。

(2) 简式 McGill 疼痛问卷是在 MPQ 的基础上提出的。简式 McGill 疼痛问卷(short-form of McGill pain questionnaire,SF-MPQ)由 11 个感觉类和 4 个情感类描述词以及现时疼痛强度(present pain intensity,PPI)和 VAS 组成。具体内容见表 3-11。

表 3-11 简式 McGill 疼痛问卷表

疼痛分级指数 疼痛描述词	无疼痛	轻度痛	中度痛	重度痛
跳动的	0)_____	1)_____	2)_____	3)_____
射穿的	0)_____	1)_____	2)_____	3)_____
刺穿的	0)_____	1)_____	2)_____	3)_____
锐利的	0)_____	1)_____	2)_____	3)_____
痉挛的	0)_____	1)_____	2)_____	3)_____
剧痛的	0)_____	1)_____	2)_____	3)_____
烧灼的	0)_____	1)_____	2)_____	3)_____
隐痛的	0)_____	1)_____	2)_____	3)_____
沉痛的	0)_____	1)_____	2)_____	3)_____
触痛的	0)_____	1)_____	2)_____	3)_____
分裂痛的	0)_____	1)_____	2)_____	3)_____
疲劳力尽感	0)_____	1)_____	2)_____	3)_____
不适感	0)_____	1)_____	2)_____	3)_____
恐惧感	0)_____	1)_____	2)_____	3)_____
受折磨感	0)_____	1)_____	2)_____	3)_____
VAS	无痛			最痛
PPI	0 无痛,1 轻微的,2 不适的,3 痛苦的,4 可怕的,5 剧痛			

三、认知功能评定

（一）认知

1. 定义　认知是人类大脑所特有的高级功能,是人们为了适应环境的需要而获得和应用信息的能力,包括注意、知觉、思维及记忆等过程。

2. 目的　认知功能评定有助于脑损伤性疾病的诊断,确定大脑功能缺失的类型和程度,为制订康复计划、判定康复疗效提供重要依据。

3. 认知功能评定的实施方法

（1）筛查法:从总体上大致检出患者是否存在认知障碍的方法。用于筛选、检查患者的认知功能有无异常。常用的筛选方法有简易精神状态检查量表、长谷川痴呆量表等。

（2）特异性检查法:大致检出患者存在认知障碍后,还需要对认知障碍进行特异性诊断,评定患者属于哪一种特殊类型的认知障碍,有助于制订治疗计划。通过筛查法发现患者存在脑器质性改变后,需要进一步通过特异性检查法明确这种改变是局灶性的还是弥漫性的,是否需要治疗。

（3）成套测验法:主要用于认知功能较全面的定量测定,其信度和效度均经过检验,当分值低于正常范围时就提示该患者存在认知障碍。成套测验可以全面评定主要的脑功能,单项的特异性临床检查结果异常仅能说明某种认知功能存在缺陷。认知功能常用的成套测验主要有 Halstead-Reitan 神经心理成套测验、洛文斯顿作业疗法认知评定成套测验等。

（二）失认症

1. 定义　失认症是指患者丧失了对物品、人、声音、形状或者气味的识别能力。失认症并非由感觉障碍、智力衰退、意识不清、注意力不集中等情况所致,而是感觉信息向概念化水平的传输和整合过程受到破坏的结果,是大脑皮质功能障碍所致,包括视觉、听觉、触觉和身体部位的认识能力缺失。

2. 分类　对失认症的分类往往以感觉通路认知过程来分类,分为视觉失认、触觉失认、听觉失认等。

（1）视觉失认:是指患者无法识别视觉刺激的意义,即在"能看见"的情况下,患者对所见的颜色、物体、图形等不能分辨其名称和作用。表现为物体失认、面容失认、颜色失认等。最常见于大脑优势半球的枕叶病变。

（2）触觉失认:是指不能通过触摸识别物品。尽管患者触觉、温度觉、本体感觉等基本感觉正常,但闭目后不能凭触觉辨别物品的大小、形状、性质,从而对早已熟悉的物品的名称、功能及用途等不能确认。最常见于大脑右半球顶叶病变。

（3）听觉失认:是指患者在听力正常的情况下,不能识别听到声音的意义。

（三）失用症

1. 定义　失用症即运用不能,是指由于大脑皮质损害造成的有目的行为障碍。在无运动或感觉障碍时,在做出有目的或精细动作时表现无能为力的状况,有时也意味着不能在全身动作的配合下,正确地使用一部分肢体去做已形成习惯的动作。

2. 分类　失用症分为运动性失用症、观念性失用症、结构性失用症、穿衣失用症、步行失用症、言语失用症和失写症等。

（1）运动性失用症:最简单的失用症,常见于上肢。表现为一侧手指实施精细快速动作或系列灵巧的单个手指的运动障碍,如洗脸、梳头等有障碍,笨拙而不熟练。

（2）观念性失用症:是运动的意念不能传达到中枢,患者不能做模仿动作或不能执行口头指令。如给他牙刷可以下意识地完成刷牙动作,但是告之去刷牙则不能完成。

（3）结构性失用症：是空间失认的一种失用症，患者有形状知觉，也有辨识觉和定位觉，但患者不能模仿拼出立体结构。

（4）穿衣失用症：是视觉空间失认的一种失用症，患者不是由于运动障碍或不理解指令而影响穿衣，而是在穿衣的动作顺序和穿衣的方式方法上错误，导致自己不能穿上衣服。

（5）步行失用症：是指患者在不伴有下肢肌力、肌张力和反射异常的情况下出现步行困难，或者患侧瘫痪时，健侧肢体的运动出现失控，造成步行困难。

第三节 心肺功能评定

一、心功能评定

（一）概述

1. 定义 心功能评定是对心脏功能的储备及适应能力的评估，对心脏病的诊断、康复方案的制订及判断预后具有重要价值。常在一定运动量的负荷下，使心脏储备力全部动员进入最大或失代偿状态，诱发一定的生理或病理反应，从而判断心功能情况。临床以心电图运动试验应用最为广泛。

2. 分类 心电图运动试验根据运动试验的终止标准以及运动方式的不同可将运动负荷试验分成不同的类型。按终止标准可分为症状限制性运动试验和低水平运动试验。按运动方式的不同可分为平板运动试验、踏车运动试验、手摇车运动试验、等长收缩运动试验、六分钟步行试验等。

3. 作用 心电图运动试验可判定冠状动脉病变的严重程度及预后，可判定心功能、体力活动能力和残疾程度。通过运动试验时心率、血压、运动时间、运动量、吸氧量、心肌耗氧量、心肌缺血的心电图和症状以及患者的主观感受来定量评定心功能状态，作为康复治疗效果的依据。

（二）心电图运动试验分类

1. 症状限制性运动试验 此类运动试验以运动诱发呼吸或循环不良的症状和体征、心电图异常表现以及心血管运动反应异常作为运动终点。用于诊断冠心病、评估心功能和体力活动能力、制订运动处方等。如试验中出现的心绞痛、呼吸困难或运动引起血压下降≥1.3kPa（10mmHg），连续3个以上室性早搏或室性心动过速就结束。该方法使用终点标准为：①出现胸痛、疲乏、呼吸困难、心悸、头晕等症状；②有冷汗、苍白、步态不稳、低血压等体征；③有室性心律失常、有意义的 ST 段偏移、房室或室内传导阻滞等心电图改变；④收缩压达 30kPa（225mmHg），舒张压较休息时升高 2.6kPa（20mmHg）以上；⑤血压不升或下降1.3kPa（10mmHg）以上；⑥被检测者不愿继续进行试验。

2. 低水平运动试验 此类运动试验以特定的心率、血压和症状作为运动终止指标。适用于急性心肌梗死或病情较重者。一般主张在康复活动早期、出院前后使用。实施时要求：①运动中最大心率<130～140 次/min，比安静时增加<20 次/min；②最高血压<21.3kPa（160mmHg），比安静时增加<2.7～5.3kPa（20～40mmHg）。

（三）常用试验方案

1. 平板运动试验

（1）改良 Bruce 方案：是目前应用最广泛的平板运动试验方案，通过同时增加速度和坡度以增加运动强度，并规定了各级的运动时间，实施时以心率或症状限制选择运动试验的终点，具体内容见表3-12。

表 3-12　改良 Bruce 方案

分级	时间/min	代谢当量	速度/（km·h⁻¹）	坡度/%
0	3	2.0	2.7	0
1/2	3	3.5	2.7	5
1	3	5.0	2.7	10
2	3	7	4.0	12
3	3	10	5.5	14
4	3	13	6.8	16
5	3	16	8.0	18
6	3	19	8.9	20
7	3	22	9.7	22

（2）Naughton 方案：运动起始负荷低，每级负荷增量均为安静代谢量的 1 倍。

（3）Balke 方案：依靠增加坡度来增加运动负荷，速度固定。

（4）STEEP 方案：通过增加速度或坡度来实现，不同时增加速度和坡度。

2. 踏车运动试验　运动负荷：男 300（kg·m）/min 起始，每 3 分钟增加 300（kg·m）/min；女 200（kg·m）/min 起始，每 3 分钟增加 200（kg·m）/min。

3. 手摇车运动试验　适用于下肢功能障碍者。运动起始负荷 150~200（kg·m）/min，每级负荷增加 100~150（kg·m）/min，时间 3~6 分钟。

4. 等长收缩运动试验　一般采用握力试验。常用最大收缩力的 30%~50% 作为运动强度，持续收缩 2~3 分钟。还可以采用滑车重量法，即通过一个滑轮将重力（重锤）引向受试者的手或腿，受试者进行抗阻屈肘或伸膝，并始终保持关节角度不变。受试的重力可以从 2.5kg 开始，每级持续 2~3 分钟，负荷增加 2.5kg，直至受试者不能继续保持关节角度为止。

5. 简易运动试验　定时运动法：用于体力能力无法进行活动平板或踏车的患者，患者尽力行走 6 分钟，计算所走的距离。行走的距离越长，说明体力活动能力越好。12 分钟走和 12 分钟跑具有类似的目的。这类试验只是为了判断体力活动能力，对诊断无帮助。固定距离法：固定距离，如 20m，计算完成该距离的时间。

（四）心电图运动试验禁忌证

1. 绝对禁忌证　急性心肌梗死（2 天内）；药物未控制的不稳定型心绞痛；引起症状和血流动力学障碍的未控制的心律失常（室性或室上性心动过速、多源性室性期前收缩、快速型房颤、Ⅲ 度房室传导阻滞等）；严重动脉性狭窄；未控制的症状明显的心力衰竭或急性心衰；急性肺栓塞和肺梗死；急性心肌炎或心包炎；急性主动脉夹层；精神疾病发作期间或严重神经症。

2. 相对禁忌证　左右冠状动脉主干狭窄和同等病变；中度瓣膜狭窄性心脏病；明显的心动过速或过缓；肥厚型心肌病或其他原因所致的流出道梗阻性病变；电解质紊乱；高度房室传导阻滞及高度窦房传导阻滞；严重高血压（高于 200/120mmHg，1mmHg=0.133 322kPa）和肺动脉高压；严重贫血及未能控制的糖尿病、甲状腺功能亢进（简称甲亢）、骨关节病等；晚期妊娠或妊娠有合并症者；精神障碍或肢体活动障碍，不能配合进行运动。

（五）指导日常生活活动和职业活动

1. 代谢当量（MET）　音译为"梅脱"，是以安静、坐位时的能量消耗为基础，表达各种活动时相对能量代谢水平的常用指标，是评估心肺功能的重要指标。1MET 相当于耗氧量 3.5ml/（kg·min）。

2. 指导康复活动 心血管疾病患者体力活动既不应不足,也不应过度。因此,应用MET 来指导患者进行日常生活活动或职业活动。一般职业活动(每天 8 小时)的平均能量消耗水平不应超过患者峰值 MET 的 40%,峰值强度不超过峰值 MET 的 70%~80%。MET测定一般应用平板或踏车运动试验,测定时应从最低负荷量开始,在测定时有医师在场,连续监测心电图,直至体力疲惫或出现症状时,即达到终点的负荷量,经折算成 MET,即是心脏或体力工作容量。根据所测得的患者心脏功能容量,指导患者的生活自理、家务、体育娱乐、职业等活动。

另外,在心脏功能评估中还要重视动态心电图和遥测心电图的应用。不仅应用于运动试验过程中,而且在患者出院前及回家后定期监测,以更深入地了解日常生活细节和不同体力活动对心脏的影响,及时发现恶性心律失常,更合理地安排日常生活活动。

二、肺功能评定

(一)概述

1. 定义 肺功能的含义包括广义和狭义两方面,广义的肺功能包括呼吸、防御、代谢、贮血、水液调节等;狭义的肺功能主要指呼吸功能(包括气体代谢功能),即进行内外环境间的气体交换,从而为全身组织细胞提供氧气并清除其代谢产生的二氧化碳,以维持最佳的内环境,这是肺最基本和最重要的功能。

2. 作用 肺功能评定对于早期发现肺与支气管疾病并判断其损害程度与预后以及鉴定职业病和劳动耐力都有着十分重要的意义。

(二)主观呼吸功能障碍程度评定

通过让患者做一些简单的动作或短距离行走,即可根据患者出现气短的程度对呼吸功能作出初步的评定,通常采用 6 级制,具体内容见表 3-13。

(三)肺容量测定

肺容量包括 4 个基础容积(潮气量、补吸气量、补呼气量、残气量)和 4 个复合肺容量(深吸气量、肺活量、功能残气量、肺总量)。

表 3-13 主观呼吸功能障碍程度

分级	内容
0 级	有不同程度肺气肿,但日常生活无影响
1 级	较剧烈劳动或运动时出现气促
2 级	速度较快或登楼、上坡时出现气促
3 级	慢走 100 米以内即感气促
4 级	讲话、穿衣等轻微动作便感到气短
5 级	安静时就有气短,不能平卧

1. 潮气量(TV 或 VT) 平静呼吸时,每次吸入或呼出的气体量。正常为 0.4~0.6L。

2. 补吸气量(IRV) 平静吸气末再用力吸气所能吸入的最大气体量。正常为 1.5~2L。

3. 补呼气量(ERV) 平静呼气末再用力呼气所能呼出的最大气体量。正常为 0.9~1.2L。

4. 残气量(RV) 也称余气量,是指补呼气末仍残留在肺内不能被呼出的气体量。男性为 1.5L,女性为 1L。

5. 深吸气量(IC) 平静呼气末用力吸气时所能吸入的最大气体量。男性为 2.6L,女性为 1.9L。

笔记栏

6. 肺活量(VC)　是指在最大吸气后,再用力呼气所能呼出的最大气体量。VC = TV + IRV + ERV,男性为 3.5L,女性为 2.5L。

7. 功能残气量(FRC)　是指平静呼气末存留于肺内的气体量,正常约为 2.5L。

8. 肺总量(TLC)　是指用力做最大吸气后肺内所容纳的气体量。男性为 5L,女性为 3.5L。

第四节　言语和吞咽功能评定

一、言语功能评定

语言是人类社会生活中约定俗成的符号系统,人们通过应用这些符号达到交流的目的。语言活动主要有四种形式,即口语表达、口语理解、阅读理解和书写表达。言语通常是指口语的能力,是一种通过口腔、咽喉结构和呼吸器官产生声音实现交流的活动过程。通过评价言语语言的功能障碍,能够了解患者残存的交流能力,对其康复程度进行预测,使患者达到最大限度的恢复。

(一) 失语症评定

1. 概念　失语症是由脑损害所致的语言交流能力的障碍,是指后天获得性的对各种语言符号(口语、文字、手语等)的表达及理解能力的受损或丧失。是患者在没有意识、精神、严重的智力障碍以及视觉及听觉缺损、发音器官肌肉瘫痪等现象的情况下,听、说、读、写能力的缺陷。

2. 失语症分类　参照以 Benson(1979 年)为代表的近代失语症分类法,制定了改良波士顿失语症诊断分类,具体内容见表 3-14。

表 3-14　各型失语症

类型	病灶部位	口语	听理解	复述	命名	朗读	阅读理解	书写
Broca 失语	左额下回后部	非流畅、电报式	+ ~ ++	+++	+++	+++	+ ~ ++	+++
Wernicke 失语	左颞上回后部	流畅但错语	+++	+++	+++	+++	+++	+++
传导性失语	左弓状束及缘上回	流畅但错语	+	++ ~ +++	++	++	+	++
经皮质运动性失语	左额叶内	非流畅	+	- ~ +	+	+	- ~ +	+++
经皮质感觉性失语	左颞顶分水岭区	流畅但错语模仿语	++	+	++	+ ~ ++	+ ~ ++	++ ~ +++
经皮质混合性失语	左分水岭区	非流畅	+++	+	+++	+++	+++	+++
完全性失语	左额顶颞叶	非流畅、刻板语言	+++	+++	+++	+++	+++	+++
命名性失语	左颞顶枕结合区	流畅但语言空洞	+	+	++ ~ +++	- ~ +	- ~ +	+
皮质下失语	丘脑或基底节	症状不典型	+ ~ ++	+	++	+	+	++

注: -正常, +轻度障碍, ++中度障碍, +++重度障碍。

3. 注意事项　语言检查过程中要取得患者和家属的配合,测验时先易后难,回答语言笨拙不扣分,三次失败后中断测验,检查中最好有录音,一般在1～1.5小时内完成,避免患者疲劳。

4. 汉语失语症常用评定方法

(1) 汉语失语成套测验(aphasia battery in Chinese,ABC):此检查法是1988年北京医科大学神经心理研究室参考西方失语症成套测验并结合汉语的特点而编制的。按规范化要求制定统一指导语、统一评分标准、统一图片及文字卡及统一失语症分类标准。该测验大多测试语句比较简单,不同年龄、性别的小学文化程度以上成年人都可以顺利通过,减少文化水平的差异。具体内容见表3-15。

表3-15　汉语失语成套测验评定项目

评定项目	分测验
谈话	1. 问答；2. 系列语言
理解	1. 是否题；2. 听辨认；3. 执行口头指令
复述	1. 词复述；2. 句复述
命名	1. 词命名；2. 颜色命名；3. 反应命名
阅读	1. 视-读；2. 听字-辨认；3. 字-画匹配；4. 读指令-执行；5. 读句选词填空
书写	1. 写姓名、地址；2. 抄写；3. 系列书写1～24；4. 听写；5. 看图写字；6. 写病情
结构与视空间	1. 照画图；2. 摆方块
运用	1. 面部；2. 上肢；3. 复杂
计算	1. 加法；2. 减法；3. 乘法；4. 除法
失语症总结	1. 患者一般情况；2. 评测结果；3. CT；4. 失语诊断；5. 疾病诊断

(2) 中国康复研究中心失语症检查法(China rehabilitation research center aphasia examination,CRRCAE):该检查法是1990年中国康复研究中心听力语言科参考日本的标准失语症检查并结合汉语特点和中国人的文化习惯制定的。检查包括两部分内容,第一部分是让患者自主回答12个问题,以了解患者的口语表达情况;第二部分由30个分测验组成,分成9个大项目,包括听、复述、说、读、阅读理解、抄写、描写、听写和计算。在患者的反应时间和提示方法上都有比较严格的要求,还设立了6分制的评分标准和终止标准,通过患者各项目答数连线即可得到患者语言功能测试曲线。此检查只适用于成人失语症患者。

(二) 构音障碍评定

1. 定义　构音障碍是指由于神经系统损害引起发音器官的肌肉无力、肌张力异常以及运动不能或不协调而引起的言语障碍。表现为发音不准、吐字不清及语调、语速、节奏等言语运动控制障碍。患者通常听理解正常并能正确表达自己的意愿,但不能很好地说清楚以及控制重音、音量和音调。

2. 分类　根据构音障碍的病因将构音障碍分为器质性构音障碍、功能性构音障碍和运动性构音障碍三大类。

3. 构音障碍的常用评定方法

(1) Frenchay构音障碍评定法:此法是国际上常用的构音器官功能检查法。包括反射、呼吸、唇的运动、颌的位置、软腭运动、喉的运动、舌的运动和言语8个项目29个分测验,每个项目均根据障碍严重程度由轻到重分为a～e 5个等级,其中a为正常,e为最严重损伤。根据a级所占的比例评定构音障碍的严重程度,具体内容见表3-16。

表3-16 Frenchay 构音障碍评定表

评定指标	损伤程度				
	正常	轻度障碍	中度障碍	重度障碍	极重度障碍
a 项数/总项数	（27~28）/29	（18~26）/29	（14~17）/29	（7~13）/29	（0~6）/29

（2）中国康复研究中心构音障碍评定法：此法是中国康复研究中心参考了日本的构音障碍检查方法制定的。按照汉语普通话发音特点和文化特点，于1991年研制成功。内容包括构音器官检查和构音检查，可评定有无构音障碍及其种类和程度，推断原发疾病及损伤程度。

二、吞咽障碍评定

1. 概念 吞咽障碍（dysphagia）是指由于下颌、双唇、舌、软腭、咽喉、食管等器官结构和/或功能受损，不能安全有效地把食物经口输送到胃以满足机体营养的功能障碍。广义的吞咽障碍应包含认知、精神、心理等方面问题引起的行为异常所导致的吞咽和进食问题，即摄食吞咽障碍。吞咽障碍是临床常见的症状，多种疾病可导致吞咽障碍，包括中枢神经系统疾病、脑神经病变、神经肌肉接头疾病、肌肉疾病、口咽部器质性病变、消化系统疾病、呼吸系统疾病等。

2. 临床表现 常见的吞咽障碍的临床表现包括：①口水或食物从口中流出，或长时间含于口中不吞咽；②咀嚼困难或疼痛；③进食过程需频繁清理口腔，或进食后食物粘在口腔或喉部；④进食或喝水时出现呛咳；⑤食物或水从鼻腔流出（鼻腔反流）；⑥需要额外液体将食物湿化或帮助吞咽；⑦声音嘶哑或减弱；⑧不能进食某些食物，或进食习惯改变；⑨反复发作的肺炎或是不明原因的发热。因此可能会导致体重下降，营养不良，食物误吸或进入呼吸道导致吸入性肺炎，因不能经口进食、留置鼻饲管等原因导致心理与社会交往障碍，如抑郁、社会隔离等。

3. 筛查 筛查可以初步了解患者是否存在吞咽障碍以及障碍的程度，如咳嗽、食物是否从气管套管溢出等表现。其主要目的是找出吞咽障碍的高危人群，决定是否需要做进一步检查。筛查方法包括检查法和量表法，具体如下：

（1）反复唾液吞咽测试：评定由吞咽反射诱发吞咽功能的方法。患者取坐位，检查者将手指放在患者的喉结及舌骨处，观察30秒内患者吞咽的次数和活动度。

（2）饮水试验：患者取端坐位，像平常一样喝下30ml的温水，然后观察和记录饮水时间、有无呛咳、饮水情况等，进行分级与判断。

（3）进食评估问卷调查（eating assessment tool-10，EAT-10）：EAT-10有10项吞咽障碍相关问题，每项评分分为4个等级，0分无障碍，4分严重障碍，一般总分在3分及以上视为吞咽功能异常。EAT-10有助于识别误吸的征兆和隐性误吸、异常吞咽的体征。与饮水试验合用，提高筛查试验的灵敏度和特异度。

4. 临床吞咽评估 临床吞咽评估（clinical swallow evaluation，CSE）称为非仪器评估。CSE是所有确诊或疑似吞咽障碍患者干预的必要组成部分。CSE包括临床病史检查、口颜面功能和喉部功能评估、进食评估三个部分。

5. 摄食-吞咽过程评定 通过意识程度，进食情况，唇、舌、咀嚼运动，食团运送情况，吞咽后有无食物吸入、残留等相关内容来观察和评定摄食-吞咽过程中各个阶段出现的问题。其中容积-黏度吞咽测试（volume-viscosity swallow test，V-VST）是一个基本满足这些要求的理想的评估工具。

V-VST 主要用于吞咽障碍患者进食安全性和有效性的风险评估,帮助患者选择摄取液体量最合适的容积和稠度。一般测试时选择的容积分为:少量(5ml)、中量(10ml)、多量(20ml)3 种;稠度分为:低稠度(水样)、中稠度(浓糊状)、高稠度(布丁状)。按照不同组合,完整测试共需 9 口进食,观察患者吞咽的情况,根据安全性、有效性的指标判断进食有无风险。

6. 特殊检查　包括吞咽造影检查、电视内窥镜吞咽功能检查、超声检查、测压检查以及表面肌电图检查等。特殊检查需要专门的设备和技术人员,在一定程度上限制了其在临床上的广泛应用。

(1) 吞咽造影检查:是目前公认的最全面、可靠、有价值的吞咽功能检查方法。是在 X 线透视下,针对口、咽、喉、食管的吞咽运动所进行的特殊造影。通过这项检查,临床上可以明确患者是否存在吞咽障碍,发现吞咽障碍的结构性或功能性异常的病因、部位、程度、所属分期和代偿情况,判断有无误吸,尤其是导致肺炎的高危隐性误吸。并且评价代偿的影响,如能否通过特殊吞咽方法或调整食物黏稠度来减轻吞咽障碍,为治疗措施(进食姿态和姿势治疗)的选择和疗效评估提供依据。检查过程中,治疗师可观察何种食物性状及姿势代偿更适合患者。

(2) 电视内窥镜吞咽功能检查:使用喉镜经过咽腔或鼻腔直观观察会厌、杓状软骨、声带等的解剖结构和功能状态,如梨状隐窝的唾液潴留、唾液流入喉部的情况、声门闭锁功能、食管入口处状态及有无器质性异常等。还可让患者吞咽液体、浓汤或固体等不同黏稠度食物,更好地观察吞咽启动的速度、吞咽后咽腔残留,以及有无食物进入气道等情况,由此评估吞咽功能及误吸风险。

(3) 超声检查:是评估吞咽功能的常用辅助手段。通过放置在颏下的超声波探头(换能器)对口腔期、咽期吞咽时口咽软组织的结构和动力,舌、舌骨、喉的运动,食团的转运及咽腔的食物残留情况进行定性分析。超声检查是一种无创无放射性检查,能在床边进行,并能为患者提供生物反馈。与其他检查比较,超声检查对发现舌的异常运动有明显优越性,尤其在儿童患者中。但是,超声检查只能观察到吞咽过程的某一阶段,而且由于咽喉中气体的影响,对食管上括约肌的观察不理想。

(4) 测压检查:是目前唯一能定量分析咽部和食管力量的检查手段。由于吞咽过程中咽期和食管期(或者是咽部和食管)压力变化迅速,使用带有环周压力感应器的固体测压管进行检查,每次吞咽过程,压力感应器将感受到的信息传导到电子计算机进行整合及分析,得到咽收缩峰值压及时间、食管上段括约肌静息压、松弛率及松弛时间。根据数据,分析有无异常的括约肌开放、括约肌的阻力和咽推进力。

(5) 肌电图检查:咽喉部的肌电图检查一般使用表面肌电图(surface electromyography,SEMG),即将电极贴于吞咽活动肌群(上收缩肌、腭咽肌、腭舌肌、舌后方肌群、舌骨肌、颏舌肌等)表面,检测吞咽时肌群活动的生物电信号。

第五节　精神和心理功能评定

精神心理功能评定与躯体功能评定同样重要,在康复临床中不容忽视。伤病不仅引起肢体功能障碍,还常伴随认知障碍、性格改变和情绪异常等心理功能的变化,由于损伤多为突发性,其后果常严重影响患者的健康、生活、工作、家庭生活,从而导致精神和心理上的急剧改变。心理功能障碍不仅影响其他功能障碍的康复,也影响各项康复治疗方法的实施和治疗效果。

在 ICF 分类中,精神功能分为两大类:整体精神功能和特殊精神功能。整体精神功能包括意识功能、定向功能、智力功能、整体心理社会功能、气质和人格等。特殊精神功能包括注意力功能、记忆功能、心理运动功能、情感功能、高水平认知功能和计算功能等。

一、智力功能评定

(一)概述

1. 定义 智力也称智能。是学习、保持知识、推理和应对新情景的能力,也是个人行动有目的、思维合理、应对环境有效聚集的较全面的才能。它是人认识事物方面的各种能力,即观察力、注意力、记忆力、思维能力及想象能力的综合,其核心成分是抽象思维能力和创造性解决问题的能力。

2. 目的 用于评估智力发展水平、智力功能损伤或衰退的程度。

(二)韦克斯勒成人智力量表

1. 韦克斯勒成人智力量表 韦克斯勒成人智力量表(Wechsler adult intelligence scale, WAIS)是目前国际上公认的最权威的智力量表之一,目前已发展到第四版(WAIS-Ⅳ)。WAIS-Ⅳ对测验结构进行了较大的调整和修正,增加了评估流体智力、工作记忆和加工速度的分测验,使量表整体更符合当代认知理论的模型。包括两大部分,即言语测验 6 项和操作测验 5 项,共 11 项测验。言语测验包括知识、领悟、算术、相似性、数字广度和词汇,操作测验包括数字符号、填图、木块图、图片排列、图形拼凑等项目。适用于 16 岁以上人群。

2. 韦克斯勒儿童智力量表 韦克斯勒儿童智力量表(Wechsler intelligence scale for children,WISC)是儿童认知功能和智力评估最常用的量表之一,目前已更新至第四版(WISC-Ⅳ),其中文修订版自 2008 年开始在我国广泛应用,适用于 6~16 岁人群。该量表包含 14 个分测验,测试结果除显示总智商外,还提供了 4 个合成指数(言语理解指数、知觉推理指数、工作记忆指数和加工速度指数),可以了解儿童认知能力的具体体现,有助于判断儿童认知活动的相对优势和弱势。

二、意识功能评定

(一)意识

1. 定义 意识功能是指意识和警觉状态下的一般精神功能,包括清醒和持续的觉醒状态。

2. 分类

(1)嗜睡:是最轻的意识障碍,表现为持续性睡眠状态,但可唤醒。唤醒后回答问题正确,但停止呼唤后又立即进入睡眠状态。

(2)意识模糊:是意识水平轻度下降,主要表现为觉醒与认知功能方面障碍,患者能保持简单的精神活动,但对时间、地点、人物的定向能力发生障碍。

(3)昏睡:是接近于人事不省的意识状态,呼唤或推动患者肢体不能使其觉醒。在强烈疼痛刺激下,可引起较强反应并能短暂觉醒,但不能正确回答问题。

(4)昏迷:是严重的意识障碍,意识持续中断或完全丧失。昏迷的深浅与疾病严重程度有关。

(5)谵妄:是一种特殊类型的意识障碍,是以神经兴奋性增高为主的高级神经中枢急性活动失调状态。在意识模糊的同时,伴有明显的精神运动兴奋,如躁动不安、言语杂乱、感觉错乱等。

笔记栏

3. 格拉斯哥昏迷量表评估法　是一种主要依据对睁眼、言语刺激的回答及命令动作的情况对意识障碍的程度进行评估的方法。总分 15 分,表示意识正常;最低 3 分,表示深昏迷。按得分多少来评定意识障碍的程度:13~14 分为轻度障碍;9~12 分为中度障碍;3~8 分为重度障碍(多呈昏迷状态)。具体内容见表 3-17。

表 3-17　格拉斯哥昏迷量表

项目	患者反应	得分
睁眼	1. 自动睁眼	4
	2. 闻声睁眼	3
	3. 有疼痛刺激时睁眼	2
	4. 无反应	1
对口头命令或疼痛刺激的最佳运动反应	1. 对口头命令能遵从	6
	2. 指出疼痛	5
	3. 回撤反应	4
	4. 异常屈曲	3
	5. 异常伸展	2
	6. 无反应	1
最佳的言语反应	1. 能朝向发音的方向,切题	5
	2. 错乱的会话,不切题	4
	3. 不合适的言语,答非所问	3
	4. 不理解的声音,难辨之声	2
	5. 无反应	1

(二)注意力

1. 定义　注意是在指定时间内关注某种特定信息的能力。注意是心理活动指向一个符合当前活动需要的特定刺激,同时忽略或抑制无关刺激的能力,是对事物的一种选择性反映。

2. 分类　根据参与器官的不同,注意可分为视觉注意、听觉注意等。

3. 视跟踪　要求患者的目光跟随光源做上、下、左、右移动,每一方向记 1 分,正常为 4 分。

4. 划消测验　有数字划消、字母划消、符号划消等不同的划消测验类型。测试时要求患者在专用的划消表中将指定的数字(或字母、符号)划去,从而对注意进行评定。

5. 听跟踪　在患者闭目的情况下,在其左、右、前、后及头上方摇铃,要求指出摇铃的位置,每个位置记 1 分,少于 5 分为不正常。

6. 听认字母　在 60 秒内以每秒一个字的速度念出没有规则的字母排列,其中有 10 个为指定的同一字母,要求患者听到该字母举手示意,举手 10 次为正常。

(三)记忆力

1. 定义　记忆是过去经历过的事物在头脑中的反映,由对信息输入的编码、储存和提取三部分组成。

2. 分类　根据保持时间不同,分为瞬时记忆、短时记忆和长时记忆,这三种记忆可视为记忆系统信息加工过程中相互联系的三个阶段。

3. 瞬时记忆的评定　瞬时记忆常用的检查方法为数字广度测验、词语复述测验和视觉图形记忆。

4. 短时记忆的评定　短时记忆常用的检查方法同瞬时记忆,但要停顿 30 秒后,再回忆检查中的内容。

5. 长时记忆的评定　长时记忆常用的检查方法可以分别从情节、语义和程序性记忆等不同侧面进行。

6. 标准化的成套记忆测验　韦克斯勒记忆量表是应用较广的成套记忆测验。

三、情感功能评定

(一)概述

1. 定义　情感功能属于特殊的精神功能。一般情感是在多次情绪体验的基础上形成,而情绪是指人对于客观事物是否符合人的需要而产生的一种反应。人们时常把情绪和情感通用。

2. 分类　在临床上常见的消极情绪状态有焦虑与抑郁两种。焦虑是对事件或内部想法与感受的一种紧张和不愉快的体验,它涉及轻重不等,但性质相近而相互过渡的一系列情绪。抑郁是一组消极悲观的情绪状态,既可表现为一组临床综合征,又可作为一种具有特定诊断标准的精神障碍。

(二)评定方法

1. 汉密尔顿焦虑量表(Hamilton anxiety scale,HAMA)　是英国学者汉密尔顿于 1959 年编制的一种医师常用的焦虑测验量表,目前我国常用的 HAMA 由汤毓华于 1984 年翻译引进。它能很好地衡量治疗效果,一致性好、长度适中、简便易行,用于测量焦虑症以及患者的焦虑程度,是当今应用最广泛的焦虑量表之一。该量表的测试内容有 14 个项目,可分为躯体性焦虑和精神性焦虑两个因子。

2. 汉密尔顿抑郁量表(Hamilton depression scale,HAMD)　是汉密尔顿于 1960 年在《神经科、神经外科和精神科杂志》上发表的,1967 年在美国《社会和临床心理学》上又发表了它的发展版本。HAMD 作为最标准的抑郁量表之一,新的抑郁量表在开发时往往以 HAMD 作为平行效度检验的工具。本量表有 17 项、21 项和 24 项 3 种版本。

四、人格功能评定

(一)概述

1. 定义　人格又称个性,是个体在适应社会的成长过程中,经遗传与环境的交互作用而形成的稳定而独特的心理特征,包括需要、气质、性格、能力等。人格测验是对人格特点的揭示和描述,即测量个体在一定情境下经常表现出来的典型行为和情感反应,通常包括气质或性格类型的特点、情绪状态、人际关系、动机、兴趣和态度等内容。

2. 分类　目前采用的人格测验方法有很多种,最常用的为问卷法和投射法。问卷法也称为自陈量表,临床上常用的人格自陈量表有明尼苏达多相人格调查表、艾森克人格问卷等;常用的投射测验有罗夏墨迹测验和主题统觉测验等。

(二)评定方法

1. 艾森克人格问卷(Eysenck personality questionnaire,EPQ)　是由英国伦敦大学的艾森克夫妇在其先前的几个个性调查表的基础上发展起来的,分为儿童(7~15 岁)和成人(16 岁及以上)两种类型。经过多次修订,在不同人群中试测,有可靠的信度和效度,因此为国际所公认。EPQ 测验程序简便易行,内容也较适合中国的国情,因此作为人格的评估工具在临床广泛应用,但项目较少,信息量也相对较少,反映的人格特征类型有限。

2. 明尼苏达多相人格调查表（Minnesota multiphasic personality inventory，MMPI）　是由明尼苏达大学心理学家哈特卫与精神科医师麦金利于 20 世纪 40 年代合作编制而成的。到目前为止，它已被翻译成 100 余种文字，广泛应用于人类学、心理学和医学领域。我国宋维真等于 1980 年初完成 MMPI 的修订工作。1989 年，MMPI 的出版者对 MMPI 做了重大修改，推出了 MMPI-2。1991 年开始，中国着手 MMPI-2 的修订工作，建立了现代中国常模，至今已基本完善，并已推向使用阶段。MMPI 适用于 16 岁以上且受教育年数超过 6 年者，MMPI-2 提供了成人和青少年的常模，可用于 13 岁以上青少年和成人。

第六节　日常生活活动能力与生存质量评定

一、日常生活活动能力评定

（一）概念

1. 定义　日常生活活动（activity of daily living，ADL）是指人们在日常生活中，为了照料自己的衣、食、住、行，保持个人卫生整洁和进行独立的社区活动所必需的一系列的基本活动。是人们为了维持生存和适应生存环境而每天必须反复进行的、最基本的、最具共性的活动。

日常生活活动分为基本日常生活活动（basic ADL，BADL），如饮食、穿衣、洗澡等，以及工具性日常生活活动（instrumental ADL，IADL），如洗衣、购物、饮食计划等。

2. 意义　日常生活活动能力反映了人们在家庭（或医疗机构内）和社区中最基本的能力，是患者最大限度的自理能力的体现，因此被视为康复医学中最基本、最重要的内容之一。最大限度地提升患者的日常生活活动能力是康复的主要目标之一，也是让患者重拾生活信心的最佳方式之一，构成了康复工作的一个重要领域。提高康复对象的自理能力，首先就需要进行日常生活活动能力评定。

（二）原则

康复评定时，首先要根据评定的目的，选择适宜的评定方法；其次根据不同评定量表之间的信度、效度差异，优选评定量表；同时要考虑到患者的功能障碍、年龄、性格等特点不同，选择适宜的评定方法。评定一般是在实际生活环境中进行，根据患者的完成情况进行记录评分，对于不方便完成的动作可以询问本人或家属，因此要做好告知和解释工作。评定中要考虑可能因不同的国家、地区、民族、文化程度等所导致的评定内容上的差异，要注意观察患者完成活动或为了完成活动而努力尝试采用的方法，以便找出活动障碍的原因，为确定训练目标、训练程序、训练方法及是否需要辅助用具打下良好的基础。

1. 评定目的　①确立个体在日常生活活动中的独立程度；②确定哪些日常生活活动需要帮助；③为制订康复目标和康复治疗方案提供依据；④为制订环境改造方案提供依据；⑤观察疗效，评估医疗质量。

2. 量表种类　根据日常生活活动的性质可分为基本日常生活活动和工具性日常生活活动。

（1）基本日常生活活动：BADL 是指每日生活中与穿衣、进食、保持个人卫生等自理活动和坐、站、行走等身体活动有关的基本活动。常用的标准化的 BADL 评定量表有改良 Barthel 指数、Katz 指数、PULSES 评定量表、修订的 Kenny 自理评定等。

（2）工具性日常生活活动：IADL 是指人们在社区中独立生活所需的关键性的较高级的

技能,如家务杂事、炊事、采购、骑车或驾车、处理个人事务等,大多需借助或大或小的工具进行。常用的 IADL 评定量表有功能活动问卷(functional activity questionnaire,FAQ)、快速残疾评定量表(rapid disability rating scale,RDRS)等。

(三)内容和方法

日常生活活动能力基本评价方法包括回答问卷、观察法和量表评价。因人们年龄、性别、民族、职业、环境和地区的不同,生活方式千差万别,日常生活内容和习惯也各不相同,一般认为,日常生活活动能力评定内容应包括体位转移能力、卫生自理能力、行走及乘坐交通工具的能力、交流能力和社会认知能力。

1. Barthel 指数　Barthel 指数评定(Barthel index,BI)由美国 Florence Mahoney 和 Dorothy Barthel 于 1965 年设计并用于临床,共 10 个评定项目。每一项得分根据患者的功能状况分为 2~4 个等级,总分 100 分(表 3-18)。其评定简单,可信度及灵敏度高,使用广泛,不仅可以用来评定患者治疗前后的功能状态,还可以预测治疗效果、住院时间和预后。改良 Barthel 指数评定(modified Barthel index,MBI)是 1989 年由澳大利亚学者 Shah 等提出的(表 3-19),MBI 在 BI 内容的基础上将每一项得分都分为 5 个等级。改良后的版本同样具有良好的信度和效度,且具有较高的灵敏度,能较好地反映等级间变化和需要帮助的程度,在康复医学中被广泛运用。

表 3-18　Barthel 指数评定内容与评分标准

项目	分类	评分
大便	1. 失禁	0
	2. 偶尔失禁(每周≤1 次)	5
	3. 能控制	10
小便	1. 失禁	0
	2. 偶尔失禁(每24 小时≤1 次,每周>1 次)	5
	3. 能控制	10
修饰(洗脸、梳头、刷牙、刮脸)	1. 需帮助	0
	2. 独立洗脸、梳头、刷牙、剃须	5
如厕	1. 依赖别人	0
	2. 需部分帮助	5
	3. 自理	10
进食	1. 依赖别人	0
	2. 需部分帮助(如切割食物、搅拌食物)	5
	3. 自理	10
床椅转移	1. 完全依赖别人,不能坐	0
	2. 需部分帮助(2 人)能坐	5
	3. 需少量帮助(1 人)或指导	10
	4. 自理	15
行走(平地45 米)	1. 不能动	0
	2. 在轮椅上独立活动,能行走 45 米	5
	3. 需 1 人帮助步行(体力或语言指导)45 米	10
	4. 独立步行(可用辅助器,不包括带轮的助行器)	15

续表

项目	分类	评分
穿衣（包括系鞋带）	1. 依赖	0
	2. 需一半帮助	5
	3. 自理（系开纽扣，关、开拉锁和穿鞋）	10
上下楼梯	1. 不能	0
	2. 需帮助（体力或语言指导）	5
	3. 自理	10
洗澡	1. 依赖	0
	2. 自理	5

BI 评分结果:最高分是 100 分,60 分以上者为良,生活基本自理;41~60 分者为中度功能障碍,生活需要一定帮助;20~40 分者为重度功能障碍,生活依赖明显;20 分以下者为完全残疾,生活完全依赖。Barthel 指数 40 分以上者康复治疗效益最大。

表 3-19 改良 Barthel 指数评定内容与评分标准

项目	分类	评分
进食	1. 完全依赖他人帮助	0
	2. 某种程度上能使用餐具,但在整个活动过程中需要他人协助才能完成	2
	3. 能使用餐具,但某些过程仍需要他人协助才能完成	5
	4. 除在准备或收拾时需要协助,患者可自行进食或进食过程中需有人从旁监督或提示,以策安全	8
	5. 可自行进食,无须别人在场监督、提示或协助	10
洗澡	1. 完全依赖他人帮助	0
	2. 某种程度上能参与,但在整个活动过程中需要他人协助才能完成	1
	3. 能参与大部分的活动,但某些过程仍需要他人协助才能完成	3
	4. 除在准备或收拾时需要协助,患者可自行洗澡或洗澡过程中需有人从旁监督或提示,以策安全	4
	5. 可自行洗澡,无须他人在场监督、提示或协助	5
修饰（洗脸、梳头、刷牙、刮脸）	1. 完全依赖他人帮助	0
	2. 某种程度上能参与,但在整个活动过程中需要他人协助才能完成	1
	3. 能参与大部分的活动,但某些过程仍需要他人协助才能完成	3
	4. 除在准备或收拾时需要协助,如事前将一盆水放在床边或过程中更换清水、事先用轮椅将患者推到洗漱盆旁边、准备或清理洗漱的地方,患者可以自行处理个人卫生;或过程中需他人从旁监督或提示,以策安全;或使用辅助器具时需他人协助戴上或取下	4
	5. 可自行完成,无须他人在场监督、提示或协助	5
穿衣（包括系鞋带）	1. 完全依赖他人帮助;协助过程中出现以下情况也属一级:患者不能维持平衡;或需借助外物维持平衡;或仅能参与极少量活动,如只能穿一侧衣袖	0
	2. 某种程度上能参与,但在整个活动过程中需要他人协助才能完成	2
	3. 能参与大部分的活动,但某些过程仍需要他人协助才能完成	5

续表

项目	分类	评分
	4. 除在准备或收拾时需要协助，如穿衣后将纽扣扣上或拉链拉上，穿鞋后把鞋带系好，患者可自行穿衣；或过程中需有人从旁监督或提示，以策安全；或穿衣的时间超出可接受范围；或使用辅助器具时需他人协助戴上或取下	8
	5. 可自行穿衣，无须别人监督、提示或协助	10
控制大便	1. 完全失禁	0
	2. 在摆放适当姿势和诱发大肠活动的技巧方面需要协助，并经常出现大便失禁	2
	3. 患者能采取适当的姿势，但不能运用诱发大肠活动的技巧；或在清洁身体及更换纸尿片方面需要协助，并间断出现大便失禁	5
	4. 偶尔出现大便失禁，患者在使用栓剂或灌肠器时需要监督；或需要定时有人从旁提示，以防失禁	8
	5. 能控制，在需要时患者可自行使用栓剂或灌肠器	10
控制小便	1. 完全失禁	0
	2. 经常小便失禁	2
	3. 患者通常在日间能保持干爽但晚上小便失禁，并在使用内用或外用辅助器具时需要协助	5
	4. 患者通常能整天保持干爽但间断出现失禁；或在使用内用或外用辅助器具时需要监督；或需要定时有人从旁提示，以防失禁	8
	5. 能控制，在需要时患者亦可自行使用内用或外用辅助器具	10
如厕	1. 完全依赖他人协助如厕	0
	2. 某种程度上能参与，但在整个活动过程中需要他人协助才能完成	2
	3. 能参与大部分的活动，但某些过程仍需要别人协助才能完成	5
	4. 除在准备或收拾时需要协助，例如如厕前后准备、清理或清洗如厕设备，患者可以自行如厕；或过程中需有人从旁监督或提示，以策安全；或使用辅助器具时需他人协助戴上或取下。如有需要，患者亦可在夜间使用便盆、便椅或尿壶，但不包括将排泄物倒出并把器皿清洗干净	8
	5. 患者可自行如厕，无须他人在场监督、提示或协助。如有需要，患者亦可在夜间使用便盆、便椅或尿壶，但需将排泄物倒出并把器皿清洗干净。如厕过程中可接受使用助行器及扶手	10
床椅转移	1. 完全依赖他人帮助；或需要两人从旁协助；或需要使用机械装置来帮助转移	0
	2. 某种程度上能参与，但在整个活动过程中需要他人协助才能完成	3
	3. 能参与大部分的活动，但某些过程仍需要他人协助才能完成	8
	4. 除在准备或收拾时需要协助，如轮椅及转移板的位置摆放、刹车及脚踏板的拉起和放下，患者可自行转移；或过程中需有人从旁监督或提示，以策安全；或转移的时间超出可接受范围	12
	5. 可自行转移来回于床椅之间，无须别人从旁监督、提示或协助。转移过程中可接受使用特殊座椅、扶手及床栏	15
行走（平地45米）	1. 完全不能步行；或试图行走时，需要两人从旁协助	0
	2. 某种程度上能参与，但在整个活动过程中需要他人协助才能完成	3

续表

项目	分类	评分
	3. 能参与大部分的活动，但某些过程仍需要他人协助才能完成。使用助行器时需要他人协助	8
	4. 可自行步行一段距离，但不能完成 45 米；或过程中需有人从旁监督或提示，以策安全；或步行的时间超出可接受范围	12
	5. 可自行步行 45 米，无须其他人从旁监督、提示或协助	15
轮椅操控[*]	1. 完全不能操控轮椅	0
	2. 可在平地上自行推动轮椅并移动短距离，但在整个活动过程中需要他人协助才能完成	2
	3. 能参与大部分的轮椅活动，但某些过程仍需要他人协助才能完成	3
	4. 可驱动轮椅前进、后退、转弯及移至桌边、床边或洗手间等，但在准备及收拾时仍需协助；或过程中需有人从旁监督或提示，以策安全	4
	5. 可完全自行操控轮椅并移动至少 45 米，无须他人从旁监督、提示或协助	5
上下楼梯	1. 完全依赖他人协助上下楼梯或无步行能力	0
	2. 某种程度上能参与，但在整个活动过程中需要他人协助才能完成	2
	3. 能参与大部分的活动，但某些过程仍需要他人协助才能完成	5
	4. 患者基本上不需他人协助，但在准备及收拾时仍需协助；或过程中需有人从旁监督或提示，以策安全	8
	5. 患者可在无监督、提示或协助下，安全地在两段楼梯上下；有需要时，可使用扶手和/或助行器	10

注：[*]"轮椅操控"只适用于"行走（平地 45 米）"项目中被评定为"完全不能步行"的患者，且曾接受过轮椅操控训练。

MBI 评分结果分析:0~20 分为完全依赖,21~60 分为严重依赖,61~90 分为中度依赖,91~99 分为轻度依赖,100 分为自理。评分<40 分回归家庭的可能性较低,移动和自我照顾都需要较大依赖,60 分是从依赖过渡到辅助独立的关键分,评分在 60~80 分独立居住需要社区服务辅助,评分>85 分回归社区生活的可能性较大。

2. 功能独立性评定(functional independence measure,FIM)　FIM 是 1983 年美国物理医学与康复学会提出的医学康复统一数据系统中的重要内容,它不仅评定了躯体功能,而且还评定了言语、认知和社会功能,该表已被许多国家采用。评定内容分为 6 个方面,共 18 项,其中躯体功能 13 项,言语功能 2 项,社会功能 1 项,认知功能 2 项。FIM 量表每个项目积分是 1~7 分,总分的范围在 18~126 分,得分越高说明独立性越强。

3. PULSES 评定　该方法由 Moskowitz 和 Mclann 于 1957 年发表,是一种总体功能评定方法。评定内容共分 6 项,包括身体状况(physical condition,P),上肢功能(upper limb function,U),下肢功能(lower limb function,L),感觉功能如视、听、言语(sensory component,S),排泄功能(excretory function,E),精神和情感状况(psychosocial,S),简称 PULSES。检查者对患者的能力进行评估,并对此能力用数字 1(即无异常)到 4(即严重异常,影响独立性)分级排列。评定时按各项评出分数后相加,其和为总评分。6 分为功能最佳;>12 分表示独立自理生活严重受限;>16 分表示有严重残疾。

二、生存质量评定

（一）概念

1. 定义　生存质量（quality of life，QOL）是指在不同的文化背景及价值体系中，生活的个体对他们的目标、愿望、标准以及与自身相关的事物的生存状况的认识体验。在医学领域中，生存质量是指个体生存的水平和体验，这种水平和体验反映了病、伤、残者在不同程度的伤残情况下，维持自身躯体、精神以及社会活动处于一种良好状态的能力和素质，即健康相关生存质量（health-related quality of life）。

2. 意义　通过生存质量评定能确定患者的需求，并发现影响患者生存质量的主要因素。通过对躯体问题、精神心理问题、家庭的周围环境、家庭成员间的问题、居住社区的社会与环境的问题进行细致的综合分析，设立治疗目标，制订治疗计划，最大限度地减轻患者的临床症状，提高生命质量和生活质量。

（二）原则

在生存质量的评定中，应根据不同的评定目的选择不同的量表，且由于评定多以问卷形式表达主观感受，因此需要患者充分熟悉评定内容及评分标准的内涵。同时，应充分考虑到患者的语言及文化障碍，选择适宜的量表进行评定。康复治疗师需要做好沟通和解释工作，以免由于理解偏差影响最终评定的结果。

1. 评定目的

（1）确定残疾人及各类慢性病患者的生存质量；

（2）对预防干预和保健措施、临床治疗方案的选择有指导和评价功能；

（3）对人群综合健康状况的评估；

（4）评估投资效益比。

2. 量表种类　世界卫生组织生存质量测定简式量表（WHOQOL-BREF）、世界卫生组织生存质量量表-100（WHOQOL-100）、医疗结局研究简表（medical outcomes study 36-item short form health survey，MOS SF-36）、健康生存质量表（quality of well-being scale，QWB）、疾病影响程度量表（sickness impact profile，SIP）、生活满意度量表（satisfaction with life scale，SWLS）等。

（三）内容和方法

1. 评定内容　生存质量的评定至少应该包括六大方面：身体功能、心理状况、独立能力、社会关系、生活环境、宗教信仰与精神寄托。

2. 评定方法

（1）常用的评定方法：生存质量的测定方法有主观报告法、症状定式检查法、访谈法、观察法和标准化量表评价法等，其中问卷形式的量表是研究生存质量的主要工具，是目前广为采用的方法。

（2）世界卫生组织生存质量测定简式量表（WHOQOL-BREF）：是在 1997 年制定的WHOQOL-100 基础上简化而来的，包括 26 个项目、4 个领域（生理、心理、社会关系和环境），分 1~5 个等级，是了解患者的生存质量、健康状况和日常生活活动情况的调查表。WHOQOL-BREF 不仅具有较好的信度、效度、反应度等心理测量学性质，而且具有国际可比性，即不同的文化背景下测定的生存质量得分具有可比性。目前该量表中文版已被列为卫生行业标准。

（3）医疗结局研究简表（MOS SF-36）：是美国医学结局研究组（Medical Outcomes Study，MOS）开发的一个普适性测定量表。共 8 个领域，36 个项目（躯体功能 10、心理健康 5、日常活动功能 4、日常精神活动功能 3、身体疼痛 2、总体健康 6、活力 4、社会活动功能 2)。该量表条目适中,被测者依从性较好,重复性较好,较为实用,其信度及效度颇佳,主要用于 14 岁以上人群。该量表主要反映被测者过去 4 周的生存质量,分值越高,生存质量越高。

(4) 健康生存质量表(QWB):由 Kaplan 于 1967 年提出,项目覆盖日常生活活动、走动或行动、躯体性功能活动、社会功能活动等方面,比较全面。其指标定义清晰明确,权重较合理。

(5) 疾病影响程度量表(SIP):包含 12 个方面,136 个问题,覆盖活动能力、独立能力、情绪行为、警觉行为、饮食、睡眠、休息、家务、文娱活动等,用以判断伤病对躯体、心理、社会健康造成的影响,以指标定义清晰和权重合理而广为应用。

(6) 生活满意度量表(SWLS):有 5 个项目(陈述)的回答,从 7 个判断中选取 1 个。将生活满意程度分为 7 级,从对表述的完全不同意到完全同意,中间有各个程度轻重不一的判断。SWLS 被认为简单易行,且能较敏感地反映生存情况的改变。

第七节　就业能力评定

一、概念

1. 定义　就业能力是指个体获得和保持工作的能力,是衡量一个人的社会功能的重要部分。就业能力评定是对患者就业前进行的生理、心理、职业能力的检查和评定,并做出有关能否就业、适宜工种、工作环境卫生和条件的特殊要求等结论和建议。

2. 意义　就业能力评定为患者的职业咨询、职业选择、职业训练及职业规划提供了科学的依据,重新就业能提高患者的生活自理能力,恢复社会属性,实现自我价值。

二、原则

就业能力评定主要涉及能力测验、现有技能测验、职业问卷及人格测量等几个方面,在评定时要根据评定的目的及患者的特点,选择适宜的评定方式和评定量表,做好解释和告知工作,以免出现主观误解。患者能否认真接受测量和能否尽力完成测量对评定结果有重要影响,因此在测评时要注意综合考量得分与原始资料,谨慎判断结果。

1. 评定目的　通过评定,对因伤残或病残而丧失正常就业能力者在就业前进行适应性训练,使其养成工作习惯,学会与职业有关的技巧,适应工作环境,并安排其就业,使其重新参与社会活动。

2. 量表种类　美国的定向和工作评定测试(testing orientation and work evaluation in rehabilitation,TOWER)、精简版微塔法(micro TOWER)、Valpar 评定系统、功能评估调查表(functional assessment inventory,FAI)。一般能力测评中可用中国版韦克斯勒成人智力量表(WAIS-CR)、修订贝塔测验、瑞文渐进性模型测验、简易精神状态检查量表(mini-mental state examination,MMSE)等。

三、内容和方法

1. 评定内容　从职业与工作角度对患者进行测评工作,主要包括三个方面:一是生理学评定,包括确定残疾造成的身体功能障碍的情况和确定与工作活动相关的身体动作;二是心理学评定,确定患者的智力与职业活动兴趣等;三是职业活动测评,确定患者的技能水平、作业的适应性和作业能力等。通过评估患者身体功能、智力、操作能力及职业兴趣等,确定和预测患者的职业适应性、可能性和发展水平、发展方向等,使其达到最全面的康复。

2. 评定方法

(1)工作意愿评定:评定康复对象的职业兴趣、成就、智力、人格、工作价值观等。了解康复对象的需要及是否准备好复工,可采用林氏就业准备评估量表(the Lam assessment of employment readiness,LASER),该量表是自评量表,共有问题18项,每项分5个级别(非常不同意、不同意、不确定、同意、非常同意)。若要帮助其选择职业,可用量表测试,如霍兰德职业倾向测试(中文版)。

(2)躯体功能评定:包括躯体移动能力、力量、感觉、手功能、粗大和精细运动协调以及维持工作所需心肺耐力。可选择功能性能力评估(functional capacity evaluation,FCE),测试个体功能水平与特指的工作或任务两者之间的匹配程度,包括5个大类(上肢功能、负重能力、耐力、平衡能力和姿势维持能力),共37个小项。

(3)工作样本评定:利用模拟性工作或模拟某种工作中某项特质的操作型测验,常见的有TOWER系统、Valpar职业评估训练系统、Jacbos职业前技巧评定等。

(4)工作模拟评定和现场工作评定:是将康复对象置于一个近似的或者真实的工作场所中,观察、评定及报告其一段时间内的工作行为及工作表现。

第八节　生活环境评定

一、概念

1. 定义　生活环境是人类进行日常生活活动的基本环境。生活环境评定是指按照残疾人自身的功能水平对其出院后回归的环境进行考察、分析,找出影响患者日常生活活动的因素,并提出修改方案,最大限度地提高其独立性的评定方法。

2. 意义　生活环境评定是帮助患者将物质环境的不利因素减到最小,针对不同的环境障碍提出符合实际的解决方案。通过生活环境评定,判断患者出院后是否需要使用适应性辅助用具或设备,并做好调整和准备。

二、原则

生活活动的困难主要是由各种原因导致的运动障碍(如平衡、协调、精细动作)、感官障碍(如视力障碍)、智力障碍等引起。上肢截肢者,特别是双上肢截肢者,由于躯体结构损伤而导致自理困难;视力障碍者是由于感官功能损伤而导致自理有不同程度的困难;智力障碍者和精神障碍者则是由于认知功能受限而影响其自理能力。因此,进行生活环境评定时,要充分考虑患者的障碍类型。此外,还需兼顾环境类型。需要评定的环境共9种,个案评定时常用的可能只需几种。为尽量减少主观性,建议环境评定时,最好由协作组(team)来进行,可通过问卷调查和观察以及必要的实地考察来打分。环境评定过程中同时要考虑如何解决患者遇到的问题,思考如何通过环境改造或创建新的物质环境,将患者的活动和参与障碍降到最小,甚至无障碍。

1. 目的　①评定患者在家中、社区和工作环境中的安全状况、功能水平及舒适程度;②为患者、患者家庭、就业者或政府机构、费用支出者提供适当的建议;③评定患者需要增加的生活辅助用具;④帮助准备出院的患者及其家属确定是否能得到较好的服务。

2. 评估方式 包括非标准化和标准化的环境评估,前者包括观察法、现场评估法、自制的评估量表以及患者和家属对环境的自我评估;后者主要采用标准化的评估量表,评估项目全面、能够量化,有标准的评分方法,便于研究和交流。评估时,宜使用综合的评估策略,包括直接对环境观察、与患者及家属面谈和检查患者在实际环境下的表现情况。主要通过患者或家属回答提问来了解患者在将要回归的生活和工作环境中从事各种日常活动可能会遇到的情况,了解哪些环境障碍会阻碍患者活动。实地考察患者在实际环境中进行各种活动的表现,评定结果真实可靠,通过实地考察可以大大减少患者、家属及雇主对于患者功能独立的担心。

三、内容和方法

1. 评定内容 根据 ICF,人类活动的环境主要有 9 种,分别为生活环境、移动环境、交流环境、就业环境、文体环境、居家环境、公共环境、教育环境和宗教环境,可以根据康复对象的实际情况,灵活选择评定内容。

2. 评定方法

(1)生活环境:主要是日常生活活动的环境,如:自己清洗身体、护理身体、如厕、穿脱衣服、进食、喝水和照顾个人健康环境等。对每项活动的环境列出 5 个选择:无障碍、轻微障碍、中度障碍、重度障碍和完全障碍。

(2)移动环境:主要是下肢的运动,包括卧位、坐位、站立位的姿势及转换。主要环境有维持身体姿势、移动自身、举起和搬运物体、用下肢移动物体、手精细活动、手和手臂使用、行走、不同场所移动、使用器具、乘坐交通工具和驾驶车辆的环境等。对每项活动的环境列出 5 个选择:无障碍、轻微障碍、中度障碍、重度障碍和完全障碍。

(3)交流环境:交流是人类社会生活不可或缺的一种能力,其环境一般包括口语交流、非口语交流、讲话、生成非语言信息、交谈、使用交流器具和技术等。对每项活动的环境列出 5 个选择:无障碍、轻微障碍、中度障碍、重度障碍和完全障碍。

(4)就业环境:主要是工作环境和就业场地。工作环境一般指准备就业环境;得到、维持和终止工作的环境;有报酬的就业环境;无报酬的就业环境。就业场地一般指出入职场、使用工具文件和家里工作的环境。对每项活动的环境列出 5 个选择:无障碍、轻微障碍、中度障碍、重度障碍和完全障碍。

(5)文体环境:是文化、娱乐和体育活动的简称。主要有游戏、运动、艺术和文化、手工业制作、业余爱好、社会活动的环境等。对每项活动的环境列出 5 个选择:无障碍、轻微障碍、中度障碍、重度障碍和完全障碍。

(6)居家环境:是从事家务活动的环境,包括居家生活的环境和居家建筑物环境两方面。居家环境主要有获得商品和服务的环境、准备膳食的环境、料理家务的环境、照管居家物品的环境、住宅设计、建设及建造的产品和技术,如:住宅入口、楼梯、地面、家用电器的安全性、浴室的安全性、电源插座的位置、电话及紧急出口等。居家环境对各类残疾人都有不同程度的障碍,对每项活动的环境列出 5 个选择:无障碍、轻微障碍、中度障碍、重度障碍和完全障碍。

(7)公共环境:是从事公共活动的环境,包括参加公共活动的环境和公共建筑物环境两个方面。如:参加非正式社区公共活动的环境、建筑物出入口坡道的环境、室内外公共场所环境等。对每项活动的环境列出 5 个选择:无障碍、轻微障碍、中度障碍、重度障碍和完全障碍。

环境评定的分级参照 ICF 和 ICF 量表,可用"障碍"或"帮助"来评定。每项活动的环境列出 5 个选择作为 5 级,用 0~4 尺度来评价。根据"障碍"评定,分值从无障碍 0、轻微障碍 1、中度障碍 2、重度障碍 3 到完全障碍 4 来表示;根据"帮助"评定,分值从无须帮助 0、轻度帮助+1、中度帮助+2、大量帮助+3、完全帮助+4 来表示。

学习小结

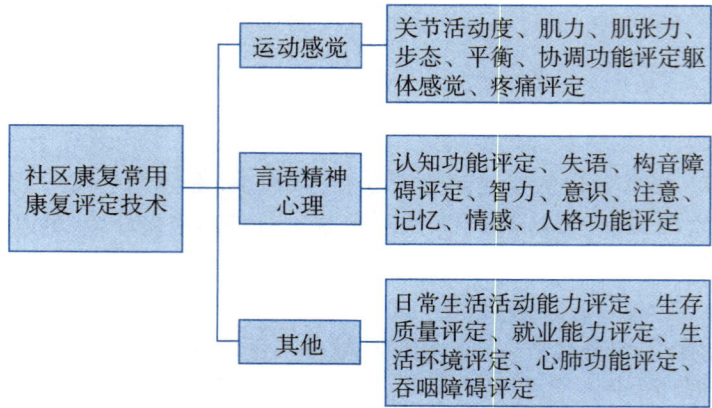

社区康复常用康复评定技术

运动感觉　关节活动度、肌力、肌张力、步态、平衡、协调功能评定躯体感觉、疼痛评定

言语精神心理　认知功能评定、失语、构音障碍评定、智力、意识、注意、记忆、情感、人格功能评定

其他　日常生活活动能力评定、生存质量评定、就业能力评定、生活环境评定、心肺功能评定、吞咽障碍评定

复习思考题

1. 帕金森病患者如何进行日常生活活动能力评定?
2. 阿尔茨海默病患者如何进行知觉障碍评定?
3. 脑卒中患者主要从哪些方面进行评定?

第四章

社区康复基本治疗技术

✍ 学习目标

1. 掌握针灸、推拿和导引疗法、物理治疗、作业治疗、言语治疗、心理治疗和康复护理等技术,并了解这些治疗方法在社区康复中的应用。

2. 熟悉各类疗法的技术原理、治疗作用和临床应用,以及矫形器、助行器等康复辅助器具的功能。

3. 了解各类疗法的适应证与禁忌证。

第一节　针 灸 疗 法

针灸疗法是在中医理论尤其是经络腧穴理论的指导下,采用针刺、艾灸等手段以达到防治疾病目的的治疗方法。针灸疗法是重要的中医外治疗法,属于非药物疗法。因此,无药物毒副作用是其突出特点与优势。在疾病的治疗与康复方面,针刺疗法应用居多;在以防病延年为目的的养生方面,艾灸疗法应用最多,其次是拔罐法。

♥ 思政元素

大医精诚——孙思邈

孙思邈是中国医德思想的创始人,他具有高尚的医德,一切以治病救人为先。孙思邈在他的著作《备急千金要方》中重点强调"大医精诚"的医德规范。而他本人也是以德养性、以德养身的代表性人物之一。他不仅勤学苦练,细心揣摩进针手法,以减轻患者痛苦;更时时牢记并身体力行:患者不分等级,不区别对待患者的医学人文思想。敬畏职业,敬畏生命。

一、毫针刺法

毫针基本操作技术包括持针法、进针法、行针法、留针法、出针法等针刺方法。行针是针刺后为了促进针下得气,产生针感,使针感循经传导的操作技术,主要有基本手法和辅助手法两类。

(一)持针法

术者持毫针保持其端直坚挺的方法。临床常用右手持针行针,称为刺手。持针法以三指持针法为主,这是持针法操作的总则。持针法有两指持针法、三指持针法、四指持针法和双手持针法。

(二)进针法

进针法又称下针法,是将毫针刺入皮下腧穴的技术方法。临床常用的进针法有双手进针法、单手进针法和针管进针法三类。如从进针速度而言,又有快速进针与缓慢进针的区别。不论哪一种进针法,其关键在于根据腧穴部位的解剖特点,选择合适的毫针,并重视"治神"和进针的配合,以达到无痛或微痛的进针。

1. 双手进针法 左手按压爪切或辅助进针,称为"押手";右手持针刺入,称为"刺手"。双手配合进针的操作方法称为双手进针法。

(1)指切进针法:又称爪切进针法,用左手拇指或示指端切按在腧穴位置旁,右手持针,紧靠左手指甲面将针刺入腧穴。此法适用于短针的进针(图4-1)。

(2)夹持进针法:用左手拇、示二指持捏消毒干棉球,夹住针身下端,右手拇、示指持针柄,将针尖固定在腧穴表面,右手捻动针柄,将针刺入腧穴。此法适用于长针的进针(图4-2)。

(3)舒张进针法:用左手拇、示二指或示、中二指将所刺腧穴部位的皮肤向两侧撑开,使皮肤绷紧,右手持针,使针从左手拇、示二指或示、中二指的中间刺入。此法主要用于皮肤松弛部位的腧穴(图4-3)。

(4)提捏进针法:用左手拇、示二指将针刺部位的皮肤轻轻捏起,右手持针,从捏起皮肤的上端将针刺入。此法主要用于皮肉浅薄部位的进针,如面部穴位的进针(图4-4)。

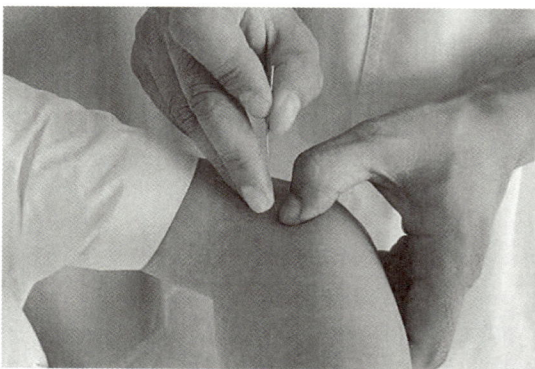

图4-1 指切进针法

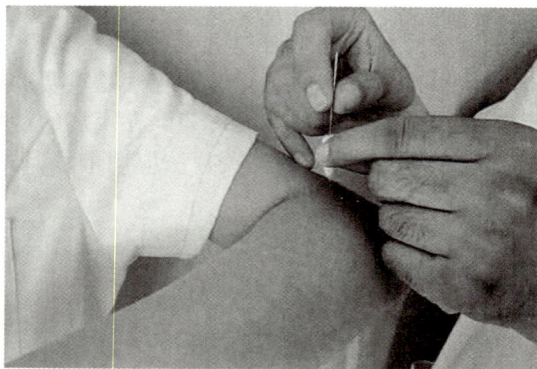

图4-2 夹持进针法

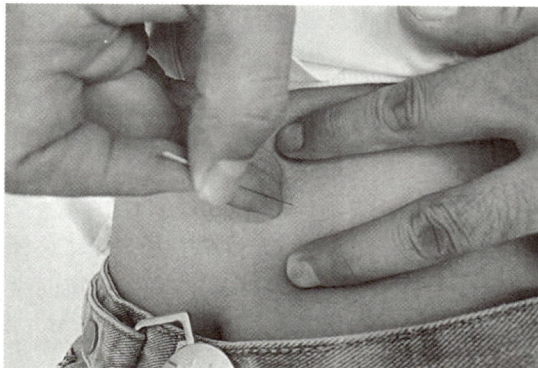

图4-3 舒张进针法

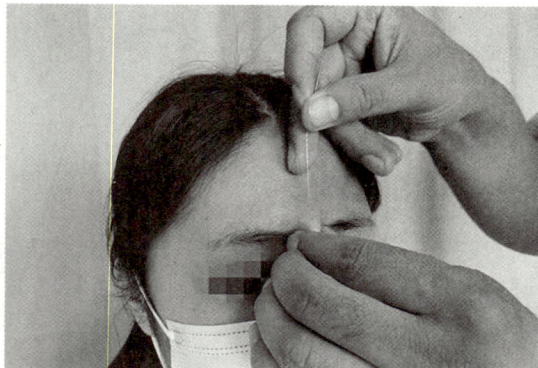

图4-4 提捏进针法

2. 单手进针法 以右手拇、示指夹持针柄,中指指端靠近穴位,指腹抵住针体下段,拇、示指向下用力按压时,中指随之屈曲,将针刺入,直刺至所要求的深度。多用于较短的毫针。

3. 针管进针法 选用塑料、玻璃或金属制成的针管,以及平柄或管柄的毫针,针管长度比毫针短 2~3cm。进针时,左手持针管,将针装入管内,针尖与针管下端平齐,置于腧穴上,针管上端露出针柄 2~3cm,用右手示指叩打针尾或用中指弹击针尾,使针刺入穴位,随后将套管抽出。此法主要用于儿童和惧针者。也可用安装弹簧的特制进针器进针。

(三) 进针的角度和方向

1. 进针角度 指进针时可根据腧穴部位特点与针刺要求,合理选择针体与皮肤所形成的角度。一般分为直刺、斜刺和平刺三种。

(1) 直刺法:将针体垂直刺入皮肤,针体与皮肤约呈 90°。适用于大多数穴位,浅刺与深刺均可。

(2) 斜刺法:将针体与皮肤呈 45°左右,斜刺入皮肤。适用于骨骼边缘和不宜深刺的穴位,如需避开血管、肌腱时也可用此法。

(3) 平刺法:又称沿皮刺、横刺。沿皮下进针,横刺腧穴,使针体与皮肤呈 15°左右,针体几乎贴近皮肤。适用于头面、胸背及皮肉浅薄处。

2. 针向调整 针刺入穴位后,根据针感强弱及其传导方向等情况,及时退针、调整针向以激发经气。

(四) 针刺深浅

针刺深浅,是根据腧穴部位特点和病情需要,在针刺得气取得疗效的前提下,结合患者体质、针刺时令等因素,正确掌握针刺深度的方法。

1. 依据腧穴部位定深浅 一般肌肉浅薄,内有重要脏器处宜浅刺;肌肉丰厚之处宜深刺。如头面、胸背部及四肢末端腧穴当浅刺;腰臀、四肢、腹部穴位可适当深刺。

2. 依据证候性质定深浅 热证、虚证宜浅刺;寒证、实证宜深刺。表证,可浅刺以宣散;里证,宜深刺以调气等。总之,应依据疾病证候之性质来选择针刺深浅。

3. 依据疾病部位定深浅 一般病在表、在肌肤宜浅刺;在里、在筋骨、脏腑宜深刺。

4. 依据体质定深浅 一般肥胖、强壮、肌肉发达者宜深刺;消瘦、虚弱、肌肉脆薄者宜浅刺。成人深刺,婴幼儿浅刺。

5. 依据得气与补泻要求定深浅 针刺后浅部不得气,宜插针至深部以催气;深部不得气,宜提针至浅部以引气。

6. 依据时令定深浅 一般是"春夏宜刺浅,秋冬宜刺深"。

(五) 行针法

行针是针刺后为了促进针下得气,产生针感,使针感循经传导的操作技术,主要有基本手法和辅助手法两类。

1. 基本手法

(1) 提插法:是针刺过程中行针的一种基本手法,包括上提和下插两个动作,即针体在腧穴内反复进行空间上下的运动。提针和插针两者相对,一上一下,是进针得气后,在所要求的层次或幅度内反复操作的手法。

提插法多用于肌肉较丰厚部位的腧穴。提插幅度的大小、层次的变化、频率的快慢和操作时间的长短,应根据患者的体质、病情、腧穴部位和针刺目的等灵活掌握。使用提插法时的指力一定要均匀一致,幅度不宜过大,一般以 2~3cm 为宜,上提时不要提出皮肤,下插时不要刺伤脏器和筋骨。频率不宜过快,每分钟 60 次左右,保持针身垂直,不改变针刺角度、方向。通常认为,行针时提插的幅度大、频率快,刺激量较大;反之刺激量减小。

（2）捻转法：是拇、示指持针，反复捻动针体使针左右均匀旋转的手法，即针体刺入腧穴一定深度后，通过拇、示指来回旋转捻动，反复交替而使针体转动。作为毫针行针的一种基本手法，临床应用广泛。

捻转法适用于人体绝大多数部位的腧穴。捻转角度的大小、频率的快慢、时间的长短等，应根据患者的体质、病情、腧穴的部位、针刺目的等具体情况而定。操作应轻快自然、连续交替，向前向后动作之间不停顿。捻转角度不宜过大或呈单向捻转。

2. 辅助手法　包括弹法、摇法、循法、刮法、震颤法、飞法。

（六）导气法

针刺手法名，根据《灵枢·五乱》中："徐入徐出，谓之导气。"这种手法是在得气的基础上由浅层徐徐插入深层，再从深层徐徐提退至浅层；或由深层徐徐提退至浅层，再从浅层徐徐插至深层。适用于气机逆乱之证，不论虚证或实证均可用此手法。若为虚证则导引其正气，若为实证则可外泄其邪气，使病邪不致深入，正气得以恢复正常。

（七）平补平泻法

进针至穴位一定深度，速度缓慢、均匀平和地用力，边捻转、边提插，每次提插的幅度、捻转的角度要基本一致，频率适中，节律和缓，针感强弱适当。注意操作手法要均匀和缓，捻转角度在 90°~180°，提插幅度尽量要小，针感不宜过于强烈。留针 20~30 分钟，再缓慢平和地将针渐渐退出。

（八）留针法

留针法，是针刺得气后，将针体留置穴内一段时间后，再予出针的方法。临床可分为静留针法和动留针法两种，根据病情和患者体质不同而分别使用。留针的目的是加强针刺的作用和便于继续行针施术。一般病证在针下得气及施以适当的补泻手法后，即可出针或留针 10~20 分钟。但针对一些特殊病证，如急性腹痛，破伤风，角弓反张，寒性、顽固性疼痛或痉挛性病证，可根据患者病情适当延长留针时间，并在留针过程中做间歇性行针，以增强、巩固疗效。

（九）出针法

出针又称起针、退针，是毫针技术操作过程的最后步骤，在施行针刺手法或留针达到预定针刺目的和治疗要求后，即可出针。是针刺达到治疗要求后将针取出的方法。临床上，出针法应根据证候虚实、患者体质、针刺深浅和腧穴特点等具体情况正确施行，否则会影响疗效，甚至会引起出血、血肿等不良后果。

出针前，稍捻转针柄，待针下轻松滑利时方可出针。出针时，左手拇、示两指持一消毒干棉球轻轻按压针刺部位（或夹持针体底部），右手持针柄，做轻微的小幅度捻转，并随势将针缓慢提至皮下（不可单手用力过猛），静留片刻，然后出针。出针后，除特殊需要外，一般宜用消毒棉球轻压针孔片刻，以防出血。当针退出后，需仔细查看针孔是否出血，询问患者针刺部位有无不适感，检查、核对针数有无遗漏，还需密切注意患者有无晕针延迟反应现象。

（十）得气及候气的相关技术

得气，是毫针进针后施以一定的行针手法，使针刺腧穴部位产生针刺的感应，这种针刺的感应就是得气。《灵枢·九针十二原》指出："刺之要，气至而有效。"说明针刺得气是取得疗效的关键。一般来说，得气迅速，疗效就好；得气迟缓，疗效就差；若不得气，就没有治疗效果。得气的快慢还与体质、气候等有一定的关系。凡患者体质较强，在气候温暖的情况下，针刺容易得气；相反，若患者体质较弱，在气候寒冷的情况下，针刺就不容易得气。正常的得气感应是满实而不紧涩。若得气后，发觉指下紧涩、行针困难，则是邪气盛实的征象；若转针时觉指下太紧，且单方向捻转幅度过大，则是肌纤维缠住针身的缘故。临床上如遇到针刺入

后不得气的情况,就需要采取一定的措施来促使得气,常用的方法介绍如下:

1. 候气法　针刺入腧穴后,通过较长时间的留针而促使"气至"的方法,又称留针候气法。进针后气不至,留针片刻,有候气、待气而至的作用。候气时,可以安静地等待,也可以间歇地运针,以待气至。

2. 催气法　针刺入腧穴后,通过各种行针手法,催促经气速至针下的方法。临床常用动摇、提插、捻转结合的手法催气,还可选用刮动针柄、弹摇针身、沿经循摄等法,也都有催气的作用。临床常用的催气方法有:

(1) 搜气法:若针刺入一定深度后,尚不得气或气至不明显,可将针退至浅层,改变针刺方向,再行针刺。如仍不得气,再向前后或左右有目的地直刺或斜刺,反复进退搜寻以催其气至。

(2) 循按法:针刺入后气至不畅,或得气后瞬即消失,可用手指于针刺部位附近向上下、左右循按、爪摄或叩击,以催引其气至。

(3) 弹震法:"弹"是用手指弹动针柄,促其气至,使针下沉紧;"震"是用右手半握拳并将中指突出,敲震穴位周围,或用手指弹震,以振动经气促使气至。

3. 守气法　是指在使用候气、催气法针下得气之后,使气留守勿去的方法。本法可使已经出现的得气感应保持一定的强度和时间。常用的守气方法有:

(1) 推弩法:即将针尖顶住有得气感应的部位,推弩针柄,或用拇指向前或向后捻住针柄,不使针尖脱离经气感应处,稍待1~3分钟,以延长感应时间。

(2) 搬垫法:在针下得气后,术者刺手将针柄搬向一方,用手指垫在针体与穴位之间,顶住有得气感应的部位。如用拇指搬针,则用示指垫针;反之,用示指搬针,即用拇指垫针,以加大经气感应。如配合补泻者,用于补法时,针尖要往里按,搬垫角度宜小;用于泻法时,针尖要向外提,搬垫角度要大。

4. 调气法　即调节针感的各种方法,包括捻转、提插、呼吸配合、手指循按及龙虎升腾、纳气、青龙摆尾、白虎摇头、苍龟探穴、赤凤迎源等法。从广义上讲,针刺的目的就是通过调整人体经络之气,使失去平衡的阴阳之气得到调理归于平秘。故《灵枢·刺节真邪论》说:"用针之类,在于调气。"临床上得气后可以使阻滞的经气流通,因而使"痛则不通"变为"通则不痛",使疼痛减轻或消失。

二、灸法

灸,灼烧的意思。灸法主要是借灸火的热力给人体以温热性刺激,通过经络腧穴的作用,以达到防治疾病目的的一种方法。施灸的原料很多,以艾叶作为主要原料,以陈久的艾绒为佳。灸法的作用主要有温经散寒、扶阳固脱、消瘀散结、防病保健、引热外行,临床上多用于治疗以虚证、寒证及阴证为主的各类病证,也可用于治疗某些实热病证。灸法的种类如下:

(一) 艾炷灸

艾炷灸是将纯净的艾绒放在平板上,用手搓捏成规格大小不同的圆锥形艾炷,置于施灸部位点燃而治病的方法。常用的艾炷小者如麦粒大,中者如半截枣核大,大者如蚕豆大。每燃烧尽一个艾炷,称为一壮。施灸时,即以艾炷的大小和壮数多少来掌握刺激量的轻重。艾炷灸可分为直接灸和间接灸两类。

1. 直接灸　又称明灸、着肤灸,是将大小适宜的艾炷直接放在皮肤上施灸的一种方法。根据灸后皮肤有无烧伤化脓,又分为瘢痕灸和非瘢痕灸两种。

2. 间接灸　是指用药物或其他材料将艾炷与施灸腧穴部位的皮肤隔开进行施灸的方

法,故又称隔物灸、间隔灸。间接灸所用间隔药物或材料很多,如以生姜间隔者,称隔姜灸;以蒜片或蒜泥间隔者,称隔蒜灸;用食盐间隔者,称隔盐灸;以附子饼间隔者,称隔附子饼灸。

（1）隔姜灸:将鲜生姜切成厚约0.3cm的生姜片,用针扎孔数个,置于施灸穴位上,点燃艾炷放在姜片中心施灸。若患者有灼痛感可将姜片提起,使之离开皮肤片刻,旋即放下,再行灸治,反复进行,以局部皮肤潮红湿润为度。一般每次施灸5~10壮。

（2）隔蒜灸:隔蒜灸又分为隔蒜片灸和隔蒜泥灸。隔蒜片灸是将独头大蒜横切成厚约0.3cm的薄片,用针扎孔数个,置于施灸穴位上,点燃艾炷放在蒜片中心施灸,每施灸4~5壮,须更换蒜片,继续灸治;隔蒜泥灸是将大蒜捣成蒜泥,置于施灸穴位上,在蒜泥上铺艾绒或艾炷,点燃施灸。此两种隔蒜灸法,每穴每次宜灸足7壮,以灸处泛红为度。

（3）隔盐灸:将纯净干燥的食盐纳入脐中,填平脐孔,上置艾炷施灸。患者有灼痛感时,即更换艾炷。也可在食盐上放置姜片施灸,待患者有灼痛感时,将姜片提起,保留余热至一炷燃完,一般可灸3~7壮。急性病可多灸,不限制壮数。

（4）隔附子饼灸:取生附子切细研末,用黄酒调和做成饼状,大小适度,厚约0.4cm,用针扎孔数个,置于穴位上,点燃艾炷施灸,附子饼干焦后更换新饼,灸至肌肤内温热、局部肌肤红晕为度。每日灸1次。

（二）艾条灸

艾条灸即用桑皮纸或细草纸将艾绒包裹卷成圆筒形的艾卷,将其一端点燃,对准穴位或患处进行施灸的一种方法。

艾条灸可分为悬起灸和实按灸两种方式。

1. 悬起灸　施灸时将艾条悬放在距离穴位一定高度上进行熏烤,不使艾条点燃端直接接触皮肤。根据实际操作方法不同,分为温和灸、雀啄灸和回旋灸。温和灸多用于灸治慢性病;雀啄灸、回旋灸多用于灸治急性病。

（1）温和灸:施灸时,将艾条的一端点燃,对准穴位,距皮肤2~3cm进行熏烤,使患者局部有温热感而无灼痛为宜,一般每处灸10~15分钟,至皮肤出现红晕为度。对于局部知觉减退的患者,术者可将中、示二指分张,置于施灸部位的两侧,以感知患者局部皮肤的受热程度,以便随时调节施术距离,防止烫伤。

（2）雀啄灸:施灸时,艾条点燃的一端与施灸部位皮肤的距离不固定,像鸟雀啄食一样,上下活动地施灸。

（3）回旋灸:施灸时,艾条点燃的一端与施灸部位皮肤的距离不固定,左右移动或反复旋转地施灸。

2. 实按灸　将点燃的艾条隔布或隔棉纸数层实按在穴位上,使热气透入皮肉深部,火灭热减后重新点燃按灸,称为实按灸。常用的实按灸有太乙针灸和雷火针灸。

（1）太乙针灸:施灸时,将加药艾条点燃的一端,以布7层包裹,直接按在穴位上,留1~2秒即可。紧接着再按其他穴位。若火熄则重新点燃。每次按灸10次左右。多用于灸治风寒湿痹、肢体顽麻、痿弱无力、半身不遂等。

（2）雷火针灸:除药物处方不同外,施灸方法与"太乙针灸"相同。临床主治急性腰扭伤及寒湿痹痛,其他大体与"太乙针灸"主治相同。

（三）温针灸

温针灸是针刺与艾灸相结合的一种方法,适用于既需要留针又适宜用艾灸的病证。操作方法:在针刺入腧穴,得气并给予适当补泻手法后,将针留在适当的深度,在针柄上穿置一段长约2cm的艾卷施灸,直待燃尽,除去灰烬,再将针取出。此法是一种简单易行的、针刺与艾灸并用的方法,其艾绒燃烧的热力可通过针身传入体内,以发挥针和灸的作用,达到治疗目的。

（四）温灸器灸

温灸器是一种专门用于施灸的器具,用温灸器施灸的方法称温灸器灸。临床常用的温灸器有温灸盒、温灸架和温灸筒。施灸时,将艾绒点燃后放入温灸筒或温灸盒里的铁网上,然后将温灸筒或温灸盒放在施灸部位即可。适用于灸治腹部、腰部的一般常见病,对小儿、孕妇及畏灸者最为适宜。

（五）灯火灸

灯火灸又名"灯草灸""油捻灸",是民间沿用已久的简便灸法。取 10~15cm 长的灯心草一根,以麻油浸之,燃着后快速对准穴位猛一接触,听到"叭"的一声迅速离开,如无爆淬之声可重复 1 次。具有疏风解表、行气化痰、清神止搐等作用,多用于小儿痄腮、乳蛾、吐泻、胃痛、腹痛、惊风等病证。

（六）天灸

天灸又称"药物灸""发泡灸",是将对皮肤有刺激性的药物涂敷于穴位或患处,使局部充血、起泡,犹如灸疮,选取一年中气候最冷和最热的冬至或三伏天前后在相应穴位上进行敷贴,故名天灸。对过敏性鼻炎、慢性支气管炎、肺气肿、哮喘和体质虚弱等病症疗效较好。

（七）其他

1. 穴位敷贴法　穴位敷贴法是指在某些穴位上敷贴药物,通过药物和腧穴的共同作用以治疗疾病的一种方法。敷贴药物之前应先用温水或75%酒精棉球擦净局部,然后用纱布、油纸或胶布固定。敷贴时间视药物刺激程度而定。腧穴敷贴一般多选用病变局部穴位、阿是穴或经验穴。其中神阙穴和涌泉穴为常用的敷贴穴。本法一般无危险性和毒副作用,较为安全、简便,对于衰老或稚弱者、药入即吐者尤宜。

凡是临床上有效的汤剂、丸剂,一般都可以熬膏或研末用作穴位敷贴。但与内服药相比,其自身又有以下特点:

（1）应用通经走窜、开窍活络之品,如冰片、麝香、丁香、花椒、白芥子、姜、葱、蒜、细辛、白芷等。

（2）多选气味俱厚之品,有时甚至选用力猛有毒的药物,如生南星、生半夏、川乌、草乌、巴豆、斑蝥、附子、大戟等。

（3）选择适当溶剂调和敷贴药物或熬膏,以达药力专、吸收快、收效速的目的。

本法临床应用范围相当广泛,既可治疗某些慢性病,又可治疗一些急性病。治疗病症主要有:感冒、急慢性支气管炎、支气管哮喘、风湿性关节炎、面神经麻痹、神经衰弱、胃肠神经症、腹泻、阳痿、月经不调、痛经、子宫脱垂、厌食、遗尿等。此外,还可用于防病保健。

2. 热敏灸　即腧穴热敏化艾灸疗法,又称热敏悬灸,简称"热敏灸",属于灸疗法的一种。是能激发透热、扩热、传热、局部微热远部热、表面微热深部热、非热觉等热敏灸感和经气传导,并施以个体化的饱和消敏灸量,从而提高艾灸疗效的一种新疗法。优点是不用针、不接触人体、无伤害、痛苦小、副作用小。临床上对一些寒性痛证效果较好,对前列腺炎、阳痿、性冷淡、肠胃不适、月经不调、痛经、乳腺小叶增生、面神经麻痹等各类慢性退行性、功能性病变也有一定的疗效。

三、拔罐法

拔罐法是以罐为工具,利用燃烧、抽气等方法排除罐内空气,造成负压,使之吸附于腧穴或施术部位的体表,产生刺激,使局部皮肤充血、瘀血,以达到防治疾病目的的一种方法。拔罐法具有操作简便、使用安全、适应广泛等优点。罐的种类很多,目前临床常用的是竹罐、陶罐、抽气罐和玻璃罐。

（一）火罐法

火罐法主要使用玻璃罐，即利用火燃烧的热力排除罐内空气以形成负压，使罐体吸拔在皮肤上。火罐法吸拔力的大小与罐具的大小和深度、罐内燃火的温度和方式、扣罐的时机与速度及在扣罐时空气进入罐内的多少等因素有关。如罐具深而且大，在火力旺时扣罐，罐内热度高，扣罐动作快，下扣时空气进入罐内少，则罐的吸拔力大，反之则小。

火罐法具体操作有闪火法、投火法、贴棉法、架火法和滴酒法 5 种，可根据具体需要灵活选择，临床应用较多的是闪火法。闪火法的操作：用镊子或止血钳等夹住 95% 酒精棉球，点燃后在火罐内壁中段绕 1~2 圈，或稍作短暂停留后迅速退出并及时将罐扣在施术部位上。

（二）水罐法

水罐法常用竹罐。将竹罐放入水中或药液中煮沸 2~3 分钟，然后用镊子将罐倒置（罐口朝下）夹起，迅速用多层干毛巾捂住罐口片刻，以吸去罐内的水液，降低罐口温度（但保持罐内热气），趁热将罐扣在应拔部位。此法适用于任何部位拔罐。其吸拔力小，操作须快捷。分为水煮法、蒸汽法两种。

（三）抽气罐法

先将抽气罐紧扣在应拔部位，用抽气装置将罐内的部分空气抽出，使其吸拔于皮肤上。常用的有注射器抽气罐法、按压抽气罐法、橡皮排气球抽气罐法及电动抽气罐法等种类。此法适用于任何部位拔罐。

四、电针法

电针法，是将针刺入腧穴得气后，在针具上通以接近人体生物电的微量电流，利用针和电两种刺激相结合，以防治疾病的一种方法。其优点是能代替人做较长时间的持续运针，节省人力；且能比较客观地控制刺激量；集毫针刺法和电疗于一体。电针仪器的种类很多，主要有交流、直流可调电针机，音频振荡电针机，晶体管电针机等。

（一）操作方法

1. 配穴处方　电针的处方配穴与针刺法相同。一般选其中的主穴，配用相应的辅助穴位，多选同侧肢体的 1~3 对穴位为宜。

2. 电针方法　针刺入穴位有得气感应后，将输出电位器调至"0"位，根据疾病的性质连接导线的正负极。然后打开电源开关，选好波形，缓慢调高至所需输出电流量至患者可耐受的量。通电时间一般在 5~20 分钟，用于镇痛则一般在 15~45 分钟。如感觉弱时，可适当加大输出电流量，或暂时断电 1~2 分钟后再行通电。当达到预定时间后，先将输出电位器退至"0"位，然后关闭电源开关，取下导线，最后按一般起针方法将针取出。

3. 电流的刺激强度　当电流开到一定强度时，患者有麻刺感，这时的电流强度称为"感觉阈"。如电流强度再稍增加，患者会突然产生刺痛感，能引起疼痛感觉的电流强度称为"痛阈"。感觉阈和痛阈因人而异，在各种病理状态下其差异也较大。一般情况下在感觉阈和痛阈之间的电流强度，是治疗最适宜的刺激强度。但此范围较小，须仔细调节。超过痛阈的电流强度，患者不易接受，应以患者能耐受的强度为宜。

（二）作用和适应范围

电针可调整人体生理功能，有止痛、镇静、促进气血循环、调整肌张力等作用。电针的适应范围和毫针刺法基本相同，故其治疗范围较广。临床常用于各种痛证、痹证和心、胃、肠、胆、膀胱、子宫等器官的功能失调，以及癫狂和肌肉、韧带、关节的损伤性疾病等，并可用于针刺麻醉。

脉冲电是指在极短时间内出现的电压或电流的突然变化,即电容的突然变化构成了电的脉冲。一般电针仪输出的基本波就是这种交流脉冲,常为双向尖脉冲或双向矩形脉冲。常用的电针输出波形有:①疏密波,常用于治疗扭挫伤、关节周围炎、坐骨神经痛、面神经麻痹、肌无力、局部冻伤等病症;②断续波,常用于治疗痿证、瘫痪等;③连续波,常用于治疗痿证和各种软组织损伤及慢性疼痛等。

五、头针

头针又称头皮针,是在头部特定的穴位进行针刺以防治疾病的一种方法。头针的理论依据主要有两个:一是根据传统的脏腑经络理论,二是根据大脑皮质的功能定位在头皮的投影,选取相应的头穴线。因头部肌肉浅薄、血管丰富,在临床上常采用沿皮透刺穴的方法,并结合捻转、提插等手法施术。

头针常以国际通用的头皮针标准治疗线为刺激部位,沿皮透刺。以下介绍一些主要的标准头穴线定位和主治。

(一)额中线

在额部正中发际内,自发际上5分处即神庭穴起,向下刺1寸。主治神志病及头、鼻、舌、眼、咽喉病等,如神昏、失眠、头痛、鼻塞、目赤、咽痛等。

(二)额旁1线

在额部,位于额中线外侧,直对眼内角,自发际上5分处即眉冲穴起,向下刺1寸。主治肺、心等上焦病症,如咳嗽、胸痛、感冒、气喘、失眠、眩晕、心悸、胸痹心痛等。

(三)额旁2线

在额部,位于额旁1线外侧,直对瞳孔,自发际上5分处即头临泣穴起,向下刺1寸。主治脾、胃、肝、胆等中焦病症,如胃痛、泄泻、腹胀、胁痛等。

(四)额旁3线

在额部,位于额旁2线外侧,直对眼外角,在头维穴内侧0.75寸处发际上5分处,向下刺1寸。主治肾、膀胱等下焦病症,如阳痿、遗精、癃闭、尿频、遗尿等。

(五)顶中线

在头顶部,位于前后正中线上,自百会穴至前顶穴的连线。主治腰、腿、足病症,如瘫痪、麻木、疼痛,以及脱肛、阴挺、小儿遗尿、眩晕、头痛等。

(六)顶颞前斜线

在头部侧面,头顶至头颞部,自前神聪穴至悬厘穴的连线。主治运动功能障碍病症,如瘫痪等。可将全线分为5等份,上1/5治下肢瘫痪,中2/5治上肢瘫痪,下2/5治面神经麻痹、运动性失语、流涎。

(七)顶颞后斜线

在头部侧面,头顶至头颞部,位于顶颞前斜线之后1.5寸,即自百会穴至曲鬓穴的连线。主治感觉功能障碍病症,如疼痛、麻木、瘙痒等。可将全线分为5等份,上1/5治下肢感觉异常,中2/5治上肢感觉异常,下2/5治头面部感觉异常。

(八)顶旁1线

在头顶部,位于顶中线外侧1.5寸,即自通天穴起沿经向后刺1.5寸。主治腰腿病症,如下肢瘫痪、麻木、疼痛等。

(九)顶旁2线

在头顶部,位于顶旁1线外侧0.75寸,即自正营穴起沿经向后刺1.5寸。主治肩、臂、手等病症,如上肢瘫痪、麻木、疼痛等。

（十）颞前线

在头颞部,自颔厌穴至悬厘穴的连线。主治偏头痛、运动性失语、周围性面瘫及口腔病症等。

（十一）颞后线

在头颞部,自率谷穴至曲鬓穴的连线。主治偏头痛、眩晕、耳鸣、耳聋等。

（十二）枕上正中线

在头枕部,为枕外隆凸上方正中的垂直线,即自强间穴至脑户穴的连线。主治眼病、腰脊痛等。

（十三）枕上旁线

在头枕部,与枕上正中线平行,并与之相距 0.5 寸处的直线。主治同枕上正中线。

（十四）枕下旁线

在头枕部,为枕外隆凸下方两侧 2 寸长的垂直线,即自玉枕穴至天柱穴的连线。主治小脑疾病引起的平衡障碍、后头痛等。

六、耳针

耳针是在耳郭穴位上用针刺或其他方法进行刺激,从而防治疾病的一种方法。其治疗范围较广,操作方便,且对疾病的诊断也有一定的参考意义。

耳穴是指分布在耳郭上的一些特定区域。耳穴在耳郭的分布有一定的规律,根据形如胚胎的耳穴分布图看到:与头面相应的穴位在耳垂,与上肢相应的穴位居耳周,与躯干和下肢相应的穴位在对耳轮体部和对耳轮上、下脚,与内脏相应的穴位集中在耳甲。

耳穴的适应证主要有:

1. 疼痛性疾病　如各种扭挫伤、头痛和神经性疼痛等。

2. 炎性疾病及传染病　如急慢性结肠炎、咽喉炎、扁桃体炎、胆囊炎、流行性感冒、腮腺炎等。

3. 功能紊乱性疾病　如自主神经功能紊乱、心律不齐、高血压、眩晕、月经不调、遗尿、神经衰弱等。

4. 过敏及变态反应性疾病　如荨麻疹、哮喘、过敏性鼻炎、过敏性结肠炎、过敏性紫癜等。

5. 内分泌代谢紊乱性疾病　如甲状腺功能亢进或低下、糖尿病、肥胖症、围绝经期综合征等。

6. 其他　耳穴有催乳、催产,预防和治疗输血、输液反应,以及美容、戒烟、戒毒、延缓衰老、防病保健等作用。

临床上耳穴常用的刺激方法主要有压丸法、针刺法、埋针法和刺血法,还包括穴位注射法、电针法等,以压丸法最常用,即在耳穴表面贴敷压丸的一种简易疗法。此法既能持续刺激穴位,又安全无痛,无副作用,目前广泛应用于临床。压丸所选用材料就地取材,如王不留行、油菜籽、绿豆、小米、白芥子及磁珠等,临床多用王不留行。

七、特殊针法

（一）穴位注射法

穴位注射法,是依据穴位作用和药物性能,将药物注入穴位以防治疾病的一种治疗方法,又称"水针"。它可将针刺刺激和药物的性能及对穴位的渗透作用相结合,发挥其综合效应,故对某些疾病有特殊的疗效。

针具可用消毒的注射器和针头,可根据需要选用不同型号。选穴原则同针刺法,但作为本法的特点,常结合经络、穴位按诊法以选取阳性反应点。如在背部、胸腹部或四肢的特定穴部位出现的条索、结节、压痛以及皮肤的凹陷、隆起、色泽变异等,软组织损伤可选取最明显的压痛点。一般每次 2~4 穴,不宜过多。

凡是可供肌内注射用的药物,都可供穴位注射用。常用于制作注射液的中药有当归、丹参、红花、板蓝根、徐长卿、补骨脂、柴胡、鱼腥草、川芎等;西药有 25% 硫酸镁,维生素 B_1、B_{12}、C、K_3,0.25% ~2% 盐酸普鲁卡因,生理盐水,骨宁注射液等。

穴位注射法的适应范围很广,凡是针灸治疗的适应证大部分均可采用本法,如痹证、腰腿痛等。

(二)三棱针疗法

用三棱针刺破人体的一定部位,放出少量血液或挤出少量液体或挑断皮下纤维组织,达到治疗疾病目的的方法,叫三棱针疗法。古人称之为"刺血络"或"刺络",现代称之为"放血疗法"。

三棱针的针刺方法一般分为点刺法、散刺法、刺络法、挑刺法 4 种。具有通经活络、开窍泄热、消肿止痛、调和气血等作用。其适应范围较为广泛,凡各种实证、热证、瘀血、疼痛等均可应用。较常用于某些急症和慢性病,如昏厥、高热、中暑、中风闭证、咽喉肿痛、目赤肿痛、顽癣、痈疖初起、扭挫伤、痔疮、顽痹、头痛、丹毒、指(趾)麻木等。

(三)皮肤针法

运用皮肤针叩刺人体一定部位或穴位,激发经络功能,调整脏腑气血,以达到防治疾病目的的方法,叫皮肤针法。

皮肤针的叩刺部位,一般可分为循经叩刺、穴位叩刺、局部叩刺 3 种。针具和叩刺部位用 75% 酒精消毒后,以右手拇指、中指、无名指握住针柄,示指伸直按住针柄中段,针头对准皮肤叩击,运用腕部的弹力,使针尖叩刺皮肤后立即弹起,如此反复叩击。叩击时针尖与皮肤必须垂直,弹刺要准确,强度要均匀,可根据病情选择不同的刺激部位或刺激强度,刺激强度可以根据刺激的部位、患者的体质和病情的不同而决定,一般分轻、中、重 3 种。

皮肤针的适应范围很广,临床各种病症均可应用,如近视、视神经萎缩、急性扁桃体炎、感冒、慢性胃肠炎、便秘、头痛、失眠、腰痛、皮神经炎、斑秃、痛经等。

(四)皮内针法

皮内针法是将特制的小型针具固定于腧穴部位的皮内作较长时间留针的一种方法,又称"埋针法"。针刺入皮肤后,固定留置一定的时间,给腧穴以长时间的刺激,可调整经络脏腑功能,达到防治疾病的目的。

针刺部位多以不妨碍正常活动的腧穴为主,一般多选用背俞穴、四肢穴和耳穴等,临床多用于某些需要久留针的疼痛性疾病和久治不愈的慢性病症,如神经性头痛、面神经麻痹、胆绞痛、腰痛、痹证、神经衰弱、高血压、哮喘、小儿遗尿、痛经等。

第二节　推　拿　疗　法

推拿疗法也是中医防治疾病的重要方法之一。推拿又称按摩,属于中医外治法的范畴,是指运用特定的手法或借助于一定的推拿工具作用于人体的特定部位或者穴位,同时配合一定的功能锻炼方法,对疾病进行诊断、治疗、预防的中医治疗方法。推拿疗法具有操作简便、适应证广、疗效显著、经济安全等特点。

思政元素

天人合一 —— 吴谦

推拿手法源于远古时期人类自我防卫保健的本能,是医学先辈们从几千年来的宝贵经验中提炼、总结出来的,是中医学天人合一思想的具体体现,也是大医精诚、医者仁术的具体化表现形式。在演练手法或是施术过程中,要调神、守正,心存仁念,坚持"人民至上、患者至上"的理念,达到《医宗金鉴·正骨心法要旨》中"法之所施,使患者不知其苦,方称为手法也"的境界。

目前根据手法的动作形态,把手法分为摆动类、摩擦类、挤压类、振动类、叩击类和运动关节类等六大类手法,每类各由数种手法组成,本节选择其中常用手法予以介绍。

一、摆动类手法

通过前臂或腕关节有节奏地摆动,使手法产生的力轻重交替、持续不断地作用于体表施术部位的一类手法,称为摆动类手法。主要包括滚法、一指禅推法和揉法三种。

(一)滚法

以手背近小指侧部贴于体表施术部位上,通过前臂的摆动带动腕关节的屈伸运动,使小鱼际与手背在施术部位上做持续不断的来回滚动,称为滚法(图4-5)。

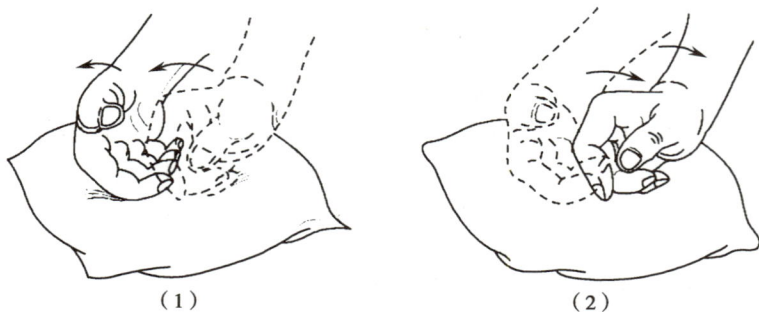

（1）　　　　　　　　　　（2）

图4-5　滚法

1. 操作　拇指自然伸直,余指自然屈曲,无名指与小指的掌指关节屈曲约90°,手背沿掌横弓排列呈弧形,以手背近小指部吸附于体表施术部位上,以肘关节为支点,前臂做旋转运动,带动腕关节做屈伸运动,使小鱼际和手背尺侧在施术部位上进行持续不断的滚动。

2. 临床应用　本法着力面积大,压力也大,刺激柔和舒适,主要用于颈项、肩背、腰臀、四肢等肌肉丰厚处。具有舒筋通络、滑利关节、缓解肌肉痉挛等作用。临床主要用于颈椎病、肩周炎、腰椎间盘突出症、偏瘫、痛经等病症。

(二)揉法

以手指指腹、大鱼际、掌根或全掌着力,吸定于体表施术部位上,做轻柔和缓的环旋转动,且带动吸定部位组织运动,称为揉法。根据操作接触面的不同分为掌揉法和指揉法。掌揉法分为大鱼际揉法、掌根揉法和(全)掌揉法;指揉法分为中指揉法、三指揉法和拇指揉法。

1. 操作

（1）大鱼际揉法:沉肩、垂肘,腕关节放松,呈微屈或水平状。拇指内收,余四指自然伸直,将大鱼际附着于施术部位上。以肘关节为支点,前臂做主动运动,带动腕关节摆动,使大鱼际在施术部位上轻缓柔和地环旋揉动,并带动吸定部位的皮下组织一起运动。

（2）掌根揉法:肘关节微屈,腕关节放松并略背伸,手指自然弯曲,以掌根附着于施术部位。以肘关节为支点,前臂做主动运动,带动腕及手掌做小幅度的环旋揉动,并带动吸定部位的皮下组织一起运动。

（3）拇指揉法:以拇指指腹着力于施术部位,余四指置于相应的位置以支撑助力,腕关节微悬。以肘关节为支点,前臂做主动运动,带动拇指,使拇指指腹在施术部位上做轻柔的环旋运动,并带动吸定部位的皮下组织一起运动。

（4）中指揉法:中指伸直,示指搭于中指远端指间关节背侧,腕关节微屈,将中指指腹着力于施术部位。操作方法与拇指揉法相同。

（5）三指揉法:示指、中指、无名指并拢,三指指腹着力,操作方法与拇指揉法相同。

2. 临床应用　本法轻柔缓和,刺激平和舒适,适用于全身各部位。具有醒神明目、宽胸理气、健脾和胃、活血祛瘀、缓急止痛等作用。临床主要用于软组织损伤、胸闷、胁痛、便秘、泄泻、头痛、眩晕等病症。

（三）一指禅推法

以拇指指端、指腹或桡侧偏峰着力,通过腕部的往返摆动,使手法所产生的功力通过拇指持续不断地作用于施术部位或穴位上,称为一指禅推法。

1. 操作　拇指伸直,余指自然屈曲,以拇指指端、指腹或桡侧偏峰着力于体表施术部位或穴位上。沉肩、垂肘、悬腕,前臂做主动运动,带动腕关节有节律地摆动,使产生的功力通过指端、指腹或桡侧偏峰轻重交替、持续不断地作用于施术部位或穴位上。操作时必须做到沉肩、垂肘、悬腕、指实、掌虚。

2. 临床应用　其接触面积小,深透性好,适用于全身各部,以经络、穴位、头面、胸腹部应用较多。临床治疗头痛、失眠、面神经麻痹、高血压、近视、月经不调及消化系统疾病等病症。

二、摩擦类手法

以掌、指或肘贴附在体表做直线或环旋移动称摩擦类手法。本类手法包括推法、擦法、摩法、搓法、抹法等。

（一）推法

以指、掌、拳或肘部着力于体表一定部位或穴位上,做单方向的直线或弧形推动,称为推法。成人推法以单方向直线推为主,又称平推法,根据操作部位的不同,可分为指推法、掌推法、拳推法、前臂推法、肘推法。

1. 操作

（1）指推法:以拇指端着力于施术部位或穴位上,余四指置于相应的位置以固定助力,腕关节略屈曲。拇指及腕部主动施力,向示指方向单方向直线推动。

（2）掌推法:以掌根部着力于施术部位,腕关节略背伸,以肩关节为支点,上臂主动施力,通过肘、前臂、腕,使掌根部向前方做单方向直线推动。

（3）拳推法:手握实拳,以示指、中指、无名指及小指的近侧指间关节的突起部着力于施术部位,腕关节挺劲伸直,肘关节略屈。以肘关节为支点,前臂主动施力,向前做单方向直线推动。

（4）肘推法:屈肘,以肘关节尺骨鹰嘴突起部着力于施术部位,另一手臂抬起,以掌扶握屈肘侧拳顶以固定助力。以肘关节为支点,上臂主动施力,做较缓慢的单方向直线推动。

2. 临床应用　适用于全身各部。具有疏通经络、行气活血、消肿止痛、舒筋缓急等作用。临床多用于头痛、头晕、失眠、腰腿痛、项强、风湿痹痛及软组织损伤等病症。

（二）摩法

用指或掌在体表做环形摩动,称为摩法。分为指摩法和掌摩法两种。

1. 操作

（1）指摩法:指掌部自然伸直,示指、中指、无名指和小指并拢,腕关节略屈。以示指、中指、无名指及小指指面附着于施术部位,以肘关节为支点,前臂做主动运动,使指面随同腕关节做环形摩动。

（2）掌摩法:手指自然伸直,腕关节放松并略背伸,将手掌平放于施术部位上。以肘关节为支点,前臂做主动运动,使手掌随同腕关节做环形摩动。

2. 临床应用　本法刺激量较小,轻柔而舒适,适用于全身各部,尤以腹部应用较多。摩法消瘀散结的作用较好。临床主要用于脘腹胀满、消化不良、泄泻、便秘、月经不调、痛经及软组织损伤等病症。

（三）擦法

用指或掌贴附于一定部位,做快速的直线往返运动,使之摩擦生热,称为擦法。

1. 操作　以示指、中指、无名指和小指指面或掌面或手掌的大、小鱼际置于体表施术部位,腕关节放平。以肘关节或肩关节为支点,前臂或上臂做主动运动,使着力部位在体表做均匀的上下或左右直线往返摩擦移动,使施术部位产生一定的热量。有指擦法、掌擦法、大鱼际擦法及小鱼际擦法等。

2. 临床应用　适用于全身各部。具有温经通络、活血化瘀、消肿止痛、温肾壮阳等作用。临床主要用于消化系统、呼吸系统及运动系统疾病。

（四）搓法

用双手掌面夹住肢体或以单手、双手掌面着力于一定部位,相对称地做方向相反的来回快速搓揉或做顺时针回环搓揉,即双掌对揉的动作,称为搓法。此法属推拿手法中的一种辅助手法,常作为四肢、胁肋部、腰背部推拿治疗的结束手法。具有疏通经络、调和气血、放松肌肉等作用。

1. 操作　以双手掌面夹住施术部位,令受术者肢体放松。以肘关节和肩关节为支点,前臂与上臂主动施力,做相反方向的较快速搓动,并同时缓慢地做上下往返移动。

2. 临床应用　搓法是一种刺激较为温和的手法,主要适用于四肢、胸胁等部位,尤以上肢部应用较多。具有滑利关节、舒筋通络、调和气血、疏肝理气、消除疲劳等作用。临床常用于肢体酸痛、关节活动不利等病症。

（五）抹法

以拇指指腹或掌面着力,紧贴于体表一定部位,做上下或左右直线或弧形曲线的往返抹动,称为抹法。分指抹法与掌抹法两种。

1. 操作

（1）指抹法:以单手或双手拇指指腹置于施术部位上,余指置于相应的位置以固定助力。以拇指的掌指关节为支点,拇指主动运动,做上下或左右直线或弧形曲线的往返抹动。

（2）掌抹法:以单手或双手掌面置于一定的施术部位上。以肘关节和肩关节为支点,前臂主动施力,腕关节放松,做上下或左右直线或弧形曲线的往返抹动。

2. 临床应用　本法具有镇静安神、活血通络、解除痉挛等作用。临床主要用于感冒、头痛、面神经麻痹及肢体酸痛等病症。

三、挤压类手法

用指、掌或肢体其他部分按压或对称性挤压体表,称挤压类手法。本类手法包括按法、点法、捏法、拿法、捻法、拨法、踩蹻法、勒法等。

（一）按法

以指或掌按压体表一定部位或穴位，逐渐用力，按而留之，称为按法。按法以指按法和掌按法应用较多，常与揉法结合应用，组成"按揉"复合手法。

1. 操作

（1）指按法：以拇指指腹置于施术部位或穴位上，余指张开，置于相应部位以支撑助力，腕关节悬屈。以腕关节为支点，拇指主动施力，垂直向下按压。当按压力达到所需的力度后，要稍停片刻，即所谓的"按而留之"，然后松劲撤力，再做重复按压（图4-6）。

（2）掌按法：以单手或双手掌面重叠置于施术部位。以肩关节为支点，利用身体上半部的重量，通过上臂、前臂传至手掌部，垂直向下按压（图4-7）。

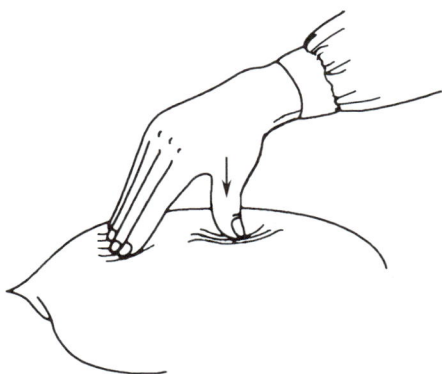

图4-6　指按法

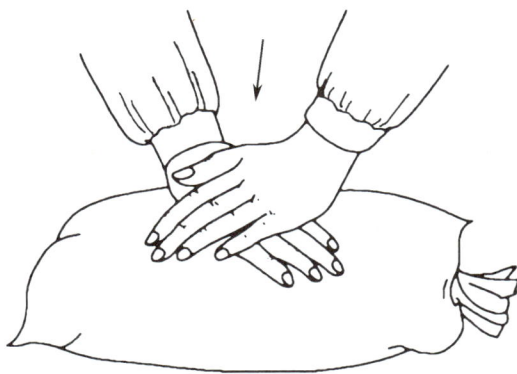

图4-7　掌按法

2. 临床应用　指按法适用于全身各部，尤以经络、穴位常用；掌按法适用于腰背部、胸腹部及下肢后侧等。具有活血止痛、疏通经络、调节脏腑、开通闭塞、矫正畸形等作用。临床常用于头痛、腰背痛等各种痛症及软组织损伤等病症。

（二）点法

以屈曲的指间关节突起部分为力点，按压于某一治疗点上，持续地进行点压，称为点法。点法由按法演化而来，可属于按法的范畴。具有力点集中、刺激性强等特点。主要包括指点法和肘点法。

1. 操作

（1）指点法：手握空拳，拇指伸直并紧靠示指中节，以拇指端着力于施术部位或穴位上。前臂与拇指主动发力，进行持续点压。

（2）肘点法：屈肘，以尺骨鹰嘴突起部着力于施术部位或穴位上。以肩关节为支点，用身体上半部的重量通过肩关节、上臂传递至肘部，进行持续点压。

2. 临床应用　点法着力面积小，刺激量大，感应强。适用于全身各部穴位。具有较明显的通经止痛作用。临床主要用于各种痛症。

（三）捏法

用拇指和其他手指在施术部位做对称性的挤压，称为捏法。

1. 操作　用拇指和示指、中指指面或拇指与其余四指指面夹住施术部位肢体或肌肤，相对用力挤压，随即放松，再用力挤压、放松，重复上述动作，并不断循序移动。

2. 临床应用　本法主要适用于头、颈项、四肢部。具有舒筋通络、行气活血等作用。临床常用于颈椎病、疲劳性四肢酸痛等病症。

（四）拿法

用拇指和其余手指的指腹相对用力,有节律地提捏或揉捏肌肤或肢体,称为拿法。

1. 操作　以单手或双手的拇指与其他手指的指腹相对用力,捏住施术部位的肌肤或肢体,腕关节适度放松。以拇指同其余手指的对合力进行轻重交替、连续不断的捏提,并施以揉动。

2. 临床应用　本法主要用于颈、肩、四肢及头部。具有舒筋通络、行气活血等作用。临床常用于颈椎病、肩周炎、四肢酸痛等病症。

（五）捻法

用拇指、示指夹住治疗部位进行捏揉捻动,称为捻法。捻法一般为推拿辅助手法。

1. 操作　用拇指指腹与示指桡侧缘或指腹相对捏住施术部位,拇指与示指做相反方向的主动运动,稍用力做较快速的捏、揉捻动,状如捻线。

2. 临床应用　本法主要适用于四肢小关节。具有理筋通络的作用。临床常用于指间关节扭伤、屈指肌腱腱鞘炎等病症。

（六）拨法

以拇指深按于治疗部位,进行单方向或往返的推动,称为拨法。又名"指拨法""拨络法"。

1. 操作　拇指伸直,以指端着力于施术部位,余四指置于相应的位置以助力,拇指下压至一定的深度,待有酸胀感时,再做与肌纤维或肌腱、韧带呈垂直方向的单向或来回推动。若单手指力不足,亦可以双手拇指重叠进行操作。

2. 临床应用　本法主要适用于颈、肩、背、腰、臀、四肢等部位的肌肉、肌腱、韧带及痛性筋索。具有较好的通络止痛和松解粘连的作用。临床常用于颈椎病、肩周炎、腰背筋膜炎、腰椎间盘突出症、梨状肌综合征等病症。

（七）踩跷法

用双足节律性地踩踏施术部位以治疗疾病的方法,称为踩跷法。

1. 操作　患者俯卧,胸部和大腿前侧各垫软垫3~4只,使其腹部腾空,一般以离开床面10cm左右为宜。术者双手攀扶住预先设置好的扶手上(如横木或铁环等),以调节自身的体重并控制踩踏的力量,用双足踩踏在腰部(施术部位),并做适当的弹跳动作,弹跳时足尖不要离开腰部。根据患者的体质,可逐渐增加踩踏力量和弹跳幅度,同时嘱患者随着弹跳的起落调整呼吸,跳起时吸气,踩踏时呼气,切忌屏气。踩踏速度要均匀而有节奏。

2. 临床应用　本法主要适用于腰椎间盘突出症的治疗,刺激量偏大,应用时须谨慎;不适用于体质虚弱者或脊椎骨质有病变者。

（八）勒法

以屈曲的示、中两指的近侧指间关节紧夹住受术者的手指(足趾)根部,并用力向指(趾)端方向迅速捋出的手法,称为勒法。

1. 操作　以一手握住受术者的腕或踝部,另一手示、中两指屈曲呈"钳"状,夹持指(趾)根部。保持一定的勒压力量,由指(趾)根滑向指(趾)端。当最后滑移至指(趾)端时,还要稍加钳力,以加重对指(趾)端的刺激,并加快滑移的速度,迅速通过指(趾)端,往往可听到"嗒"的拔指声。

2. 临床应用　本法是一种主要用于四肢指、趾末端的辅助性治疗手法,具有舒筋活血、滑利关节、消麻止痛的功效。临床上常配合捻法、拿法等,以治疗指(趾)关节外伤以及颈椎病、腕管综合征、类风湿关节炎、中风偏瘫等疾病所致的指(趾)关节酸痛、肿胀、麻木及屈伸不利等。

四、振动类手法

以较高频率的节律性轻重交替刺激,持续作用于人体,使受术部位产生振动或者抖动等运动形式的手法称振动类手法。本类手法包括抖法、振法等。

（一）抖法

以单手或双手握住受术者肢体远端,用力做缓慢的、连续不断的、小幅度的上下抖动,称为抖法。抖法常与牵引法结合应用而成牵抖复合手法。

1. 操作

（1）抖上肢法:受术者取坐位或站立位,肩臂部放松。术者站在其前外侧,取马步势,身体略为前倾,沉肩,垂肘,肘关节屈曲约130°,腕部自然伸直,术者用双手握住受术者腕部,然后两前臂微用力做连续的小幅度的上下抖动,使抖动所产生的抖动波似波浪般地传递到肩部。

（2）抖下肢法:受术者仰卧位,下肢放松。术者站立其足端,准备态势同抖上肢法,用双手分别握住受术者两足踝部,将两下肢抬起,然后上、前臂部同时施力,做连续的上下抖动,使其下肢及髋部有舒松感。

（3）抖腰法:本法是牵引法与短阵性的大幅度抖法的结合运用。受术者俯卧位,双手拉住床头或由助手固定其两侧腋部。术者用双手分别握住其两侧踝部,双臂伸直,身体后仰,与助手相对用力,牵引受术者腰部。待其腰部放松后,术者身体前倾,准备抖动。身体随起立之势,瞬间用力,做1~3次较大幅度的抖动,使抖动之力作用于腰部,产生较大幅度的波浪状运动。

2. 临床应用　本法适用于四肢、腰部,以上肢最为常用。具有调和气血、舒筋活络、放松肌肉、滑利关节等作用。临床常作为肩周炎、颈椎病、髋部伤筋、腰椎间盘突出症等病症的辅助治疗手法。

（二）振法

以掌或指着力于人体体表的一定部位或穴位上,连续不断地振动,称为振法。分为掌振法和指振法两种。

1. 操作　以掌面或示指、中指指腹着力于施术部位或穴位上,使力集中于掌部或指部。掌、指及前臂部静止性用力,产生较快速的振动,使受术部位或穴位有振动感或温热感。

2. 临床应用　指振法适用于全身各部穴位;掌振法多用于胸腹部。具有温中散寒、理气和中、消食导滞、行气活血等作用。临床主要用于头痛、失眠、胃下垂、胃脘痛、月经不调等病症。

五、叩击类手法

用手掌、拳背、手指、掌侧面或特制的器械有节奏地叩打体表,称叩击类手法。本类手法包括拍法、击法、弹法等。

（一）拍法

五指并拢,用虚掌有节奏地拍打体表,称为拍法。

1. 操作　术者五指并拢,掌指关节微屈,使掌心空虚。上肢放松,肘关节微屈,腕部背伸,前臂做主动运动,上下挥臂,平稳而有节奏地用虚掌拍打施术部位。拍法可单手操作,亦可双手同时操作。

2. 临床应用　本法主要适用于肩背、腰骶及下肢部。具有消除疲劳、解痉止痛、活血通络等作用。临床常用于慢性劳损、急性损伤、腰椎间盘突出症等病症。

（二）击法

用拳背、掌根、掌侧小鱼际、指尖或桑枝棒等击打体表施术部位,称为击法。分为拳击法、掌击法、侧击法、指击法和棒击法等。

1. 操作

（1）拳击法:手握空拳,肘关节屈曲,腕关节伸直,前臂主动施力,用拳背有节律地平击施术部位。

（2）掌击法:手指自然松开,腕关节略背伸,前臂主动施力,用掌根有节律地击打施术部位。

（3）侧击法:掌指部伸直,腕关节略背伸,前臂主动施力,用小鱼际部有节律地击打施术部位。

（4）指击法:手指半屈,腕关节放松,前臂主动施力,以指端有节律地击打施术部位。

（5）棒击法:手握桑枝棒,其下端的1/3为击打着力面,前臂主动施力,有节律地平击施术部位。

2. 临床应用 本法具有舒筋通络、调和气血、缓解痉挛等作用。临床常用于颈、腰椎疾患引起的肢体酸痛麻木、风湿痹痛、疲劳酸痛、肌肉萎缩等病症。

（三）弹法

1. 操作 用一手指的指腹紧压住另一手指的指甲,受压手指端用力弹出,连续弹击治疗部位。

2. 临床应用 本法适用于全身各部,尤以头面、颈项部最为常用。具有舒筋通络、祛风散寒的作用。对项强、头痛等症,常用本法配合治疗。

六、运动关节类手法

使关节或半关节在生理活动范围内进行屈伸或旋转、内收、外展及伸展等被动活动,称为运动关节类手法。本类手法包括摇法、扳法、拔伸法等。

（一）摇法

使关节或半关节做被动的环转运动,称为摇法。包括颈项部、腰部和四肢关节部摇法。

1. 操作

（1）颈项部摇法:受术者坐位,颈项部放松。术者立于其背后或侧方,以一手扶按其头顶后部,另一手托扶下颌部,两手协调,以相反的方向缓缓地使头颈部按顺时针或逆时针方向进行环形摇转。

（2）腰部摇法:受术者仰卧位,两下肢并拢,屈髋屈膝。术者双手分按其两膝部或一手按膝,另一手按于踝部,两手协调用力,做环形摇转运动。

（3）肩关节摇法:包括托肘摇肩法、握手摇肩法等。

1）托肘摇肩法:受术者坐位,术者立于其侧方,以一手按压于肩关节上方以固定,另一手托握肘部,使其前臂搭放于术者前臂上,术者手臂部协调施力,使肩关节做中等幅度的环形摇转运动。

2）握手摇肩法:受术者坐位,术者立于其侧方,一手扶住其肩关节上方,另一手握住其腕部,做肩关节顺时针或逆时针方向的环形摇转运动。

（4）肘关节摇法:受术者坐位,屈肘45°左右。术者一手托其肘后部,另一手握住腕部,双手协调,使肘关节做环形摇转运动。

（5）腕关节摇法:受术者坐位,掌心朝下。术者双手合握其手掌部,以两手拇指分按于腕背侧,余指端扣于大小鱼际部,两手臂协调用力,在稍牵引情况下做腕关节的环形摇转运动。

（6）髋关节摇法：受术者仰卧位，一侧下肢屈髋屈膝。术者一手扶按其膝部，另一手握其足踝部或足跟部。将髋、膝关节的屈曲角度调整到90°左右，然后两手协调用力，使髋关节做环形摇转运动。

（7）膝关节摇法：受术者俯卧位，一侧下肢屈膝。术者一手扶按其股后部以固定，另一手握住足踝部，做膝关节的环形摇转运动。

（8）踝关节摇法：受术者仰卧位，下肢自然伸直。术者位于其足端，一手托住其足跟，另一手握住足背部，在稍用力拔伸的情况下做环形摇转运动。

2. 临床应用　摇法重在活动关节，具有滑利关节、舒筋活血、分解粘连等作用。适用于全身各关节。临床用于各种软组织损伤及运动功能障碍等病症。

（二）扳法

使关节瞬间突然受力，做被动的旋转或屈伸、展收等运动，称为扳法。

1. 操作

（1）颈项部扳法

1）颈项部斜扳法：受术者坐位，颈项部放松，头略前倾。术者立于其侧后方，以一手扶按头顶后部，另一手扶托其下颌，两手协同，使其头部向一侧旋转，当旋转至有阻力时，略停留片刻，做一突发性的、有控制的、增大幅度的快速扳动，常可听到"喀"的弹响声（图4-8）。

2）颈椎旋转定位扳法：受术者坐位，颈项部放松。术者立于其侧后方，以一手拇指顶按病变颈椎棘突旁，另一手托住对侧下颌部，令其低头，屈颈至拇指下感到棘突活动、关节间隙张开时，即保持这一前屈幅度，再使其向患侧屈至最大限度。然后将头部慢慢旋转，当旋转到有阻力时，随即做一突发性的、有控制的、增大幅度的快速扳动，常可听到"喀"的弹响声，同时拇指下亦有棘突弹跳感。

（2）胸背部扳法

1）扩胸牵引扳法：受术者坐位，两手十指交叉扣住并抱于枕后部。术者立于其后方，以一侧膝关节抵住其背部胸椎病变处，两手分别握扶住两肘部。先嘱其做前俯后仰运动，并配合深呼吸。如此活动数遍，待身体后仰至最大限度时，术者将其肘部向后方突然拉动，与此同时膝部向前顶抵，常可听到"喀"的弹响声。

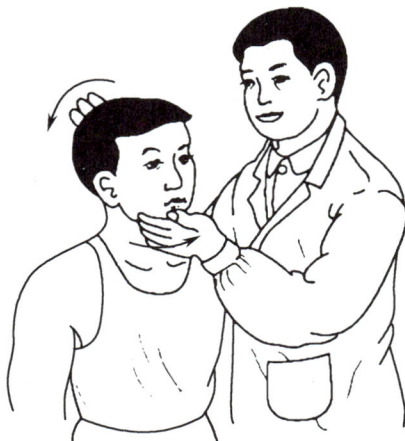

图 4-8　颈项部斜扳法

2）胸椎对抗复位法：受术者坐位，两手十指交叉扣住并抱于枕后部。术者立于其后方，两手臂自其两腋下伸入并握住其两前臂下段，一侧膝部抵顶病变胸椎棘突处。然后握住前臂的两手用力下压，两前臂则用力上抬，使颈椎前屈并将其脊柱向上向后牵引，而抵顶病变胸椎的膝部也同时向前向下用力，与前臂的上抬形成对抗牵引。持续牵引片刻后，两手、两臂与膝部协同用力，做一突发性的、有控制的、增大幅度的快速扳动，常可听到"喀"的弹响声。

（3）腰部扳法

1）腰部斜扳法：受术者侧卧位，患侧下肢在上并屈曲，健侧下肢在下并自然伸直。术者面向其站立，以一肘或手抵住受术者肩前部，另一肘或手抵于受术者臀部。术者两肘或两手协调施力，先使受术者腰部进行数次小幅度的扭转活动。具体操作为：术者一肘或手按于受术者肩部,另一肘或手按于受术者臀部,两肘或手同时施用较小的力,使受术者肩部向后下方、臀部向前下方运动,形成连续的小幅度扭转,以达到放松腰部的效果。待受术者腰部完全放松后,再使其腰部扭转至有明显阻力时,略停片刻,随即做一突发性的、有控制的快速扳动,常可听到"喀"的弹响声(图 4-9)。

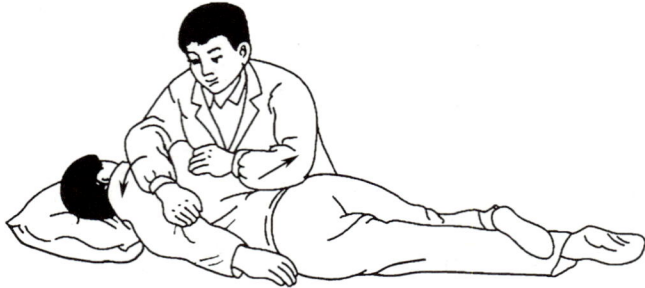

图 4-9　腰部斜扳法

2)腰部后伸扳法:受术者俯卧位,两下肢并拢。术者一手按压腰部,另一手臂托抱住其两下肢膝关节上方并缓缓上抬,使其腰部后伸。当后伸至最大限度时,两手协调用力,做一增大幅度的下按腰部与上抬下肢的相反方向的用力扳动。

（4）肩关节扳法

1)肩关节外展扳法:受术者坐位,术者半蹲于其肩的外侧,将其患侧手臂外展 45° 左右,肘关节稍上方置于术者一侧肩上,术者以两手从前后方将其肩部扣住锁紧。然后术者缓缓立起,使其肩关节外展至有阻力时,略停片刻,双手与身体及肩部协同,做一肩关节外展位增大幅度的快速扳动。

2)肩关节旋内扳法:受术者坐位,患侧上肢的手与前臂置于腰部后侧。术者立于其患侧的侧后方,以一手扶按其患侧肩部以固定,另一手握住其腕部将患肢前臂沿其腰背部缓缓上抬,使其肩关节逐渐内旋至最大限度时,做较快速的、有控制的上抬前臂动作,使其肩关节旋转至极限。

（5）肘关节扳法:受术者仰卧位,一侧上肢的上臂平放于床面。术者坐于其侧方,以一手托握其肘关节,另一手握住前臂远端,先使肘关节做缓慢的屈伸活动。如系肘关节屈曲功能受限,则在其屈伸活动后,将肘关节置于屈曲位,缓慢地施加压力,使其进一步屈曲。当遇到明显阻力时,以握前臂一手施加一个稳定而持续的压力,两手协调用力,做一短促的、有控制的肘关节屈曲位加压扳法。如为肘关节伸直功能受限,则向反方向行扳法。

（6）髋关节扳法:又称髋关节后伸扳法。受术者俯卧位,术者立于其侧方,以一手按于其一侧臀部以固定,另一手托住其同侧下肢的膝上部,两手协调用力,使其髋关节尽力过伸,至最大阻力时,做一增大幅度的快速过伸扳动。

（7）膝关节扳法

1)膝关节伸膝扳法:受术者仰卧位,术者立于其侧方,以一手按于一侧下肢膝部,一手置于其小腿下端后侧,两手相对协调用力,至有阻力时,做一稍增大幅度的下压扳动。

2)膝关节屈膝扳法:受术者俯卧位,术者立于其侧方,以一手扶于股后部以固定,另一手握住足踝,使其膝关节屈曲,至阻力位时,做一稍增大幅度的快速扳动。

2. 注意事项

（1）要顺应、符合各关节的生理功能。

（2）扳法操作要分阶段进行。

（3）实施扳动时，须用"巧力寸劲"。

（4）操作时要因势利导，不可逾越关节运动的生理活动范围。

（5）扳动时不可强求关节的弹响及软组织的撕裂声。

（6）诊断不明的脊柱外伤及有脊髓症状体征者禁用扳法。

（7）老年人有较严重的骨质增生、骨质疏松，及患有骨关节结核、骨肿瘤者，禁用扳法。

3. 临床应用　扳法具有舒筋通络、理筋整复、松解粘连、滑利关节等作用，适用于全身各关节部。临床常用于颈椎病、落枕、肩周炎、腰椎间盘突出症、脊柱小关节紊乱及外伤后关节功能障碍等病症。

（三）拔伸法

固定关节或肢体的一端，应用对抗的力量使关节得到伸展，称为拔伸法。

1. 操作

（1）颈椎拔伸法：受术者坐位，术者立于其后方，以双手拇指端及指腹分别顶抵其枕骨下方的两风池穴处，两掌分别置于两侧下颌部以托挟助力，两前臂置于其双侧肩上部的肩井穴内侧。两手臂协调用力，即拇指上顶，双掌上托，同时前臂下压，缓慢地向上拔伸 1~2 分钟，以使颈椎在较短时间内得到持续牵引。

（2）肩关节拔伸法：又称肩关节上举拔伸法。受术者坐低凳，术者立于其后方，一手托住其患肩侧上臂下段，并自前屈位或外展位将其手臂缓慢抬起，另一手握住其前臂近腕关节处，两手协调用力，向上缓慢拔伸，至阻力位时，以钝力持续进行牵引。

（3）肘关节拔伸法：受术者坐位，术者立于其侧方，将其上肢置于外展位，助手两手握住其上臂上段以固定，术者一手握其腕部，另一手握其前臂下段进行持续拔伸 1~2 分钟。

（4）腰部拔伸法：受术者俯卧位，双手抓住床头或助手固定其肩部，术者立于其足端，两手分别握住其两踝部，身体宜后倾，逐渐向其足端用力拔伸。

（5）髋关节拔伸法：受术者仰卧位，术者立于其侧方，助手以双手按住其两髂前上棘以固定。使其一侧下肢屈髋屈膝，术者以一手扶于膝部，另一侧上肢屈肘以前臂托住其腘窝部，胸胁部抵住其小腿。双手臂及身体协调施力，将其髋关节向上持续拔伸。

（6）膝关节拔伸法：受术者仰卧位，术者立于其足端，助手以双手握住其一侧下肢股部中段以固定，术者以两手分别握住足踝部和小腿下段，身体后倾，向其足端持续进行拔伸。

2. 临床应用　本法主要适用于全身关节，具有舒筋活血、理筋整复、松解粘连、滑利关节等作用。临床主要用于软组织损伤、骨折及关节脱位等病症。

第三节　导　引　疗　法

导引疗法是指通过形体的运动，配合呼吸、意识等，来导引气机、畅通经络、调节脏腑功能，从而达到强身健体、延年益寿、促进身心康复的方法。其与现代体育运动健身机制不同之处在于，中国传统的导引调摄健身法是在中国古代生命观的指导下对人体生命的修炼，而现代体育运动是基于西医学及运动生理之上的锻炼。

一、太极拳

太极拳是我国传统健身锻炼方法之一，以太极为名，是取古代《易经》中的"易有太极，是生两仪"之说。太极拳在整个运动过程中自始至终都贯穿着"阴阳"和"虚实"，每个拳式都具有"开与合""圆与方""卷与放""虚与实""轻与沉""柔与刚"和"慢与快"，并在动作中有左右、上下、里外、大小和进退等对立统一的独特形式,这是构成太极拳的基本原则。

太极拳有陈氏、杨氏等不同版本,目前24式太极拳较为常用,也叫简化太极拳,是国家体育运动委员会(现为国家体育总局)于1956年组织太极拳专家汲取杨氏太极拳之精华编串而成的。尽管它只有24个动作,但相比传统的太极拳套路来讲,其内容更显精练,动作更显规范,并且也能充分体现太极拳的运动特点。

24式动作名称是起势、左右野马分鬃、白鹤亮翅、左右搂膝拗步、手挥琵琶、左右倒卷肱、左揽雀尾、右揽雀尾、单鞭、云手、单鞭、高探马、右蹬脚、双峰贯耳、转身左蹬脚、左下势独立、右下势独立、左右穿梭、海底针、闪通臂、转身搬拦捶、如封似闭、十字手和收势。

太极拳刚柔相济,动作缓慢柔和,很适合中国人锻炼使用,常练能够使人呼吸自然、细长、均匀,肢体筋骨柔软灵活。太极拳缓柔的特点能够使血液流向周身各处,人体的微循环得以扩张,改善血液循环,促进新陈代谢,增强体质,提高免疫力,对防治高血压、糖尿病、支气管炎、失眠、内分泌失调等慢性病症具有良好疗效。

二、五禽戏

五禽戏是东汉末年名医华佗创造的,指模仿虎、熊、猿、鸟、鹿五种禽兽的游戏动作,用以防病治病、延年益寿的医疗体育运动,是古代导引术之一。导气令和,引体令柔,精气神相合,动作简朴而协调,活动范围广阔,使机体各部分功能得到改善,具有养精神、调气血、和脏腑、通经络、柔筋骨、利关节的功能。由于此种运动方法是模仿五种禽兽的动作,所以意守的部位有所不同,动作也各有特色,所起的作用也有区别。

五禽戏的动作要领如下:全身放松——练功时全身放松,情绪乐观;呼吸调匀——呼吸平静,均匀而和缓,采用腹式呼吸,舌抵上腭;意守丹田——排除杂念,集中于意守部位;动作自然流畅——练功动作舒展自然,不要拘紧。

三、八段锦

八段锦是深受中国人民喜爱的一套传统运动功法,在民间流传甚为广泛。其特点是术式简单,运动量适中,不受环境场地限制,男女老幼皆可锻炼,不但能柔筋健骨,养气壮力,而且可行气活血,协调五脏六腑功能,改善神经体液调节功能,增强机体免疫力,达到强身壮体、祛病延年的目的。八段锦包括八种术式,连贯成套,要求呼吸均匀、意守丹田、刚柔相济。现在分述如下。

(一)两手托天理三焦

两手托天可舒展筋骨,使经脉畅达,有利于三焦气机运转,促进肺部呼吸及胸腔血液循环。两手上举吸气时,胸腔位置提高,增大膈肌运动,可加大呼吸深度,减小内脏对心肺的挤压,有利于静脉血回流心脏;上举吸气,使横膈下降,抬脚跟站立,使小腹自然内收,形成逆呼吸,使腹腔内脏得到充分的自我按摩;呼气时上肢下落,膈肌向上松弛,腹肌亦同时松弛,此时腹压较一般深呼吸时要低得多,改善了腹腔和盆腔内脏的血液循环。另外,此动作还是舒胸、消食通便、固精补肾、强壮筋骨、解除疲劳的极佳方法。

(二)左右开弓似射雕

左右开弓包括扩胸、屈腿、动臂等动作,其重点是改善胸椎、颈部的血液循环,有宽胸理气作用,同时可使肌肉坚实有力,并有助于保持正确姿势或矫正双肩内收、圆背等不良姿势。

(三)调理脾胃须单举

此动作主要作用于中焦,肢体伸展宜柔宜缓。两手交替动作,一手上举,一手下按,可活动肩腕掌,上下对拔拉长,使两侧内脏和肌肉受到协调性牵引,特别可使肝、胆、脾、胃等脏器受到牵拉,促进了胃肠蠕动,增强了消化功能。长期坚持练习,对上述脏器疾病有防治作用。熟练后亦可配合呼吸,上举吸气,下落呼气。

(四)五劳七伤往后瞧

五劳是指心、肝、脾、肺、肾,因劳逸不当、活动失调而引起的五脏受损。七伤指喜、怒、思、忧、悲、恐、惊等情绪对内脏的伤害。由于精神活动持久地过度强烈紧张,造成神经功能紊乱,气血失调,从而导致脏腑功能受损。此动作实际上是一项全身性运动,尤其是腰、头颈、眼球等的运动。可改善头颈部的血液循环,消除中枢神经系统的疲劳,醒神明目,使颈部活动灵活,用于颈椎病、高血压、眼病及后天斜颈的防治。

(五)摇头摆尾去心火

此动作要保持逍遥自在,并延长呼气时间,消除交感神经的兴奋,以去"心火"。同时对腰颈关节、韧带和肌肉等亦可起到一定作用,并有助于任、督、冲三脉的运行。适用于腰肌劳损、肌筋膜炎、腰椎退行性病变等。

(六)两手攀足固肾腰

此动作有疏通膀胱经及肾经、固肾和延年壮腰的功效。适用于各种腰痛。年老体弱者,俯身动作应逐渐加大;高血压和动脉硬化患者,俯身时头不宜过低。

(七)攒拳怒目增气力

此动作可调畅全身气机,增强肺气,同时使大脑皮质和自主神经兴奋,有助于气血运行。还具有牵拉全身肌肉、筋脉的作用,使筋肉壮实,气力增加。

(八)背后七颠百病消

此动作通过肢体导引,吸气时两臂自身侧上举过头,呼气时下落,通过背后颠动使重力直接刺激足跟,振动力自下上达巅顶,达到通调督脉的功效。足跟有节律的弹性运动,可使椎骨之间及各个关节的韧带得以锻炼,对各段椎骨的疾病和扁平足有防治作用。同时有利于脊髓液的循环和脊髓神经功能的增强,进而加强全身神经的调节作用。

四、易筋经

易筋经中的"易"指活动、改变,"筋"泛指肌肉、筋骨,"经"指方法,意为改变或增强人体肌肉筋骨的方法。经常练习可以使全身各部分得到锻炼,从而增进健康、祛病延年,是一种传统养生康复方法。

易筋经以形体屈伸、俯仰扭转为特点,以达到"伸筋拔骨"的锻炼效果。对青少年来说,这种方法可以纠正身体的不良姿态,促进肌肉、骨骼的生长发育;对于年老体弱者来讲,经常练此功法,可以防止老年性肌肉萎缩,促进血液循环,调整和加强全身的营养和吸收;对慢性疾病的恢复、延缓衰老都很有益处,尤其对于腰背疼痛的康复有重要作用。

易筋经共计十二势,分别为韦驮献杵第一势、韦驮献杵第二势、韦驮献杵第三势、摘星换斗势、倒拽九牛尾势、三盘落地势、青龙探爪势、出爪亮翅势、九鬼拔马刀势、卧虎扑食势、打躬势和掉尾势。其预备式为:两腿开立,头端平,目前视,口微闭,调呼吸,含胸,直腰,蓄腹,松肩,全身自然放松。

五、六字诀

六字诀即六字诀养生法,是我国古代流传下来的一种养生吐纳方法,通过呬、呵、呼、嘘、吹、嘻六个字的不同发音口型,唇齿喉舌的用力不同,以牵动不同的脏腑经络气血的运行。它的最大特点是强化人体内部的组织功能,通过呼吸导引,充分诱发和调动脏腑的潜在能力来抵抗疾病的侵袭,延缓衰老。

六字诀通过特定的发音来引动与调整体内气机的升降出入。以"嘘、呵、呼、呬、吹、嘻"六种不同的特殊发音,分别与人体肝、心、脾、肺、肾、三焦六个脏腑相联系,从而起到调整脏腑气机的作用。在六字的对音和口型方面有其相应的特殊规范,并配合相应的动作导引,在众多的健身功法中独具特色。

六字诀呼吸方法最常用的有自然呼吸或腹式呼吸,呼吸时要微微用意,吐唯细细,纳唯绵绵,有意无意,绵绵若存。

第四节　中医其他疗法

其他疗法主要包括饮食疗法、熏洗疗法以及刮痧疗法等,通过外界物质对人体的作用以及养生者自己积极主动的参与,来调节人的精神情志、脏腑功能、阴阳气血状态,最终达到增进健康、防病治病、延年益寿的目的。

一、饮食疗法

饮食疗法又称"食疗"或"食治",即利用食物或以食物为主,配入适当的药物组成食疗配方,采用一定的烹饪方法加工制作成特殊的药膳,用于养生保健、防病治病的一种方法和手段。

我国饮食疗法文化源远流长,已有数千年历史,它是在中医基础理论指导下不断实践,总结经验发展形成的,并不同于现代医学中的"营养学"和"饮食学"。中医食疗讲求未病先防,以食养生,针对个体的体质特征进行调养,从而达到增强体魄的目的。而现代营养学则是基于微观的角度,提倡通过保证人体充足摄入各种营养成分以实现机体健康、精力充沛的目标。

饮食疗法既可预防疾病、延年益寿,又可针对疾病发挥一定的治疗作用。中医认为"药食同源",强调"药疗不如食疗",食物不仅能提供生长发育和健康生存所需的各种营养素,还能防病祛病。食物一般无毒副作用,长期食用不似药物治病会产生各种副作用和依赖性,如张锡纯在《医学衷中参西录》中所言:"用之对证,病自渐愈;即不对证,亦无他患。"另外,食物多为我们日常生活中所见的平凡之物,价格相对低廉,让我们在日常用餐中便可实现防病治病的目的。

(一)食疗的作用

1. 补充营养　饮食是补充营养,维持生命活动的根本。饮食入胃,通过脾胃化生成人体所需要的精、气、血、津液供生命活动所用。

2. 防病延衰　合理地安排饮食,保证机体有充足营养供给,可以使气血充足,脏腑功能正常,机体的调节适应能力增强,身体强健,从而避免疾病的发生,正所谓"正气存内,邪不可干"。

3. 调偏纠弊　食物不仅能为生命活动提供营养物质,还可调整人体阴阳之盛衰偏颇,补虚泻实,故可以用于疾病的治疗、辅助治疗以及病后康复。从该角度而言,食物养生康复的作用机制与药物无异,正如《素问·至真要大论》所言"谨察阴阳所在而调之,以平为期"。

(二)食疗的特点

1. 预防为主　中医的"预防"包括未病先防和既病防变两层意义,食疗也是如此。人体在患病之后更需要合理调整饮食,以调整饮食作为调治疾病、防止病情加重或诱发其他疾病的主要手段。

2. 辨证配膳　辨证就是要根据个体的体质、情志、身体状况以及环境变化等,全面综合分析,从而针对不同的"证"配伍膳食。生活中,多种疾病都有其饮食宜忌。

3. 三因制宜　"三因",即因人、因地、因时。不同个体的禀赋、体质、性格类型等各不相同,各人之嗜味也不同,即使是同一个体,在不同的地域和时期,其体质及气血盛衰也有变化,食疗就是要根据不同的人、地域、天时而灵活选用不同的食物。

4. 食之有则　食物之所以具有不同的治疗作用,主要是因为它们与药物一样,本身具有性味的偏胜。食疗可以利用食物的不同性味,针对疾病的性质,采用正治、反治等方法,以恢复健康。《金匮要略·禽兽鱼虫禁忌并治》中提到:"所食之味,有与病相宜,有与身为害。若得宜则益体,害则成疾。"强调不食用与身体状况不相宜的食品,适其症才能得其效。

5. 贵在调和　食物的不同性味归于不同的脏腑,要保持健康就必须以食物之偏性纠人体之偏,使五味调和。注意食物营养的要求和宜忌,掌握其节制宜忌的规律。

总之,日常的食物包括谷物、豆类、果品、肉类等,不同的食物有不同的性味和功能,其主治也不同。因此,必须了解各类食物的性味和功效等。在应用食疗保健时,需要审因辨体,施食调配,才能收获满意的疗效。

二、熏洗疗法

熏洗疗法是在中医理论指导下,选配中草药煎汤在患部皮肤熏蒸、淋洗、浸浴以达到内病外治的一种疗法。

中药熏洗具有药物和药液温热的双重刺激作用,使皮肤附属器如汗腺、毛囊、皮脂腺等开放,促使炎性致病介质和代谢产物排出,增加药物穿透、吸收的通道,提高中药活性离子透皮功效,较迅速地消除或改善临床症状。当利用药物煎汤趁热熏洗时,温热刺激可引起皮肤和患处的血管扩张,促进局部和周身的血液和淋巴液循环,使新陈代谢加快,改善局部组织营养和全身功能,并且能疏通经络,促进经络的调节活动功能。熏洗所选用的药物可直接与局部病灶发生作用,不仅能清除病灶毒邪,而且药物被吸收后,对人体的影响是整体性的。

辨证施治是中药熏洗的核心,正确使用熏洗疗法,才能取得应有的疗效,而熏洗时所用的方药不同,也有不同的作用。熏洗疗法煎药时,一般在药中加水 1.5L 左右,沸后 20 分钟再将芳香药加入,再煎沸后即可使用。将煎好的药汤趁热倒入盆内,先用药汤的热气熏蒸患处 5~10 分钟,再用毛巾浸汁热敷局部,待药液的温度降到 40℃ 左右时,泡洗患处约 15 分钟。整个过程以 20~30 分钟为宜,每日 2 次。坐浴中应随时保持药液温度,持续温热熏洗,切不可烫伤皮肤或黏膜,特别是老年患者。

熏蒸疗法也是中医学的重要组成部分,它也是以中医基本理论为指导选配中草药,用煮沸后产生的气雾进行熏蒸,使药力、热力直接作用于所熏部位,起到扩张局部血管、促进血液循环、温通血脉、祛毒杀菌、止痒、清洁伤口、消肿止痛的作用,最后达到治病、防病、保健、美容的目的。针对不同疾病不同分型辨证论治,配制相应不同的中药,以 4~8 味为宜,进行全身或局部的熏蒸。

足浴疗法也是一种常见的中医熏洗疗法。中医认为,双脚上有 60 余个穴位,占全身穴位总数的 10% ,均与全身器官有相应的关系。足浴疗法通过水的温热作用、机械作用、化学作用及借助药物蒸汽和药液熏洗的治疗作用,疏通腠理,透达筋骨,理气和血,从而达到增强心脑血管功能、改善睡眠、消除疲劳、消除亚健康状态、增强人体抵抗力等一系列保健功效。

三、刮痧疗法

刮痧疗法是以中医基础理论为指导,运用刮痧器具施术于一定的体表部位,形成痧痕

（俗称"出痧"），从而防治疾病的一种外治方法。

刮痧时通过良性刺激经络穴位使经络穴位处充血，可以扩张毛细血管，改善局部微循环，促进血液循环，增加汗腺分泌，对于高血压、中暑、风湿痹痛均有立竿见影之效；此外，也能够充分发挥营卫之气的作用，调整经气，祛除邪气，解除疲劳，增强人体免疫功能，从而达到扶正祛邪、防病治病的目的。刮痧要根据不同个体的体质、病证，选择不同的刮具、刮痧油、刮痧部位、手法、方向和顺序等，以达到更好的临床疗效。

刮痧用于养生保健时，多选取背腰部的两侧，背腰部正中也可作为操作部位。此外，头面部也是刮痧调摄法的常用部位，头面部刮痧有显著的醒脑与抗疲劳等保健作用，对头痛头晕亦有较好的康复治疗效果，还有面部美容功效。面部刮痧时不要求"出痧"。

刮痧器具很多，有刮痧板、瓷匙、玉石片、金属针具等光滑的硬物。常用的为刮痧板，一般用水牛角或木鱼石制作而成，或用沉香木、檀香木制作而成，要求板面洁净，棱角光滑。为保护皮肤及增加刮痧疗法的舒适度，刮痧时多在刮拭部位涂以刮痧油等介质。刮痧介质除了油性介质，还有水剂、乳膏剂及鸡蛋清等，临床中可根据需要选用不同的介质。

常用刮痧法包括直接刮法和间接刮法两种。直接刮法：患者取坐位或俯伏位，术者用热毛巾擦洗欲刮部位的皮肤，均匀地涂上刮痧介质后，持刮痧器具，直接在患者体表的特定部位沿一个方向进行反复刮拭。刮痧器具直接接触患者皮肤，刮拭至皮下出现紫红色痧痕。间接刮法：患者取坐位或俯伏位，先在患者将要刮拭的部位上放一层薄布，然后再用刮痧器具以每秒 2 次的速度朝一个方向在布上快速刮拭，每处刮 20~40 次，刮拭至局部皮肤发红，出现痧痕即止。适用于儿童、年老体弱者及某些皮肤病患者。

第五节 物　理　治　疗

物理治疗（PT），国际上称为"3M 治疗"，包括运动治疗（movement），又称功能训练（functional training）、物理因子治疗（modality）、手法治疗（manual therapy）。其具体手段包括力（含运动、压力）、电、光、声、磁、热、冷等。物理治疗的重点是改善躯体的运动功能，如卧、坐、站等体位及不同体位间的转移，平衡和协调能力，以及行走能力。物理治疗是康复医学中重要的治疗手段之一，也是社区康复治疗技术的重要组成部分。

一、运动疗法

（一）概述

1. 定义　运动疗法是指利用器具（器械）、手法或患者自身力量，通过主动或被动运动，使患者全身或局部躯体功能恢复的训练方法。以功能训练为主要手段，着眼于躯体功能障碍和功能低下的改善、恢复和重建。

2. 治疗作用　运动疗法是按照科学性、针对性、循序渐进的原则，最大限度地恢复或改善患者已经丧失或减弱的器官功能，预防和治疗肌肉萎缩、关节僵硬等并发症。其治疗作用主要有维持和改善运动器官的形态和功能，增强心肺功能，促进代偿功能的形成和发展，提高神经系统的调节能力和增强内分泌系统的代谢能力等。

3. 运动疗法分类

（1）主动运动：根据运动时有无外力的参与可分为随意运动、助力运动和抗阻力主动运动。

1）随意运动：动作完全由患者主动收缩肌肉来完成。

2）助力运动:运动的完成部分由患者主动收缩肌肉来完成,部分需要借助于外力的帮助。外力可以来自机械(如滑轮、悬吊等),也可以来自健侧肢体或他人的帮助。

3）抗阻力主动运动:运动时必须克服外界阻力才能完成,阻力可以是器械或徒手的,多用于肌肉的力量训练和耐力训练。

（2）被动运动:是指运动时患者完全不用力,肌肉不收缩,肢体处于放松状态,由外力完成整个过程。

（3）等长运动:是指肌肉收缩时张力明显增加,但关节不产生肉眼可见的运动,又称为静力性运动,主要用于骨科疾患。

（4）等张运动:是指肌肉收缩时张力基本保持不变,但肌纤维长度缩短或延长,由此导致关节发生肉眼可见的运动。根据肌肉收缩时肌纤维长度变化的方向,等张运动又分为以下两种。

1）向心性等张运动:是指肌肉收缩时肌纤维的长度变短,如屈肘时的肱二头肌收缩。

2）离心性等张运动:是指肌肉收缩时肌纤维被拉长,如下蹲时的股四头肌收缩等。

（5）等速运动:是指利用专门设备,根据运动过程的肌力大小变化调节外加阻力,使整个关节依照预先设定的速度运动,而在运动过程中只有肌肉张力和力矩输出的增加。

（6）放松性运动:以放松肌肉和神经为主要目的,如医疗步行、医疗体操、推拿、太极拳、八段锦等。一般适合于心血管和呼吸系统疾病患者、年老体弱者。

（7）力量性运动:以增加肌肉力量为主要目的,如各种利用器械的医疗体操,以及抗阻力训练(沙袋、实心球、哑铃、拉力器等)。一般适合于骨骼肌和外周神经损伤引起肌肉力量减弱的患者。

（8）耐力性运动:以增强心肺功能为主要目的,如医疗步行、骑自行车、游泳。适合于心肺疾病患者及需要增加耐力的体弱患者。

（9）局部运动和整体运动:前者是指以改善局部功能为主的运动,如四肢骨折患者的关节活动训练,周围神经损伤患者的肌肉力量训练,局部按摩手法治疗等。后者是指以恢复体力,提高身体素质为主的运动,如有氧运动的健身训练、医疗体操等。

（10）徒手运动和器械运动:前者包括各种徒手医疗体操、关节活动训练、手法治疗、有氧训练、太极拳等;后者包括各种器械体操、肢体悬吊牵引、利用器械的肌力训练等。

（11）个人治疗和小组治疗:个人治疗是指治疗人员为患者制订好运动处方后,由患者自己完成的治疗;或治疗师、患者之间"一对一"完成的治疗。例如,用于偏瘫患者肢体功能恢复的神经发育疗法,用于骨关节损伤患者的按摩或关节松动手法治疗等。小组治疗是指治疗人员将病情相同或类似的患者组织起来进行同一目的的治疗,如儿童脑瘫的引导式教育等。

4. 临床应用 运动疗法项目很多,在疾病的不同阶段,只要按照科学性、针对性和循序渐进的原则进行,都能起到良好的作用。即使是疾病的急性期或因各种原因卧床的重症患者,同样可以实施适当的运动疗法,关键在于选择好适当的治疗项目,掌握好适宜的运动量。运动疗法主要适用于神经系统疾病,如脑血管意外、颅脑损伤、脊髓损伤、周围神经损伤等;运动器官疾病,如四肢骨折、关节手术后、颈肩腰腿痛、骨质疏松等;内脏器官疾病,如高血压、冠心病、慢性阻塞性肺疾病等;代谢障碍性疾病,如糖尿病、高脂血症、肥胖症等。运动疗法的相对禁忌证主要为感染性疾病、发热、出血性疾病或出血倾向、器官功能失代偿、严重衰竭等。

（二）关节活动度训练

1. 概述 关节活动范围(ROM)的维持和改善是运动功能恢复的前提和关键,是恢复肌力、耐力、协调性、平衡等运动要素的基础,也是进行日常生活活动训练、职业训练,使用各种矫形器、假肢、轮椅的必需条件。ROM 训练的目的是运用多种康复训练的方法增加或维持 ROM,提高肢体运动能力。

（1）适应证

1）被动 ROM 训练:患者不能主动活动肢体;处于昏迷、麻痹状态;主动关节活动导致疼痛。

2）主动-辅助 ROM 训练:适用于可主动收缩肌肉,但肌力相对较弱,不能完成全关节活动范围的患者。

3）主动 ROM 训练:适用于可主动收缩肌肉且肌力达到 3 级的患者。

（2）禁忌证:各种原因所致关节不稳、骨折未愈合又未做内固定、骨关节肿瘤、全身情况极差、病情不稳定等。

2. 被动 ROM 训练　被动运动常用于肌力<2 级时,或者需要保持 ROM 但又不能或者不宜进行主动运动的情况下。被动训练的目的是增强瘫痪肢体的本体感觉、刺激屈伸反射、放松痉挛肌肉、促发主动运动;同时牵张挛缩或粘连的肌腱和韧带,维持或恢复 ROM,为进行主动运动做准备。操作应在无痛范围内进行,活动范围逐渐增加,以免损伤。用于增大 ROM 的被动运动可出现酸痛或轻微的疼痛,但可耐受,不应引起肌肉明显的反射性痉挛或训练后持续疼痛。从单关节开始,逐渐过渡到多关节;不仅有单方向的,而且应有多方向的被动活动。每一动作重复 10~30 次,每日 2~3 次。

3. 主动-辅助 ROM 训练　适用于肌力在 2 级及以上的患者。在外力的辅助下,患者主动收缩肌肉来完成运动或动作。其目的是逐步增强肌力,建立协调动作模式。训练时,助力可提供平滑的运动,常加于运动的开始和终末,并随病情好转逐渐减少。训练中应以患者主动用力为主,并做最大努力;任何时间只给予完成动作的最小助力,以免助力替代主动用力。关节的各方向依次进行运动,每一动作重复 10~30 次,每日 2~3 次。

4. 主动 ROM 训练　适用于肌力在 3 级及以上的患者。其目的是改善与恢复肌肉功能、关节功能和神经协调功能等。动作要平稳缓慢,尽可能达到最大 ROM,用力到引起轻度疼痛为最大限度,关节的各方向依次进行运动。每一动作重复 10~30 次,每日 2~3 次。

（三）软组织牵伸训练

软组织牵伸训练是指拉长已经挛缩或短缩的软组织(肌腱、肌肉、韧带、关节囊等),使其长度恢复、肌张力降低、关节活动度增加的一种训练方法。

1. 治疗作用　牵伸训练主要可改善或重新获得关节周围软组织的伸展性,降低肌张力,增加或恢复关节的活动范围,防止组织发生不可逆的挛缩,预防或减少躯体在活动或从事某项运动时出现的肌肉、肌腱损伤。

2. 牵伸训练的基本方法

（1）被动牵伸:主要包括手法被动牵伸和机械被动牵伸两种。

1）手法被动牵伸:是治疗师对发生紧张或挛缩的组织或活动受限的关节,通过手力牵伸,并控制牵伸的方向、速度、强度和持续时间,来增加挛缩组织的长度或关节活动范围。为短时间牵伸训练方式,持续时间 15~30 秒,重复 8 次,总时间 2~4 分钟。一般用缓和、轻柔的低强度持续性牵伸,也可用高强度极短促的牵伸,但后者牵伸方式不易控制且存在撕裂柔弱组织的风险。

2）机械被动牵伸:是通过机械装置,利用小强度的外部力量,较长时间作用于缩短组织。器械可采用重锤、滑轮系统、夹板等,持续时间可达 20 分钟或更长。

（2）自我牵伸:患者利用自身重量作为牵伸力量而进行的肌肉伸展性训练,牵伸强度和持续时间与被动牵伸相同。

3. 临床应用

（1）适应证：凡是由于软组织挛缩、粘连或瘢痕形成引起的肌肉、结缔组织和皮肤缩短、关节活动范围降低均可采用牵伸治疗。当肌无力和拮抗肌紧张同时存在时，先牵伸紧张的拮抗肌，再增强无力肌肉的力量。

（2）禁忌证：关节内或关节周围组织有炎症，如结核、感染，特别是在急性期；新近发生的骨折、肌肉韧带损伤；组织内有血肿或有其他创伤；神经损伤或神经吻合术后 1 个月内；关节活动或肌肉被拉长时剧痛；严重的骨质疏松。

（四）关节松动术

1. 概述　关节松动术是在关节活动允许范围内完成的一种针对性很强的手法操作技术，具体应用时常选择关节的生理运动和附属运动作为治疗手段。当关节因疼痛、僵硬而限制了活动时，其生理运动和附属运动均受到影响。通常，在改善生理运动之前，先改善附属运动；而附属运动的改善，又可以促进生理运动的改善。

2. 治疗作用　主要表现在三个方面，即缓解疼痛、改善 ROM、增加本体感觉反馈。关节松动可以促进关节液的流动，增加关节软骨和软骨盘无血管区的营养，缓解疼痛；通过抑制脊髓和脑干致痛物质的释放，提高痛阈；由于直接牵拉了关节周围的软组织，可改善 ROM；可为中枢神经系统提供有关姿势动作的感觉信息，如关节的静止位置和运动速度及其变化、关节运动的方向、肌肉张力及其变化等。关节松动术，特别是Ⅲ、Ⅳ级手法，由于直接牵拉了关节周围的软组织，可以保持或增加其伸展性，改善 ROM。

3. 手法分级　关节松动术根据 Maitland 分级标准可分为Ⅰ~Ⅳ级。Ⅰ级：在关节活动的起始端，小范围、节律性地来回推动关节；Ⅱ级：在关节活动允许范围内，大范围、节律性地来回松动关节，但不接触关节活动的起始端和终末端；Ⅲ级：在关节活动允许范围内，大范围、节律性地来回松动关节，每次均接触关节活动的终末端，并能感觉到关节周围软组织的紧张；Ⅳ级：在关节活动的终末端，小范围、节律性地来回松动关节，每次均接触关节活动的终末端，并能感觉到关节周围软组织的紧张。Ⅰ、Ⅱ级手法用于治疗因疼痛引起的关节活动受限；Ⅲ级手法用于治疗关节疼痛伴有僵硬；Ⅳ级手法用于治疗因周围组织粘连、挛缩而引起的关节活动受限。

4. 操作程序

（1）治疗前评定：手法操作前，对拟治疗的关节先进行评定，找出关节存在的问题（疼痛、僵硬）及其程度。当疼痛和僵硬同时存在时，一般先采用Ⅰ、Ⅱ级手法缓解疼痛后，再采用Ⅲ、Ⅳ级手法改善关节的活动。治疗中要不断询问患者的感觉，根据患者的反馈来调节手法强度。

（2）操作体位

1）患者体位：舒适、放松、无疼痛的体位，通常为卧位或坐位，尽量暴露所治疗的关节并使其放松，以达到关节的最大活动范围。

2）治疗师体位：靠近所治疗的关节，一手固定关节的一端，一手松动另一端。

（3）手法操作要点

1）运动方向：治疗时运动方向应该是平行或垂直于治疗平面的方向。治疗平面是指垂直于关节面中点旋转轴线的平面。一般来说，关节分离垂直于治疗平面，关节滑动和长轴牵引平行于治疗平面。

2）治疗力度：不论是附属运动还是生理运动，手法操作力度均应达到关节活动受限处。例如：治疗疼痛时，手法应达到痛点，但不超过痛点；治疗僵硬时，手法应超过僵硬点。操作中,手法要平稳、有节奏。不同的松动速度产生的效应不同,小范围、快速度可抑制疼痛;大范围、慢速度可缓解紧张或挛缩。

3)治疗强度:不同部位的关节,手法操作的强度不同。一般来说,活动范围大的关节,手法的强度可以大一些,移动的幅度要大于活动范围小的关节。

4)治疗时间:每种手法可以重复3~4次,每次治疗总时间为15~20分钟。根据患者对治疗的反应,每天或隔1~2天治疗1次。

5. 临床应用

(1)适应证:适用于任何因力学因素(非神经性)引起的关节功能障碍,包括关节疼痛、肌肉紧张及痉挛、可逆性关节活动度降低、进行性关节活动受限、功能性关节制动。

(2)禁忌证:关节活动过度、外伤或疾病引起的关节肿胀(渗出增加)、关节的炎症、恶性疾病以及未愈合的骨折。

(五)肌力训练

1. 概述 肌力训练是根据超量恢复的原理,通过肌肉的主动收缩来改善或增强肌肉力量的治疗方法。可用于防治肢体制动以后的失用性肌萎缩;防治创伤、疼痛引起的反射性脊髓前角细胞抑制性肌萎缩;治疗神经损伤后的失神经性肌萎缩;促进肌病造成的肌力减退的恢复;还可治疗脊柱疾病或手术后躯干肌的肌力减退、调整腹背肌的失衡、增强脊柱的稳定性,以及治疗颈椎病和下腰痛等。

2. 肌力增强训练的机制 肌力增强训练的生理学基础是超量恢复。训练后肌肉的即时变化为疲劳和恢复的变化过程。如果下一次肌力训练在前一次训练后的超量恢复阶段内进行,可将该超量恢复阶段的生理生化水平作为起点,使超量恢复叠加和巩固,实现肌肉形态及功能的逐步发展,达到增强肌力的目的。为了达到增强肌力的目标,运动训练计划至少持续6周。

3. 肌力增强训练的原则

(1)施加适当阻力:肌力强化必须给予一定的阻力,使患者发挥最佳能力。

(2)超量负荷:在训练时施加的阻力负荷应适当超过患者现有的活动水平。

(3)反复训练:训练必须多次反复进行,而非单次收缩。

(4)适度疲劳:根据超量恢复原理,肌力训练应引起一定的肌肉疲劳。

(5)选择适当的运动强度:收缩强度增加时运动单位募集率增高,对增强肌力有效。

4. 按肌力选择训练方式

(1)0级肌力

1)电刺激:延缓肌萎缩的发生。

2)传递神经冲动的训练:通过主观努力试图引起瘫痪肌肉的主动收缩,此时大脑皮质运动区发放的神经冲动,通过脊髓前角细胞向周围传递,直至神经轴突再生达到瘫痪肌群。这种主观努力,可以活跃神经轴突流,增强神经营养作用,促进神经本身的再生。传递神经冲动的训练可与被动运动结合进行。

(2)1~2级肌力

1)肌肉电刺激疗法:此时由于肌肉已有随意的肌电活动,因此既可以进行肌电反馈训练,也可使用肌肉电刺激疗法训练。肌电反馈训练和肌肉电刺激相结合,有可能取得较好疗效。

2)主动-辅助训练:在肌肉主动收缩的同时施加外力,以帮助患者完成大幅度的关节运动。应强调主观用力,仅给予最低限度的助力,避免以被动运动替代助力运动。

(3)2级肌力:主要开展免负荷运动,即减除重力负荷的主动训练。可用带子悬挂肢体或把肢体放在敷有滑石粉的光滑平板上进行水平面上运动,或在温水浴中运动,利用水的浮力消除部分肢体自身的重力,使训练易于完成。

（4）3~4级肌力:由主动运动进展到抗阻力主动运动。对抗较大阻力进行收缩,可增加运动单位募集率,从而提高训练效果。

5. 常用的肌力增强训练方法

（1）渐进抗阻训练:先测定连续重复10次全幅度活动所能承受的最大重量,即10RM（RM表示幅度活动所能承受的最大重量）。训练分3组进行:第1组用50%的10RM重量,以10~15次/min的速度做10次锻炼;第2组用75%的10RM重量,以10~15次/min的速度做10次锻炼;第3组用100%的10RM重量,以10~15次/min的速度做10次锻炼;组间休息1分钟,每日或隔日1次。最大负荷量在每周重新测量10RM后进行调整。

（2）短促等长训练:训练肌群在可耐受的最大负荷下等长收缩,持续6秒,重复20次,每次间歇休息20秒,每天训练1次。

（六）平衡训练

平衡训练是指针对平衡障碍的关键因素,提高患者坐、站和行动时平衡能力的锻炼方法。平衡障碍的关键环节包括本体感受器、前庭系统、视觉系统和高级中枢对平衡信息的整合能力。

1. 平衡训练的基本方法　平衡训练时常常需要一些平衡训练设备,如大小不同的治疗球、平衡板、平行杠、体重秤、滑板、踩踏板、面罩、眼镜、镜子、静态和动态平衡训练仪等。

（1）训练顺序:从稳定支持面至不稳定支持面;由最稳定体位逐步进展到最不稳定体位;从静态平衡进展到动态平衡;从简单动作到复杂动作。

（2）训练时间:通常由患者的疲劳程度所决定。若患者不能保持开始训练时的平衡水平则停止训练。

（3）训练频率:原则上训练频率越高则效果越佳。训练频率应尽可能达到平衡反应可成为习惯性动作时为止。

2. 常用平衡训练方法

（1）基本原则

1）从静态平衡（1级平衡）训练开始,过渡到自动态平衡（2级平衡）,再过渡到他动态平衡（3级平衡）。

2）逐步缩减人体支撑面积和提高身体重心,在保持稳定性的前提下逐步增加头颈和躯干运动,从睁眼训练逐步过渡到闭眼训练。

3）训练时注意患者安全,避免发生意外损伤。

（2）训练方法

1）坐位平衡训练:患者取坐位,手置于身体两侧或大腿部,保持心情放松。①1级坐位平衡训练:指不受外力和无身体动作的前提下保持独立坐位姿势的训练,患者通过协调躯干肌肉保持身体直立。开始时需要有人在身旁保护,逐步过渡到无保护独立坐位。②2级坐位平衡训练:指患者可以独立完成身体重心转移、躯干屈曲、伸展、左右倾斜及旋转运动,并保持坐位平衡的训练。可以采用拾取身体周围物品或坐位作业的方式进行。③3级坐位平衡训练:指可以抵抗外力保持身体平衡的训练。患者在胸前双手抱肘,由治疗师施加外力破坏患者坐位的稳定,诱发头部及躯干向正中线的调正反应。

2）站立位平衡训练:①1级静态站立位平衡训练:指不受外力和无身体动作的前提下保持独立站立姿势的训练,患者用下肢支撑体重保持站立位,必要时治疗师可用双膝控制患者下肢,或使用支架帮助固定膝关节。开始时两足间距较大,以提高稳定性;在能够独立站立后逐步缩小两足间距,以减小支撑面,增加难度。②2级平衡训练:指患者可以在站立姿势下,独立完成身体重心转移、躯干屈曲、伸展、左右倾斜及旋转运动,并保持平衡的训练。开始时由治疗师双手固定患者髋部,协助完成重心转移和躯体活动,逐步过渡到由患者独立完成动作。③3级平衡训练:指在站立姿势下抵抗外力保持身体平衡的训练。患者可以采用平衡板训练、站立作业训练等。

3)利用设备的动态平衡训练:可利用平衡板、大球或滚筒等进行动态平衡训练。

3. 临床应用

(1)适应证:因中枢性瘫痪或其他神经疾患所致感觉、运动功能受损或前庭器官病变引起的平衡功能障碍;下肢骨折、软组织损伤或手术后有平衡功能障碍的患者等。

(2)禁忌证:严重认知损害不能理解训练目的和技能者;骨折、关节脱位未愈者;严重疼痛或肌力、肌张力异常而不能维持特定级别平衡者。

(七)协调训练

协调训练是指恢复平稳、准确、高效的运动能力的锻炼方法,即利用残存部分的感觉系统以及视觉、听觉和触觉来促进随意运动的控制能力。

1. 训练方法

(1)种类:上肢、下肢、躯干分别在卧位、坐位、站立位、步行和增加负荷步行过程中训练。

(2)步骤

1)无论症状轻重,患者均应从卧位训练开始,待熟练后再在坐位、站立位、步行中进行训练。

2)从简单的单侧动作开始,逐步过渡到比较复杂的动作;最初几日的简单运动为上肢、下肢和头部单一轴心方向的运动,然后逐渐过渡到多轴心方向;复杂的动作包括双侧上肢(或下肢)同时动作、上下肢同时动作、上下肢交替动作、两侧肢体做互不相关的动作等。

3)可先做容易完成的大范围、快速的动作,熟练后再做小范围、缓慢动作的训练。

4)上肢和手的协调训练应从动作的正确性、反应速度快慢、动作节律性等方面进行;下肢协调训练主要采用下肢各方向的运动和各种正确的行走步态训练。

5)先睁眼训练后闭眼训练。

6)两侧轻重不等的残疾者,先从轻侧开始;两侧残疾程度相同者,原则上先从右侧开始。

7)每一动作重复3~4次。

(3)注意事项:训练完成后要用与训练相等的时间进行休息。所有训练要在可动范围内进行,并应注意保护患者安全。

2. 临床应用

(1)适应证:深感觉障碍,小脑性、前庭迷路性和大脑性共济失调、帕金森病,因不随意运动所致的一系列协调运动障碍。

(2)禁忌证:严重认知损害不能理解训练目的和技能者;骨折、关节脱位未愈者;严重疼痛或肌力、肌张力异常者。

(八)有氧训练

有氧训练是指采用中等强度、大肌群、动力性、周期性运动,以提高机体氧化代谢能力的锻炼方式。其治疗原理是通过反复进行的以有氧代谢为主的运动,使机体产生肌肉和心血管适应,提高全身耐力和心肺功能,改善机体代谢。

1. 训练方案

（1）训练目标：如果有心电图运动试验条件，最好在训练前先进行症状限制性心电图运动试验，以确定患者的最大运动强度、靶运动强度（50%～85%最大运动强度）及总运动量。如果没有心电图运动试验条件，可以按照年龄预计的靶心率[（220-年龄）×（70%～85%）]作为运动强度指标。每周运动量阈值为700～2 000cal，相当于步行或慢跑10～32km。运动量小于700cal只能达到维持身体活动水平的目的，而不能提高运动能力；而运动量大于2 000cal则并不能提高训练效果。

（2）运动处方：主要包括运动方式、运动量以及运动中的注意事项。

1）运动方式：根据患者的个人兴趣、训练条件和康复治疗目标选择运动方式，如步行、骑车、手摇车、游泳、有氧舞蹈等。

2）运动量：运动量是指运动过程中所做的功或消耗的能量，基本要素包括运动强度、运动持续时间和运动频度。①运动强度：运动训练的目标强度称为靶强度，常用计算方法包括代谢当量（MET）法、主观用力记分（RPE）法和心率法。由于心血管活性药物的广泛使用，常用MET进行运动量计算，采用靶心率的方法受到限制。②运动持续时间：除去准备活动和整理活动，靶强度的运动时间为15～40分钟。运动时间与运动强度成反比。在特定运动总量的前提下，运动强度越大，所需要的时间越短。在没有医学监护的条件下，一般采用减小运动强度和延长时间的方法，提高训练安全性。③运动频度：一般为每天或隔天1次（每周3～5次）。运动频度少于每周2次则训练效果不佳。④训练疗程：4～8周为基本疗程，但最好长期坚持。

3）注意事项：在实施运动治疗时要注意掌握好适应证，对不同的疾病应选择不同的运动治疗方法；要循序渐进，内容应由少到多，程度由易到难，运动量由小到大，使患者逐渐适应；要持之以恒，坚持经常性才能积累治疗效果；要个别对待，在制订治疗方案时，因人而异，因病而异；要根据患者实施的情况，及时评定，及时调整治疗方案。

2. 操作实施

（1）训练安排：每次训练包括热身运动、训练运动和放松整理运动三部分。

1）热身运动（准备活动）：指训练运动之前进行的活动，逐渐增加运动强度以提高肌肉、肌腱和心肺组织对即将进行的较大强度运动的适应和准备，防止因突然的运动应激导致肌肉损伤和心血管意外。强度一般为训练运动的1/2左右，时间5～10分钟，方式包括医疗体操、关节活动、肌肉牵张、呼吸练习或小强度的有氧训练。

2）训练运动：指达到靶强度的训练。一般为15～40分钟，是耐力运动的核心部分。根据训练安排的特征可分为持续训练、间断训练和循环训练。

3）放松整理运动：指靶强度运动训练后进行较低强度的训练，以使肌体从剧烈运动应激逐步"冷却"到正常状态。其强度、方法和时间与热身运动相似。

（2）合理运动的判断

1）运动强度指标：下列情况提示运动强度过大：①不能完成运动；②活动时因气喘而不能自由交谈；③运动后无力或恶心。

2）运动量指标：下列情况提示运动量过大：①持续性疲劳；②运动当日失眠；③运动后持续性关节酸痛；④运动次日清晨安静心率明显变快或变慢，或感觉不适。

（九）牵引疗法

牵引疗法是应用力学中作用力与反作用力的原理，通过徒手、器械或电动牵引装置，对身体某一部位或关节施加牵拉力，使关节面发生一定的分离，周围软组织得到适当的牵伸，从而达到复位、固定、减轻神经根压迫、纠正关节畸形的一种物理治疗方法。

牵引技术根据牵引作用的部位分为脊柱牵引和四肢关节牵引,其中脊柱牵引又分为颈椎牵引和腰椎牵引;根据牵引的动力来源可分为手法牵引、机械牵引、电动牵引;根据牵引持续的时间可分为间歇牵引和持续牵引;根据牵引的体位可分为坐位牵引、卧位牵引和直立位牵引等。

1. 治疗作用　牵引的治疗作用主要体现在以下几个方面。

(1) 增大关节间隙:脊柱牵引可增大脊柱的椎间隙,改变椎间盘突出物与周围组织的关系,减轻神经根压迫。

(2) 解除肌肉痉挛:牵引可以牵张挛缩或紧张的肌群,降低肌肉的紧张度,松解组织粘连,牵伸挛缩的关节囊和韧带。

(3) 改善局部血液循环:间歇性牵引通过肌肉等软组织间断性地紧张、放松,达到挤压血管、改善血液循环的目的,从而促进软组织损伤的修复、水肿的吸收和炎症的消退,并缓解疼痛。

(4) 改善或恢复 ROM:颈椎病、腰椎间盘突出症等脊柱疾患常可导致关节活动受限,通过牵引治疗,可以达到改善或恢复 ROM 的目的。

(5) 矫治关节畸形:对于轻度的脊柱侧凸或四肢关节骨折且不能采用手术复位者,可通过牵引的力学作用达到缓慢复位和矫治畸形的目的。

2. 治疗方法

(1) 颈椎牵引

1) 牵引体位:根据患者病情和治疗需要,选择坐位或仰卧位。

2) 颈椎牵引的角度:一般在中立位到 30°颈前屈范围内。牵引角度的选择一定要根据患者牵引后的反应加以调整。

3) 应用模式:可选择持续牵引或间歇牵引。

4) 牵引力量:应在患者适应的范围内。常用的牵引力为 6~15kg。

5) 治疗时间:大多为 10~30 分钟。

6) 频度和疗程:每日 1 次,或每周 3~5 次,疗程为 3~6 周。

(2) 腰椎牵引

1) 牵引体位:根据患者病情和治疗需要,选择仰卧位或俯卧位。

2) 腰椎牵引的角度:通常以髋或膝的位置改变腰椎的角度,髋或膝的位置可在全伸展位到 90°屈曲范围内调节。

3) 应用模式:根据需要选择持续牵引或间歇牵引。间歇牵引可使患者更为舒适。

4) 牵引力量:应在患者适应的范围内。通常首次牵引力量选择>25%的体重,适应后逐渐增加牵引力量。常用的牵引力为 20~60kg。

5) 治疗时间:大多为 10~30 分钟。

6) 频度和疗程:每日 1 次,或每周 3~5 次,疗程为 3~6 周。

3. 临床应用

(1) 适应证:脊柱牵引适用于椎间盘突出、脊柱小关节紊乱等。四肢牵引适用于四肢关节挛缩、四肢关节骨折且不能或不适宜手术复位的患者。

(2) 禁忌证:年迈体弱、全身状态不佳者,如较严重的心肺疾病及脑血管病、出血倾向、恶性肿瘤、糖尿病、高热患者;结核、肿瘤等骨质破坏和骨质疏松患者;癫痫、精神严重障碍的患者;椎体融合术后、重型椎管狭窄、颈椎严重畸形,经确诊后可以进行牵引治疗,但牵引后即感症状加重、疼痛剧烈的患者;孕妇及经期妇女;其他如风湿性关节炎、急性拉伤扭伤、腹疝、裂孔疝、严重痔疮、急性消化性溃疡或胃食管反流等患者。

（十）神经肌肉促进技术

神经肌肉促进技术，又称神经发育疗法（neurodevelopmental therapy，NDT）或神经发育促进技术，是应用神经发育学、神经生理学的基本原理和法则来治疗脑损伤后肢体运动障碍的一类康复治疗技术与方法，其典型代表为 Bobath 技术、Brunnstrom 技术、Rood 技术、本体感觉神经肌肉促进技术（proprioceptive neuromuscular facilitation，PNF）及运动再学习技术（motor relearning technique，MRT）等。

1. 具有的共同特点

（1）治疗原则：以神经系统作为治疗的重点对象，按照个体发育的正常顺序，通过对外周（躯干和肢体）的良性刺激，抑制异常的病理反射和病理运动模式，引出并促进正常的反射和建立正常的运动模式。

（2）治疗方法：治疗中应用多种感觉刺激，包括躯体、语言、视觉等，并认为重复强化训练对动作的掌握、运动的控制及协调具有十分重要的作用。

（3）治疗顺序：按照从头至尾，从近端至远端的顺序治疗，将治疗变成学习和控制动作的过程。在治疗中强调先做等长训练，后做等张训练；先训练离心性控制，再训练向心性控制；先掌握对称性运动模式，后掌握不对称性运动模式。

（4）治疗目的：把治疗与功能活动特别是日常生活活动结合起来，在治疗环境中学习动作，在实际环境中使用已经掌握的动作并进一步发展技巧性动作。

2. Bobath 技术

（1）定义：通过抑制不正常的姿势、病理反射或异常运动模式，尽可能诱发正常运动，达到提高患者日常生活活动能力的目的。Bobath 技术是治疗中枢神经损伤后引起的运动功能障碍的治疗方法。其核心是以日常生活活动任务为导向的姿势控制和运动控制。

（2）目的：改善和提高患者生活自理能力，增强运动功能。

（3）途径：维持正常姿势、抑制病理反射和异常运动模式、控制痉挛。

（4）特点：遵循人体发育的规律，制订针对运动功能障碍的训练方法，特别是关键点的控制是此技术手法操作的核心；利用各种反射促进或抑制肌肉张力的平衡反应，增强运动功能；采用感觉刺激帮助肌张力的调整。

（5）原则：关键点的选择与施用；应用反射性抑制模式控制肢体的张力。

3. Brunnstrom 技术

（1）定义：Brunnstrom 技术是依据脑损伤后患者运动功能恢复的各个不同阶段，利用各种运动模式诱发运动反应，再从异常运动模式中引导、分离出正常运动的成分，达到恢复患者运动功能的治疗技术。

（2）目的

1）早期通过健侧抗阻力随意运动而使兴奋扩散，以引出患侧联合反应，使较弱肌肉发生收缩。

2）使患者体验运动感觉，随意用力相结合，产生共同运动。

3）应用于功能性活动中，以便反复训练，使控制能力得到增强，动作渐趋完善。

4）利用各种感觉刺激增强治疗作用。

5）通过大脑皮质水平来调节运动和提高控制能力，训练患者主动参与随意用力，促进中枢神经系统功能恢复。

（3）原则：遵循恢复六阶段理论（表 4-1），按每一阶段进行针对性的训练；利用反射和联合反应启动运动，并对运动进行修正。

表 4-1 Brunnstrom 恢复六阶段

分期	内容
第 I 阶段	急性发作后,患侧肢体失去控制,运动功能完全丧失,称为弛缓阶段
第 II 阶段	随着病情的控制,患肢开始出现运动,而这种运动伴随着痉挛、联合反应和共同运动的特点,称为痉挛阶段
第 III 阶段	痉挛进一步加重,患肢可以完成随意运动,但由始至终贯穿着联带运动的特点,因联带运动达到高峰,故此阶段称为共同运动阶段
第 IV 阶段	痉挛程度开始减轻,运动模式开始脱离共同运动的控制,出现了部分分离运动的组合,称为部分分离运动阶段
第 V 阶段	运动逐渐失去共同运动的控制,出现了难度较大的分离运动的组合,称为分离运动阶段
第 VI 阶段	由于痉挛的消失,各关节均可完成随意运动,协调性与速度均接近正常,称为正常阶段

4. PNF 技术

(1) 定义:PNF 技术是通过刺激人体本体感受器,激活和募集最大数量的运动肌纤维参与活动,促进相关神经肌肉的反应,改善运动控制、肌力、协调和耐力,最终改善运动功能的治疗技术。

(2) 目的

1) 改善日常生活活动功能:①活动,进入或离开一个姿势;②维持姿势(平衡);③当躯干稳定时,移动肢体;④当肢体移动时,固定躯干。

2) 增加肌肉功能:①增加运动幅度;②发展稳定性和动态平衡;③增加力量;④增加肌肉耐力;⑤协助放松;⑥减轻疼痛;⑦改善协调及运动控制能力。

(3) 特点

1) 肢体、躯干和头部等多关节、多轴位的螺旋对角旋转的运动模式。

2) 通过发展感觉,尤其是本体感觉,促进运动,并注重运动的控制。

3) 可通过被动或主动活动实现。

(4) 原则

1) 遵循运动功能发育顺序:从头到尾,由近端到远端。由屈曲性动作逐渐发展到伸展性动作。

2) 利用反射运动维持机体的运动功能:反射运动对于维持机体的运动功能非常重要。正常的运动和姿势的维持依靠肌群间的相互平衡与协调收缩完成。

3) 通过感觉刺激和重复活动促进运动学习:运动过程中,应用言语、视觉和适当的环境等促进患者运动的学习和掌握;不断地反复学习可巩固学习过的运动技能。

4) 通过有目的的活动促进功能活动的完成:目标的完成常由一些方向相反的动作组成(如进食动作、坐站动作),主要由组合运动群来实现目标,而这些组合活动模式常贯穿在日常生活训练中。

5. Rood 技术

(1) 定义:利用温、痛、触、视、听、嗅等多种感觉刺激,调整感觉通路上的兴奋性,以加强与中枢神经系统的联系,达到神经运动功能的重组。

(2) 目的:通过感觉刺激,增强感觉和运动功能。

(3) 特点:强调有控制的感觉刺激,根据人体的发育顺序,利用运动来诱发有目的的反应。

(4) 原则

1）分析患者的肌肉与关节的功能状态,采用准确有效的手法治疗。

2）了解各种促进与抑制皮肤或本体感觉刺激的方法,适时施用。

6. MRT技术

（1）定义:运动再学习技术是把中枢神经系统损伤后恢复运动功能的训练视为一种再学习或重新学习的治疗方法。此法利用了学习和动机的理论以及在人类运动科学和运动技能中获得的研究结果,在强调患者主观参与和认知重要性的前提下,着重按照运动学习的信息加工理论和现代运动学习的方法,对患者进行再教育,以恢复其运动功能。

（2）特点

1）主动性:患者是主动参与者,治疗人员只是指导者。

2）科学性:以生物力学、运动科学、神经科学和认知心理学理论为指导,针对卒中患者常见的运动障碍,制订出训练内容并提出科学的学习（训练）方法。

3）针对性:强调从患者现存功能出发,针对患者运动功能存在的主要问题进行有针对性的学习或训练。对其他有关功能缺损,也要结合康复训练。

4）实用性:学习运动要与作业、日常生活的功能活动紧密联系。

5）系统性:运动再学习不只是在治疗室学习,要考虑学习的转移和坚持,要创造良好的学习环境,并要亲属和有关人员参与才能达到目的。

（3）原则

1）强化训练:包括诱发肌肉活动、控制力量的产生和协同肌肉的活动,以及提升肌肉力量和进行针对性的运动训练。

2）保持软组织的长度和柔韧性:主要用主动锻炼的方法,对失去知觉或瘫痪的患者注意早期姿势放置,包括用支具以维持肌肉长度;肌肉电刺激对维持瘫痪肌肉的收缩性有好处。

3）预防失用性肌萎缩:尽可能缩短卧床时间,鼓励主动活动。进行激活高阈值运动单位的运动,如伸肌的离心训练。

4）对严重的肌肉过度活动,可用较长时间的冰疗;肉毒素注射也提供了一种抑制肌肉痉挛、使训练得以进行的方法。

二、物理因子疗法

（一）概述

1. 定义　物理因子疗法是指将电、光、声、磁、水、蜡等物理因子作用于人体,通过人体的神经、体液、内分泌等生理调节机制,来防治疾病的治疗方法。

2. 作用机制　物理因子作用于机体可产生物理反应（能量吸收转换）、理化效应（能量吸收后产生的理化反应）和生物效应（由理化效应直接作用于局部产生,或通过神经反射、经络或体液引起节段反应和全身反应）。

3. 临床作用　具有改善血液循环、消炎、解痉、镇痛、兴奋神经肌肉、软化瘢痕、松解粘连、促进骨折和创面愈合、增强机体免疫功能、镇静、安眠、脱敏,甚至抗肿瘤作用。

（二）电疗法

电疗法是指应用电治疗疾病的方法。根据所采用电流频率的不同,通常分为直流电疗法、低频电疗法（0~1 000Hz）、中频电疗法（1~100kHz）、高频电疗法（100kHz~300GHz）等。

1. 直流电及直流电药物离子导入疗法　直流电是一种方向不随时间变化的电流。将直流电作用于人体以治疗疾病的方法称为直流电疗法。多用平稳直流电,电压一般不超过100V。

目前临床上较多采用直流电药物离子导入疗法,其治疗作用具有直流电与药物的复合作用。直流电药物离子导入是根据电学上"同性相斥"的原理,使电解质溶液中的阳离子从阳极、阴离子从阴极导入人体内。所导入药物主要经皮肤汗腺管口、毛孔进入皮内或经黏膜上皮细胞间隙进入黏膜组织。导入用的药物必须具备以下条件:①易溶于水;②易于电离、电解;③需导入药物有效离子及其极性明确;④成分纯;⑤局部用药有效;⑥一般不选用贵重药。

(1) 直流电的治疗作用

1) 镇静和兴奋作用:全身电疗时,下行电流具有镇静作用,上行电流具有兴奋作用。对局部来说,直流电阳极区及其附近组织的兴奋性降低,能加强神经系统的抑制过程;阴极区及其附近组织的兴奋性增高,可提高神经系统的兴奋性。

2) 对自主神经和内脏神经的调节作用:在直流电的影响下,特别是在有关反射区通电时,对自主神经失调、张力不足等有促进平衡的作用,对内分泌腺的功能也有调节作用。

3) 消炎作用:直流电可使局部小血管扩张,增强血液循环,改变细胞膜的渗透性,促进病理炎症产物的排出。

4) 其他作用:在脊柱部位做阳极置于项部、阴极置于腰骶部的下行电流,通过脊髓时可使反射过程的兴奋性降低,缓解痉挛;阴极置于上端、阳极置于下端的上行电流,可使反射过程的兴奋性增高,增高肌张力。阴极有软化瘢痕和促进骨折愈合的作用。阳极可使局部皮肤干燥,治疗多汗症。

(2) 治疗方法:治疗采用直流电疗机,薄铅片或导电橡胶电极,铅板电极的衬垫厚 1cm,导电橡胶电极的衬垫用 2~3 层绒布,衬垫周边应比电极大 1cm 左右。衬垫用温水浸湿后以对置,并置于病变或相应部位。成人常用的电流强度以衬垫面积 $0.05 \sim 0.1 mA/cm^2$ 计,最大不超过 $0.20 mA/cm^2$。一般部位治疗应有均匀的针刺感,或轻微的紧束感、蚁行感;眼部治疗时可出现闪光感、色感;头部治疗口腔内可出现金属味等。每次治疗 15~25 分钟,每日或隔日 1 次,10~20 次为 1 个疗程。

(3) 临床应用

1) 适应证:神经炎、神经痛、自主神经功能紊乱、高血压、慢性关节炎、慢性前列腺炎、慢性盆腔炎、周围神经损伤等疾病。

2) 禁忌证:高热、急性湿疹、急性化脓性炎症、癌肿、心衰、出血倾向、对直流电不能耐受者。

2. 低频脉冲电疗法　应用频率 1 000Hz 以下的脉冲电流治疗疾病的方法称为低频脉冲电疗法。常用的低频脉冲电疗法有神经肌肉电刺激疗法、功能性电刺激、经皮神经电刺激疗法、间动电疗法、感应电疗法、超刺激电疗法等。

(1) 神经肌肉电刺激疗法(neuromuscular electrical stimulation,NMES):应用低频脉冲电流刺激神经肌肉引起肌肉收缩的方法称为神经肌肉电刺激疗法。

1) 治疗作用:加速神经的再生和传导功能的恢复,促使失神经支配肌肉恢复运动功能;肌肉收缩的泵效应改善肌肉本身的血液循环,减轻失水和代谢紊乱,防止或延缓失用性肌萎缩和挛缩的发生或减轻失用性肌萎缩和挛缩,抑制肌肉纤维化、硬化;刺激平滑肌并提高其张力。失神经支配后第一个月肌萎缩最快,因此尽早进行电刺激治疗。当不能肯定但怀疑肌肉有失神经支配的情况时,也应尽早进行电刺激治疗。肌肉失神经支配数月后,为防止纤维化,仍有必要施用电刺激治疗。

2) 治疗方法:用点状电极阴极刺激病肌,用双极法时阴极置于远端,电流强度以能引起病肌的明显收缩为度。一次治疗每条病肌至少收缩 40~60 次,每日治疗 1~6 次,直到神经支配恢复,再改为主动训练。

3）临床应用:①适应证:失用性肌萎缩,周围神经病损所致失神经支配的肌肉,以及内脏平滑肌无力等;②禁忌证:置有心脏起搏器、痉挛性瘫痪者禁用。

(2) 感应电疗法:应用感应电流治疗疾病的方法称为感应电疗法。传统的感应电流是应用感应线圈所获得的双相不对称的低频脉冲电流,峰值电压 40~60V,频率 60~80Hz,脉冲波的尖峰部分为高尖三角形,有效波宽 1.5~2ms,并有低平的负波。新感应电流由电子管或晶体管振荡电流产生,其波形类似传统感应电的高尖三角形,没有负波,频率 50~100Hz,有效波宽 0.1~1ms。

1）治疗作用:感应电疗法有兴奋神经肌肉、促进局部血液循环、防治粘连和镇痛等作用。

2）治疗方法:与直流电疗法基本相同。电极衬垫可稍薄,可采用对置法和并置法,还可用手柄间断电极、金属刷式电极等。治疗时电流强度以治疗部位有麻刺感或肌肉收缩反应为度;治疗癔症性瘫痪时在患肢上做尽可能强的刺激,以引起肌肉强烈收缩,同时结合言语暗示,令患者活动患肢。治疗剂量一般分为强、中、弱三种。治疗时间为 20 分钟,每日 1~2次,10~15 次为 1 个疗程。

3）临床应用:①适应证:失用性肌萎缩、神经失用症、肌张力低下、胃下垂、弛缓性便秘、癔症性瘫痪、癔症性失语等;②禁忌证:急性化脓性炎症、肿瘤、出血性疾病、痉挛性瘫痪等。

(3) 经皮神经电刺激疗法:经皮神经电刺激疗法(transcutaneous electric nerve stimulation,TENS)是通过皮肤将特定的低频脉冲电流输入人体,刺激神经,达到镇痛、治疗疾病目的的方法。这种疗法所采用的电流为频率 1~160Hz、波宽 2~500μs、单相或双相不对称方波脉冲电流。

1）治疗作用:①缓解各种急慢性疼痛:不同参数的电流的镇痛作用略有不同。一般来说,兴奋神经粗纤维最适宜的电流是频率 100Hz、波宽 100μs 的方波。②促进局部血液循环。③加速骨折愈合。④加速伤口愈合。

2）治疗方法:治疗仪为可随身携带的袖珍式或台式;治疗时将两个电极对置或并置于痛点、扳机点、穴位或相应神经节段;根据患者的病情及个人耐受性选择电流类型与强度,每次治疗 20~60 分钟,每日 1~3 次;急性疼痛的治疗以 15~30 次为 1 个疗程,慢性疼痛的疗程较长。

3）临床应用:①适应证:各种急性或慢性疼痛、骨折后骨连接不良、慢性溃疡、中枢性瘫痪后感觉运动功能障碍等。②禁忌证:置入心脏起搏器者,颈动脉窦部位、孕妇下腹部与腰部。认知障碍者不得自己使用本仪器。

3. 中频电疗法

(1) 等幅中频电疗法:应用频率为 1~20kHz 的等幅正弦电流治疗疾病的方法称为等幅中频电疗法。

1）治疗作用:有镇痛、促进血液循环、软化瘢痕、松解粘连、消散慢性炎症及加快浸润吸收等作用。

2）治疗方法:将电极和温水浸湿的衬垫对置或并置于治疗部位。电流强度以患者有麻、颤、刺感为度,也可以患者耐受为度,但治疗时电极下不应有疼痛感。治疗时间为 20~30分钟,每日 1 次,10~20 次为 1 个疗程。

3）临床应用:①适应证:关节僵硬、瘢痕、术后粘连、术后尿潴留、腰肌劳损、神经炎、神经痛等;②禁忌证:急性化脓性炎症、出血性疾病、肿瘤、置有心脏起搏器、有局部金属异物者。

（2）调制中频电疗法：应用由低频电流调制的中频电流治疗疾病的方法称为调制中频电疗法。用两个电极将电流输入人体，通常有连调、断调、间调、变调四种波形。除兼有低、中频的特点外，由于四种波形和不同的调制频率，调制幅度又可交替出现，人体不易对其产生适应性。

1）治疗作用：有镇痛、促进血液循环、促进淋巴回流、锻炼骨骼肌、提高平滑肌张力、消散炎症及调节神经功能等作用。

2）治疗方法：治疗时根据病情需要选定治疗部位、治疗处方，按患者耐受度调节电流强度，具体操作方法同等幅中频电疗法。

3）临床应用：①适应证：关节和软组织损伤、颈椎病、腰椎间盘突出症、肩周炎、周围神经损伤、肌萎缩、内脏平滑肌张力低下等；②禁忌证：同等幅中频电疗法。

（3）干扰电疗法：利用干扰电流治疗疾病的方法称为干扰电疗法。治疗时四个电极将两路频率分别为 4 000Hz 与（4 000±100）Hz 的正弦交流电通过两组电极交叉输入人体，在电场线交叉处形成干扰场，产生差频为 0~100Hz 的低频调制的中频电流，这种内生的低频调制中频电流含有中频成分，克服了低频电流不能深入组织内部的缺陷，而且可应用较大的电流强度，兼有低频和中频电疗的特点。

1）治疗作用：有镇痛、促进血液循环、兴奋运动神经和肌肉、加速骨折愈合的作用。干扰电流由于作用部位较深，可促进内脏器官的血液循环，提高平滑肌的张力，改善内脏功能；作用于颈腰交感神经节可分别调节上肢、下肢血管的功能，改善血液循环。

2）治疗方法：采用四个电极或四联电极，使两路电极在病灶处交叉。包括固定法、移动法或吸附固定法。电流输出强度一般以患者耐受为宜，每次 20~30 分钟，每日 1 次，10~15 次为 1 个疗程。

3）临床应用：适应证和禁忌证同调制中频电疗法。

4. 超短波疗法   应用波长为 1~10m，频率为 30~300MHz 的高频电磁波治疗疾病的方法称为超短波疗法，又称超高频电场疗法。

（1）治疗作用：主要为热效应及非热效应。根据治疗剂量的不同，具有止痛、促进血液循环、消散炎症、缓解痉挛、加速组织再生修复、调节神经功能、调节内分泌腺和内脏器官的功能、抑制和杀灭肿瘤细胞等作用。

（2）治疗方法：常用电容场法，电极放置分为对置法和并置法。治疗剂量按患者的温热感觉程度分为 4 级：

1）无热量（Ⅰ级剂量）：无温热感，在温热感觉阈下，适用于急性炎症早期、水肿显著、血液循环障碍部位。

2）微热量（Ⅱ级剂量）：有刚能感觉到的温热感，适用于亚急性、慢性疾病。

3）温热量（Ⅲ级剂量）：有明显而舒适的温热感，适用于慢性疾病、急性肾衰竭。

4）热量（Ⅳ级剂量）：有能耐受的强烈热感，适用于恶性肿瘤。

治疗时应调节"调谐"钮，使治疗机的输出谐振。治疗一般为每次 10~20 分钟，每日 1 次，10~20 次为 1 个疗程。

（3）临床应用

1）适应证：超短波适用范围很广，如各种皮肤皮下软组织、骨关节及胸腔、腹腔、盆腔内脏器官的急性、亚急性和慢性炎症（包括各种细菌性炎症和非细菌性炎症）。

2）禁忌证：恶性肿瘤（高热疗法时例外）、活动性结核、出血倾向、局部金属异物、置有心脏起搏器、心肺功能不全、颅内压增高、青光眼、妊娠等。

（三）光疗法

1. 红外线疗法   应用红外线治疗疾病的方法称为红外线疗法。红外线可分为近红外线和远红外线,近红外线(短波红外线)的波长为 760nm~1.5μm,照射深度可达皮下组织,如白炽灯发出的红外线;远红外线(长波红外线)波长为 1.5~15μm(也有把远红外线范围扩展到 1.5~1 000μm 者),照射深度只达表皮。

(1) 治疗作用:红外线作用于人体组织的主要生物学作用是产生热效应,故红外线又称为热射线。机体在红外线照射下浅表组织产热后,通过热传导或血液传送可使较深层组织温度升高、血管扩张、血流加速,并降低神经的兴奋性,因而有改善组织血液循环、增强组织营养、促进水肿吸收、消炎、镇痛、解痉等作用。

(2) 治疗方法:一般红外线灯适用于局部疾患。治疗时裸露病患部位,将灯头对准治疗中心,灯与皮肤距离 30~50cm,以患者感到有舒适的温热感为度。每次 15~30 分钟,每日 1~2 次,15~20 次为 1 个疗程。

(3) 临床应用

1) 适应证:软组织扭挫伤恢复期、肌纤维组织炎、关节炎、神经痛、软组织炎症感染吸收期、伤口愈合迟缓、慢性溃疡、压疮、烧伤、冻伤、肌肉痉挛、关节纤维性挛缩等。

2) 禁忌证:恶性肿瘤、高热、急性炎症、活动性出血、活动性结核。局部感觉或循环障碍者慎用。

2. 紫外线疗法　利用波长为 180~400nm 的紫外线治疗疾病的方法称为紫外线疗法。紫外线又可分为长波紫外线(320~400nm)、中波紫外线(280~320nm)和短波紫外线(180~280nm)。

身体某一部位距光源一定距离进行紫外线照射,经历一定潜伏期后,照射局部出现的肉眼可见的最弱红斑的对应照射时间,称为一个生物剂量。最小红斑量用 MED 表示。紫外线红斑又分为亚红斑(1MED 以下)、阈红斑(1MED)、弱红斑(2~4MED)、中红斑(5~6MED)、强红斑(7~10MED)和超强红斑(10MED 以上)。紫外线红斑区微血管扩张,血液和淋巴循环增强,代谢加快,单核巨噬细胞等增多,从而加快炎症的吸收,促进组织的生长。紫外线照射后会使皮肤出现色素沉着,停止照射后皮肤可自然恢复。

(1) 治疗作用:紫外线有杀菌、消炎、止痛、促进伤口愈合、抗佝偻病、脱敏、增强机体免疫等功能。

(2) 治疗方法:患者治疗前应进行生物剂量测定或用平均生物剂量确定首次治疗剂量。

1) 红斑量照射法:按不同治疗目的采用不同强度的红斑量开始照射,以后根据皮肤反应和病情适当增加剂量,以达到经常保持红斑反应为目的。

2) 无红斑量照射法:用亚红斑量开始照射,如 1/8~1/2MED 开始,隔次或隔 2 次增加 1/4~1/2MED,达 3~5MED 为止。多用于全身照射,按照患者病变和体质可采用基本进度、缓慢进度和加速进度。

(3) 临床应用

1) 适应证:较表浅组织的化脓性炎症、伤口、皮下瘀斑、急性神经痛、关节炎、佝偻病和骨软骨病等;皮肤病和过敏性疾病、静脉炎、急性坐骨神经痛、急性关节炎、急性支气管炎、肺炎、支气管哮喘等。体腔照射适用于外耳道、鼻、咽、口腔、阴道、直肠、窦道等腔道感染;全身照射适用于佝偻病、骨软化症、骨质疏松、过敏症、免疫功能低下、银屑病、白癜风等。

2) 禁忌证:心肝肾衰竭、出血倾向、急性湿疹、活动性结核、红斑狼疮、日光性皮炎、光敏性疾病、应用光敏药物(光敏诊治时除外)等。

(四) 超声疗法

利用超声波治疗疾病的方法称为超声疗法。常用超声波频率为 800~1 000kHz。超声波作用于人体组织产生机械作用、温热作用和理化作用,可引起人体局部组织血流加速,血液循环改善,细胞膜通透性增加,离子重新分布,新陈代谢加速,组织中 pH 值增高,酶活性增强,组织再生修复能力增强,肌张力下降,疼痛减轻等。

1. 治疗作用

(1) 使神经兴奋性降低,神经传导速度减慢,有较好的镇痛、解痉作用。

(2) 促进局部血液循环,使细胞的通透性增加,促进水肿吸收,改善组织营养。

(3) 提高结缔组织弹性,使胶原纤维分解,松解粘连、挛缩,使瘢痕组织变细而松软。

(4) 低强度或脉冲式超声波可刺激组织的生物合成和再生修复,加速骨痂的生长愈合。

(5) 低强度超声波作用于神经节段,可以调节其支配区神经血管和内脏器官的功能。

2. 治疗方法

(1) 接触法:即声头与治疗区体表涂以耦合剂(如液状石蜡、凡士林等),直接垂直接触进行治疗。接触法又分为移动法与固定法。

1) 移动法:声头在治疗区内做缓慢的直线往返移动或环形移动,移动的速度为 1 ~ 2.5cm/s,在骨隆起部位不要停留过久,每次时间为 8 ~ 15 分钟。小剂量为 $0.5 ~ 1W/cm^2$,中剂量为 $1 ~ 2W/cm^2$,大剂量为 $2 ~ 3W/cm^2$(一般不超过 $2W/cm^2$)。治疗中如患者有明显酸痛不适或骨膜刺痛,即应减少剂量。

2) 固定法:声头固定于病变区。剂量在 $1W/cm^2$ 以下,时间为 3 ~ 5 分钟。

(2) 超声综合治疗法:是将超声治疗技术与其他治疗方法(包括其他物理因子和化学治疗等)结合作用于机体以治疗疾病,可以取得较单一治疗更好的疗效。这种联合治疗称为超声综合治疗法。包括:超声雾化吸入疗法、超声-电疗法(低中频电疗)、超声药物透入疗法等。

(3) 水囊法:治疗部位皮肤上涂布耦合剂后,将不含气的水袋置于其上,再在水袋面上涂以耦合剂,将声头紧压固定于水袋上进行治疗。适用于面积较小、表面不平部位的治疗。

(4) 水下法:在水盆内盛入不含气泡的温水,患部浸入水中,声头放在水下,距离皮肤表面 1 ~ 2cm 固定或移动。适用于表面凹凸不平的手、足的治疗。

以上各种方法在操作时不得使声头与皮肤之间有任何空气间隙,以免超声波全反射而不能进入人体。

3. 临床应用

(1) 适应证:软组织损伤、皮肤皮下粘连、关节纤维性挛缩、注射后硬结、血肿机化、狭窄性腱鞘炎、瘢痕增生、骨关节炎、肩关节周围炎、肱骨外上髁炎、骨折愈合不良、慢性溃疡、压疮、坐骨神经痛等。

(2) 禁忌证:恶性肿瘤(超声波抗肿瘤药物透入时例外)、急性炎症、出血倾向、孕妇腰腹部、小儿骨骺部。眼与睾丸部慎用超声疗法。

(五) 磁疗法

利用磁场治疗疾病的方法称为磁疗法。磁场对人体内生物电泳方向、细胞内外离子分布状态、细胞膜的电位和通透性、细胞器和酶的功能产生影响,从而起到临床治疗作用。

1. 磁场的分类

(1) 恒定磁场:磁场的强度和方向不随时间变化,如磁铁、电磁铁通直流电所产生的磁场。

(2) 交变磁场:磁场的强度和方向随时间发生变化,如异名极旋转磁疗器所产生的磁场。

(3) 脉动磁场:磁场的强度随时间变化,而方向不随时间发生变化。如同名极旋转磁疗器所产生的磁场。

（4）脉冲磁场：用脉冲电流通入电磁铁线圈所产生的各种形状的脉冲磁场，如各种磁疗机所产生的磁场，其频率、波形和峰值可根据需要进行调节。

2. 治疗作用　磁疗有止痛、消肿、消炎、镇静、降压、止泻、促进创面愈合、软化瘢痕与松解粘连、促进骨折愈合及使良性肿瘤缩小或消失等作用。

3. 治疗技术

（1）治疗剂量：按磁场强度分为 3 级。

1）小剂量：磁场强度 0.1T 以下，适用于头、颈、胸部及年老、年幼、体弱者。

2）中剂量：磁场强度 0.1~0.3T，适用于四肢、背、腰、腹部。

3）大剂量：>0.3T，适用于肌肉丰满部位及良性肿瘤患者。

（2）治疗方法

1）静磁场疗法：属于恒定磁场。多采用磁片法，可直接将磁片敷贴于体表病变部位或穴位，一般持续敷贴 3~5 天。磁场强度为 0.05~0.3T。治疗时可采用单磁片、双磁片或多磁片，磁片放置可采用并置法或对置法。

2）动磁场疗法：常用的方法有：①旋磁疗法：用微电机带动机头固定板上的 2~6 块磁片旋转产生旋磁场，对局部进行治疗。包括脉动磁场法和交变磁场法。由于微电机旋转时有振动，对局部有按摩和磁场的双重作用。②电磁疗法：用电流通过感应线圈使铁心产生磁场进行治疗的方法。常用的有低频交变磁疗法、脉动磁疗法和脉冲磁疗法等。动磁场疗法常用的磁场强度为 0.2~0.3T，局部治疗时间为 20~30 分钟，每日 1 次，10~20 次为 1 个疗程。

4. 临床应用

（1）适应证：软组织扭挫伤、血肿、注射后硬结、乳腺小叶增生、耳郭浆液性软骨膜炎、关节炎、肌筋膜炎、肱骨外上髁炎、肩关节周围炎、肋软骨炎、颞下颌关节紊乱病、单纯性腹泻、婴儿腹泻、神经衰弱等。

（2）禁忌证：高热、出血倾向、孕妇下腹部、心力衰竭、极度虚弱、皮肤溃疡、恶性肿瘤晚期、置有心脏起搏器者。

（六）石蜡疗法

利用加热熔解的石蜡作为导热体将热能传递至机体以治疗疾病的方法称为石蜡疗法。医用石蜡为白色或黄色半透明固体，无臭无味，不溶于水，熔点 50~60℃，沸点 110~120℃，热容量大，导热性差。加热时吸收大量热能，冷却时热能释放缓慢，保温时间长。

1. 治疗作用

（1）温热作用：可以减轻疼痛，缓解痉挛，加强血液循环，改善组织营养，促进炎症消散吸收，加速组织修复，降低结缔组织张力，增加其弹性。

（2）机械作用：石蜡有很好的可塑性、黏滞性和延展性，因此治疗时石蜡可紧贴皮肤，冷却时体积缩小 10%~20%，对组织产生机械压迫作用，从而促进水肿消散。

（3）润滑作用：石蜡具有油性，可润滑敷蜡部位的皮肤，软化瘢痕。

2. 治疗方法

（1）蜡饼法：适于躯干、四肢、面部。将石蜡熔解成液体后，置于浅盘中，待其冷凝成厚约 2cm 的块状时取出直接放置在患者病变部位，包裹保温进行治疗，时间 30 分钟左右。

（2）浸蜡法：适于手、足部位。将石蜡熔解后降至 50~60℃，将手足浸入蜡液中后迅速提出，使表面冷却成一层薄的蜡膜，稍冷后再浸入蜡液中，反复多次，使蜡膜厚至 1cm 左右。治疗时间 30~40 分钟。再次浸蜡时高度不要超过第一次浸蜡时的位置，以免烫伤。

（3）刷蜡法:适于四肢。将熔解的石蜡液用排笔涂刷在病变部位,使蜡液在皮肤表面冷却成一层薄膜,反复涂刷,直至蜡膜增厚至 1~2cm,再置一块蜡饼于蜡膜上,即行保温治疗,治疗时间 30~40 分钟,10~20 次为 1 个疗程。

3. 临床应用

（1）适应证:软组织扭挫伤恢复期、肌纤维组织炎、慢性关节炎、肩关节周围炎、腱鞘炎、术后或外伤后瘢痕增生、骨折或关节术后挛缩、肌肉痉挛、坐骨神经痛等。

（2）禁忌证:高热、昏迷、急性化脓性炎症、风湿性关节炎活动期、活动性结核局部、孕妇腰腹部、恶性肿瘤、出血倾向者。

（七）冷疗法

冷疗作为物理治疗的因子之一,在临床上应用广泛,特别对急性创伤的患者是不可或缺的有效方法。利用低于体温与周围空气温度但在 0℃ 以上的低温治疗疾病的方法称为冷疗法。治疗时机体温度下降要缓慢,防止对机体造成不可逆的损害。

1. 治疗作用

（1）冷刺激可使组织温度下降、小血管收缩、血管通透性降低,可以止血、减少渗出、减轻水肿。

（2）冷刺激可降低感觉神经末梢的兴奋性和神经传导速度,降低感觉神经的敏感性,掩盖或阻断痛觉向中枢的传导,从而减轻疼痛。

（3）瞬时的冷刺激可易化 α 运动神经元的活性,使松弛的肌肉立即发生收缩;延长冷刺激时 γ 运动神经元活性降低,运动神经传导速度下降,肌张力与肌力下降,肌肉痉挛缓解。

（4）冷刺激可使体温降低,组织代谢率下降。

2. 治疗方法

（1）冰水冷敷:将毛巾浸入冰水后拧出多余水分,敷于患部,每 2~3 分钟更换 1 次,可持续 15~20 分钟。

（2）冰袋冷敷:将碎冰块放入橡胶囊中,或使用化学冰袋,敷于患部,或缓慢移动摩擦,持续 15~20 分钟。

（3）冰块按摩:将冰块直接放在患部,反复往返移动按摩,每次 5~7 分钟。

（4）冰水局部浸浴:将患者的手、肘或足浸入含碎冰的 4~10℃ 的冰水中,数秒钟后提出,擦干,做被动活动或主动活动,复温后再浸入。如此反复浸、提,0.5 小时内浸入 3~5 次,以后逐渐延长浸入的时间达 1 分钟。

（5）冷吹风:应用冷空气治疗仪,治疗仪内液氮汽化后产生冷气,通过吹风机或喷射器吹向患部,持续数分钟至 10 分钟。此法适用于肢体。

（6）冷气雾喷射:将装有易汽化的冷冻剂（一般多用氯乙烷）的喷雾器,在距体表 2cm 处向患部喷射 5~20 秒,间歇 0.5~1 分钟后再喷,反复数次,共 3~5 分钟,直至皮肤苍白为止。此法多用于肢体,禁用于头面部。

（7）冷疗机:冷疗机有不同大小的冷疗头,温度可调节。治疗时将冷疗头置于患部缓慢移动,每次 10~15 分钟。

3. 临床应用

（1）适应证:高热、中暑、急性扭挫伤、关节炎急性期、软组织感染早期、骨关节术后肿痛、肌肉痉挛、烧伤、烫伤、鼻出血、上消化道出血、偏头痛、神经痛等。

（2）禁忌证:动脉硬化、血栓闭塞性脉管炎、雷诺综合征、红斑狼疮、高血压、心肺肾功能不全、恶病质、冷过敏等。冷刺激不宜用于局部血液循环障碍、感觉障碍等部位。

第六节　作业治疗

作业治疗是应用有目的的、经过选择的作业活动,对躯体和心理功能障碍者,以及不同程度地丧失生活自理和劳动能力的病、伤、残者进行治疗和训练,以增强躯体、心理、社会功能,恢复或改善其生活自理、学习和劳动能力,达到最大程度的生活自理,提高其生存质量的康复治疗方法。作业治疗实施过程中所采用的基本方法是作业活动,包括能使人产生兴趣、能生产出产品或学到具体的生活职业技能的各种活动形式,如剪纸、编织、绣花、做贺卡等手工艺品创作活动,园艺、雕刻等艺术性操作工艺,木工、瓦工等生产性活动及日常生活活动等。

在制订作业治疗方案时,需要根据患者的功能障碍确立作业治疗目标;同时,还要结合患者身体基本状态、本人的愿望和所处环境等诸多因素,选择在其能力范围内的作业治疗方法。

一、日常生活活动社区训练

患者每日起床要进行穿脱衣服、洗漱、吃饭、转移、上厕所、沐浴等一系列日常生活活动,围绕以上目标,根据患者的具体情况,教其相应技巧并做指导,必要时为患者配置辅助用具。

1. 翻身训练

(1) 向患侧翻身:患者仰卧位,双手交叉握住,患侧拇指在上(Bobath 握手);健侧带动患侧伸直肘关节;健侧下肢膝关节屈曲至立位,脚用力蹬床,身体及双上肢顺势翻向患侧。

(2) 向健侧翻身:患者仰卧位,健侧腿插入患侧腿下面;双手交叉握住,患侧拇指在上(Bobath 握手),健侧带动患侧伸直肘关节;健侧上下肢带动患侧顺势翻向健侧。

2. 穿脱训练

(1) 穿脱上衣训练:①套头上衣的穿脱:穿衣时,先将患侧上肢穿衣袖至肘以上,再穿健侧衣袖,最后套头。脱衣时,先将衣身拉到胸以上,再用健手拉住衣服,在背部从头脱出,出健手,最后脱患手侧。②开身上衣的穿脱:穿衣时,先将患手伸入袖内,再将衣领拉到肩部,然后用健手转到身后拉过衣服穿上袖子,最后系扣。脱衣时,先将患侧脱至肩以下,将健侧衣领拉到肩以下,让两侧自然下滑,健手侧先出,再脱患手侧。

(2) 穿脱裤子训练:①床上穿裤子:患者坐起将患腿屈髋屈膝,放在健腿上;患腿穿上裤腿后尽量上提,健腿穿上裤腿;然后躺下,做桥式动作把裤子拉到腰部;最后臀部放下,整理系带。脱的顺序与穿相反即可。②坐位穿裤子:患腿放在健腿上,套上裤腿拉至膝以上,放下患腿;健腿穿上裤腿,拉到膝以上后,站起来向上拉至腰部,然后整理。脱的顺序与穿相反即可。

3. 转移训练

(1) 偏瘫患者的转移训练:①从床到轮椅的转移:将轮椅放在患者健侧,与床成 45°,刹住车闸,将脚踏板向两边分开。患者站起,健手扶外侧扶手上,以健腿为轴旋转,身体使臀部正对椅子坐下。②从轮椅至床的转移:将轮椅(健侧)靠近床边,与床成 45°,刹住车闸,将脚踏板从两边拉开。患者从轮椅上站起来,健手扶床,以健侧下肢为轴,转动身体,使臀部正对床面坐下。

(2) 截瘫患者的转移训练:①利用滑板转移:轮椅靠在床边成 30°,刹住车闸,卸下靠床侧扶手,将滑板架在轮椅与床之间,患者上肢支撑将身体转到床上。患者至少有伸肘功能

（颈 7 以下损伤）才能完成此类转移。②直角转移：轮椅上前与床成直角，刹住车闸，患者背向轮椅，双手反复支撑身体向后移到床边后，双手扶住轮椅扶手支撑起上身，使臀部向后坐在轮椅内，打开车闸，向后移动轮椅到足跟离开床边，刹住车闸，将双脚放在脚踏板上。③侧方转移（以向左侧转移为例）：轮椅与床边成 30°，刹住车闸，左手支撑床面，右手支撑扶手，同时撑起身体，向左侧方移至床面上。④轮椅到坐便器：从坐便器前方转移是将轮椅面向坐便器，像骑马一样骑在坐便器上；从坐便器的侧方转移，方法同"侧方转移"。

4. 进食训练

（1）偏瘫患者进食训练：多可用健手进食，少数需用辅助用具，如碟档、戴吸盘的碗、万能袖带及特别的勺子、筷子等。

（2）截瘫患者进食训练：颈 6~7 以下损伤患者经训练可以独立进食，颈 5 损伤者需要他人辅助。常用的自助具有 C 形箍、万能袖带等。

5. 洗漱训练　偏瘫患者可用健手进行，可用小支架固定牙刷，用健手挤牙膏进行刷牙。拧毛巾时，将毛巾绕在水龙头上固定，再用健手拧干。带吸盘的牙刷固定在洗手盆上，用健手打开它刷牙。截瘫患者上肢功能较好，基本可以完成洗漱。四肢瘫患者需要他人帮助洗漱。

6. 注意事项

（1）在日常生活活动训练前，家属要观察和了解患者自理能力的程度和范围。训练要尽早从床旁开始，急性期过后就应与其他基础训练同时进行。

（2）在训练患手的同时，应鼓励用健手活动，并学会一些单手操作的技巧；当患手能起到一定的辅助作用的时候，就应鼓励双手操作。

（3）训练的目标不要定得太高，要让患者经过努力能够完成。由易到难，循序渐进。训练时可将复杂的动作分解成若干单一动作。开始时可让患者完成其中一部分。对于学习困难的患者，每一个动作要反复多次训练。

（4）对于患者的每一个进步，都要给予肯定和鼓励，使之有兴趣、有信心继续锻炼下去。

（5）强调注意安全，偏瘫患者多伴有感觉减退等多种障碍。洗脸、洗手时水温不要过高，先用健侧试一下，再用患侧，以免烫伤；浴室地面滑，最好放置防滑布；要小心厨房的刀、叉等尖锐物品，避免扎伤；煤气、明火的安全也应十分注意。

二、社会交往能力训练

社会交往是个体之间相互往来的社会活动。每个人都生活在一定的社会环境中，他的行为也受着社会文化的制约。社交技能的缺陷使得许多患者难以建立和维持社会关系、难以成功地扮演社会角色、难以满足自身各种需要。

增强社会交往能力的训练包括组织参加各种集体劳动、集体文娱活动和集体体育活动等。具体的社交训练课程旨在训练基本技能（倾听、表达积极的感受、提要求、表达不愉快的感受）和会谈技能、有主见的技能、处理矛盾的技能、职业社交技能共五方面的常用技能。

1. 基本技能　基本社交技能是有效人际交往的基石。这些社交技能包括倾听、以明确而有策略的方式向别人提出要求、向他人表达自己的感受（包括正性和负性）。

2. 会谈技能　包括以友好的、令人满意的、符合社交习惯的方式发起并维持和结束同他人的会谈。会谈技能的训练目的是既要增加人际交往的频率，也要提高人际交往的质量。良好的会谈技能要求能追踪对方的主题变化和非语言暗示。

3. 有主见的技能　有主见的技能是能坦率地说出自己的要求、表达自己的感受（尤其是负性感受）、拒绝做自己不愿意做的事。患者一般遇到需要良好、有主见的技能的场合，包括处理和朋友、家人、医师（及其他治疗团队成员）、同事以及主管之间的关系。对于那些没有主见的患者，会受益于对一般社交场合的讨论和从其他学员那里得到的反馈。最后，可能还有必要告诉其他与患者接触的人，比如治疗团队成员或者家庭成员，告诉他们患者在训练有主见的技能，以便这些人能支持适当的有主见的社交技能训练，而不是打击患者的积极性。

4. 处理矛盾的技能　解决同他人的矛盾的技能复杂而重要，包括从与他人的亲密关系中获得乐趣，以及使工作富有成效。对矛盾的一般反应包括躲开出现矛盾的环境，或者简单地否认存在矛盾。教授处理矛盾的技能，很重要的一部分是教患者如何理解他人的观点，如何回应他人的观点，同时也要教他们如何表达自己的观点。积极的倾听技能，例如换一种说法重复对方所说的话，对解决矛盾有非常大的帮助，这种技能可以通过经常的练习来掌握。

5. 职业社交技能　有一系列与工作有关的社交场合需要进行训练。很多患者可以受益于面试的技能训练，尤其是当他想要找工作而没有专门的职业咨询师帮助的情况下。在工作中难免和同事、客户、领导进行交流，这就需要有效的社交技能。这些技能包括会谈技能、有主见的技能和处理矛盾的技能，拥有这些技能有助于适应工作环境。

三、心理状态的作业训练

帮助患者解决存在的各种心理和角色适应问题，尽可能为他们创造一个有利于治疗和康复的最佳心理状态。改善心理状态的作业训练包括转移注意力的作业训练、镇静情绪的作业训练、增强兴奋的作业训练、宣泄情绪的作业训练、减轻负罪感的作业训练、增强自信的作业训练等。在帮助病、伤、残者获得康复的过程中，康复人员首先必须克服一切阻碍患者康复的心理障碍、排除不利因素的干扰，才能有效落实康复措施，发挥康复效果。

1. 培养积极的情绪状态　通过心理与社会支持，结合启发开导，帮助病、伤、残者形成乐观、积极、自信、顽强、自尊的心理品质，重塑健康人格。常用的方法有：感情通融法、开导支持法、宣泄消抑法、转移刺激法、兴趣诱导法、同类相劝法、激励信念法等。还可以通过建立相关的民间组织，组织残疾人参加各种活动。其指导思想是让残疾人通过战胜困难培养合理的乐观情绪，看到自己的价值，增强对生活的信心。

2. 纠正错误认知活动　错误的认知会歪曲客观事实；偏听偏信会干扰和阻碍康复进程。纠正的方法主要是宣传、讲科学、介绍卫生保健知识，与愚昧落后作斗争；揭露、批判、制裁一切散布迷信活动的诈骗行为，清除引人误入歧途的舆论，指导病、伤、残者正确的求医行为。当然，社会也应提供求医条件和求医途径。

3. 正确运用心理防御方式　应用积极的心理防御机制可有效化解心理危机，帮助患者树立信心，促使患者克服困难和寻求新的出路，最大限度地体现自己的社会价值，对个人、家庭和社会都有益。有些残疾人是强者，他们在不幸面前，不屈服、不低头、顽强拼搏，最终自学成才或成为学有专长的人。善于运用心理防御方式的患者，能较好地康复。因此，帮助患者建立有效的心理防御机制是康复心理护理的重要目标之一，常用的积极心理防御机制有幽默、升华、补偿等，也可以恰当利用退化、合理化、否认、转移等。

4. 合理应用心理治疗方法　可以针对患者所患疾病、情感问题、生活疑虑、心理方面的问题、康复后工作和职业方面等问题进行咨询。对于心理症状突出的患者，应有针对性地进行特殊心理护理，即采用一些心理治疗方法。心理治疗方法很多，选择哪一种方法，取决于患者个体特点和所患疾病类型。此外，还应考虑到患者的年龄、文化水平、职业、民族、性格与社会环境的关系等因素。

5. 建立良好的医患关系　医患关系是一种服务者与服务对象之间特殊的人际关系。医患关系的好坏,对患者态度的取向和医疗工作的质量、患者康复的进程有直接的影响。因此要为患者康复创造良好的条件,创造优美舒适的休养环境,防止医源性影响。医院整洁舒适的环境、医护人员娴熟的技术和权威性的语言和暗示,都会对病、伤、残者的心理活动起到积极的影响。

6. 提供康复信息和社会支持　积极开展健康教育,提供康复信息和社会支持,争取家属、亲友、领导、社会的支持和配合。全面考虑残疾者和患者面临的不幸和困难,在学习、特殊训练、就业、职业选择、恋爱和婚姻等方面,使他们都能得到全社会的关心与支持,并使他们的人格受到尊重,能享受普通人应该享受的待遇。发展社会福利事业,例如公共设施的改造、岗位的变化、社会良好道德风尚的树立等。

四、职业技能训练

职业技能训练为最大程度地使患者重返工作而专门设计的有目标的个体化治疗程序。以真实的或模拟的工作活动作为手段。工作活动包括能够为社会创造物质或提供服务的活动,可有报酬或无报酬。作业治疗师可以对工作活动进行分析,评定患者的身体功能状况,为患者设计工作活动,如可以是与原工作相近的技能训练,可以是针对手精细协调功能障碍的技能训练,也可以是根据个人爱好选择的相应的技能训练,训练中教给患者减轻工作中不适的技巧和自我保护的技巧。

1. 木工、木雕作业训练　适用于上肢关节活动受限、手部肌力较弱、手指精细动作协调性差、下肢肌力较弱的患者。不适用于坐位平衡、认知及感觉障碍的患者。主要方法有推刨木头、锯木、砂磨、锤打、拧螺钉等练习。

2. 编织、刺绣作业训练　适用于手眼协调性差、双手协调性差、手指精细动作协调性差、关节活动受限的患者。不适用于认知障碍、严重视力障碍、共济失调的患者。主要方法有设计图案、编织衣物、刺纹绣图等练习。

3. 黏土制陶作业训练　适用于手部肌力差、手部关节活动受限、手指精细动作协调性差的患者。主要方法有调和黏土、塑形烧制练习,也可用橡皮泥、硅胶土等代替黏土。

4. 缝纫裁剪作业训练　适用于关节活动受限、手部肌力差、手眼协调性差、手指精细动作协调性差的患者。不适用于认知障碍、严重视力障碍、共济失调和帕金森病的患者。主要方法有裁剪布料、缝补衣物、脚踏或手摇缝纫机制作衣服等练习。

5. 镶嵌作业训练　适用于手部肌力较弱、手指精细动作协调性差、双手协调性差的患者。不适用于视力低下、手部皮肤疾病和认知障碍的患者。

6. 办公文书作业训练　具有增加上肢关节活动范围,增强各种协调性,提高注意力、记忆力,增强社会交往能力等作用。主要方法有书写、打字、计算机操作、资料管理、接听电话、传真等练习。

第七节　言语与吞咽障碍治疗

一、言语治疗

言语治疗是指通过各种手段对有语言和言语障碍的患者进行的针对性治疗。其治疗手段是言语训练,或借助于交流替代设备如交流板、交流手册、手势语等。目的是改善言语功能,促进交流能力的恢复或再获得。言语障碍的治疗包括对各种言语障碍进行评定、诊断、治疗和研究,对象是存在各类言语障碍的成人和儿童。言语障碍包括失语症、构音障碍、儿童语言发育迟缓、发声障碍和口吃等。治疗形式有"一对一"训练、自主训练、小组训练、家庭训练等方法。具体治疗原则如下:

1. 早期开始　言语治疗开始得愈早,效果愈好,因此,早期发现有言语障碍的患者是治疗的关键。只有早期发现才能早期开始治疗。

2. 及时评定　言语治疗前应进行全面的言语功能评定,了解言语障碍的类型及其程度,制订针对性的治疗方案。治疗过程中要定期评定,了解治疗效果,或根据评定结果调整治疗方案。

3. 循序渐进　言语训练过程应该遵循循序渐进的原则,由简单到复杂。如果听、说、读、写等功能均有障碍,治疗应从提高听理解力开始,重点应放在口语的训练上。治疗内容及时间的安排要适当,避免患者疲劳及出现过多的错误。

4. 及时给予反馈　根据患者对治疗的反应,及时给予反馈,强化正确的反应,纠正错误的反应。

5. 患者主动参与　言语治疗的本身是一种交流过程,需要患者的主动参与,治疗师和患者之间、患者和家属之间的双向交流是治疗的重要内容。

下面主要介绍失语症和构音障碍的言语训练:

(一)失语症的康复训练

1. 听理解训练

(1) 单词认知(听词指图):治疗师将若干实物或图片摆放在桌面上,说出一物品的名称,令患者指出所听到单词的实物或图片(一般从3选1逐渐进展到6选1)。

(2) 听与记忆广度扩展:用与"(1)"相似的方法(从6选1到6选2、6选3,最后到6选5)或用情景画(治疗师逐渐增加说出的物品、人物和事件的数量,令患者在图上指出)、地图等进行。

(3) 句子及短文的理解:治疗师以语句或短文叙述情景画的内容,令患者指出对应画面;或患者听一段小故事后,以"是"或"不是"回答相关问题。

(4) 执行口头指令:先给一些比较简单的口头命令,让患者执行,例如"闭眼""摸左耳"等。如能顺利执行可逐渐增加难度,例如"先把勺子拿出来,再把杯子给我""如果桌子上没有橡皮,就把铅笔放到训练本的上面"等。

2. 口语表达训练

(1) 语音训练:在语音辨识训练基础上,运用功能重组法训练。

(2) 自动语训练:利用序列语(如1、2、3……)、自己姓名、熟知的歌词、格言及问候语等诱导出有意义的言语。

(3) 复述训练:轻症患者可直接跟着治疗师复述单音节、多个无意义音节、单词、短句、长句、无意义音节串。重症患者一边看着实物或图片一边跟着治疗师说单词。如能自然正确地复述,可调整操作,如治疗师说一遍,患者复述两遍;或治疗师说完数秒后再试着复述。

(4) 命名训练(看图说名):可向患者逐张出示图片,令其说出图中事物;直接说出较困难者,可先行复述训练,再进一步用容易成功复述的单词,指着对应的图或物提问:"这是什么?"如有困难可给予音、义、口形的提示。还可利用关联词、反义词、成语、警句等设计诱导。

(5) 叙述训练:利用有动作或情节的图画进行口语叙述训练,也可提出一个主题,例如"关于天气""昨天你做了什么"等。注意,患者叙述时不要强制性打断或刻意纠正,治疗师仅在患者停顿时利用插话引导其继续,并掌控其不偏离主题。

3. 阅读和朗读训练

（1）单词阅读理解（字图匹配）：视觉认知——开始可摆出 3 张图片于桌上，再出示一张字卡片，让患者选出对应的图片进行配对组合。如患者 3 选 1 能顺利完成，可将同时摆出的图片数逐渐增加。听觉理解——开始可摆出 3 张字卡片于桌上，治疗师读出一字，让患者选出对应的字卡。

（2）单词朗读：出示字词卡片，开始由治疗师反复读给患者听，然后鼓励患者一起朗读，最后治疗师适时撤出，让患者独自朗读。

（3）语句及篇章的阅读与朗读：让患者先听几遍录音或由治疗师示范朗读，然后模仿录音或治疗师的语调和节奏，逐步提高朗读流畅性和表达能力。

4. 书写训练

（1）数词书写：试行阿拉伯数字的序列书写，例如 1～10；再试行中文小写数字的序列书写，例如一至十。如能成功或部分成功，可以此为启动进行书写训练。

（2）命名书写：试行患者自己、家人和亲友的姓名书写，如能成功或部分成功，也可以此为启动进入书写训练。

（3）单字补遗：选择熟悉的单字，故意缺少一笔画，让患者试行补遗，如一笔画对患者来说较容易，可增加缺漏笔画。

（4）词-词匹配：包括一是看图书写训练；二是听写训练；三是语句与篇章的书写训练。

5. 实用交流能力训练

（1）促进交流效果法：将一叠图片正面向下扣置于桌上，治疗师与患者交替摸取，但不让对方看见图片的内容，然后运用各种表达方式（如呼名、手势、书写、画图等）将信息传递给对方，接受者通过重复确认、猜测、反复质问等方式进行适当反馈。治疗师可根据患者的实际能力提供适当的示范。

（2）代偿手段的应用

1）手势训练：开始时，治疗师说手势名称（如再见），然后以如下顺序进行训练：与患者同时做手势→患者模仿手势→听手势名称后做手势→阅读指令后做手势→做手势回答相应问题。

2）交流板或交流册的应用：适用于口语表达严重障碍，但尚能运用手势（指点）的患者。方法为：交流板可设计为 45cm×45cm 左右大小，根据患者的日常活动、需求、喜好等设计若干个内容的字图及亲友的照片等。交流册可收集患者的日常用语、常用信息（如地址、电话号码等）以及亲友的照片等。交流板或交流册制作完成后，训练患者建立运用交流板或交流册的意识，以及会话中应用交流板或交流册的技巧等。

3）其他：如画图表达，以及电脑说话器的应用等。

6. 交流策略训练

（1）针对患者的指导

1）尽量要求患者保持日常的交流习惯。

2）告诉患者有问题时应及时求教于言语治疗师，寻求评定、治疗和合作。

3）如果患者述说欠佳，可使用变换的交流方式，例如图画、读物、书写、手势或面部表情等。

4）指导患者除用口语表达外，还可以尝试使用其他交流方式。

5）尽量指导患者谈论熟悉的话题，而不要在无辅助状况下让其进入新的话题。

6）言语治疗师应指导患者获得初期言语的特殊技能，例如语速、呼吸控制或口语训练。

7）言语治疗师和患者应取得对交流的一致理解，确认患者理解训练的目的和过程、使用的交流方法,两者使用同样的交流手段。例如,当患者需要完全采用指图进行交流时,则言语治疗师等其他人不再提出用书写或口语表达要求。

8)在患者与其家庭成员及与年龄相应者交流时,尽量使谈话简单而直接。

9)康复和代偿策略中应包括提问和表明期望的技能。

10)不论成功或大或小,言语治疗师和患者均应享受交流过程及成功。

(2)对家属的指导:在针对失语症患者进行交流策略训练的同时,应让其家属及周围人亦参与调整交流策略的活动。下列内容为家属及周围人与失语症等患者进行交流时的注意事项。

1)应容忍患者的情绪波动,尤其应注意患者在疲倦或患病时,其听力和理解力比平常差的情况。

2)尽量减少交谈时的外来噪声。

3)尽可能面对患者交谈。表达时加上丰富的表情,并辅以手势或借助实物文字等。

4)尽量用简短的语句。

5)尽量谈论患者眼前关心的具体的事情,避免话题突变。

6)当患者不能理解时,不要重复相同的话,最好换一种说法,更不要大声反复叫喊。

7)多提供让患者用"是"或"不是"回答的问题。

8)给予患者充足的时间表达,允许句间的停顿。

9)不要强制患者说话或直接纠正错误。

10)当患者有正确的反应时,应以由衷的喜悦给予鼓励和赞许。

(二)构音障碍的康复训练

1. 构音器官运动功能训练

(1)训练前准备

1)调整坐姿:尽可能取端坐位。

2)松弛训练:①颈肌放松;②全身放松。

(2)呼吸训练

1)坐位:治疗师站在患者身后,双手置于患者第11、12肋部,令其自然呼吸,在呼气终末时治疗师予以适当挤压,将残留呼气挤压出去。

2)仰卧位:治疗师站在患者的一侧,方法基本同"1)",挤压时要向上推、向内收。

(3)下颌运动功能训练

1)被动训练:下颌关节被动上抬、下拉的运动训练。

2)主动训练。

(4)口唇运动功能训练

1)口唇闭合:双唇夹住吸管或压舌板,逐渐延长保持时间。

2)噘嘴-龇牙:双唇尽量向前噘起,然后尽量外展唇角做龇牙状,反复交替运动。

3)鼓腮:鼓腮数秒,然后突然呼出。

(5)舌运动功能训练:各项均可根据患者水平进行被动(压舌板)、主动或抗阻(压舌板)训练。

1)舌伸缩:先做舌外伸训练,然后做舌伸缩交替训练。

2)舌尖上抬-下拉:在舌外伸的基础上,进行舌尖向上、向下的反复交替运动。

3)舌左右运动:在舌外伸的基础上,进行舌尖向左、向右的反复交替运动。

4)舌环行运动:舌尖沿上下齿龈做环行运动。

(6)鼻咽腔闭锁功能训练(软腭训练):构音障碍常由于软腭运动无力或软腭的运动不

协调造成共鸣异常和鼻音过重。为了提高软腭的运动能力,可以采取以下方法:

1）鼻吸气-呼气:由鼻深吸气,鼓腮维持数秒,然后从口呼出。

2）吹气。

3）发声:①重复发"a-a-a"音,每次发音后停顿 3~5 秒;②辅音-元音组合练习,如重复"pa-da"或"ci-chi";③鼻音-非鼻音组合练习,如"ma-ni"。

4）软腭抬高:①用力叹气;②用冰块或细软毛刷直接刺激软腭;③用压舌板辅助软腭抬高。

5）发元音时将镜子、手指或纸巾放在鼻孔下观察是否有漏气。

2. 发音训练

（1）构音点不同音的组合训练:如"pa-da-ka"。

（2）构音点相同音的组合训练:如"ba-ma-pa"。

（3）无意义音节组合训练:如"ha-hu""mi-ki"等。

（4）有意义音节组合训练:将患者有问题的音组合入有意义音节（单词）中,如"m"音有问题时,用"妈妈、棉帽、千里马、开门红"等组合练习。

（5）句子水平的组合训练:利用诗歌、儿歌、短文、会话等练习。

3. 言语代偿交流方法训练　重度患者可依据现有的言语及非言语水平,选择交流板（图画或文字）、交流手册或电脑等进行言语代偿或补充,以助交流。

交流板可设计为 45cm×45cm 左右大小,根据患者的日常活动、需求、喜好等设计约含 80 个内容的字图及亲友的照片等。交流板制作完成后,训练患者建立运用交流板的意识,以及会话中应用交流板的技巧等。

二、吞咽障碍治疗

吞咽障碍是一个总的症状名称,指口腔、咽、食管等吞咽器官发生病变时,患者的饮食出现障碍或不便而引起的症状。治疗方法包括吞咽器官运动训练、直接训练和物理治疗。

（一）吞咽器官运动训练

吞咽器官运动训练的目的是加强唇、下颌及舌的运动,改善软腭及声带闭合的运动控制,强化肌群的力量及协调性,从而改善吞咽的生理功能。

1. 下颌、面部及腮部练习　加强上下颌的运动控制、力量及协调性,从而提高进食及吞咽的能力。

（1）把口张开至最大,维持 5 秒,然后放松。

（2）把下颌向左右移动,维持 5 秒,然后放松,重复做 10 次。

（3）把下颌移至左/右边,维持 5 秒,然后放松,或夸张地做咀嚼动作,重复做 10 次。

（4）张口说"呀",动作要夸张,然后迅速合上,重复做 10 次。

（5）紧闭嘴唇,鼓腮,维持 5 秒,放松,再将空气快速地在左右面颊内转移,重复做 5~10 次。

（6）下颌痉挛的训练方法:①牵张方法:小心将软硬适中的物体插入患者切齿间令其咬住,逐渐牵张下颌关节使其张口,持续数分钟至数十分钟不等;②轻柔按摩咬肌,可降低肌紧张;③训练下颌运动,开口与闭口时均做最大的阻力运动,如用力咬住臼齿及开口时给以最大阻力。

2. 唇部练习　目的是加强唇的运动控制、力量及协调性,从而提高进食吞咽的功能。

（1）咬紧牙齿,说"yi"声,维持 5 秒,做 5 次。

（2）拢起嘴唇,说"wu"声,维持 5 秒,做 5 次。

（3）说"yi"声，随即说"wu"声，然后放松，快速重复 5~10 次。

（4）闭紧双唇，维持 5 秒，放松，重复做 5~10 次。

（5）唇肌肌力低下时的训练方法：①用手指围绕口唇轻轻叩击；②用冰块迅速敲击唇部 3 次；③用压舌板刺激上唇中央；④令患者在抗阻力下紧闭嘴唇。

3. 舌的运动训练　可以促进对食团的控制及向咽部输送的能力。可让患者向前及两侧尽力伸舌，伸舌不充分时，可用纱布裹住舌尖轻轻牵拉，然后让患者用力缩舌，促进舌的前后运动；通过以舌尖舔吮口唇周围，练习舌的灵活性；用压舌板抵抗舌根部，练习舌根抬高等。

4. 呼吸训练　正常吞咽时，呼吸停止，而吞咽障碍患者有时会在吞咽时吸气，引起误吸。另外，有时由于胸廓过度紧张或呼吸肌肌力低下，咳力减弱，无法完全咳出误吸物。

（1）呼吸训练的主要目的

1）通过提高呼吸控制能力来控制吞咽时的呼吸。

2）为排出气道侵入物而咳嗽，强化腹肌，学会随意咳嗽。

3）强化声门闭锁。正常吞咽情况下，当食物通过咽部时，声带关闭，由此阻挡食物进入气道，并保证咽部内压。而吞咽障碍患者由于肌肉麻痹或肌力低下，声带闭锁往往不够完全。此法可以训练声门的闭锁能力，强化软腭的肌力，有助于除去残留在咽部的食物。

4）通过学习腹式呼吸来缓解颈部肌肉（呼吸辅助肌）过度紧张。

（2）训练方法

1）腹式呼吸：患者卧位屈膝，治疗师两手分别置于患者的上腹部。让患者用鼻吸气、以口呼气，呼气结束时治疗师两手向上方膈部的方向稍加压，患者以此状态吸气，最后将腹式呼气的步骤转换为咳嗽动作。强化咳嗽力量有助于去除残留。

2）缩口呼吸：以鼻子吸气，缩拢唇呼气，呼气控制越长越好。此原理是缩紧唇部时肺内压力增大，有助于增大一次换气量，减少呼吸次数和每分钟呼气量。这种方法能调节呼吸节奏、延长呼气时间，使呼吸平稳。

5. 腭咽闭合训练

（1）口含住一根吸管（封闭另一端）做吸吮动作。感觉腭弓有上提动作为佳。

（2）两手在胸前交叉用力推压，同时发"ka"或"a"音。或按住墙壁或桌子同时发声，感觉腭弓有上提运动。

（3）寒冷刺激：用冰棉签刺激腭咽弓，同时发"a"音。方法是将喉镜或棉签在碎冰块中放置数秒，用冰喉镜或棉签刺激软腭、腭弓、咽后壁及舌后部，应大范围（上下、前后）、长时间地接触刺激部位，并慢慢移动冰喉镜或棉签前段，左右交替，每次 10 分钟，然后做一次空吞咽，这样可以使咽期吞咽快速启动。如出现呕吐反射，则应终止。可以起到以下作用：①提高对食物知觉的敏感度；②减少口腔过多的唾液分泌；③通过刺激，给予大脑皮质和脑干一个警戒性的感知刺激，提高对进食吞咽的注意力。

6. 构音训练　由于吞咽障碍患者常伴有构音障碍，通过构音训练可以改善吞咽有关器官的功能。

7. 声带内收训练　通过声带的内收训练，达到屏气时声带闭锁，防止食物进入气管的目的。具体方法：患者深吸气，两手按住桌子或在胸前对掌，用力推压，闭唇、憋气 5 秒钟。

8. 咳嗽训练　吞咽障碍患者由于肌力和体力下降、声带麻痹，咳嗽会变得无力。强化咳嗽有利于排出吸入或误咽的食物，促进喉部闭锁。

9. 声门上吞咽训练　声门上吞咽又称"屏气吞咽"，具体做法是由鼻腔深吸一口气，然后屏住气进行空吞咽，吞咽后立即咳嗽。这一方法的原理是屏住呼吸使声门闭锁、声门气压加大,吞咽时食团不易进入气管;吞咽后咳嗽可以清除滞留在咽喉部的食物残渣。

10. 促进吞咽反射训练　用手指上下摩擦甲状软骨至下颌下方的皮肤,可引起下颌的上下运动和舌部的前后运动,继而引发吞咽。此法可用于口中含有食物却不能产生吞咽运动的患者。

11. 感觉促进综合训练　患者开始吞咽之前给予各种感觉刺激,使其能够触发吞咽,称为感觉促进法。具体包括:

（1）把食物送入口中时,增加汤匙下压舌部的力量。

（2）给予感觉较强的食物,例如冰冷的食团、有触感的食团(例如果冻)或有强烈酸甜苦辣味道的食团。

（3）吞咽前,在腭舌弓给予温度触觉刺激。进食前给予冷刺激,进行口腔内清洁,或进食时,冷热食物交替进食。冷刺激可增加吞咽反射的敏感性。治疗过程中,将冷刺激介质(冰喉镜或棉签)放置在咽后壁,反复刺激,可增强和触发更多的快速反应。

（二）直接训练

直接训练的适应证:患者意识状态清醒,全身状态稳定,能产生吞咽反射,少量吸入或误咽能通过随意咳嗽咳出。

1. 体位　由于口腔期及咽期同时存在功能障碍的患者较多,因此开始训练时,应选择既有代偿作用又安全的体位。开始可先尝试30°仰卧,颈部前倾的体位。该体位可利用重力使食物易于摄入和吞咽;颈部前倾可使颈前肌群放松,有利于吞咽。偏瘫患者应将肩背部垫高,护理者于健侧喂食。

2. 食物的选择　一般容易吞咽的食物具有下述特征:柔软,密度及性状均一;有适当的黏性,不易松散;易于咀嚼,通过咽及食管时容易变形;不易在黏膜上滞留等。应根据患者的具体情况及饮食习惯进行选择,兼顾食物的色、香、味等。

3. 一口量　即最适于患者吞咽的每次喂食量。一口量过多,食物易从口中漏出或引起咽部滞留,增加误咽的危险;一口量过少,则难以触发吞咽反射。应从小量(1~4ml)开始,逐步增加,掌握合适的一口量。

4. 调整进食速度　指导患者以较常人缓慢的速度进行摄食、咀嚼和吞咽。一般每餐进食的时间控制在45分钟左右为宜。

5. 咽部滞留食物的去除法　可训练患者通过以下方法去除滞留在咽部的食物残渣。

（1）空吞咽:每次吞咽食物后,再反复做几次空吞咽,使食团全部咽下,然后再进食。

（2）让患者交替吞咽固体食物和流食,或每餐吞咽后饮用少许水再进食(1~2ml)。这样既有利于激发吞咽反射,又能达到去除咽部滞留食物的目的。

（3）点头样吞咽:颈部后仰使会厌变窄,可挤出滞留食物,随后低头并做吞咽动作,反复数次,可清除并咽下滞留食物。

（4）侧方吞咽:梨状隐窝是另一处吞咽后容易滞留食物的部位,通过颏部指向左、右侧的点头样吞咽动作,可去除并咽下滞留于两侧梨状隐窝的食物。

6. 呼吸道保护手法　目的是增加患者口、舌、咽等结构的运动范围,增强运动力度,增强患者对感觉和运动协调性的自主控制。此法需要一定技巧和多次锻炼,应在吞咽治疗师指导和密切观察下进行。吞咽辅助手法主要有以下几种:

（1）声门上吞咽法:适用于吞咽反射触发迟缓及声门关闭功能下降的患者。方法:深吸一口气→闭住气→保持闭气状态→同时进食一口食物→吞咽→呼出一口气后,立即咳嗽→再空吞咽一次→正常呼吸。

（2）超声门上吞咽法:此法的目的是让患者在吞咽前或吞咽时,将杓状软骨向前倾至会厌软骨底部,并让假声带紧密地闭合,以使呼吸道入口主动关闭。方法:吸气并且紧紧闭气,用力向下压。当吞咽时持续保持闭气,并且向下压,当吞咽结束时立即咳嗽。

(3)用力吞咽法:用力吞咽法是为了在咽期吞咽时,增加舌根向后的运动而制订的。用力使舌根后缩,增加舌根力量,从而使食团内压增加,改善会厌清除食团的能力,此法可帮助患者最大限度地吞咽。方法:当吞咽时,用所有的肌肉用力挤压。这样可以让舌头在口中沿着硬腭向后的每一点以及舌根部都产生压力。

(4)门德尔松吞咽技术:此法是为了增加喉部上抬的幅度与时长而设计的,以此提升舌肌和喉肌,增加环咽肌开放的时长与宽度,使食管上端开放。此手法可以改善吞咽的协调性。方法:当吞咽唾液时,治疗师指导或协助患者设法保持喉上抬位置数秒;或吞咽时让患者以舌部顶住硬腭,屏住呼吸,以此位置保持数秒,同时指导患者感受喉结上抬。

(三)物理治疗

1. 低频电疗法　输出脉冲频率小于1 000Hz的电疗法,称为低频电疗法。治疗常用的有下列类型:①神经肌肉电刺激疗法;②功能性电刺激疗法;③经皮神经电刺激疗法。

2. 中频电疗法　正弦调制中频电流是一种低频调制的中频电流。目前认为:刺激舌肌最合适的电流是低频调制的中频电流。中频电治疗主要针对口腔期障碍的患者。

3. 肌电触发生物反馈训练　是使用表面肌电生物反馈来帮助患者维持并提高吞咽能力,同时,患者通过渐进的吞咽来获得即刻语音反馈的一种治疗方法。

第八节　心　理　治　疗

心理治疗(psychotherapy),又称"精神治疗",是应用心理学的原则和方法,通过治疗者与被治疗者的相互作用关系,医治患者的心理、情绪、认知行为等问题。康复医学的主要对象是因各种原因所致的身心功能障碍者。残疾者的心理创伤比一般患者重,而且心理障碍也严重,迫切需要心理治疗。这就需要了解致残后残疾人的心理特点及心理变化规律,帮助患者比较顺利地度过心理变化的各个阶段,最后达到适应残疾,重返社会。

一、行为疗法

行为疗法也称条件反射疗法,是以行为学习理论为指导,按一定的治疗程序来消除或纠正人们的异常或不良行为的一种心理治疗方法。帮助患者改变生活习惯,以获得良好的适应。行为疗法的主要种类有系统脱敏疗法、厌恶疗法、行为塑造法、代币疗法、暴露疗法和放松疗法等。

行为疗法理论认为,人的行为不管是功能性的还是非功能性的、正常或病态的,都是经过学习而获得,而且也能通过学习而更改、增加或消除。学习的原则就是受奖赏的、获得令人满意结果的行为,容易学会并且能维持下来;相反,受处罚的、获得令人不悦结果的行为,就不容易学会或很难维持下来。因此,掌握了操作这些奖赏或处罚的条件,就可控制行为的增减或改变其方向。在康复治疗中,教给患者新的技能,减少不正常的行为,克服慢性病痛,提高记忆功能。

行为疗法的原则包括:①要有适当进度,所涉及的问题应由浅入深、由表及里;②要有适当的奖励和处罚机制;③训练的目标要恰当;④要调动患者的积极性,培养其改变行为的动机。

(一)系统脱敏疗法

是诱导患者缓慢地暴露出导致神经症焦虑、恐惧的情境,并通过心理的放松状态来对抗这种焦虑情绪,从而达到消除焦虑或恐惧的目的的方法。系统脱敏疗法的治疗原理是逐渐加大刺激的强度,当某个刺激不再引起患者焦虑或恐惧反应时,治疗者向处于放松状态的患者呈现另一个比前一刺激略强一点的刺激。如果一个刺激所引起的焦虑或恐惧状态在患者所能忍受的范围之内,经过多次反复地呈现,他不再对该刺激感到焦虑和恐惧,治疗目标就达到了。最典型的例子是恐高症的治疗:最初让患者每天爬上一层楼,自我放松,克服恐惧,直至对其不再恐惧,然后增加楼层,如此反复即可消除其对高空的恐惧。

(二)厌恶疗法

是将欲戒除的目标行为(或症状)与某种不愉快的或惩罚性的刺激结合起来,通过厌恶性条件作用,达到戒除或减少目标行为的目的的方法。厌恶疗法中常用的有电击厌恶法、药物厌恶法、想象厌恶法。康复中常用的是想象厌恶法,以帮助心身疾病患者克服不良行为,如帮助高血压、冠心病、糖尿病患者纠正吸烟、嗜酒、饮食不节(肥胖)等不良行为。具体做法是,由医师口述一些厌恶情境和反应与患者想象中的刺激联系在一起,使患者意识到不良行为会引起自己不情愿出现的问题或难以接受的后果。

(三)强化疗法

又称"操作条件疗法",是指系统地应用强化手段去增加某些适应行为,减弱或消除某些不适应行为的心理治疗方法。一般分为四种类型:①正强化:指运用奖励的方式,使有利的行为模式重复出现,并保持下来。例如言语治疗时,患者有进步,马上给予表扬和肯定。②负强化:即去掉一个坏刺激。是为引发所希望的行为的出现而设立的。例如患者如果对家人的关心视而不见,甚至殴打亲人,护理人员看到即指责,但一旦患者改变这种状态,就停止对他的指责。③正惩罚:即施加一个坏刺激。当不适当的行为出现时,给予对方一种使之感到不快的刺激的一种方法。如随地吐痰,当即罚款。实行这种惩罚方式时意义要明确,时间要适当。④负惩罚:即去掉一个好刺激。当不适当的行为出现时,不再给予原有的奖励。如脑瘫儿童不坚持主动运动,则推迟当日见妈妈的"权利"。这种类型比正惩罚更为常用。

二、支持性心理治疗

支持疗法即给予患者某种形式、某种程度的精神支持,是一般性心理治疗,也是最普通、最简便且运用最广泛的方法。该疗法通过倾听、解释、指导、保证的治疗程序,帮助患者表述自己的情感和认识问题、消除顾虑、改善心境、矫正不良行为、增加战胜疾病的信心,从而促进患者心身康复。主要用于残疾发生后或精神受到刺激,处于焦虑、易怒、恐惧、郁闷和悲观状态的患者。

(一)解释

患者由于对其伤残缺乏了解易产生焦虑不安和紧张情绪,护理人员应从患者的具体条件出发,因人而异地选择患者可接受的语言,根据科学原理,深入浅出地对其伤残做出令人信服的解释,帮助患者解除顾虑、树立信心、加强配合,为继续康复创造良好条件。必须避免与患者争辩,不强迫患者接受医护人员的意见,当患者不能接受意见时,勿操之过急,可暂时调换主题或不做结论,应允许患者有情绪反复。解释是精神支持疗法的核心,是专业知识和语言表达相结合的微妙艺术。

(二)鼓励

当患者情绪低落、悲观失望、缺乏自信心和产生强烈自卑感时,医护人员结合患者的具体处境和实际问题给予明确的鼓励,帮助其振作精神、鼓起勇气、建立信心,提高与疾病作斗争的能力和应对危机的本领。只有患者明确欲达目标时,鼓励才有效。医护人员可用其经验或患者过去成功的实例予以鼓励,不宜鼓励患者做其实际做不到的事,以免适得其反,挫伤患者的积极性,降低患者的自信心。

（三）保证

患者对其伤残常产生疑虑紧张情绪,特别对其健康和前途等忧心忡忡。医护人员应持科学立场,以充分事实为依据,以自信而坚决的态度向患者保证,甚至承担责任,以唤起患者的希望和信心。但保证必须在详细了解其病情和充分检查之后有根据地提出,才能使患者接受。毫无根据地随便下结论、轻易作保证,既是不负责任的表现,也会失去患者对医师的信任。

（四）指导

在提高患者认识水平的基础上,医护人员须指导和帮助患者进行治疗。包括如何对待伤残,安排休养生活,如何处理因伤残造成的新问题,消除和避免有害的外界刺激,加强自我锻炼,提高心理免疫和应激能力,学会情绪的自我调控和生理功能的自我训练,正确对待康复治疗及其他治疗,如药物使用等。

（五）暗示

利用语言、动作或其他方式,也可以结合其他治疗方法,使患者在不知不觉中受到积极暗示的影响,从而不加主观意志地接受医护人员的某种观点、信念、态度或指令,解除心理上的压力和负担,达到消除不良心理的目的。暗示的方法有多种,如言语暗示、药物暗示、手术暗示、情境暗示等。患者还可以进行积极的自我暗示,如反复强化"一定能战胜疾病""医师能治好我的病""我能睡好觉"等意识,从而树立全面康复的信心。每个人接受暗示的感受性不同,这种差别与气质、性格、思维类型、年龄、性别、智力、文化水平、社会经历等都有关系,在使用中要注意这些因素的影响。

三、认知疗法

认知疗法是根据认知过程影响情感和行为的理论假设,通过认知和行为技术来改变患者不良认知,帮助患者改变对人、对己、对事物的错误思想观念,从而改善患者与其生活环境的关系的一类心理治疗方法的总称。主要用于治疗错误认知所导致的异常情绪反应(如抑郁、焦虑等)。

认知疗法高度重视矫正患者的不良认知和思维方式,借以改变其所致的患者的情绪障碍和非适应行为。

认知疗法的基本观点是:认知过程是行为和情感的中介,适应性不良行为及情感与适应不良性认知有关。治疗目标是找出患者的不良认知,并提供学习或训练方法以纠正之。患者的适应不良性认知被纠正,便可减轻或化解心理障碍。

1. 认知行为疗法　既采用了认知心理疗法,又采用了行为治疗中的一些方法。此疗法认为人的情绪和行为反应不是由某一诱发事件引起的,而是由个体对诱发事件的认知、信念和解释所决定的。这一理论又称为 ABC 理论。A(activating event)即诱发事件;B(belief)即个体在诱发事件后产生的相应信念;C(consequence)即个体产生的情绪反应和行为后果。ABC 理论认为,诱发事件 A 只是引起情绪及行为的间接原因,而人们对诱发事件所持的信念 B 才是引起情绪及行为的直接原因。

心理行为障碍产生的根源在于非理性信念。常见的非理性信念有三大特点:①绝对化:如患者认为"我必须是健全的""我一定得靠我自己的脚走路",这些信念使患者不能接受残障的现实。②过分概括化:即以偏概全的思考方式。患者往往夸大自己的残障伤害,把自己的部分失能或残障看作"什么都完了""我活着没用了",导致出现严重的抑郁和消极行为。③极端观念:患者将发生的不幸事件看成是"没有比这更糟糕的事了""我是世界上最倒霉的人",这些极端观念常常和绝对化的要求相联系,使患者陷入情绪绝境,难以自拔。

认知疗法一般有四个阶段:①心理诊断阶段:明确 A 和 C,和患者一起制订治疗目标,向其解释 ABC 理论,使其接受,并能自己进行初步分析。②领悟:关键是使其认识 A 不会引起C,C 是由 B 引起的,而 B 是主观的,患者自己负有责任,应当自我审查和反省,而且只有纠正B,C 才不会出现。③修通:医生采取各种方法和技术,对患者的非理性观念(即 B)进行分析、辩论或批判,使患者真正认识到并放弃原有的不合理观念。④再教育:强化新的合理的观念和逻辑思维方式。

认知行为疗法就是在建立良好的医患关系后,向患者指出其存在的非理性信念,解释该信念对情绪困扰的影响,通过辩论的方式,帮助患者以合理的思维方式和信念替代非理性信念,从而解除心理行为障碍。在这个过程中,也可请一些因同样原因导致伤残但恢复较好的患者进行现身说教。

2. 贝克的认知疗法　贝克认为,有机体谋求生存的过程,是一种适应性的信息加工过程,这个过程如出现偏差即会出现认知过程中的推理错误,如任意推断、选择性提取、过分夸大或缩小、两极式思维等。认知治疗的目标就是要改变这种错误的信息加工过程,纠正那些使情绪和行为失调的信念或假设。

四、家庭疗法

家庭疗法是指将家庭作为一个整体进行心理治疗的方法,治疗者通过与患者家庭中全体成员有规律地接触与交谈,促使家庭发生变化,并通过家庭成员影响患者,使症状减轻或消失。家庭治疗将家庭视作一个系统整体,认为所有个人心理问题的形成源于过去的"家庭问题",是目前家庭问题的表现,而家庭问题的产生是对"个人心理问题"的反应,两者共存,相互影响。因此,在治疗过程中,通过角色扮演等具体的操作技术显示家庭的结构关系、人际关系,帮助改变认知看法,改善和促进家庭成员之间的交流,维护家人的亲密感情,从而解决患者和家庭的心理行为问题,重建正常健康的家庭功能。实施时,通常需要一名以上的治疗人员和所有家庭成员参加。由于传统文化影响和客观条件限制,我国常以家庭作为治疗和康复的主要环境,因此,可进行重点研究,发展出适合我国社会文化背景的家庭治疗方法。

第九节　康　复　工　程

康复工程是现代生物医学工程的一个重要分支,是工程技术人员在全面康复和有关工程理论指导下,与各个康复领域的康复工作者、功能障碍者及其家属密切合作,对其进行测量和评估,以各种工艺技术为手段,帮助其最大限度地实现功能,恢复其独立生活、学习、工作、回归社会、参与社会能力的现代工程技术。

一、假肢与矫形器的运用

由于假肢和一些矫形器的制作需要设备、材料和正规培训的制作人员,社区工作者可将需要配戴假肢与矫形器的患者介绍到假肢厂或康复机构制作假肢或矫形器。对已安装的假肢或矫形器还要进行随访,确定残疾人是否配戴、是否合适、是否需要维修等。康复指导人员应能够对假肢或矫形器进行小的维修,如需要进行大的维修,社区康复工作者应给予转介服务。

(一)假肢

假肢是用于弥补人体肢体缺损和代偿其所缺失肢体的功能和外观而制造、装配的人工肢体。适用于截肢后肢体缺损或失去肢体功能者。

1. 上肢假肢　按手部的功能分类有机械假手、外部动力假手、工具手、装饰手等;按截肢部位分类有假手指、掌部假肢、腕离断假肢、前臂假肢、肘离断假肢、上臂假肢、肩离断假肢等。对上肢假肢的基本要求是能基本达到上肢的功能,外观逼真,操纵比较方便,轻便和耐用,穿脱比较方便。

2. 下肢假肢　按使用目的分类有训练用假肢、常用假肢、作业用假肢等;按截肢平面分类有踝部假肢、小腿假肢、大腿假肢、膝部假肢、髋部假肢等。对下肢假肢的基本要求除外观逼真、操纵方便、轻便耐用、穿脱方便外,还要与健侧肢体长度相等,具有良好的承重功能,残肢与假肢接触紧密,行走时残肢在假肢内移动小,步态接近于正常。

(二)矫形器

矫形器是装配于人体外部,通过力的作用,以预防、矫正畸形,补偿功能和辅助治疗骨关节及神经肌肉的总称。矫形器的基本作用有稳定和支持作用,固定和矫正作用,保护和免负荷作用,代偿和助动作用。

1. 上肢矫形器　根据功能,上肢矫形器分为固定性(静止性)和功能性(可动性)两大类。前者没有运动装置,用于固定、支持、制动。后者有运动装置,可允许机体活动,或能控制、帮助肢体运动,促进运动功能的恢复。上肢矫形器包括手矫形器、腕手矫形器、肘腕手矫形器、肩肘腕手矫形器等。

2. 下肢矫形器　下肢的主要功能是负重和行走,因此下肢矫形器的主要作用是能支撑体重,辅助或替代肢体功能,限制下肢关节不必要的活动,保持下肢的稳定性,改善站立和步行时的姿态,预防和矫正畸形。下肢矫形器包括足部矫形器、踝足矫形器、膝踝足矫形器、髋膝踝足矫形器、膝关节矫形器等。

3. 脊柱矫形器　主要用于固定和保护脊柱,矫正脊柱的异常力学关系,减轻躯干的局部疼痛,保护病变部位免受进一步的损伤,支持麻痹的肌肉,预防、矫正畸形,通过对躯干的支持、运动限制和对脊柱对线的再调整达到矫治脊柱疾患的目的。脊柱矫形器包括颈矫形器、胸腰骶矫形器、腰骶矫形器、腰围等。

二、辅助器具的应用

(一)助行器

辅助人体支撑体重、保持平衡和行走的工具称为助行器。

1. 杖

(1)手杖:为单侧手扶持以助行走的工具,适用于上肢和肩部肌力正常的偏瘫患者和单侧下肢瘫痪患者。肘关节屈曲25°~30°,腕关节背伸,小趾前外侧15cm处至背伸手掌面的距离即为手杖的长度。

1)单足手杖:适用于握力好、上肢支撑力强的患者,如偏瘫患者的健侧、老年人等。

2)多足手杖:由于有3足或4足,支撑面广且稳定,多用于平衡能力欠佳、用单足手杖不够安全的患者。当患侧下肢支撑力<55%时,不宜使用单足或多足手杖。

(2)肘拐:可减轻患肢负重的40%,具有支撑前臂的固定托架或活动的臂套,使用时拐的主要着力点是腕关节。适用于握力差、前臂力较弱但不必用腋拐者。

(3)腋拐:可减轻下肢负重的70%,使用腋拐的主要着力点是腕关节,靠近腋下的腋托主要作用是把握方向。使用腋拐能够提高身体的平衡性和侧向稳定性以较大限度地减轻下肢的负荷,即使双下肢都不能负重者,也能借助双腋拐达到行走的目的。当患侧下肢支撑力<50%时,不宜使用单腋拐。

（4）前臂支撑拐：有一水平的前臂支撑架，当伤残者关节炎、骨折、挛缩，无法用腕关节承重时，则需要使用可将前臂固定于支撑架前的前臂支撑拐。

选择适合长度的杖是保证患者安全，最大限度地发挥杖的功能的关键。选择腋拐长度时，身长减去41cm，站立时大转子的高度即为把手的位置，也是手杖的长度及把手的位置。

2. 步行器 是一种三边形（前面和左右两侧）的金属框架，一般用铝合金材料制成，自身很轻，可将患者保护在其中。有些带有脚轮。步行器可支持体重便于站立或步行，其支撑面积大，故稳定性好。

（1）普通框式助行器：为框架结构，具有很高的稳定性能，分为固定式和折叠式。常用来减轻一侧下肢的负荷，如下肢损伤或骨折不允许负重时等。使用时双手提起两侧扶手同时向前放于地面代替一足，然后健腿迈上。

（2）差动框式助行器：体积较小，无脚轮，可调节高度。使用时先向前移动一侧，然后再向前移动另一侧，如此来回交替移动前进。适用于立位平衡差，下肢肌力差的患者或老年人。

（3）两轮助行器：适用于上肢肌力差，单侧或整个提起助行器有困难者。此时前轮着地，提起步行器后脚向前推即可。

（4）四轮助行器：由于有4个轮，移动容易且不用手握操纵，使用时将前臂平放于垫圈上前进。适用于步行不稳的老年人，但使用时要注意身体保持与地面垂直，否则易滑倒。

（二）自助具

自助具是提供给有能力障碍的患者使用的生活辅助具，用于辅助患者独立或部分独立完成自理、工作或休闲娱乐等活动。适用于生活自理和日常生活活动有一定困难，但改良用品、用具后尚能克服的患者。

1. 进食、饮水自助具 包括餐饮辅助器具、饮水辅助器具等。

2. 穿戴自助具 包括系扣自助具、穿袜器、鞋拔子、拉链辅助具等。

3. 梳洗自助具 包括长柄刷、长柄梳、带吸附盘的刷子、专用牙膏、牙膏固定器、台式指甲钳、剃须刀夹持器、长柄口红、简易洗发器等。

4. 如厕自助具 包括可调节便器、助起式坐圈、使用卫生纸的自助具等。

5. 家务活动自助具 包括开瓶盖器、固定器、多功能手柄、阀门扳手、门把手、钥匙扳手、拾物器等。

6. 书写辅助类自助具 包括加粗笔、免握笔、电子交流辅助设备等。

（三）轮椅

轮椅不仅是肢体伤残者的代步工具，而且可以增加日常生活活动的独立性，更重要的是能够使他们借助轮椅参加各种社会活动及娱乐活动，真正地回归社会。

1. 轮椅的结构与选择

（1）轮椅的基本结构包括坐垫、靠背、脚踏板、车轮和刹车、扶手和手柄。轮椅可分为普通轮椅、电动轮椅和竞技用轮椅等。

（2）轮椅的选择

好的轮椅应该具备的基本条件是：①符合患者的病情需要，例如截肢患者轮椅的重心应偏后些，偏瘫患者宜用由单侧手和足驱动的轮椅等；②结实、可靠、耐用；③规格尺寸与患者的身材相应；④移动灵活省力，制动良好；⑤价格适中；⑥外观应满足一般美学要求。

2. 轮椅的使用 普通轮椅适用于行动能力减退和丧失者，如截瘫、偏瘫、截肢、骨折、下肢麻痹、严重的下肢关节炎等肢体功能障碍者；重症疾病引起的身体衰竭；痴呆、脑血管疾病、严重帕金森病等中枢神经疾病导致的独立行动有危险者;老年人、身体虚弱等行动困难者。这些患者可以用轮椅代替步行,进行身体训练,参加社会活动和提高独立生活能力。

在选择轮椅时要考虑到患者的认知功能以及至少有一侧上肢功能正常,能比较熟练地操纵轮椅。

(1) 打开与收起:打开轮椅时,双手掌分别放在坐位两边的横杆上(扶手下方),同时向下用力即可打开。收起时先将脚踏板翻起,然后,双手握住坐垫中央两端,同时向上提拉。

(2) 自己操纵轮椅:向前推时,操纵前先将刹车松开,身体向后坐下,眼看前方,双上肢后伸,稍屈肘,双手紧握轮环的后半部分。推动时,上身前倾,双上肢同时向前推并伸直肘关节,当肘完全伸直后,放开轮环,如此重复进行。对一侧肢体功能正常,另一侧功能障碍的患者(如偏瘫),一侧上下肢骨折等,可以利用健侧上下肢同时操纵轮椅。方法如下:先将健侧脚踏板翻起,健足放在地上,健手握住手轮。推动时,健足在地上向前踏步,与健手配合,将轮椅向前移动。上斜坡时,保持上身前倾,重心前移,如果上坡时轮椅后倾,很容易发生轮椅后翻。

第十节 康复护理技术

康复护理是在康复医学理论指导下,护理人员和其他康复专业人员从护理角度帮助残疾人,使他们在肉体、精神、情绪、社会和就业方面的能力复原到可能达到的最大限度,尽可能地独立生活。家庭护理是康复治疗的一个重要组成部分,是指家属或护理人员在患者回到社区家庭后给予患者心理、日常生活等的支持与照顾,并鼓励患者进行必要的、力所能及的日常活动。

一、体位摆放与体位转移

临床上实施体位摆放与体位转移,一般是根据康复治疗与护理的需要而采取的。早期指导患者进行正确的体位摆放与体位转移,不仅能预防因长期卧床而导致的并发症,而且还可最大限度地发挥患者残存的功能,尽可能地恢复生活自理能力。

(一)体位摆放

在康复治疗与护理中,应根据疾病的不同特点早期实施正确的体位摆放,尤其对于中枢神经系统损伤的患者,早期应用抗痉挛体位有利于功能的恢复。所谓抗痉挛体位是指通过床上肢体位置的正确摆放,防止或对抗痉挛模式的出现,保护肩关节以及早期诱发分离运动而设计的一种治疗性体位。

1. 偏瘫患者的体位摆放

(1) 床上正确的体位摆放:偏瘫患者在进行体位摆放时,临床上一般应以侧卧位为主。除了进行健侧卧位、患侧卧位、仰卧位三种体位交替摆放,还应注意定时翻身,避免发生压疮。

1) 仰卧位:尽量少采取。主要是因为仰卧位时受紧张性颈反射和紧张性迷路反射影响而易出现异常姿势,而且仰卧时间过长容易引起骶尾部、足跟外侧或外踝部发生压疮。具体做法:头下垫枕,不宜过高。患侧肩胛下放一薄枕使其前伸,防止肩胛骨后缩,患侧上肢置于体侧的枕上,远端比近端略抬高。前臂旋后,掌心向上,手指伸展。患侧臀部和大腿下面放一长枕头,使骨盆向前,并防止患腿外旋。膝下放一小枕头使其微曲。

2)患侧卧位:患侧在下,健侧在上。由于患侧卧位可以增加患侧感觉输入,牵拉整个偏瘫侧肢体,有助于防治痉挛,因此脑卒中患者常采取此种体位。具体做法:患侧上肢前伸,使肩部向前,避免肩部受压和后缩,肘关节伸展,前臂旋后,手指张开,掌心向上。患侧髋关节伸直,膝关节微屈曲,可预防髋关节发生屈曲性挛缩,为今后的站立和步行训练创造条件。健侧上肢自然放在体侧或身后枕上,避免前伸引起患侧肩胛骨相对后缩、躯干向后方旋转。健侧下肢呈迈步位,髋膝关节向前屈曲置于枕上。

3)健侧卧位:健侧在下,患侧在上。健侧卧位有对抗偏瘫上肢屈肌痉挛和下肢伸肌痉挛的作用。具体做法:头下垫枕,不宜过高。患侧肩部前伸,患侧上肢下垫枕头,肘关节伸展,前臂旋前,腕关节背伸,患侧骨盆旋前,髋关节呈自然半屈曲位,置于枕上。健侧下肢平放于床上,轻度伸髋,稍屈膝。

(2)正确的床上坐位姿势:偏瘫患者在床上坐起时,由于不正确的坐姿会引起躯干屈曲,患侧肩下降、后缩、内收、内旋,肘关节屈曲,前臂旋前,腕指关节屈曲内收,患侧下肢伸展,足跖屈、内翻等痉挛姿势的出现。因此,坐位时应采取抗痉挛体位,以防止或缓解痉挛进一步发展。具体做法:

1)床上长坐位:背部用枕头或被褥支撑,使背部伸展,达到直立坐位;双上肢伸展对称地放在床前桌子上;髋关节尽量保持90°屈曲,为避免膝关节的过度伸展,可以在膝下垫一小海绵垫。由于床上坐位难以使患者躯干长时间保持直立,多数情况下容易出现躯干后仰,呈卧位坐姿,易助长躯干屈曲,激化下肢伸肌痉挛。因此,在采取该体位时应注意观察并随时调整患者的姿势,每次坐起的持续时间根据患者的耐受情况而定,每次坐起的次数也以患者的承受程度为限。

2)床边端坐位:患者床上长坐位若能坚持持久,可逐步采取床边端坐位。双下肢自膝部向下垂于床沿,为采取轮椅坐位做准备。

(3)正确的轮椅坐姿:离床后的患者常采用轮椅坐位和椅坐位。保持正确的轮椅坐位和椅坐位,可防止患者出现向座位下滑和半卧在轮椅上的倾向,具体方法:

1)正确的轮椅坐位:保持躯干直立,双上肢置于轮椅桌板上或枕头上,并且用静止夹板将手保持于相对张开的位置上。患侧下肢侧方垫海绵枕,防止髋关节外展、外旋。

2)正确的椅坐位:保持左右两侧肩和躯干对称,躯干伸展、骨盆直立、髋膝踝三关节保持90°位,避免髋关节外展、外旋,小腿垂直下垂,双足着地。

2. 脊髓损伤患者的体位摆放

(1)仰卧位:头下、肩胛下置一薄枕,防止双肩后缩。双上肢置于体侧枕头上,肘关节伸直,腕关节背伸25°,手指自然屈曲,可在手中放一毛巾卷。双下肢之间、膝关节下垫枕,双足底抵住足板或枕头使踝关节背屈,足跟放一垫圈。这样可保持髋关节轻度外展,防止膝关节过伸、跟腱挛缩及压疮的发生。

(2)侧卧位:背部用枕头支撑,以保持侧卧位,双肩向前伸。肘关节屈曲,位于上方的前臂置于胸前的枕上。位于下方的髋、膝关节伸展,踝关节自然背屈。上方的髋、膝关节屈曲置于枕上,踝关节下垫一枕头防止踝关节跖屈内翻。

(二)体位转移

体位转移是指体位发生改变,即身体从一种姿势或位置转移到另一种姿势或位置,根据患者用力的程度分为主动转移、被动转移和辅助转移三种方式。

1. 偏瘫患者的体位转移

（1）翻身

1）主动向健侧翻身：仰卧位，双手 Bobath 握手（即双手交叉相握，患手拇指置于健手拇指上方），或健手握住患手上举，健侧腿插入患侧腿下方，双上肢伸直举向上方做水平惯性摆动，当双上肢摆至健侧时，健侧腿蹬床，并勾住患侧腿顺势翻向健侧。辅助下向健侧翻身时，治疗师在患侧控制患者肩胛骨、骨盆，辅助患者翻至健侧。

2）主动向患侧翻身：仰卧位，双手 Bobath 握手，健侧下肢屈曲置于床上，双上肢伸直举向上方做水平惯性摆动，当双上肢摆至患侧时，健侧下肢用力蹬床，顺势翻向患侧。或者将头转向患侧，并使其患侧上肢外展防止受压，屈起健侧下肢，当健侧肩上抬，上肢向患侧转时，健侧下肢用力蹬床，将身体转向患侧。辅助下向患侧翻身时，治疗师主要在患者手部、健侧膝关节处给予助力，协助完成翻身动作。

（2）床上移动

1）横向移动：主动横向移动时采取仰卧位，健侧腿插入患侧腿下方，将患侧腿移向一侧，然后撤出健侧腿，使双腿屈曲，双足蹬在床上，以头背部、双足、肘关节为支撑点，抬起臀部移向同侧，再以臀部、头部、肘关节为支撑点，将肩部也移向同一方向。被动横向移动时，治疗者立于患侧，协助患者将双腿、臀部、肩部移向一侧。

2）纵向移动：主动纵向移动时，患者采取侧坐位，脸斜向前方，将健侧手放置于身体前方以支撑身体，健侧下肢屈曲向健侧手移动，以健侧膝关节为支撑点，移动臀部，使身体向前方或后方移动。被动纵向移动时，治疗师可站在患侧，用手支撑患侧大腿根部，帮助患者转移身体重心。

（3）卧位到床边坐位：患者独立从患侧卧位坐起时，健侧腿插入患侧腿下方，将患侧腿移至床缘下，利用健侧上肢横过胸前置于床面上支撑的同时，头、颈和躯干向上方侧屈，使躯干直立、坐直。独立从健侧卧位坐起时，健侧腿插入患侧腿下方，将患侧腿移至床缘下，利用健侧上肢支撑自己的体重，头、颈和躯干向上方侧屈，使躯干直立、坐直。进行辅助坐起时，侧卧位患者自主完成两膝屈曲，治疗师协助患者将双腿放于床边，然后一手托住患者位于下方的腋下或肩部，另一手按着患者位于上方的骨盆或两膝，同时患者向上侧屈头部，以骨盆为枢纽使其转移成坐位。

（4）坐位到站立位：患者坐于床缘，双手 Bobath 握手，双上肢向前伸展，双足分开与肩同宽。两足跟位于双膝后（若患侧下肢功能较好，可将患足置于健足稍后，以利负重及防止健侧代偿；若患侧下肢功能不好，可将患足与健足平放或患足置于健足前），身体前倾，使身体重心前移，当双肩向前超过双膝位置时，患者立即抬臀、伸膝、挺胸，完成站起。如需辅助时，患者坐于床缘，治疗师站于患侧，一手放在患者健侧臀部或抓住患者的腰带，辅助抬臀；另一手放在患者患侧膝关节上，重心转移时使其伸髋伸膝。起立后注意使患者双下肢对称负重，治疗师继续用膝顶住患侧膝以防"打软"。

（5）轮椅-床间的转移：患者从床转移到轮椅上，患者坐于床缘，轮椅置于患者健侧，与床呈 45°夹角，制动，若轮椅扶手可拆卸，卸下近床侧扶手，抬起脚踏板。患足位于健足稍后方，健手支撑于轮椅远侧扶手，患者向前倾斜躯干，抬起臀部，以健侧下肢为支点旋转身体，直至患者背靠轮椅。从轮椅向床转移时，轮椅斜向床边，以健侧临近床缘，制动，若轮椅扶手可拆卸，卸下近床侧扶手，抬起脚踏板。健手支撑站起，再用健手扶床，边转身边坐下。

2. 脊髓损伤患者的体位转移

（1）翻身训练：每 2 小时翻身一次，翻身时应注意身体上下保持轴线翻身，防止出现脊柱的扭曲。由于脊髓损伤平面不同,切分线的方法也不同,脊髓颈段损伤的患者常需他人协助,胸、腰段损伤的患者经过训练可完成独立翻身。如脊髓 C_6 损伤的患者进行翻身时,可指导其双上肢向身体两侧用力摆动,当双上肢用力甩向翻身侧时,带动躯干旋转,此时位于上方的上肢用力前伸,进一步促使其完成从仰卧位到侧卧位的翻身动作。

(2) 坐位移动训练:患者双手置于臀部稍前方,躯干前倾,用双上肢支撑躯干,利用充分伸展肘关节将臀部抬起,使身体向前方移动;患者一只手紧靠体侧,另一只手置于身体侧方的床面上,用双上肢支撑躯干,利用充分伸展的肘关节,将臀部抬起,使身体向侧方移动。

(3) 坐起训练:四肢瘫患者翻身至侧卧位,移动上身使其尽量靠近下肢,利用上方上肢勾住膝关节的同时,下方肘关节用力支撑于床面,使其身体重心向上方移动,下方上肢完全伸展,进一步支撑床面,从而完成侧卧位至双手支撑的坐起训练。

截瘫患者采取仰卧位,双上肢同时用力向一侧摆动,使躯干转向翻身侧,然后患者用一只手和对侧肘关节支撑床面,使肘关节伸展、身体前移,接着以双上肢为支撑,完成仰卧位到长坐位的体位改变。

(4) 轮椅-床间的转移

1) 直角转移:直角转移分前向转移法和后向转移法。前向转移法具体做法是:轮椅与床成直角,在靠近床能将腿抬起的地方制动,将双手腕置于一侧膝下,利用屈肘动作,将一侧下肢抬起放于床上。同法将另一侧下肢抬起放于床上。接着打开手闸,将轮椅推向前紧贴床铺,用双上肢支撑将身体移至床上。床至轮椅转移可按相反的方式进行。向后转移法的先决条件是轮椅靠背应可拆卸,若轮椅靠背装有拉链,拉开拉链就可打开靠背。具体做法是:将轮椅后倒,与床成直角,在紧贴床的地方制动,将轮椅靠背拉链打开后,放置滑板,双手握住扶手并撑起身体,使其躯干前倾,臀部后移至滑板上,从滑板上滑向床上,再借助双上肢支撑继续后移,直至把双脚全部移到床上。

2) 侧方转移:将轮椅侧方靠近床边,制动,卸下近床侧扶手。将双手腕置于一侧膝下,利用屈肘动作,将一侧下肢抬起放于床上。同法将另一侧下肢抬起放于床上。利用双上肢支撑将身体移至床上。

二、呼吸训练与排痰技术

呼吸训练与排痰技术,可以改善肺通气和换气,进一步改善患者的呼吸功能,提高呼吸的有效性,在肺功能康复中起着关键性的作用,临床上两种技术常结合应用。

(一) 呼吸训练

呼吸训练是通过特定的呼吸运动和治疗技术使患者重建正常的呼吸模式,增强呼吸肌肌力和耐力,改善肺通气和换气,提高肺功能,从而实现肺功能康复,提高活动能力。该训练主要适用于急性和慢性肺疾病(如慢性阻塞性肺疾病、肺炎、肺扩张不全、肺栓塞、急性呼吸窘迫等)、中枢神经系统损伤引起的呼吸肌肌力减退或麻痹、胸部或腹部手术后、脊柱侧凸、其他疾病合并肺部感染等。

常用的呼吸训练包括放松训练、腹式呼吸训练、缩唇呼吸训练、呼吸肌训练、局部呼吸训练等。

1. 放松训练　让患者处于舒适的仰卧位、坐位或立位,先让患者体验肌肉紧张和放松的感觉,然后从容易观察到的肌肉开始练习,逐步让每一肌肉完成交替的紧张与放松技术,如耸肩的同时让患者上臂肌肉用力收缩,然后慢慢放松。

2. **腹式呼吸训练**　让患者处于舒适放松体位,可取卧位、坐位或活动下(步行、上下楼梯)练习腹式呼吸。一手置于前肋骨下方的腹直肌上,体会腹部的运动,吸气时手上升,呼气时手下降。患者用鼻缓慢深吸气的同时尽力挺腹,使其鼓起。然后让患者有控制地呼气,将空气缓慢地从口呼出体外。每次 15~20 分钟,每日 2 次,患者熟练掌握后可同时配合缩唇呼吸。在进行腹式呼吸训练时要注意肩背放松,吸鼓呼瘪,吸时经鼻,呼时经口,深吸细呼。

3. **缩唇呼吸训练/吹笛式呼吸训练**　患者处于舒适放松体位,呼气时必须被动放松,并且避免腹肌收缩(将双手置于患者腹肌上以判断腹肌有否收缩),指导患者缓慢地用鼻子深吸气后再将嘴唇缩起呈吹笛状轻柔呼出气体。尽量将气呼出以延长呼气时间,增加口腔压力,使气体传至末梢气道。吸气和呼气时间比为 1∶2,尽量深吸慢呼,每分钟 7~8 次,每次训练 10~20 分钟,每天训练 2 次。

4. **呼吸肌训练/呼吸抗阻训练**

(1) 膈肌抗阻训练:患者取仰卧位或头稍抬高的体位,患者上腹部放置重量为 1~1.5kg 的沙袋(沙袋重量必须以不妨碍膈肌活动以及上腹部鼓起为宜),让患者深吸气时尽量保持上胸廓不动,避免代偿,注意逐渐延长呼吸时间,增加训练强度。当患者在吸气时不动用呼吸辅助肌的情况下,能保持膈肌呼吸模式约 15 分钟时,可适当增加沙袋重量。

(2) 吸气阻力训练:应用专门的吸气阻力训练器进行训练。通过改变训练器管子的直径来调节吸气阻力,管径愈小阻力愈大。每天进行吸气阻力训练无不适可逐渐延长训练时间,由 5 分钟逐渐增加到 20 分钟、30 分钟,以提高吸气肌耐力。当患者吸气肌肌力或耐力有所改善时,可将训练器管子的直径减小,增加其训练难度。

(3) 诱发呼吸训练/持续最大吸气技术:患者取舒适放松体位,可取仰卧位或半坐卧位,让患者先做 4 次缓慢轻松的呼吸,然后在第 4 次呼吸时做最大呼气。将呼吸器放入患者口中,经由呼吸器做最大吸气并且持续吸气数秒钟。若有呼吸训练器,还可通过视觉和听觉的反馈刺激,进一步提高患者的深吸气量。每天重复数次,每次练习 5~10 下。

5. **局部呼吸训练**　单侧或双侧肋骨扩张患者取坐位或屈膝仰卧位,操作者双手置于患者下方肋骨侧缘。当患者呼气感到胸廓向下向内运动时,置于肋骨上的手掌向下施加阻力。在吸气前,快速地向下向内牵张胸廓,以诱发肋间外肌的收缩。患者吸气时,可给予下肋区轻微阻力以增强患者吸气时胸廓扩张的感觉。当患者再次呼气时,操作者用手轻柔地向下向内挤压胸腔来协助。教会患者独立使用这种方法,患者可将自己的双手置于肋骨上或利用皮带提供阻力。如后侧底部扩张、右侧中叶扩张患者,其技术操作方法同上,但操作者双手的放置位置不同。

(二) 排痰技术

通过排痰技术可有效地清除呼吸道分泌物,从而改善患者的肺通气和气体交换功能。若在呼吸训练或有氧训练前进行排痰,会提高训练效果。排痰技术包括体位引流、有效咳嗽、叩击与震动。

1. **体位引流**　体位引流是通过改变体位,使分泌物因重力作用排出体外,从而改善通气功能,促进肺膨胀,增加肺活量,预防肺部并发症的发生。主要适用于气道分泌物多且不易咳出的患者,如慢性支气管炎、支气管扩张症、肺脓肿、身体虚弱无力咳痰等患者。对于循环系统疾病,如肺水肿、充血性心力衰竭、高血压;呼吸系统疾病,如严重的呼吸困难、咯血、脓胸、胸腔积液等;其他,如裂孔疝、腹部膨胀、疼痛明显者等应禁忌。具体实施方法:通过听诊、触诊或叩诊判断其病变部位,根据肺叶的不同位置设计不同的体位进行排痰。体位排痰过程中可结合有效咳嗽、叩击与震动等技术,以利于痰液松动,最终排出体外。

2. 有效咳嗽　有效咳嗽是清除气道内分泌物最常用的方法,是呼吸疾病治疗的一个组成部分。运用时指导患者尽可能取坐位,双足着地,身体稍前倾,嘱患者做几次腹式呼吸,迅速收腹深吸气后用力快速发出"哈、哈、哈"的呼气声音,借助于有力的呼气所产生的快速气流将分泌物排出体外。对于腹肌无力(如脊髓损伤的患者),可运用手法协助的方式帮助患者咳嗽。指导患者取仰卧位或坐位,在尽可能深吸气后,要咳嗽时给予自我或他人的手法协助,通过双手向内、向上压迫腹部,将膈肌向上推,可产生较大的腹压,有助于产生强有力的咳嗽。

3. 叩击与震动　叩击是指操作者手呈杯状、虚掌,于患者呼气时有节奏地快速叩击患者胸壁,以利于痰液松动,排出体外。应避免在吸气时叩击,叩击的时间一般持续 2~3 分钟。该技术常与体位引流相结合应用,以利于排痰更具有方向性,提高排痰效果。由于叩击力量直接作用于胸壁,因此患者若存在凝血功能障碍、肋骨骨折、脊柱不稳、骨质疏松等情况时禁用此法。

震动是指操作者的手置于患者的胸壁(病灶相应的体表部位),于患者呼气时对胸廓进行快速、细小的震动和弹性压迫,3~6 次为 1 个周期,可重复 2~3 个周期,以利于痰液排出。由于震动比叩击冲击力量小,故相对安全。其禁忌证同叩击法。

三、排泄功能障碍的康复护理

排泄功能是人体最基本的生理功能。排泄功能障碍的康复护理是对因神经系统损伤或疾病所致的膀胱、尿道、直肠功能障碍而实施的特殊护理,包括排尿、排便障碍的康复护理。

(一)排尿障碍的康复护理

1. 间歇性导尿术　间歇性导尿术是指不将导尿管留置于膀胱内,仅在需要时插入膀胱,排空后即拔除,有利于保持膀胱容量和恢复膀胱的收缩功能。间歇性导尿术被国际尿控协会推荐为治疗神经源性膀胱功能障碍的首选方法。

(1) 临床应用

1) 适应证:神经系统功能障碍、非神经源性膀胱功能障碍、膀胱内梗阻致排尿不完全,以及用于一些相关检查,如采集尿标本、尿流动力学检查等。

2) 禁忌证:不能自行导尿且照顾者不能协助导尿的患者;因认知障碍导致不能插管或不能按计划导尿的患者;尿道生理解剖异常,如尿道狭窄、尿道梗阻和膀胱颈梗阻;可疑的完全或部分尿道损伤和尿道肿瘤;膀胱容量小于 200ml 的患者;尿路感染患者;严重尿失禁患者;经过治疗,仍有自主神经异常反射的患者;有出血倾向的患者。

(2) 饮水计划:由于患者的饮水量会直接影响其排尿次数及膀胱容量,因此正确的饮水计划对间歇导尿的患者至关重要。具体方法:适当限制患者的液体摄入量,每天在 1 500~2 000ml,避免不规则饮水,早、中、晚各饮水不超过 400ml(包括饮食水分、中药、饮料),两餐之间饮水 200ml,晚上 8 点以后尽量不饮水,使膀胱有规律地充盈。

(3) 导尿相关时机及间隔时间:一般于早期受伤后 8~35 天,病情基本稳定、无须大量输液、饮水规律、无尿路感染的情况下开始。导尿间隔时间依据残余尿量多少而定,开始导尿时,一般每间隔 4~6 小时 1 次。根据膀胱容量及压力测定结果,每次导尿量以不超过患者最大安全容量为宜,一般每日导尿不超过 6 次;随着残余尿量的减少可延长导尿的间隔时间;当残余尿量<100ml 时,可以停止间歇导尿。

2. 膀胱功能再训练 膀胱功能再训练是根据学习理论和条件反射原理,通过患者的主观意识活动或功能锻炼来改善膀胱的储尿和排尿功能,从而达到下尿路功能的部分恢复,减少下尿路功能障碍对机体的损害。主要包括行为技巧、反射性排尿训练、代偿性排尿训练、肛门牵张训练及盆底肌训练。

(1) 行为技巧:主要指习惯训练和延时训练。习惯训练是根据排尿规律安排患者如厕时间的方法,可以提醒患者定时排尿。延时训练是对于因膀胱逼尿肌过度活跃而产生的尿急症状和反射性尿失禁的患者。部分患者在逼尿肌不稳定收缩启动前可感觉尿急,此时收缩括约肌阻断尿流出现,最终中断逼尿肌的收缩。治疗目标为形成 3~4 小时的排尿间歇,无尿失禁发生。

(2) 排尿意识训练(意念排尿):适用于留置导尿管的患者。每次开放尿管前 5 分钟,患者卧于床上,指导患者全身放松,想象自己在一个安静、宽敞的卫生间里,听着潺潺的流水声,准备排尿,并试图自己排尿,然后由家属或陪护缓缓放尿。本方法开始时由专业的康复护士指导,直到患者了解了正确的方法后,由患者自己训练,家属配合协助放尿,护士每天督促、询问其训练情况。

(3) 反射性排尿训练:此训练应用范围有限,仅适用于一些特殊病例,其前提是:逼尿肌、括约肌功能协调,膀胱收缩容易触发,且收缩时压力在安全范围,收缩时间足够,无尿失禁。训练方法为在导尿前 30 分钟,通过寻找刺激点,如轻叩耻骨上区或大腿上 1/3 内侧,牵拉阴毛、挤压阴蒂(茎)或用手刺激肛门诱发反射性收缩,产生排尿。如在排尿时膀胱内压力明显增加,超过 40cmH$_2$O,时间过长,须配合药物降低逼尿肌张力或弃用该方法。T$_6$ 平面以上的脊髓损伤在刺激时可出现自主神经反射异常,一旦发生应停用该方法。

(4) 代偿性排尿训练:适用于逼尿肌及括约肌均活动不足的患者。对于括约肌反射亢进、逼尿肌括约肌失调、膀胱出口梗阻、膀胱-输尿管反流、颅内高压、尿道异常、因心律失常或心功能不全而不宜行屏气动作的患者,禁忌此种训练方法。临床常用的方法有 Valsalva 屏气法和 Crede 按压法。Valsalva 屏气法是指患者取坐位,身体前倾,放松腹部,屏住呼吸 10~12 秒,增加腹压,向下用力做排便动作,帮助排出尿液;Crede 按压法是用拳头于脐下 3cm 处按压,并向耻骨方向滚动,动作缓慢柔和,同时嘱患者增加腹压帮助排尿。

(5) 肛门牵张训练:肛门牵张导致尿道括约肌活动的断续现象类似于正常自主排尿方式。适用于盆底肌痉挛的患者。具体方法是先缓慢牵张肛门括约肌使肛门放松,再用 Valsalva 屏气法排空膀胱。

(6) 盆底肌训练:患者有意识地反复收缩盆底肌群,增强支持尿道、膀胱、子宫、直肠的盆底肌肉力量,以增强控尿能力。适用于盆底肌尚有功能的尿失禁患者,慎用于心律失常或心功能不全、膀胱出血(血尿)、尿路感染急性期和肌张力过高的患者。具体训练方法:患者在不收缩下肢、腹部及臀部肌肉的情况下,自主收缩盆底肌肉(会阴及肛门括约肌)。每次收缩动作维持 5~10 秒,重复 10~20 遍,每日训练 3 次。

(二) 排便障碍的康复护理

排便功能障碍,临床上主要是以神经源性直肠功能障碍多见。神经源直肠是指控制直肠功能的中枢神经系统或周围神经受到损害,引起的一种直肠功能障碍,患者多数表现为便秘、腹胀、排便时间延长、大便失禁等。

1. 肛门牵张技术 示指或中指戴指套,涂润滑油,缓缓插入肛门,把直肠壁向肛门一侧缓慢持续地牵拉,可有效地缓解肛门内外括约肌的痉挛,同时扩大直肠腔,诱发肠道反射,促进粪便排出。

2. 直肠感觉再训练　餐后 30 分钟进行腹部按摩,把手指并拢平放在肚子上微微施压,以顺时针方向按摩约 10 分钟。最好的刺激排空方式是手指按摩肛周或刺激肛门括约肌,应鼓励患者尝试。

3. 排便体位　排便以蹲、坐位为佳,蹲或坐位时可以使肛门直肠角度变大、伸直形成有利的排便角度,同时借助重力作用使大便易于通过,也易于增加腹压。若不能取蹲、坐位,则以左侧卧位较好。

4. 定时排便　按照患者既往习惯选择排便时机,养成每日定时排便的习惯。国外一般采用"每日大便常规",即每日早餐后进行排便,因为此时胃结肠反应最强。也可根据工作和生活方式的不同选择排便时机,但必须保持每天同一时间进行此项活动,通过训练逐步建立排便反射。

5. 手法清除　圆锥部或圆锥以下脊髓损伤者常需要使用手法清除,但操作时动作应轻柔,避免伤及肛门和直肠黏膜,甚至伤及肛门括约肌。

6. 运动疗法　腹肌和骨盆肌肉的力量在排便动作中起着非常重要的作用。应进行腹肌训练,如:仰卧起坐、腹式呼吸、提肛运动等。另外大便失禁患者可进行肛门括约肌和盆底肌肌力训练,增加括约肌的神经-肌肉控制能力。

7. 饮食管理　改变饮食结构,尽量选择粗纤维饮食,多食新鲜蔬菜及水果,避免刺激性食物。通过改变粪团性状以改善肠道排空阻力,同时要保证足够的水分摄入,每日 2 000～3 000ml(包括开水、果汁、饮料、菜汤、中药等)。

8. 神经阻滞技术　对于肛门括约肌痉挛导致便秘的患者,可以采用肉毒素进行肛门周围肌内注射,或采用酚进行骶神经注射,以缓解局部肌肉痉挛。

9. 药物　便秘时可使用肠道活动促进剂、缓泻剂、解痉剂和肛门润滑剂(石蜡油类);大便失禁时使用肠道活动抑制剂、肠道收敛剂和水分吸附剂。有肠道感染时,采用敏感的抗菌药物,减少刺激。

10. 中医传统疗法　便秘时可在天枢、大横、上巨虚、丰隆等穴位上进行温和灸,每个穴位 10 分钟左右;大便失禁时,可选择大肠俞、会阳进行温和灸,每个穴位 10 分钟左右。

四、挛缩的康复护理

康复医学中的挛缩一般是指关节挛缩。关节挛缩是指关节周围软组织短缩所造成的关节活动受限。临床常表现为关节活动受限,其肢体呈屈曲位的紧缩状态,并且有进行性发展。关节挛缩不仅影响机体运动功能的恢复,而且会导致日常生活活动能力下降,因此,在康复治疗和护理中应积极做好治疗和预防措施。

1. 运动疗法　对于已经发生挛缩的患者,尽早采用运动疗法,效果更好。临床常将主动运动和被动运动相结合,以被动运动为主。由于被动运动主要是利用软组织的可塑性原理改善软组织的伸展性,因此被动运动是矫正和治疗关节挛缩最基本的方法,具有预防和治疗作用。

(1) 被动运动

1) 持续性被动运动(continuous passive motion,CPM):是指利用机械或电动活动装置,使肢体进行早期、持续性的被动活动。与一般被动运动相比,CPM 作用时间更长,运动较缓慢、稳定,更为安全舒适。使用前应先放松肌肉,设定仪器的关节活动幅度、速度及持续时间,使用时应注意由慢到快,角度逐渐增加,一般每日持续 5~16 小时,连续 2~4 周。

2）间歇性被动运动:是指治疗师利用手法进行治疗和预防挛缩,包括关节活动范围的被动运动、关节松动技术等。用于预防只需每日运动 2 次,每次 5 分钟,活动强度根据病情程度而定。若挛缩较轻,每次只需做 10 个反复运动(屈或伸,内收或外展),且每个运动均应在关节极限位置停留 8~10 秒;若挛缩较重,每次被动运动需持续 20~30 分钟。

3）关节牵引:持续牵引也是治疗关节挛缩的常用方法,一般通过滑轮进行重力牵引。牵引过程中应注意牵引的强度,牵引力过小,治疗效果不好,牵引力过大则可能造成关节的损伤。一般轻中度挛缩,每次 20~30 分钟,每日 2 次;若较为严重,可适当延长牵引时间。

（2）主动运动

1）徒手训练:当患者肌力有所增强,时刻鼓励其进行主动运动。一般可根据患者关节活动受限的方向和程度,设计一些有针对性、多种形式的动作,如各种徒手关节体操、自我牵伸。徒手训练可以预防关节僵硬,增加关节活动范围。

2）阻力训练:可分为人工阻力训练和机械阻力训练。①人工阻力训练:主要是由治疗师提供阻力,其阻力强度、方向、次数应根据病情和经验而定。如 PNF 技术中的主动抑制技术,应用时可采用以下三种技术:a. 保持放松技术:在关节活动终末端最大抗阻时收缩挛缩肌群,维持 10 秒钟后放松。b. 保持-放松-拮抗肌收缩:在关节活动终末端最大抗阻时收缩挛缩肌群,维持 10 秒钟后放松,再进行挛缩肌群拮抗肌的最大收缩。c. 拮抗肌收缩:主要是使挛缩肌群的拮抗肌在最大抗阻力时收缩。②机械阻力训练:是通过机械抗阻,增强肌肉的收缩力,提高肌肉耐力。包括带器械的训练和在器械上的训练,根据其运动性质的不同又可分为等长训练、等张训练、等速训练以及向心与离心性训练。

2. 保持良好体位　根据患者的挛缩情况,选择运用合适的枕头、被服或各种支具、矫形器等保持肢体的功能位。如长期卧床的患者可运用足底垫板或踝托预防跟腱挛缩,出现足下垂。矫形器是矫治挛缩较为有效的方法,尤其是在关节被动运动后,应用矫形器将关节固定于功能位,进行持续的牵引,这一点显得极为重要。临床常用的有动态矫形器、静态矫形器、低温热塑板材矫形器等。

3. 体位变换　体位变换不仅可以保持关节活动度,保持肢体的功能位,及时纠正不正确的体姿,防止挛缩的出现,而且还可以预防压疮、呼吸道感染、神经受压以及改善循环等。因此,保持良好体位和体位变换必须结合进行,一般每隔 2 小时就得协助患者变换体位。在体位变换过程中,避免用暴力拖、拉、拽等,并且应注意观察受压部位皮肤的情况;体位变换之后,应使患者肢体保持良好的体位,并注意观察患者有无头晕、面色苍白、虚弱、脉速降低等低血压的表现。

4. 物理因子疗法　物理因子疗法包括传导热的水疗、蜡疗、泥疗,以及红外线疗法、高频电疗法、超声疗法等。由于这些疗法具有镇痛、缓解肌肉痉挛、减少运动阻力、改善局部血液循环、减轻水肿的作用,因此常在运动疗法实施前应用。

5. 手术治疗　对于挛缩严重影响关节活动功能而保守治疗无效的患者,可通过手术治疗达到快速而可靠的疗效。手术可采用瘢痕切除术、皮肤移植术、粘连松解术、肌腱延长术等,术后若配合康复治疗,可进一步提高和巩固手术效果。

笔记栏

学习小结

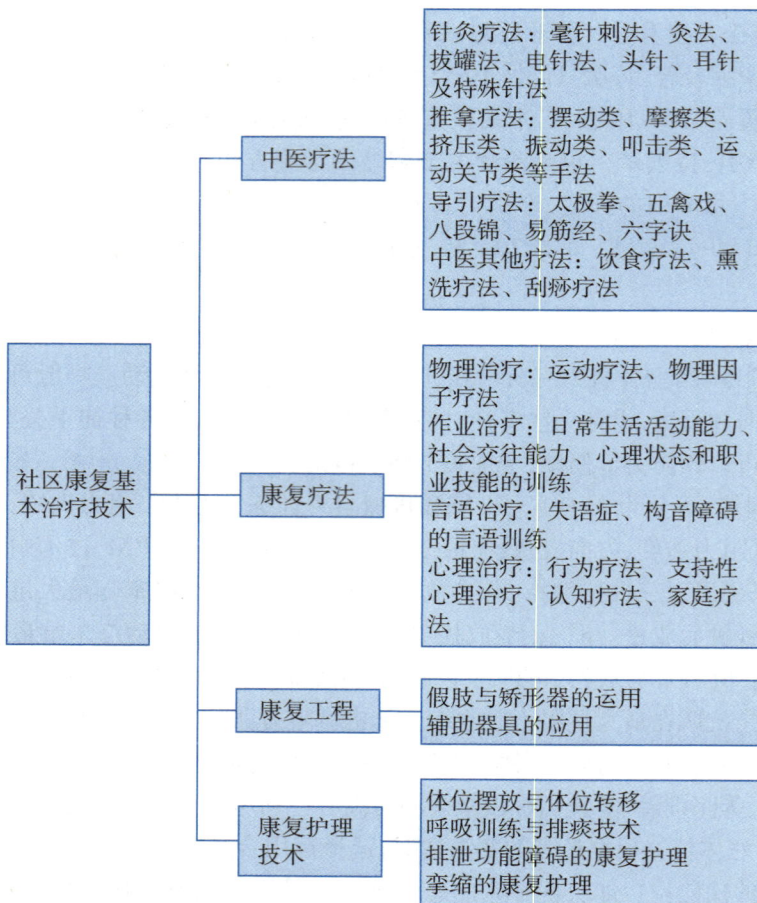

社区康复基本治疗技术

中医疗法
- 针灸疗法：毫针刺法、灸法、拔罐法、电针法、头针、耳针及特殊针法
- 推拿疗法：摆动类、摩擦类、挤压类、振动类、叩击类、运动关节类等手法
- 导引疗法：太极拳、五禽戏、八段锦、易筋经、六字诀
- 中医其他疗法：饮食疗法、熏洗疗法、刮痧疗法

康复疗法
- 物理治疗：运动疗法、物理因子疗法
- 作业治疗：日常生活活动能力、社会交往能力、心理状态和职业技能的训练
- 言语治疗：失语症、构音障碍的言语训练
- 心理治疗：行为疗法、支持性心理治疗、认知疗法、家庭疗法

康复工程
- 假肢与矫形器的运用
- 辅助器具的应用

康复护理技术
- 体位摆放与体位转移
- 呼吸训练与排痰技术
- 排泄功能障碍的康复护理
- 挛缩的康复护理

复习思考题

1. 社区常用的中医康复治疗技术有哪些？
2. 毫针刺法中行针法的基本手法和辅助手法分别有哪些？
3. 推拿疗法根据手法动作分为几大类？
4. 物理治疗与作业治疗的定义分别是什么？
5. 失语症的康复训练主要包括哪些内容？

第五章

神经系统疾病的社区康复

学习目标

1. 掌握脑卒中、脊髓损伤和脑瘫的定义,康复治疗方法以及康复治疗的原则和目标。

2. 熟悉脑卒中、脊髓损伤、脑瘫的康复评定的内容,临床主要表现及临床分型。

3. 了解脑卒中、脊髓损伤、脑瘫的病因,常用的评估量表及健康教育。

第一节　脑卒中的社区康复

一、概述

目前,脑卒中已成为仅次于缺血性心脏病的全球第二大死因。在我国,脑卒中已经成为导致城乡居民死亡的第一大病因。存活者中 70% 以上有不同程度的功能障碍,其中 40% 为重度残疾,脑卒中复发率达 40%,给社会和家庭带来了沉重的负担。受到医疗保险、病床使用率及经济水平的限制,脑卒中患者在早期住院接受 3 周左右的康复且病情稳定后,就需要转诊到二级医院或社区进行康复。故为他们提供立足于家庭和社区的、方便、连续、综合、规范的社区康复服务势在必行。

（一）定义

脑卒中(stroke),又称脑血管意外(cerebrovascular accident,CVA)、“中风”,是指突然发生的、由脑血管疾病引起的局限性或全脑功能障碍,持续时间超过 24 小时或引起死亡的临床综合征。它包括脑梗死(cerebral infarction)、脑出血(cerebral hemorrhage)和蛛网膜下腔出血(subarachnoid hemorrhage)。脑梗死包括脑血栓形成(cerebral thrombosis)、脑栓塞(cerebral embolism)和腔隙性脑梗死(lacunar infarction)。

（二）临床表现

1. 感觉和运动功能障碍　表现为偏身感觉(浅感觉和深感觉)障碍、一侧视野缺失(偏盲)和偏身运动障碍。运动功能障碍是脑卒中后最常见、最严重的功能障碍,由锥体系统受损引起,是致残的重要原因。运动功能障碍多表现为一侧肢体不同程度的瘫痪或无力,即偏瘫。运动功能的恢复一般经过 3 个时期:软瘫期、痉挛期和恢复期。

2. 言语障碍　脑卒中患者言语障碍的发生率高达 40%～50%。言语障碍是指口语、书面语、手势语等交流能力的缺陷,表现为失语、构音障碍等。①失语症:是指与语言功能有关的脑组织的病变(如脑卒中、脑外伤、脑肿瘤等),造成患者对进行交际符号系统的理解和表达能力的损害,尤其是词汇、语音、语法等成分、语言结构和语言的内容与意义的理解和表达障碍,以及作为语言基础的语言认知过程减退和功能损害;②构音障碍:是指由于神经病变,与言语有关的肌肉麻痹、收缩力减弱或运动不协调所致的言语障碍。

3. 摄食和吞咽功能障碍　摄食和吞咽功能障碍是脑卒中最常见的并发症之一。吞咽动作一般分为口腔准备期、口腔期、咽期和食管期,脑卒中后吞咽功能障碍为前三期单独或同时发生的障碍。摄食和吞咽功能障碍的患者易发生误吸、吸入性肺炎,或因进食不足出现营养不良、水电解质紊乱。

4. 认知障碍　认知障碍是指机体认识和获取知识的大脑高级智能加工过程出现异常,从而引起严重的学习、记忆障碍,同时伴有失认等改变的病理过程。脑卒中患者的认知障碍主要表现为记忆障碍、注意障碍、思维能力障碍、失认(视觉失认、听觉失认、触觉失认、身体忽略、体像障碍)等。

5. 心理障碍　心理障碍是指一个人由于生理、心理或社会原因而导致的各种异常心理过程、异常人格特征和异常行为方式。脑卒中患者一般要经历震惊、否定、抑郁、对抗、适应等几个心理反应阶段,若不能有效地控制这些负性情绪,可能加重躯体疾病,形成恶性循环。脑卒中后常见的心理障碍有抑郁心理、焦躁心理、情感障碍等。

6. 日常生活活动能力障碍　日常生活活动是指一个人为独立生活每天反复进行的、最基本的动作或活动,即衣、食、住、行、个人卫生等的基本动作和技巧。脑卒中患者在日常生活活动中均存在不同程度的障碍,残疾(不能完成或需辅助下完成)率较高的 8 种日常生活动作依次为洗澡、穿衣、行走、排便、洗漱、站立、进食、坐。

7. 其他障碍　其他功能障碍包括:①面神经功能障碍:主要表现为不能皱额皱眉、口角歪斜及鼻唇沟变浅等表情肌运动障碍,可影响发音和饮食。②排泄障碍:脑部病变累及脑桥、丘脑等时可能引起排尿反射亢进或逼尿肌无反射,造成尿失禁或尿潴留。③误用综合征:若脑卒中治疗方法不当,可引起关节肌肉损伤、骨折、肩髋疼痛、异常痉挛模式及异常步态等。④废用综合征:是指由于机体不能活动的状态而产生的继发障碍。长期卧床的患者,可引起压疮、肌萎缩、骨质疏松、异常骨化及体位性低血压等废用综合征。⑤延髓麻痹:是指由延髓或大脑等病变引起的以吞咽困难、饮水呛咳、构音障碍为主症的一组病症。通常把延髓病变所致者称真性球麻痹,大脑等病变所致者称为假性球麻痹,以后者多见。

二、康复评定

(一)运动功能评定

目前对脑卒中运动功能评定分为两大类。一类是以运动模式改变为标准的评定体系,多采用 Brunnstrom 六阶段评定法、简式 Fugl-Meyer 评定法等;另一类是以关节活动度、肌张力、肌力、平衡与协调及步态变化等为主要内容的评价体系。

1. Brunnstrom 六阶段评定法　Brunnstrom 将脑卒中后偏瘫的运动功能恢复分为 6 期,根据上肢、手和下肢肌张力与运动模式的变化来评定其运动功能恢复情况(表 5-1)。

2. 简式 Fugl-Meyer 评定法　Fugl-Meyer 评定法是在 Brunnstrom 分期的基础上制定的综合躯体功能的定量评定法,主要包括肢体运动、平衡和感觉积分,以及关节被动活动度积分(包括运动和疼痛总积分)。该方法因科学性较强,被广泛应用于相关科学研究中。简式 Fugl-Meyer 评定法是一种只评定上肢、下肢运动功能的简化评定形式,具有省时、简便等优点。具体评定内容见附录。

3. 关节活动度、肌张力、肌力、平衡与协调、步态的评定　具体评定内容及方法详见第三章第一节运动功能评定。

表 5-1　Brunnstrom 六阶段评定法

分期	运动特点	上肢	手	下肢
Ⅰ	无随意运动	弛缓，无随意运动	弛缓，无随意运动	弛缓，无随意运动
Ⅱ	出现联合反应、共同运动	开始出现痉挛、肢体共同运动，不一定引起关节运动	仅有极细微的手指屈曲	仅有极少的随意运动，开始出现共同运动或其成分
Ⅲ	可随意引起共同运动	痉挛显著，可随意引起共同运动，并有一定的关节运动	能全指屈曲，钩状抓握，但不能伸指，有时可反射性引起伸展	可随意引起共同运动或其成分，坐位和立位时髋、膝、踝可协同性屈曲
Ⅳ	共同运动模式打破，开始出现分离运动	痉挛开始减弱，出现脱离共同运动模式的分离运动：肩 0° 位，肘屈 90° 的条件下，前臂可旋前、旋后；肘伸直的情况下，肩可前屈 90°；手背可触及腰骶部	能侧捏及松开拇指，手指能半随意、小范围地伸展	开始脱离共同运动的运动：坐位可屈膝 90° 以上，可使足向后滑动；坐位，足跟触底，踝能背屈
Ⅴ	肌张力逐渐恢复，有分离精细运动	痉挛明显减弱，基本脱离共同运动，能完成复杂分离运动：肘伸直时肩可外展 90°；肘伸展，前臂可旋前和旋后；肘伸展，前臂中立位，上肢可上举过头	可做球状和圆柱状抓握，但不熟练；能随意全指伸开，但范围大小不等	从共同运动到分离运动：立位，髋伸展位能屈膝；立位，伸直膝的情况下，踝可背屈
Ⅵ	痉挛基本消失，协调运动正常或接近正常水平	运动协调近于正常，手指指鼻无明显辨距不良，但速度比健侧慢（≤5 秒）	所有抓握均能完成，但速度和准确性比健侧差	协调运动大致正常：站立位，可使髋外展到抬起该侧骨盆所能达到的范围；坐位，伸直膝可内外旋下肢，合并足内外翻

（二）言语功能评定

言语功能评定主要是通过观察、交流、使用公认的量表以及仪器检查等，了解被评定者有无言语障碍，判断其性质、类型及程度，确定是否要进行康复治疗以及采取何种康复治疗方法。具体评定内容及方法详见第三章第四节言语和吞咽功能评定。

（三）摄食和吞咽功能评定

摄食和吞咽功能评定主要通过反复唾液吞咽试验、饮水试验或量表法进行初步筛查，了解患者有无吞咽障碍以及障碍的严重程度，找出吞咽障碍的高危人群，判断是否需要对其做进一步的特殊检查，以明确吞咽障碍的病因、部位、程度、所属分期和代偿情况等。具体评定内容详见第三章第四节言语和吞咽功能评定。

（四）感觉功能评定

感觉功能评定包括评定患者的浅感觉（触、痛、温度觉）、深感觉（运动觉、振动觉、位置觉）、复合感觉（皮肤定位觉、两点辨别觉、实体觉、图形觉），了解有无感觉减退或丧失。具体评定内容及方法详见第三章第二节感知功能评定。

（五）认知功能评定

认知功能评定包括记忆力、注意力、理解、逻辑、判断、计算能力评定等，以判断有无失认、失用、智力减退等认知障碍，了解大脑认知功能缺失的类型和程度。具体评定内容及方法详见第三章第二节感知功能评定。

（六）心理评定

心理评定包括人格、情绪、情感、人际关系及环境适应能力评定,了解有无焦虑、抑郁、恐惧等心理障碍,评估患者的社会支持系统是否健全有效。具体评定内容及方法详见第三章第五节精神和心理功能评定。

（七）日常生活活动能力评定

日常生活活动能力评定包括衣、食、住、行、个人卫生等基本动作和技巧能力评定,了解患者有无基本生活自理能力的下降或丧失,并判断其日常生活活动受影响的程度。具体评定内容及方法详见第三章第六节日常生活活动能力与生存质量评定。

（八）生存质量评定

生存质量评定包括身体功能、心理状况、独立能力、社会关系、生活环境、宗教信仰与精神寄托等方面的综合评定,通过访谈、自我报告、观察和量表,了解自身躯体、精神和社会活动状态。具体评定内容及方法详见第三章第六节日常生活活动能力与生存质量评定。

三、康复目标

1. 近期目标　通过运动疗法、作业疗法等综合措施,达到防治并发症、减少后遗症、调整心理状态、促进功能恢复的目的。

2. 远期目标　通过促进功能恢复和使用补偿措施,使患者充分发挥残余功能、减轻残障程度,以达到生活自理,回归家庭和社会。

四、康复治疗

（一）运动功能障碍的康复

脑卒中患者约有 80% 遗留不同程度的运动障碍,肢体运动呈异常模式。及时、科学、合理的运动疗法能有效地预防"误用综合征"或"废用综合征"。

1. 软瘫期　软瘫期指发病 1~3 周内(脑出血 2~3 周,脑梗死 1 周左右),患者意识清醒或轻度意识障碍,生命体征平稳,但患肢肌力、肌张力均很低,腱反射减弱。应早期进行康复训练(良肢位摆放、被动运动和主动运动),目的是预防并发症及继发性损害,同时为下一步功能训练做准备。

（1）良肢位摆放:是指为防止或对抗痉挛姿势的出现,保护肩关节、防止半脱位,防止骨盆后倾和髋关节外展、外旋,早期诱发分离运动而设计的一种治疗体位。脑卒中患者良肢位摆放包括患侧卧位、健侧卧位、仰卧位、床上坐位等。

1）患侧卧位:即患侧肢体在下方,健侧肢体在上方的侧卧位。该体位可以伸展患侧肢体,减轻或缓解痉挛,使瘫痪关节韧带受到一定压力,促进本体感觉的输入,也有利于自由活动健侧肢体,是脑卒中患者床上良肢位摆放最推荐的体位。

取患侧卧位时,患者的头下垫高度合适(一般为 10~12cm)的软枕,躯干稍向后旋转,后背用枕头支撑。患臂前伸,前臂外旋,将患肩拉出,避免受压和后缩;手指伸展,掌心向上,手中不宜放置任何东西,以免诱发抓握反射而强化患侧手的屈曲痉挛。患侧髋关节略后伸,膝关节略屈曲,安置舒适位;踝关节置于屈曲 90° 位,防止足下垂的发生。健侧上肢放在身上或后边的软枕上,避免放在身前,以防因健侧上肢运动带动整个躯干向前而引起患侧肩胛骨后缩(图 5-1)。

2）健侧卧位:即健侧肢体在下方,患侧肢体在上方的侧卧位。该体位避免了患侧肩关节的直接受压,减少了患侧肩关节的损伤,但也限制了健侧肢体的主动活动。

取健侧卧位时,患者的头下给予合适的软枕,胸前放一软枕。患侧肩充分前伸,肘关节伸展,腕、指关节伸展放在枕上,掌心向下。患侧髋关节和膝关节尽量前屈 90°,置于体前另一软枕上;患侧踝关节切勿内翻悬在软枕边缘,以防造成足内翻下垂。健侧肢体自然放置(图 5-2)。

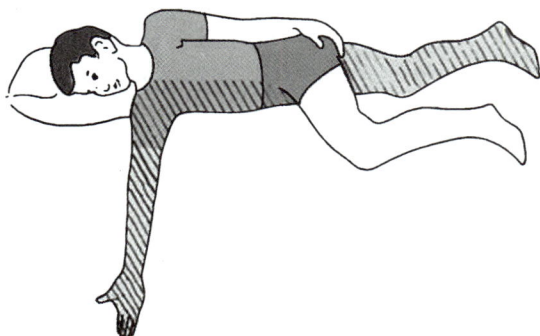

图 5-1　患侧卧位

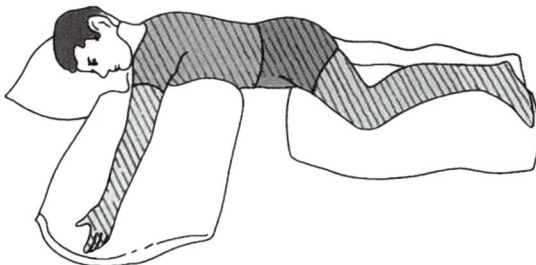

图 5-2　健侧卧位

3)仰卧位:即面朝上的卧位。该体位容易受紧张性颈反射的影响,极易激发异常反射活动,从而强化了患者上肢的屈肌痉挛和下肢的伸肌痉挛。因此,应尽量缩短仰卧位的时间,或与其他体位交替使用。

取仰卧位时,患者使用的软枕不宜太高,以免因屈颈而强化了患者的痉挛模式。患侧肩下垫一厚软枕,使肩部上抬前挺,以防肩胛骨向后挛缩;患侧上臂外旋稍外展,肘、腕关节伸直,掌心朝上,手指伸直并分开,整个患侧上肢置于软枕上。患侧髋下放一软枕,使髋向内旋;患侧臀部、大腿外侧放一软枕,其长度要足以支撑整个大腿外侧,避免下肢外旋;膝关节稍垫起使微屈并向内。足底不放任何东西,避免增加不必要的伸肌模式的反射活动(图 5-3)。

4)床上坐位:在病情允许时,鼓励患者尽早在床上坐起。但该体位难以维持患者躯干端正,容易出现半卧位,助长躯干的屈曲,激化下肢的伸肌痉挛。因此,在无支持的情况下尽量避免床上坐位。

取床上坐位时,患者背后放置多个软枕垫实,使脊柱伸展,达到直立坐位的姿势;头部无须支持固定,有利于患者主动控制头的活动。患侧上肢抬高,放在软枕上,若条件允许可安置一个横过床可调节的桌子,桌上放一软枕,让患者的上肢放在软枕上;髋关节屈曲近 90°(图 5-4)。

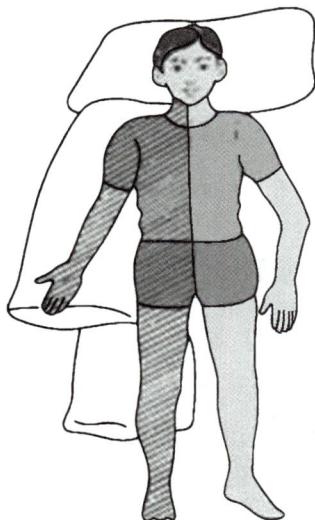

图 5-3　仰卧位

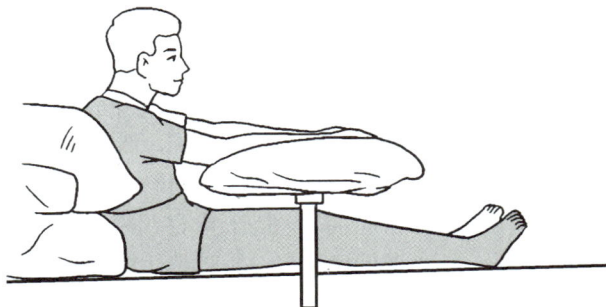

图 5-4　床上坐位

笔记栏

（2）被动运动：主要目的是预防关节活动受限，促进肢体血液循环和增强感觉输入。患者发病 3~4 日病情较稳定后，即可尽早开始康复治疗。对其全身关节做全范围的关节被动运动，从健侧开始，再参照健侧关节活动范围做患侧运动。原则是从大关节到小关节，循序渐进，动作宜轻柔缓慢。重点是进行肩关节外旋、外展和屈曲，肘关节伸展，腕和手指伸展，髋关节外展和伸展，膝关节伸展，足背屈和外翻。每日做 2~3 次，直至恢复主动运动。

推拿可促进患肢血液、淋巴回流，防止或减轻水肿；同时也是一种运动感觉刺激，有利于运动功能恢复。原则是要轻柔、缓慢、有节律地进行，切忌使用强刺激性手法。对肌张力高的肌群用轻抚性质的按摩，对肌张力低的肌群则予以摩擦和揉捏。取穴：上、下肢以阳明经穴为主；背部主要用背俞穴，头面部取印堂、神庭、睛明、太阳、风池、风府、哑门等穴。

（3）主动运动：软瘫期所有的主动训练都是在床上进行的。目的是利用躯干肌的活动以及各种手段，促使肩胛带和盆底带的功能恢复。

1）体位变换：应尽早教会患者向两侧翻身，预防压疮和肺部感染的发生。由于不同卧位功能各异，如仰卧位可强化伸肌优势，健侧卧位可强化患侧屈肌优势，患侧卧位可强化患侧伸肌优势等。因此，应不断变换体位使肢体的屈、伸肌张力达到平衡，预防痉挛模式出现。一般 2 小时变换一次体位。脑卒中患者变换体位或者做训练时，应采用 Bobath 握手，即双手手指叉握，患手大拇指置于健手拇指上。①被动向健侧翻身训练：先旋转上半部躯干，再旋转下半部躯干。治疗师一手放在患者颈部下方，另一手放在患侧肩胛骨周围，将患者头部及上半部躯干转为侧卧位，然后一只手放在患侧骨盆将其转向前方，另一手放在患侧膝关节后方，将患侧下肢旋转并摆放于自然半屈位。②被动向患侧翻身训练：先将患侧上肢放置于外展 90° 的位置，再让患者自行将身体转向患侧。若患者处于昏迷状态或体力较差时，则可采用向健侧翻身的方法帮助其翻身。③主动向健侧翻身训练：患者取仰卧位，双手交叉，患侧拇指置于健侧拇指上，屈膝，健腿插入患腿下方。交叉双手伸直举向上方，做左右侧方摆动，借助摆动的惯性或治疗师在患侧肩部给予协助，使双上肢和躯干一起翻向健侧（图 5-5）。④主动向患侧翻身训练：患者取仰卧位，双手手指交叉，上肢伸展，健侧下肢屈曲。双上肢左右侧向摆动，当摆向患侧时，顺势将身体翻向患侧（图 5-6）。

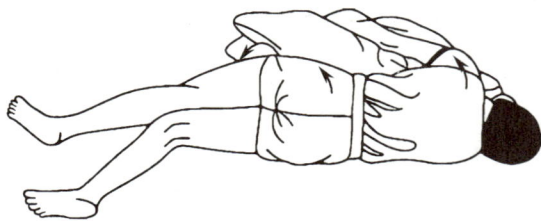

图 5-5　主动向健侧翻身　　　　　图 5-6　主动向患侧翻身

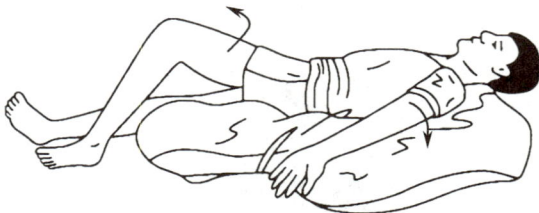

2）桥式运动：进行翻身训练的同时，必须加强患者伸髋屈膝肌的练习，这能有效地预防站立位时因髋关节不能充分伸展而出现的臀部后突所形成的偏瘫步态。①双侧桥式运动：取仰卧位，上肢放于体侧，双腿屈曲，足踏床，然后将臀部主动抬起，并保持骨盆呈水平位，维持一段时间后慢慢地放下（图 5-7）。②单桥式运动：患者能较容易地完成双侧桥式运动后，让患者悬空健腿，仅患腿屈曲，足踏床抬臀（图 5-8）。③动态桥式运动：目的是恢复下肢内收、外展的控制力。患者仰卧屈膝，双足踏住床面，双膝平行并拢，健腿保持不动，患腿做交替的幅度较小的内收和外展动作，并学会控制动作的幅度和速度，然后患腿保持中立位，健腿做内收、外展练习。

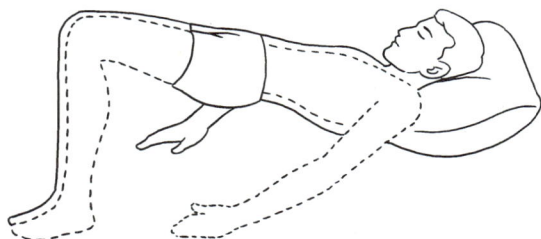

图 5-7 双侧桥式运动

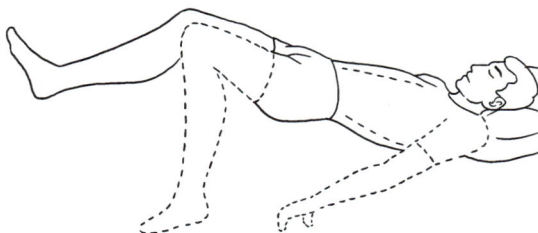

图 5-8 单桥式运动

2. 痉挛期 肢体痉挛出现在软瘫期后 2~3 周并逐渐加重,持续 3 个月左右。此期康复治疗的目的是通过抗痉挛的姿势体位来预防痉挛模式和控制异常的运动模式,促进分离运动的出现。

(1) 抗痉挛训练:大多数脑卒中患者患侧上肢以屈肌痉挛占优势,下肢以伸肌痉挛占优势。

1) 卧位抗痉挛训练:采用 Bobath 握手,上举上肢,使患侧肩胛骨向前,肘关节伸直。仰卧位时双腿屈曲,Bobath 握手抱住双膝,将头抬起,前后摆动使下肢更加屈曲。此外,还可以进行桥式运动,也有利于抑制下肢伸肌痉挛。

2) 被动活动肩关节和肩胛带:患者取仰卧位,采用 Bobath 握手,用健手带动患手上举,伸直和加压患臂。有利于促进上肢运动功能的恢复,也可预防肩痛和肩关节挛缩。

3) 下肢控制能力训练:患者卧床期间进行下肢训练,目的是改善下肢控制能力,为日后的行走训练做准备。①屈曲动作训练:目的是防止下肢伸肌异常运动模式的产生,促进下肢分离运动的出现。主要进行屈髋、屈膝动作的训练。患者取仰卧位,上肢置于体侧,或双手十指交叉举至头顶。治疗师一手将患足保持在背屈位、足底支撑于床面,另一手扶住患侧膝关节,维持髋关节内收位,令患足离开床面而移向头端,完成髋关节、膝关节屈曲,随后缓慢地伸直下肢,如此反复练习。也可在坐位下完成屈膝练习。②踝背屈训练:患者取仰卧位,双腿屈曲,双足踏在床面上。治疗师一手拇指、示指分开,夹住患侧踝关节的前上方,用力向下按压,使足底支撑于床面,另一只手使足背屈外翻。当被动踝背屈抵抗消失后,让患者主动保持该位置,随后让患者主动背屈踝关节。用冰、毛刷快速刺激趾尖、趾背和足背外侧诱发踝背屈,以后通过增强患者的随意性反应进一步强化。这种方法能同时诱发上肢屈曲运动。③下肢内收、外展控制训练:方法见动态桥式运动。

(2) 坐位训练:是循序渐进地指导并训练患者从卧床到站立的纽带,尽早学习并完成这一"纽带",患者能够更早地站起来。这对于提升患者康复信心,加快康复进程具有重要作用。

1) 坐位耐力训练:发病后早期初次坐起或长期卧床坐起时,为避免体位性低血压,应先进行坐位耐力训练。取坐位时,不宜马上取直立(90°)坐位,可先取 30°坚持 30 分钟后,再依次过渡到 45°、60°、90°。当患者可坐直 90°并能保持 30 分钟后,即可开始进行从卧位到床边坐起训练等。

2) 从卧位到床边坐起训练:从患侧坐起时(仰卧位),应将患腿置于床边外,使膝关节屈曲,开始时需治疗师协助完成此动作,或用健腿把患腿抬到床边。随后健侧上肢向前越过身体中线,同时旋转躯干,健手在患侧推床以支撑上身,并摆动健腿到床外,帮助完成床边坐位。若患者需要给予更多的帮助,治疗师可将其上肢环绕患者的头和患肩,通过身体扶持患者坐直。从健侧坐起时,先向健侧翻身,健侧上肢屈曲缩到躯干下,双腿远端垂于床边,头向患侧(上方)侧屈,健侧上肢支撑慢慢坐起。患者由床边坐位躺下,运动程序与上述相反。

3. 恢复期 脑卒中患者的恢复,1~3 个月是康复治疗和功能恢复的黄金时间,6 个月是康复的最佳恢复期。只有正确的指导,才能使患者最大限度地恢复自身能力。

(1) 平衡训练:恢复期早期患侧肢体和躯干肌力尚弱,还没有足够的平衡能力,故应先进行平衡训练。平衡分为 3 级:1 级平衡为静态平衡;2 级平衡为自动态平衡(要求患者的躯干能做到前后、左右、上下各个方向不同摆幅的摆动运动);3 级平衡为他动态平衡(即在他人一定外力推动下仍能保持平衡)。平衡训练包括左右和前后训练。

1) 坐位平衡训练:重点要求患腿负重,体重平均分配,以促进患者掌握重心的转移,达到 3 级平衡,提高躯干控制能力,利于更多的功能恢复。①静态坐位平衡训练:患者取无支撑下床边或椅子上静态坐位,髋关节、膝关节和踝关节均屈曲 90°,足踏地或踏支撑台,双足分开约一脚宽,双手置于膝上。治疗师协助患者调整躯干和头至中间位,感到双手已不再用力时松开双手,患者可保持坐位数秒。然后慢慢地倒向一侧,要求患者自己调整身体至坐位,必要时给予帮助。②动态坐位平衡训练:静态坐位平衡训练完成后,让患者双手手指交叉在一起,伸向前、后、左、右、上方和下方并有重心相应的移动,此称为自动态平衡训练。完成此项训练后就可以认为已完成坐位平衡训练,此后坐位训练主要是耐力训练。

偏瘫患者坐位时,常出现脊柱向健侧侧弯,身体重心向健侧臀部偏移。治疗师应站在患者对面,一手置于患侧腋下,协助患侧上肢肩胛带上提,肩关节外展、外旋,肘关节伸展,腕关节背伸,患手支撑于床面;治疗师的另一只手置于健侧躯干或患侧肩部,调整患者姿势,使其躯干伸展,完成身体重心向患侧移位,达到患侧负重的目的。

2) 立位训练:重点是患侧下肢能够充分负重,为行走时的支撑做准备。①起立训练:患者双足分开约一脚宽,双手手指交叉,上肢伸展前伸,双下肢均匀承重,慢慢站起。此时治疗师站在患者面前,用双膝支撑患者的患侧膝部,双手置于患者臀部两侧,协助患者重心前移,伸展髋关节并挺直躯干。坐下时动作相反。应注意防止仅用健侧下肢支撑站起的现象。②站立平衡训练:静态站立平衡训练是在患者站起后,嘱其松开双手,上肢垂于体侧,治疗师逐渐除去支撑,让患者保持站立。站立时切勿有膝过伸。患者能独立保持静态站立后,让其重心逐渐移向患侧,训练患侧下肢的承重能力,同时让患者双手交叉的上肢(或仅用健侧上肢)伸向各个方向,并伴随躯干重心的相应摆动,训练自动态站位平衡。若当受到突发外力的推拉时仍能保持平衡,说明已达到他动态站位平衡。③患侧下肢支撑训练:当患侧下肢负重能力提高后,即可开始进行患侧单腿站立训练。患者站立时,躯干重心移向患侧,健手可握一固定扶手,健足放在治疗师腿上。为防止患侧膝关节过度伸展,用手帮助膝关节保持屈曲 15°左右。随着患侧下肢负重能力的提高,用另一只手握住患者健足,使之向下踩的力量减弱,进而使患侧下肢负重能力逐渐接近单足站立平衡能力。

(2) 步行训练:是指患者自身或利用不同步行辅助装置进行步行能力的练习。当患者达到自动态平衡后,患侧下肢持重达体重一半以上,且可向前迈步时才可开始步行训练。

1) 步行前准备:目的是提高患者站立、步行等体位的适应能力。先练习扶持站立位,接着进行患侧下肢前后摆动、屈髋屈膝、重心转移等活动,以及患侧下肢负重、双腿交替前后迈步,再进一步训练患侧下肢平衡。

2) 扶持步行:治疗师站在偏瘫侧,一手握住患手,掌心向前;另一只手从患侧腋下穿出置于胸前,手背靠在胸前处,与患者一起缓慢向前步行。训练时要按照正确的步行动作行走或在平行杠内步行,然后扶杖步行再到徒手步行。

3) 改善步态训练:患者步行训练早期,常有膝过伸(伸展角度>5°)和膝打软(膝突然屈曲)现象,应进行针对性的膝控制训练。若出现患侧骨盆上提的画圈步态,说明膝屈曲和踝背屈差,应重点训练。

4）复杂步态训练：如训练直线走、绕圈走、高抬腿步、转换方向、跨越障碍、各种速度和节律的步行，以及训练步行耐力、增加下肢力量（如上斜坡）、训练步行稳定性（如在窄步道上步行）和协调性（如踏固定自行车）。

5）上下台阶训练：应遵循健腿先上，患腿先下的原则。治疗师站在患侧后方，一手协助控制患侧膝关节，另一手扶持健侧腰部，帮助将躯干重心转移至患侧，健足先登上一层台阶。健侧下肢支撑稳定后，重心充分前移，治疗师一手固定腰部，另一手协助患侧下肢抬起，髋膝关节屈曲，将患足置于高一层台阶。如此反复进行，并逐渐减少帮助，最终使患者能独立上台阶。下台阶时，治疗师站在患侧，协助完成膝关节的屈曲及迈步。患者健手轻扶栏杆以提高稳定性，但不能把整个前臂放在栏杆上。

（3）上肢控制能力训练：取仰卧位，支持患者上肢于肩前屈 90°，让其上抬肩胛带使手伸向天花板或让患者的手随辅助者的手在一定范围内活动，让患者用手触摸自己的前额、枕头等。取坐位，练习伸腕，可向前、向后抓起和放下杯子，可用腕背伸移动物体。为训练前臂旋后，可用手背压橡皮泥。

（二）中医康复疗法

1. 中药治疗　根据中医辨证进行中药治疗，中脏腑可使用涤痰汤、清心宣窍汤、参附汤等；中经络可使用化痰通络汤、天麻钩藤饮、补阳还五汤、镇肝熄风汤、地黄饮子合左归丸等。

2. 针灸治疗　中医学认为缺血性中风的病机为肝肾阴阳失调，气血逆乱，脑脉痹阻，在治疗上要严格遵循"调和气血，疏通经脉"的原则。针灸康复可以在偏瘫的各个阶段使用，选穴方法、针刺手法很多，如体针、头针、耳针、穴位注射等。

（1）取穴：对于社区康复的患者，主要针对偏瘫痉挛模式。中经络者重在调神导气、疏通经络，以督脉、手厥阴、少阴经穴为主，主穴取水沟、内关、三阴交、极泉、尺泽、委中；配穴上肢取肩髃、曲池、外关、合谷等，下肢取环跳、风市、阳陵泉、阴陵泉、足三里、解溪。中脏腑者重在醒脑开窍、启闭固脱，以督脉、手厥阴经穴为主，主穴取水沟、百会、内关；配穴闭证取十二井穴、合谷、太冲，脱证取关元、气海、神阙等。

（2）常用手法：采用毫针施针，配以提插、捻转等行针手法，以酸胀感和放射感为度。电针不宜用强刺激。此外，可配合灸法，温热的刺激可以缓解痉挛。后遗症期针刺手足阳明经穴，补健侧，泻患侧。可以和灸法、水针、头针、电针一起配合运用。

3. 推拿治疗　推拿具有疏通经络、调和气血、缓解痉挛等作用，可促进患肢血液、淋巴回流，防止或减轻水肿，同时推拿也是一种运动感觉刺激，有利于运动功能恢复。

（1）取穴：头颈部取上星、百会、四神聪、风池、风府、印堂、神庭、睛明、太阳、哑门等穴；四肢主要取足厥阴肝经、足阳明胃经、手阳明大肠经穴，背部主要取背俞穴。

（2）常用手法：多采用较缓和的手法，如擦法、按法、拿法、揉法、摇法、擦法等。治疗时间宜长，以使痉挛肌群松弛。上肢操作以伸肌侧为主，可从近端向远端进行，采用拿、捏、揉、摩等轻手法，时间宜长，以提高伸肌张力，缓解屈肌痉挛。关节部位的三阳经穴位行点按重手法，如肩髃、曲池、少海、外关、合谷等，往往可立即降低肌张力。下肢以伸肌痉挛为主，患者取俯卧位，用拿、擦法施行于患肢膀胱经，点按环跳、承扶、委中、承山等穴位，手法要重；患者取仰卧位，用掌根循经先顺三阴经由足内侧推至股根部，再顺足三阳经推至足背外侧，动作连贯，徐缓有力，行 10 余次。

4. 传统功法治疗　传统功法可调畅气机、疏通经络、调节脏腑功能，从而达到强身健体、延年益寿、促进身心康复的治疗目的。脑卒中恢复期康复可选用八段锦、太极拳等。

（1）八段锦：共有 8 节动作，该功法具有"柔和缓慢、圆活连贯、松紧结合、动静相兼、神与形合、气寓其中"的特点。对于平衡能力较差的患者，可进行部分上肢运动，如两手托天理三焦;对于平衡能力尚可、能在支具辅助下行走的患者,可在站立位保持躯干稳定的前提下,缓慢移动身体重心,如五劳七伤往后瞧、摇头摆尾去心火;对于平衡能力较好、能独立行走的患者,可指导患者肢体交替配合,完成八段锦全套动作。八段锦在练习过程强调对躯干的控制,重视上下肢的协调配合,可以改善偏瘫侧肢体的肌肉运动控制能力。

（2）太极拳:是一种缓慢、均匀的全身性运动。要求练习者情绪平静、全身放松、注意力集中,主要动作均为双足支撑屈膝的闭链动作,动作之间的衔接及重心转移由螺旋式旋转动作实现,重心转移过程宜缓慢,直至将其调整于双足之间。练习过程中应防止出现依赖健侧下肢负重的代偿性动作。太极拳通过较好地控制平衡,可以改善脑卒中患者的平衡功能和肢体活动。

（三）手功能障碍的康复

手功能障碍是脑卒中偏瘫患者面临的主要问题之一。由于手的动作精细,在大脑皮质功能定位中所占的比例较大,功能恢复的难度高,因此,对手功能障碍的预防和治疗正确与否将直接影响上肢功能与日常生活活动能力的恢复。

1. 手运动功能康复

（1）关节活动度训练:在手功能康复的过程中,非损伤关节和不需要制动的关节应该尽早活动,避免因长期卧床而导致关节活动度下降。在开始关节活动训练前,应该向康复医师了解相关的情况和治疗中的注意事项。关节被动活动训练或助力活动训练是维持和增加关节活动度的关键。可以通过外力进行轻柔和持续的被动牵拉。在进行关节被动活动训练时,肌肉一定要充分放松以避免损伤和不必要的阻力,应遵循无痛和避免继发性损伤的原则进行。轻柔持续的牵拉比暴力短时的牵伸更有效,根据损伤和关节的情况决定每次牵伸的持续时间。条件允许时,在治疗师的指导下,患者应尽可能地主动活动关节。早期活动时,按照损伤后的康复要求逐步增大关节活动范围和活动次数,逐步增加练习的运动弧。

（2）痉挛期训练:针对痉挛可采用牵拉、挤压、快速摩擦等方法来降低患者上肢的肌张力。如利用负重练习或在负重状态下的作业活动,以缓解患侧上肢的肌肉痉挛。应注意:①在训练中的放松和休息时,避免急速的、过度用力的动作;②在患侧上肢痉挛比较明显的阶段,避免做对手的抓握功能要求较高的动作;③避免过度使用健侧手,过度使用健侧手或健侧过分用力会加重患侧肢体的痉挛程度,影响患侧的恢复。

（3）协调和运动模式训练:协调是产生平滑、准确、有控制的运动的能力。协调运动包括粗大运动（如肩、肘、腕关节活动）和精细运动（如掌指和手指关节活动）。反复、准确的练习是协调训练的关键。训练时,应控制肌肉疲劳程度并减少代偿,如果运动的速度和准确性下降,或者出现疼痛时,应该立即停止活动。治疗师应先为患者制订一个相对简单的目标,通过训练,患者能够准确完成后,可以逐步增加训练的难度和次数。训练难度可以通过增加运动速度、改变运动平面、改变使用物品大小和改变作业体位等方式达到。上肢的粗大运动练习,可以设计成举手投篮、折叠衣服、推移物品、墙面控球和双手太极运动等。手的精细运动练习,可以采取打绳结、系鞋带、扣纽扣和穿针引线等活动方式。

（4）镜像疗法（mirror therapy, MT）:又称镜像视觉反馈疗法（mirror visual feedback, MVF）,是指利用平面镜成像原理,将健侧肢体活动的画面复制到患侧,通过视觉反馈,让患者想象患侧肢体运动,激活大脑中的镜像神经元系统,再结合康复训练项目,从而通过功能重组来改善患侧肢体运动功能的一种治疗手段。应用在手功能康复中,可让患者坐于桌前,桌上放一镜子,治疗时患者注意力集中于镜面,观察镜子中健侧手的动作,想象成患侧手的运动,然后再令患者用患侧手完成同样的动作。

2. 手感觉功能康复　脑卒中后可发生手部的感觉障碍,需要进行感觉重塑训练。感觉重塑训练是指通过系统、科学的训练方法,让患者重塑损伤后的感觉,包括脱敏技术和感知觉训练等。

(1)脱敏技术:又称感觉抑制法,是降低感觉敏感程度的一种技术,主要是通过反复、系统地训练,提高患者的感觉阈值,从而达到降低异常感觉敏感程度的目的。

1)材质刺激法:交替使用平滑的和粗糙的材料进行局部摩擦,按照轻重交替的原则用这些材料摩擦 1~2 分钟,每日可以重复进行多次。

2)坚果摩擦法:采用不同大小的珠子或坚果,用手反复抓握、摩擦或拍打。

3)温度刺激法:通过将手交替放入冷热流体中,进行反复刺激。

(2)感知觉训练:是发展中枢感知能力和重塑感觉准确性的一种技术,可以降低感觉阈值,提高患者对物体的感知能力。其内容包括分辨疼痛性质(锐痛或钝痛)、温度高低(冷或热)、物体形态(大或小)、物体形状(球形或方形)、物体长度(长或短)、物体重量(重或轻)、物体质地(粗糙或平滑)、物体硬度(硬或软)、物体材料(木或金属)等。感知觉训练的过程包括物体感知、分辨、记忆和回忆四个阶段,原理是用身体的其他感觉器官(如眼)暂时补偿手部感觉功能的不足。实施步骤有以下几个方面:

1)采用几个不同形态、形状、重量、质地、硬度和材料的物品,蒙住患者双眼,或将物品放在用布遮盖的盒子中,让患者用手进行触摸。

2)如患者在规定时间(如 30 秒或 1 分钟)内不能识别该物品,则让患者看着这个物品,再次用手感知,说出该物品特征。

3)再次蒙上患者双眼,回忆物品特征后,再用手进行分辨。

4)反复训练,直到患者能够用手感知物品的特征为止。物品特征的训练按照描述的形态、形状、重量、质地、硬度、材料和温度的顺序进行。训练的难度可以调整,各物品特征之间差异越大,则难度越小,反之亦然。改变物品所在的场景也会增加物品分辨的难度,如把物品放入米、沙、大豆或核桃中进行分辨。

(四)言语障碍的康复

言语障碍是脑卒中后常见的临床问题,直接影响患者的沟通与交流能力,是康复治疗的难点、重点,应从早期开始进行言语功能的康复训练,提高患者的交流能力,有助于其整体功能的改善。

1. 失语症的康复治疗　失语症康复治疗目的是利用各种改善语言沟通能力的技术和手段提高患者的交流能力和代偿技巧,促进患者言语功能的恢复。

(1)言语疗法:失语症的言语治疗应坚持"听、说、读、写"四者并重,针对四个方面的障碍的程度选择相应的训练课题。社区康复医师在指导患者进行言语康复训练时,可选用的训练教材有:单词卡片、字词卡片、文句卡片、动作画、情景画、常用实物以及各类报刊、书籍等。①听理解训练:以听觉刺激促通法(Schuell 刺激疗法)为核心,强调使用适当的、多途径的、反复的听觉刺激和正强化,通过语音辨识、听单词、听小故事或短文以及执行口头命令,帮助患者重新建立对口语词的理解;②口语表达训练:从语音、序列词语、复述字词、命名及叙述等方面进行训练,强调让患者多说,提高语言交流能力;③阅读理解及朗读训练:从字图匹配、单词朗读、长句及短文朗读等方面训练,利用视觉刺激、听觉刺激,提高阅读理解和表达能力;④书写训练:从数词书写、命名书写、单字补遗、词-词匹配等方面按照抄写→听写→描写→自发书写(写日记、写信等)的顺序训练,提高患者的书写水平;⑤代偿手段:从非言语交流方式如手势、绘画表意、交流板、电脑说话器等训练,提高患者的实用交流能力;同时还要针对家属进行交流策略训练,满足患者社交的欲望和需求。

(2)针灸治疗:头针采用丛刺颞区,长留针 6~8 小时,其间捻转 1~3 次,亦可点刺金津、玉液并少量放血。配伍风池、合谷、内关、通里、百会、四神聪、哑门、廉泉，留针 20～30 分钟，捻转 1 次，每日 1 次。

2. 构音障碍的康复治疗　构音障碍康复治疗的主要目的是促进患者发声说话，使构音器官重新获得运动功能，提高构音清晰度，促进患者正确的语音表达。

（1）言语疗法：围绕患者构音清晰度的提高进行训练，根据患者的文化程度，选择患者感兴趣的内容进行构音功能康复训练。社区康复医师在进行以下训练时可通过使用镜子、录音机等手段，使患者认识到自己言语的缺陷，有利于患者的模仿和自我纠正。具体方法有：

1）呼吸训练：呼吸气流的量和呼吸气流的控制是正确发声的基础，呼吸训练可改善因咽喉部肌群协调能力下降而导致的呼气时间短而弱，建立规则、可控的呼吸模式，为发音训练打下基础。首先应调整姿势，坐位下躯干要直，双肩平齐，头保持正中位，下肢各关节 90°屈曲。还可以通过手法介入，治疗师站在患者身后，嘱患者放松并平稳地呼吸，治疗师的手平放在患者的上腹部，在呼气末时，随着患者的呼气动作平稳地施加压力，通过横膈的上升运动延长呼气时间，增加呼气力量。过程中，注意手法要轻柔，老年人或伴有骨质疏松的患者不宜采用此法。

2）构音器官运动训练：几乎所有构音障碍患者都存在构音器官运动的异常，构音器官运动训练可改善因颌、唇、舌、腭的运动力量、范围、准确性及速度的异常导致的构音清晰度下降。可通过指尖控制法、震动增加各个构音器官的本体感觉；训练咬肌肌力、咀嚼以增强下颌运动控制能力；训练唇的展开、闭合、前突、后缩以增强唇周运动控制能力；训练舌的前伸、后缩、上举和侧方运动以增强舌的运动控制能力。对于重症患者，治疗师可以使用压舌板和手法协助完成，还可以用冰块摩擦以促进运动。过程中可利用镜子、录音设备等，使患者了解构音障碍的存在和严重程度，有利于其言语模仿和自我纠正。

3）发音训练：患者先做无声的构音运动，最后轻声引出靶音。原则上是先训练发元音，然后发辅音。辅音先从双唇音开始，待能发辅音后，将已掌握的辅音和元音相结合，也就是发无意义的音节，这些音比较熟练后，就采取元音加辅音再加元音的形式，最后过渡到单词、短语、句子的训练。发音训练由易到难，应注意音量和音高的控制。

4）语速训练：减慢说话的速度，使患者有足够的时间完成每个音的发音动作，以减少因运动不协调造成的语音歪曲，提高言语的清晰度。可以利用节拍器控制速度，节拍器的速度根据患者的具体情况而定，由慢到快。如果没有节拍器，也可以让治疗师轻拍桌子或使用带有歌词的乐音，患者随着节律进行训练。

5）语音语调训练：大部分构音障碍患者表现为发音不清和音调异常，故针对发音、音调异常（单一音调、高音调、低音调）训练时，言语治疗师应指导患者找到每个音的准确构音位置，告诉患者舌、唇、齿的位置以及气流的方向和大小，患者可以通过镜子观察自己的口腔动作，还可利用口型图、无歌词的乐音变化来协助训练。音调问题则可以通过四声的训练以及合上乐器的音阶变化来训练。此外唱歌的训练也十分有效。

6）克服鼻音化的训练：鼻音化是由于软腭运动不充分，腭咽不能适当闭合，而将鼻音以外的音发成鼻音。首要的治疗是加强软腭肌肉的训练。治疗时可采用"推撑"疗法，做法是患者两手掌放在桌面上向下推时、两手掌在桌面下向上推时或两手掌相对推的同时发"a""ao"等音，随着一组肌肉的突然收缩，其他肌肉也趋向收缩，增强了腭肌的运动功能。另外，训练发舌后音如"g""k"等亦可加强软腭肌力。此外，还可利用引导气流通过口腔来减少鼻漏气的方法，如吹吸管、吹乒乓球、吹喇叭、吹哨子、吹奏乐器、吹蜡烛、吹羽毛、吹纸张都可以用来集中和引导气流。

7）克服费力音的训练：费力音是由声带过分内收所致，听起来喉部充满力量，声音好似从里面挤出来一样。主要的治疗目的是让患者获得容易的发音方式。可以让患者在打哈欠状态下发声，通过打哈欠可以完全打开声带而停止声带过分内收。开始时，让患者打哈欠并随之呼气，继而在打哈欠的同时教患者发出词和短句。

8）克服气息音的训练：气息音的产生是由于声门闭合不充分，可通过在发声时关闭声门进行训练。前面所述"推撑"疗法可以促进声门闭合。此外，还可利用元音和双元音的方法促进声门闭合来产生词、词组和句子。

9）替代方法：重度构音障碍者，由于言语功能严重受损，即使经过言语治疗，其言语交流也难以进行。为了使这部分患者能进行社会交流，言语治疗师可以根据患者的具体情况选择设置替代言语交流的一些方法，具体可参考失语症的代偿手段。

（2）针灸治疗：针灸治疗构音障碍，可以直接改善构音器官的运动障碍，提高患者语音的清晰度。传统治疗多采用针刺哑门、廉泉、通里、百会治疗。

（五）吞咽障碍的康复

吞咽障碍康复治疗的目的是保证患者的正常食物摄入，根据病情有计划地对意识清醒的吞咽障碍患者进行康复训练，使患者及时得到足够的营养补充，尽可能地增加进食的安全性，减少吸入性肺炎的发生。吞咽障碍康复治疗对疾病的康复有着重要的意义。

1. 吞咽功能训练

（1）基础训练

1）吞咽器官运动训练：增强口腔周围肌肉的肌力以提高咀嚼和吞咽能力。口面部功能训练主要包括皱眉、闭眼、鼓腮、微笑等表情动作训练；张颌、闭颌等颌运动训练；噘嘴、咧嘴等唇运动训练；伸舌、缩舌、舌的左右摆动和环行运动等舌运动训练。此外，咀嚼训练也十分重要，治疗师把易嚼碎的食物用压舌板置于患者的下磨牙上，鼓励患者进行咀嚼练习。若患者存在一定的咀嚼功能，能够咀嚼一定质地的食物，则鼓励其咬食物，并学会将食物由门牙传送到磨牙，过程中逐渐增加食物的量并改变食物性状，强调无力肌群的参与。

2）头、颈、肩部放松训练：头、颈、肩部的放松可以防止误咽。具体方法是：前、后、左、右活动颈项部，或做颈部的左右旋转以及提肩、沉肩运动。需要注意的是，由于颈部前屈位容易引起咽反射，所以强化颈部屈肌肌力，防止颈部伸展位挛缩是非常重要的。

3）呼吸训练和发音训练：脑卒中患者呼吸控制困难，或因为呼吸太浅，或因为不能屏住呼吸，导致发声困难和吞咽困难。具体方法是：让患者练习深呼吸，特别是呼气，在呼气的同时发声，嘱患者张口发"a"音，并向两侧运动发"yi"音，然后再发"wu"音。也可嘱患者缩唇然后发"f"音。还可结合吹蜡烛的动作。

4）感官刺激训练：①触觉刺激：用手指、棉签、压舌板等刺激面颊部内外、唇周、整个舌部等，以增加这些器官的敏感度。②咽部寒冷刺激和空吞咽：用冰冻的棉棒轻轻刺激软腭、舌根和咽后壁，然后嘱患者做空吞咽动作；或将1~2g冰块放在患者的舌上，嘱患者吞下它，冰有助于提高感觉的敏感性，若有误咽也不会造成严重的损害。③味觉刺激：用棉棒蘸酸、甜、苦、辣等不同味道的果汁或菜汁，刺激舌部味觉，增加味觉敏感性及食欲。

5）声带内收训练：当患者表现为气道保护障碍时，如咳嗽反射减弱，可做声带内收锻炼。让患者反复咳嗽、清嗓子等，或者做屏气-发声运动，即患者屏气，双手支撑椅面做推压动作，然后突然松手发"a"音，在发声时过度用力可增强声带的内收。

6）吸吮动作和喉头上抬训练：让患者模仿吸吮动作和喉头上抬动作，指导患者在吸吮后立即喉头上举，这两个动作的协调一致就可以产生吞咽动作。对于喉部上抬不够、食管入口处扩张困难的患者，还可以选用门德尔松手法来强化喉上抬。

7）吞咽模式训练:按照以下模式训练吞咽可明显减少误咽:从鼻腔深吸一口气,然后完全屏住呼吸→空吞咽→吞咽后立即咳嗽。治疗师应尽量训练患者达到吞咽模式的自动化。

（2）直接进食训练:经过基础训练后,可逐步进入治疗性进食训练。进食训练包括进食时的环境、正确的进食体位、食物形态、一口量及综合训练,目的是促进患者摄取足够营养,使其具备足够的体力,逐步恢复自行进食能力。

1）环境:选择整洁的就餐环境,帮助患者做好就餐前准备工作,减少一切能转移患者在进食时注意力的环境因素,尽量让患者在安静舒适的环境下专心进行吞咽训练,降低吞咽训练中发生危险的可能性。

2）体位:进食前的体位是气道保护的最重要的因素之一。一般让患者取躯干30°仰卧位,头部前屈的姿势。这种体位可以防止食物从口中漏出,有利于食团向舌根运送,还可以减少向鼻腔逆流及误咽的危险。但是,适合患者的体位并非完全一致,实际操作中要因人而异,选择适合患者的进食体位。

3）姿势:对于不同类型吞咽障碍的患者,改变进食的姿势可改善或消除吞咽误吸症状。①头部旋转:咽部两侧的梨状隐窝是最容易残留食物的地方。根据食物残留部位,让患者进行向左或右转头,做侧方吞咽,可除去梨状隐窝处的残留食物。②低头吞咽:采用颈部前屈姿势吞咽,可将前咽壁向后推挤,对延迟启动咽期吞咽、舌根部后缩不足、呼吸道入口闭口不足的患者是一个较好的选择。③点头吞咽:会厌谷是另一处容易残留食物的部位。当颈部后屈,会厌谷变窄,可挤出会厌谷处残留食物,接着,颈部尽量前屈,形似点头,同时做空吞咽动作,便可去除残留食物。④空吞咽:每次进食吞咽前,应反复做几次空吞咽练习,咽下食团后,可让患者进行一次空吞咽或咳嗽,确认没有食物残留后再进食。⑤交互吞咽:是进食半固体时的练习方法,如一口酸奶一口牛奶或少量的水。

4）食物的选择:根据患者吞咽障碍的程度,食物的性状本着先易后难的原则来选择。治疗性进食的食物应选择密度均一、黏度适当、不易松散、易形成食团的食物。一般来说,先用胶冻样、均质糊状食物进行训练,逐渐过渡到普食。另外,还要兼顾食物的色、香、味及温度等,避免使用干燥、易掉渣的食物。

5）选用餐具:选用适宜的餐具有助于摄食的顺利进行。应选择匙面小、难以沾上食物的汤匙。能自行进食者,可以进行一些餐具的改造。

6）定速度:进食速度不宜过快,确认前一口已吞完,再进食下一口,以免引起误咽。

7）一口量:即最适于患者吞咽的每次入口量,正常人的每次入口量约为20ml。对患者进行摄食训练时,如果一口量过多,则食物会从口中漏出或引起咽部残留导致误咽;过少,则会因刺激强度不够,难以诱发吞咽反射。一般先以少量试之(3~4ml),然后酌情增加。

8）进食方法:①让患者注视、闻食物,想着"吞咽",想着食物放入口中后发生的一系列动作;②把勺子置于舌的中后部,向下内推压,把食物倒在舌上;③然后迅速撤出勺子,立即闭合患者的唇和下颌,使患者头部轻屈;④给患者充分的时间激发吞咽反射。

9）呛咳的处理:呛咳是吞咽障碍的最基本的特征,患者出现呛咳时,应当做颈弯曲,身体前倾,下颌抵向前胸的动作。当咳嗽清洁气道时,这种体位可以防止残渣再次侵入气道。如果食物残渣卡在喉部,危及呼吸,患者应再次低头弯腰,治疗师在肩胛骨之间快速连续拍击使残渣排出。

10）饮水的训练:进食训练的顺序一般是胶冻样食物、半固体、固体,最后才是液体,液体比固体更容易吸入气管,因此危险性更大。饮水训练时,可先使用勺匙将2ml左右的水送入患者口中,进行吞咽;咽下无呛咳后,逐渐增加饮水量,然后再使用茶杯喝水;将茶杯边缘靠近患者的下唇,避免将水倒入口中,鼓励患者饮一小口水,如果不能饮小口水,可将少量水沿着下齿前部倒入口腔。需特别注意的是,开始阶段饮水量不宜过多。

（3）物理因子疗法:神经肌肉电刺激治疗是使用一种专门针对吞咽障碍治疗的电刺激器,经过皮肤对颈部吞咽肌群进行低频电刺激,帮助维持或增强吞咽相关肌肉的肌力,并通过增强肌力和提高速度使喉提升功能改善,从而改善吞咽功能。目前临床多用吞咽障碍电刺激治疗仪。

2. 针灸治疗　吞咽障碍的针灸治疗多采用头针,针刺额中线、顶颞前斜线下 1/3（患侧）、颞前线（患侧）。行针的同时,嘱患者反复伸舌、咬舌、向左、向右活动舌体约 5 分钟,留针 1 小时,中间行针 1 次,配伍哑门、上廉泉。

（六）认知障碍的康复

脑卒中可引起多方面的认知缺陷,如失读、失写、失语、视觉失认、触觉失认、记忆力减退、注意力不集中和运用障碍等。在进行运动功能训练时,患者由于记忆力减退、注意力不集中、理解力差等原因,不能理解训练内容,无法很好地配合治疗师,常常需要很长时间的反复训练、反复学习才能掌握和巩固正常的运动模式。这些变化不但影响患者的社会适应能力和生活质量,而且会影响患者的全面康复。因此,不能忽视认知障碍的治疗,应针对认知功能评定的结果采取不同的康复策略和方法,使患者得以独立地工作和生活,适应社会。

认知障碍康复的目的是增强患者的注意力和记忆力,减少记忆力减退、注意力不集中等对整体康复计划的影响,提高其社会适应能力。认知障碍康复训练包括提高认知能力和建立代偿策略。

1. 认知能力训练

（1）注意力训练:注意力是指不被其他的内部刺激和外部环境刺激所干扰,而对特异性刺激产生注意的能力,是一项基本的认知功能,是其他多项认知功能的基础。注意力的康复训练以内部和外部的补偿策略为主。脑卒中患者注意障碍治疗的难点之一就是"动机和态度",如果患者对自己的困难缺乏足够的自知力,不了解其对日常生活的影响,就不能对建议和策略正常地使用。对这样的患者主要的康复措施是增加自知力。具体方法如下:

1）提高觉醒能力的方法:对觉醒障碍的行为策略包括根据警觉持续的水平安排活动（如经常休息、小睡）,以保证患者得到充足的休息。每日记录治疗所能维持的时间长度,并对患者所取得的任何进步予以表扬和鼓励。具体的康复策略:①在有信息,特别是新信息进入时提醒患者;②在病房中,避免使用单调的颜色,将图片和照片置于患者的生活环境中也有帮助;③鼓励患者以直立姿势训练;④任务可以经常更换,在患者觉醒水平最高时安排高觉醒要求的任务,即"最不感兴趣的任务"。

2）提高集中注意的方法:许多不同的行为方法可以帮助注意障碍的患者减少注意分散,如重新安排环境以减少干扰因素（噪声,交通拥挤或活动频繁的地方）;用双耳式耳机听故事或是新闻;当干扰即将来临时提醒患者,使其尝试忽视这种干扰。

3）改善持续注意的方法:①将高兴趣和低兴趣的活动交错安排,有助于延长患者在完成训练活动中保持注意力的时间。②必要时由治疗师监督患者,如发现患者的注意力发生漂移,可以暗示其回到相关的任务中来。例如提示"刚才我们做到某某地方了,现在让我们再接着做"。③活动持续时间的安排应从短时间开始,逐步延长。④注意力的训练任务进行时有快有慢,可以改善患者认知加工速度缺陷。一个患者能够完成的注意行为及成功的数量受注意加工速度的限制。加工速度慢会导致其接收信息、对信息思考、做出决定以及应答过程中所花费的时间增多。在为患者安排任务时,应给予足够的时间应答,允许他们有自己的节奏。

（2）记忆力训练:记忆障碍是脑卒中认知障碍患者较常见的症状之一,而且多与注意障碍有关。记忆缺陷明显地影响患者康复的整个过程,妨碍其他的康复训练,从而限制患者获得独立的能力。

1)视觉记忆训练:先将 3~5 张绘着日常生活中熟悉物品的图片卡放在患者面前,告诉患者每张卡片可以看 5 秒,看后将卡片收去,让患者用笔写下所看到的物品的名称,反复数次,成功后增加卡片的数目。反复数次,成功后再增加卡片的行数。

2)地图作业训练:在患者面前放一张大的、上有街道和建筑物而无文字标示的城市地图,先由治疗师用手指从某处出发,沿其小街道走到某一点停住,让患者将手指放在治疗师手指停住处,从该处回到出发点,反复 10 次,连续 2 日无误,再增加难度(路程更长,绕弯更多等)。

3)彩色木块排列训练:用品为 6 块 2.5cm×2.5cm×2.5cm 的不同颜色的积木块和一块秒表,以每 3 秒一块的速度向患者展示木块,展示完毕,让患者按治疗师所演示的次序向治疗师展示木块,正确的记“+”,不正确的记“-”,反复 10 次,连续 2 日均完全正确时,加大难度进行(增加木块数或缩短展示时间等)。

4)结合日常生活方式训练:①建立恒定的每日活动常规,让患者不断地重复和排练。②耐心细声地向患者提问和下命令,等候他们缓慢、审慎地回答。③练习从简单到复杂进行,将整个练习分解为若干小步,先一小步一小步地训练,成功后再逐步联合。④利用视、听、触、嗅和运动等多种感觉输入来配合训练,采用代偿方法,如患者视记忆不佳就多用听记忆等。⑤每次训练时间要短,记忆正确时要及时、频繁地给予奖励。⑥让患者分清重点,先记住必须记的事,不去记忆一些无关的琐事。⑦多利用记忆辅助物,如在患者房间内挂大的钟、大的日历、大字写的每日活动表等;将每日经常要进行的活动分步骤地写成清单放在床边;门上贴患者家庭的合照可帮助他找到自己的房间;让患者常带记事本,本中记有家庭地址、常用电话号码、生日等,并让他经常做记录和查阅。

(3)知觉训练:知觉是发现信息的能力,是认识能力的第一步,是一种脑的高级功能。知觉包括所有的感觉功能,如视觉、空间觉、听觉、触觉等。较常见的知觉障碍是失认症和失用症,本部分重点介绍临床最常见的半侧空间失认和半侧身体忽略的康复训练。

1)半侧空间失认:半侧空间失认是对损伤的大脑半球的对侧来的刺激无反应或不能定位的一种状态。其康复训练以作业治疗为中心,特别是对向一侧倾斜较重的患者,早期进行起立训练、移乘训练、步行训练等粗大的功能训练,以提高日常生活的自理能力。可通过视觉扫描训练促进对忽略的视觉的搜索,来改善忽略。如将数字按顺序粘贴在木钉板的每一个小孔的边上,让其按数字的顺序将木钉插入进行训练;利用左右两个不固定的光源刺激,移动光源让患者注视和追视光源的位置;利用图片进行视觉的强化训练等。

2)半侧身体忽略:主要的治疗方法是使用感觉输出帮助辨认身体结构部位。①触摸被忽视的身体部分,要求患者辨认出来,或向患者反复强调;②让患者通过含左右转弯的路线,将其行为的正确性及时地反馈给患者,这样能够帮助患者治疗对身体的左右侧方向知觉的丧失;③使用彩带或颜色鲜艳的衣袖提示忽略侧肢体;④对于自己身体空间意识不清者,需要空旷的走廊和活动空间,以避免患者碰到家具或其他物体,也需要重复提示患者有关身体的位置。

2. 建立代偿策略　进行认知能力训练的同时,还可通过代偿机制建立新认知模式,包括内化策略(视觉意象、语义组织、分散练习)和记忆辅助技术(笔记本、寻呼系统、电脑和其他提醒装置),共同促进记忆功能的恢复和进步,改善日常生活活动能力,提高生活质量。

3. 针灸治疗　头针取穴:百会、四神聪、神庭、本神;体针取穴多以督脉经穴为主,选用水沟、印堂、神庭、上星、百会。取仰卧位,头针每隔 30 分钟捻针 1 次,体针每隔 10 分钟捻针

1 次,时间为 1 分钟,可长时间留针。每周治疗 5 次,治疗 4 周为 1 个疗程。

(七)心理功能障碍的康复

脑卒中患者存在的心理问题主要包括焦虑、抑郁、恐惧和悲观情绪,而且患病后情感脆弱,一点小事就能引起强烈的情绪反应,内心的情绪体验常常过分地表现出来,对家人和朋友的言行很敏感,有时一些善意的话都会引起患者强烈的负性情绪反应。同时,心理问题也会使患者的行为变得依赖、被动,而且意志力变差。由于患者病后遗留有残疾,家属长期处于压力和躯体疲劳状态中,患者常有自卑、寂寞、孤独、忧郁、无所作为或被社会遗弃的心理,甚至有轻生念头。

脑卒中后心理干预可改善患者身心功能障碍,帮助其适应残疾,重返社会,实现全面康复。密切注意患者的心理活动,加强交流,充分了解其心理需求,给予患者必要的心理疏导。可通过心理治疗,如认知行为疗法、支持性心理治疗等,纠正患者对于脑卒中后功能障碍的错误认知,缓解焦虑、抑郁的情绪,树立战胜疾病的信心,从中认识到自我存在的价值。若心理异常比较严重,干扰日常生活和基本的康复治疗,可考虑使用中药治疗,如柴胡疏肝散、逍遥散、疏肝解郁汤、舒肝解郁胶囊,或经心理医师诊视后给予精神类药物治疗。

脑卒中恢复期患者积极参与社区活动有助于其心理障碍的康复。在广场舞、八段锦、太极拳等人民群众喜爱的大众运动基础上,由专业运动教练和治疗师根据患者功能障碍的特点进行个性化改编,设计新动作,调整运动强度,鼓励脑卒中患者走出家门,走进社区。教练和物理治疗师使用鼓励和引导的方式带领患者进行运动,淡化"康复""治疗"的概念,提升患者对舞蹈和音乐的兴趣,消除其对跌倒的恐惧,使患者逐步融入社区集体。每次社区运动时间控制在 1~2 小时为宜。

(八)并发症的康复

1. 肩关节半脱位 脑卒中患者患侧上肢肌肉无力,造成关节稳定性下降,肩部肌肉不能将肱骨头固定于关节盂内,出现肩关节半脱位,引起疼痛、关节挛缩等问题。康复治疗可采用运动训练、肌内效贴扎、中医针刺。①运动训练:患者主动进行肩关节外展、肩前屈和后伸的动作,10 次为 1 组。肌力不足 3 级的患者做外展动作时采取仰卧位,做前屈、后伸动作时采取健侧卧位,以减少重力的影响。②肌内效贴扎:患者取坐位,患肩关节侧主动或被动外展 45°,肘关节屈曲 90°。确定肩部疼痛点,选用"X"形贴布,锚点为疼痛点,尾向两端延伸;选用"I"形贴布两张,以肩胛骨上角内侧为锚点,自然拉力,尾沿冈上窝延伸到三角肌粗隆;另一锚点重叠固定在上斜方肌,尾从肩胛骨上角环行向前,包绕肩关节。③中医针刺:常用穴位包括患侧颈 2~胸 5 夹脊穴,配合肩贞、臂臑、曲池、手三里、合谷等穴位推拿,放松冈上肌和三角肌后部。

2. 肩手综合征 脑卒中患者患侧上肢末梢血管运动神经麻痹,导致患手局部水肿、疼痛,伴关节活动度下降和腕部、肩部疼痛。肩手综合征康复治疗的关键在于消除水肿,可以采用体位摆放、压力疗法、局部手法和主动运动。①体位摆放:可有效控制早期肢体的水肿。尽可能地正确摆放水肿肢体,使患手高于患侧肘部、肘部高于肩关节,肘和腕关节最好维持在伸展位。②压力疗法:从肢体远端开始增加外界压力,促进血液和淋巴回流。采用的材料包括橡皮筋、线绳,也可以采用间断气压泵进行治疗。采用橡皮筋或线绳缠绕肢体时,要缓和、轻柔,从远端向近端,远端比近端部分缠得紧些。缠绕完成后,留置 5~15 分钟再拆开,一日可重复数次。间断气压泵每日可以留置 20~60 分钟。③局部手法:按照从肢体远端向近端用力的方法,反复挤压局部肢体,促进淋巴和血液循环,有利于肢体水肿的吸收。④主动运动:早期关节主动运动可以有效控制水肿,即使很小的肌肉主动收缩都可能帮助手和上肢的淋巴流动。因此,对能够活动的关节,应尽早开始关节主动运动。

3. 肺炎　脑卒中后患者处于应激状态,再加上长期卧床导致肺循环阻力升高,容易产生肺水肿和肺炎。存在吞咽障碍的患者易发生口咽分泌物、食物误吸,造成吸入性肺炎。肺炎的康复治疗包括体位摆放、呼吸训练和排痰训练,具体详见第四章第十节。

4. 下肢深静脉血栓形成　血液在下肢深静脉血管内异常凝结形成血栓,阻碍血液回流。当血栓脱落时,则会引起肺栓塞等严重并发症。早期通过下肢活动、穿弹力袜等手段可有效预防血栓形成。如每日进行踝关节主动屈伸、环转、内外翻等功能锻炼,做膝关节屈伸及下肢肌肉等长收缩,不能独立完成的患者可由家属或治疗师辅助完成。①踝泵运动:足部用力做上钩及下踩运动,运动幅度≥40°,30次为1组,每天3组。②足踝环转运动:足以踝关节为轴旋转,足踝屈伸幅度≥40°,左右内外翻幅度≥30°,30次为1组,每天3组。弹力袜每次穿30分钟,每天2次。缺血性脑卒中患者无其他禁忌时推荐常规服用阿司匹林。

5. 误用、废用和过度使用　误用和过度使用容易产生关节疼痛、代偿和疲劳;废用容易引起关节活动受限、肌肉萎缩、疼痛等诸多问题。治疗师在脑卒中康复过程中,特别是手功能康复中,需要对患者误用、废用和过度使用诱发的肌肉和肢体运动损害有一个清晰的认识。患者应在治疗师指导下正确、平稳、渐进和协调地进行运动训练,注意适当的肌肉放松和关节休息。如果误用、废用或过度使用已经发生,可通过物理因子治疗、局部手法、关节保护、环境干预、正确运动模式矫治和药物治疗等手段改善症状。

(九)日常生活活动能力障碍的康复

日常生活活动自理是脑卒中患者康复的重要目标。脑卒中患者日常生活活动能力的训练并非在其所有的功能恢复后才开始进行,而是应尽早介入,以增强患者参与康复训练、回归社会的信心。

1. 日常生活活动训练

(1)进食动作的训练:坐位耐力不充分时,可以让患者取侧卧位或半坐位,用健手持汤匙进食、持茶杯喝水。患手达到辅助手水平时,可以用来固定饭碗。

(2)排泄动作的训练:当能完成站立平衡和转移动作训练后,就可进行本训练。将手纸放在近处,用健手打开坐便器的盖子,健手抓扶栏转动身体背对坐便器,脱下裤子,健手抓住扶栏,弯腰,坐到坐便器上,排泄,用手纸清洁。然后按相反的顺序站起,回到轮椅(床边),穿上裤子。

(3)洗漱的训练:包括洗脸、刷牙、梳头、剃须、化妆等动作,只要把用具准备好,用健手就能完成。

(4)更衣动作的训练:在坐位平衡良好的情况下进行。穿开襟衣服的训练:将患手插进衣袖,或者说将衣袖套在患手上;将衣服往上拉,穿好患侧肩部,患手从袖口穿出;将健手转向身后穿进另一只衣袖;然后系好扣子,穿好衣服。脱开襟衣服的训练:解开扣子后先将患侧衣服退至肩下,再将健侧衣服退至肩下;将健手退出衣袖;健手帮助患手退出衣袖。穿裤子的训练:抬起患足,先将患侧下肢穿进裤筒;将健足穿进裤筒;站起向上拉裤腰,穿好裤子。

2. 职业技巧训练　进行适当的基本劳动或逐渐掌握工作技巧的训练,如打字、电子计算机的应用、文件归档、绘画等,满足患者重新就业的需要。作业治疗应侧重进行应用性训练,如肩、肘、腕训练,拧水龙头等前臂旋前旋后训练,刺绣、拼图等手指精细活动训练,磨砂板、拉锯等改善协调平衡训练。

3. 结构性作业训练　按照要求完成泥塑、制陶等一件成品的作业训练。

4. 娱乐性活动训练　组织患者参加棋牌、音乐、舞蹈等文艺、体育活动。

五、健康教育

（一）知识宣教

脑卒中患者在医院经过急性期的救治后,将进入长时间的恢复期,长期住院治疗既不经济又不现实,需要回归社区继续接受康复治疗。因此,通过社区健康教育大力宣传三级预防措施,可促进患者功能恢复,提高患者的生活质量。

1. 一级预防　一级预防是指在脑卒中尚未发生时,对易感人群和高危人群(肥胖、酗酒者等),通过社区健康教育让其获悉脑卒中的相关知识,养成合理膳食、戒烟限酒、定时运动等良好的生活习惯,定期监测血压、血糖、血脂。当气温骤变或情绪起伏较大时,体弱多病者更容易发病。简易识别方法如 BEFAST 试验:B(balance)是指平衡,表现为平衡或协调能力丧失,突然出现行走困难;E(eyes)是指眼睛,表现为突发的视力变化,视物困难;F(face)是指面部,表现为面部不对称,口角歪斜;A(arms)是指手臂,表现为手臂突然无力感或麻木感,通常出现在身体一侧;S(speech)是指语言,表现为言语困难、理解困难;T(time)是指时间,出现上述症状提示可能出现脑卒中,请勿等待症状自行消失,立即拨打"120"寻求医疗救助。

此外,可根据2010《心血管疾病一级预防中国专家共识》,建议脑卒中的易感人群和高危人群服用阿司匹林 75~100mg/d,以预防脑卒中的发生。若出现"一过性"的半身无力或一侧肢体瘫痪、说话不流利、眩晕或视听力减退、突然眼前发黑或看不清东西、突然不能理解语言的含义或出现语言表达困难等症状,应及时就医。

2. 二级预防　脑卒中发生后,应尽早开始康复治疗。目的是改善症状、降低病死病残率,避免关节挛缩畸形、尿路感染、吸入性肺炎、压疮、下肢深静脉血栓形成等二次损害。脑卒中患者家庭康复中需要掌握正确的康复训练方法,如仔细选择和使用辅助的康复器材,安排简化日常生活、活动的各种措施。轻度脑卒中患者可在急性期后,进行心肺功能的康复。采用的运动方式包括步行、有氧运动、医疗体操、力量训练等。此外,他汀类药物、β受体阻滞剂、血管紧张素转化酶抑制剂可降低脑卒中的复发风险,改善远期预后。

3. 三级预防　鼓励患者根据自己的兴趣和爱好积极参加文化、体育、娱乐等社会活动,有利于改善患者身体、情感、心理和认知等方面的功能障碍。在有条件的社区,还可为脑卒中患者组织相关的活动项目,使他们能够在离家不远的地方有更多的机会参与到社会生活中去,促进早日康复。

（二）起居照护

1. 加强生活护理　脑卒中患者由于肢体的残障,日常生活活动受限,社区康复人员除指导患者及家属进行正确的康复活动以外,应做好日常生活护理,防止并发症(如压疮、尿路感染等)的发生。

2. 使用康复辅助器具　根据患者的功能水平选择合适的辅助器具。手杖、步行器可支撑患者体重、保持平衡、辅助行走。日常生活不能自理的患者可使用生活自理辅助器具,帮助完成进食、穿衣、个人卫生等活动。

3. 改善生活设施　对家庭环境进行适当改造,如铺平地面、取消门槛、增强光线等以防绊倒。在洗浴间铺上防滑地板,可大大减少跌倒的危险,增加日常生活活动的安全性。

4. 完善生活方式　科学的康复训练、规律的生活作息、营养均衡的膳食、稳定平和的情绪、积极乐观的心态,有利于患者早日恢复日常生活和工作能力,回归社会。

5. 避免诱发因素　凡影响血压或脑血管血流供应的各种因素都可成为脑血管意外的诱因,脑卒中患者应尽量避免这些因素,如过度疲劳、情绪激动、用力过猛、体位突然改变、饮食过饱、饮酒过量、受寒、看情节惊险的电视节目等。

（三）饮食疗法

根据脑卒中患者病情的轻重、有无并发症及能否正常饮食等,提出不同的饮食营养治疗原则。在急性期,饮食治疗的原则是让患者能够度过危险期,为康复创造条件;恢复期应制订合理的饮食计划,纠正营养不良或营养失调,促进早日康复,防止脑卒中复发。

1. 若患者有不同程度的意识障碍、吞咽障碍,应给予鼻饲饮食。尤其是脑卒中急性期合并吞咽障碍者,推荐7日内开始肠内营养,推荐鼻胃管喂养。

2. 若患者神志清醒,但进食时有时发生呛咳,应给予糊状或半流质饮食。常见食物如蒸蛋羹、牛奶冲藕粉、肉末菜末稠粥、肉末菜末烂面条、水果泥或用捣碎机捣烂的饭菜等,均适合给患者食用。可采用容积-黏度吞咽测试法确定食物黏度和进食量,先予患者半流质食物5ml一口吞咽,若出现呛咳、声音改变、噎食等症状,立即停止并改为流质饮食;若患者安全吞咽,可逐步增加食物量至20ml或换用糊状食物。

3. 若康复期患者无吞咽障碍,宜以清淡、少油腻、易消化的柔软平衡膳食为主。指导患者进食高蛋白、高维生素、低盐、低脂、低胆固醇的饮食,多食蔬菜、水果、鱼类、豆类等食物,限制动物性脂肪、蛋黄和含糖食物的过量摄入。切忌暴饮暴食、辛辣肥甘厚味、烟酒。注意保持大便通畅,可服麻仁丸、番泻叶等以通腑泄浊。

（四）转介服务

1. 符合以下条件的患者,可由三级综合医院转入社区进行后续康复治疗。

（1）生命体征平稳,脑卒中相关临床实验室检查指标基本正常;

（2）没有需要住院治疗的并发症或合并症;

（3）存在轻度功能障碍,无须住院康复治疗,可进行社区康复或居家康复。

2. 社区康复中出现以下情况的患者应立即向上级医院转诊。

（1）出现颅内活动性出血或进行性脑水肿、严重肺部感染、尿路感染、败血症或重度压疮等;

（2）意识障碍或功能障碍加重;

（3）出现多器官功能衰竭;

（4）出现严重的心理-精神障碍,须转至精神科或精神专科医院治疗。

3. 脑卒中社区康复转介服务工作主要由"登记、报送、访视、反馈"等环节构成。

（1）登记:社区工作网络发现康复对象(脑卒中患者)后,及时入户访视核实,填写《社区康复转介服务记录表》(以下简称"记录")表中随报单内容、《社区康复转介服务随报汇总表》(以下简称"汇总表")。

（2）报送:"记录"应在1周内报送到社区卫生服务站,"汇总表"留在社区作为工作记录,建立康复档案。

（3）访视:社区卫生服务站接到"记录"后,应在1周内安排入户访视。并将访视情况填写在医师访视记录和反馈单内。对符合康复条件且有康复需求的脑卒中患者,在征求患者及家属意愿后,给予相应的康复治疗措施。对不符合康复条件的患者,须说明具体原因。

（4）反馈:入户访视完成后,社区医护人员要在1周内将"记录"返回社区。社区据此填写"汇总表",对其中符合康复条件、有康复需求的脑卒中患者,填写中国康复研究中心统一的"康复需求登记表"和"康复服务记录表",并将康复需求情况及时报告给街道社区卫生服务中心示范性社区康复中心,协调配合社区卫生服务站做好康复评估及训练。"记录"由患者所在社区妥善保存。

第二节　脊髓损伤的社区康复

一、概述

脊髓损伤造成损伤平面以下运动、感觉、自主神经功能障碍,严重影响患者的生活质量。另外,压疮、尿路感染、肾功能衰竭、关节挛缩等并发症较为多见,不仅给患者带来痛苦,也给家庭和社会带来沉重的负担。因此,使患者最大限度地提高残存功能,预防和减少各种可能的并发症,尽可能帮助其实现生活自理,掌握基本的工作技能,成为一个残而不废、对家庭和社会有用的人是脊髓损伤社区康复的最终目的。

（一）定义

脊髓损伤(spinal cord injury,SCI)是由各种原因引起的脊髓结构和功能的损害,造成损伤水平以下的运动、感觉、括约肌及自主神经功能障碍。脊髓损伤分为外伤性和非外伤性。颈段脊髓损伤造成上肢、躯干、下肢及盆腔脏器的功能损害时,称为四肢瘫;胸段以下脊髓损伤造成躯干、下肢及盆腔脏器功能障碍而未累及上肢时,称为截瘫。截瘫包括马尾和圆锥损伤,但不包括骶丛病变和椎管外周围神经损伤。

（二）临床表现

1. 脊髓损伤的临床表现

（1）脊髓休克:当脊髓与高位中枢断离时,脊髓暂时丧失反射活动的能力,进入无反应状态的现象,称为脊髓休克。在此阶段,损伤平面以下脊髓节段支配的肌肉肌张力降低,表现为弛缓性瘫痪。躯体及内脏反射减退或消失,表现为血压下降、发汗反射消失、尿潴留等。脊髓休克可以持续几小时到几周,其消失早或晚是一个重要的预后指征,脊髓休克时间越长表示其损害越严重,预后也越差。

（2）感觉功能障碍:完全性脊髓损伤的损伤平面以上可以有痛觉过敏,而损伤平面以下的感觉完全消失;不完全性脊髓损伤由于部位不同,感觉障碍的表现不同。

（3）运动功能障碍:脊髓休克期表现为损伤平面以下运动功能消失、肌张力低下、腱反射减弱或消失等;脊髓休克期过后,可能出现腱反射亢进、肌张力增高、病理反射阳性等症状。

（4）痉挛:脊髓休克期过后部分患者开始出现痉挛,表现为 Babinski 征阳性、腱反射亢进、被动活动时阻力增大或出现非自主性抽搐、发作性出汗等。严重的痉挛既妨碍活动,又容易导致关节挛缩和变形。

（5）呼吸功能障碍:颈髓及高位胸髓损伤会引起呼吸功能下降,这主要是由于呼吸肌瘫痪、胸廓弹性下降、分泌物聚积导致胸腔及肺容积变小等引起。因此,患者出现每次换气量和肺活量下降、残气量增加等现象,换气量不足的患者出现呼吸频率加快、呼吸效率降低等问题。

（6）循环功能障碍:脊髓损伤后迷走神经功能处于优势,患者可出现窦性心动过缓、血压下降等现象。颈髓及高位胸髓损伤的患者,在膀胱、直肠、肛门受到刺激时,容易引起反射性自主神经功能紊乱,表现为头痛、出汗、血压上升、心悸、呼吸困难等。直立位时,由于肌肉瘫痪丧失肌泵作用,会导致下肢静脉淤血,发生血压下降、脉率增快、出汗、面色苍白等。另外,瘫痪区域血管收缩消失,不但会引起血流缓慢和肌泵作用丧失,而且还容易造成下肢深静脉血栓形成。

（7）排便功能障碍:脊髓损伤后的第一次排便往往是在伤后 7 日左右,急性期的问题主要是肠胀气和不完全性肠梗阻。这对于颈髓损伤患者很危险,因为可能导致膈肌活动受限,进一步出现低氧血症,肠道缺氧致使肠道功能障碍进一步加重,形成恶性循环,可导致患者因电解质紊乱、多器官功能衰竭而死亡。慢性期消化功能低下,肠道蠕动减慢、直肠松弛、大便潴留,排便困难。

(8)排尿功能障碍:脊髓休克期,全部反射功能和肌肉收缩功能均消失,会发生尿潴留。排尿中枢以上的损伤,一定程度的膀胱充盈可引起反射,完成排尿;排尿中枢以下的损伤,膀胱反射性收缩功能丧失而造成尿失禁。

(9)压疮:由于无法通过感觉系统在产生缺血之前检测身体的持续性局部压力,并且在坐位和睡眠状态下不能及时改变身体位置,导致患者骶骨、股骨大转子等骨突起处长时间受压,血液循环不良,组织缺乏营养而出现坏死、溃疡,严重者可累及骨膜。

(10)体温调节障碍:体温的主动调节机制部分或完全丧失致使多数脊髓损伤患者的瘫痪部位出汗减少或不出汗。产热和散热失衡造成患者在温度急剧变化时难以调节体温。

(11)代谢及内分泌改变:长期卧床可引起肌肉萎缩,骨骼快速丢失矿物质,造成骨质疏松,容易发生骨折。

(12)疼痛:在慢性期,损伤平面附近或瘫痪区域会出现各种疼痛。

1)感觉脱失性疼痛:瘫痪部位大范围的疼痛,受天气和身体情况的影响较大。

2)神经根性疼痛:与神经根走行一致,损伤部位出现带状疼痛区域。

3)内脏痛:考虑为一种交感神经性疼痛,表现为持续性烧灼性钝痛。

4)精神性疼痛:由心理原因引起,无明显直接原因。

(13)心理障碍:严重的功能障碍、长期生活不能自理、经济问题和家庭关系等会使患者出现焦虑、抑郁甚至痛不欲生。从否认到接受残疾,需要患者战胜自我,也需要家属和社会的全力帮助。

2. 脊髓损伤的分类

(1)按脊髓损伤的程度

1)完全性脊髓损伤:脊髓受到横断性挫伤致损伤平面以下感觉、运动功能和肛门括约肌功能完全丧失。

2)不完全性脊髓损伤:损伤平面以下包括最低骶节($S_4 \sim S_5$)有残存感觉或运动功能,如:残留感觉功能时,刺激肛门皮肤与黏膜交界处有反应;残留运动功能时,肛门指诊时肛门外括约肌有自主收缩。

(2)按脊髓损伤的平面

1)颈段脊髓损伤:表现为四肢瘫,指四肢和躯干(包括部分呼吸肌)的完全性和不完全性瘫痪。

2)胸腰段脊髓损伤:表现为截瘫,指下肢和躯干的完全性和不完全性瘫痪。

3)圆锥、马尾损伤:脊髓圆锥损伤表现为会阴部皮肤感觉缺失,肛门反射及球海绵体肌反射减退或消失,大小便不能控制和性功能障碍,双下肢的感觉和运动正常。马尾神经损伤表现为损伤平面以下感觉和运动功能障碍、括约肌功能丧失、肌张力降低以及腱反射消失。

(3)根据肌张力情况

1)痉挛性瘫痪:多见于颈髓损伤和胸髓损伤。痉挛的出现,主要考虑为一种中枢的释放现象。

2)弛缓性瘫痪:多见于腰骶神经根损伤和马尾神经损伤。此类患者的皮肤、肌肉呈松弛状态且肌肉萎缩明显。

3. 脊髓损伤临床综合征

（1）中央束综合征：常见于颈段脊髓血管损伤。血管损伤时，脊髓中央部位先受损，再向外周扩散。上肢运动神经偏于脊髓中央，下肢运动神经偏于脊髓的外周，因此，上肢神经受累和功能障碍重于下肢，患者有可能恢复行走能力，但上肢部分或完全麻痹。

（2）半切综合征：常见于刀伤或枪伤。脊髓只有半侧受到损伤，由于温痛觉神经在脊髓发生交叉，因此主要表现为损伤同侧的肢体本体感觉障碍和运动功能丧失，对侧痛温觉丧失。

（3）前束综合征：主要由椎体爆裂骨折、椎间盘压迫脊髓前动脉导致脊髓前部缺血受损所致。主要表现为损伤平面以下运动功能和痛温觉丧失，但本体感觉存在。

（4）后束综合征：即脊髓后部受损。患者主要表现为损伤平面以下本体感觉丧失，而运动功能和痛温觉存在。

（5）脊髓圆锥综合征：主要为脊髓骶段圆锥损伤，可引起膀胱、肠道和下肢反射消失，偶尔可以保留骶段反射，下肢运动与感觉功能存在。

（6）马尾综合征：指椎管内腰骶神经根损伤，可引起膀胱、肠道及下肢反射消失。马尾的性质实际上是外周神经，因此有可能出现神经再生而使神经功能逐步恢复。外周神经的生长速度为 1mm/d，因此马尾损伤后神经功能的恢复有可能需要 2 年左右的时间。

（7）脊髓震荡：指暂时性和可逆性脊髓或马尾神经生理功能丧失，可见于单纯性压缩性骨折，甚至出现于 X 线检查阴性的患者。脊髓并未受到机械性压迫，也没有解剖结构上的损害。另一种假设认为，脊髓功能丧失是由于短时间压力波所致，缓慢的恢复过程提示反射性脊髓水肿的消退。伤后早期表现为不完全截瘫，24 小时内开始恢复，可见反射亢进，但没有肌肉痉挛，3~6 周可完全恢复。

二、康复评定

脊髓康复评定是制订康复治疗措施和判定预后及疗效的重要参考。通过全面的评定，了解患者的功能状态，以便有针对性地制订康复计划，预防各类并发症的发生。评估的内容包括感觉功能、运动功能及损伤平面等方面，并可根据患者的恢复情况进行持续跟踪评定，动态调整患者的康复措施。

（一）脊髓神经皮区图

为了更好地了解脊髓损伤后的症状和体征，首先需要了解脊髓节段的分布情况。脊髓神经皮区图（图 5-9）所示为颈髓（cervical cord，以下简称 C）、胸髓（thoracic cord，以下简称 T）、腰髓（lumbar spinal cord，以下简称 L）、骶髓（sacral spinal cord，以下简称 S）感觉神经所支配的皮肤区域。

（二）脊髓损伤程度和水平的评定

1. 美国脊髓损伤学会（American Spinal Injury Association，ASIA）分类　详见表 5-2，此分类根据最低骶段（S_4~S_5）是否有运动及感觉功能保留，判断患者的损伤是完全性损伤还是不完全性损伤，即残留感觉功能时，刺激肛门皮肤与黏膜交界处有反应；残留运动功能时，肛门指诊时肛门外括约肌有自主收缩。

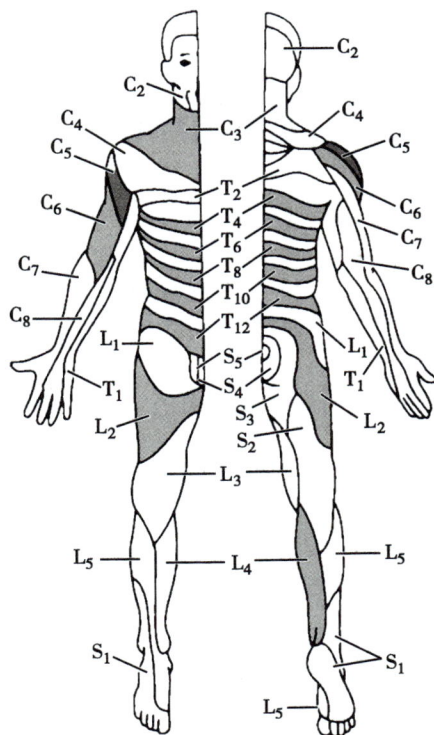

图 5-9　脊髓神经皮区图

笔记栏

表 5-2　ASIA 功能分类

脊髓损伤类型	运动、感觉功能
A 完全性损伤	在骶段（$S_4 \sim S_5$）无任何感觉及运动功能保留
B 不完全性损伤	在神经损伤平面以下包括骶段（$S_4 \sim S_5$）存在感觉功能，但无任何运动功能，且身体任何一侧运动平面以下无 3 个节段以上的运动功能保留
C 不完全性损伤	在神经损伤平面以下有运动功能保留，且单个神经损伤平面以下超过一半的关键肌肌力小于 3 级（0～2 级）
D 不完全性损伤	在神经损伤平面以下有运动功能保留，且单个神经损伤平面以下有一半以上的关键肌肌力大于或等于 3 级
E 正常	检查所有节段的运动和感觉功能均正常，且患者既往有神经功能障碍，则分级为 E。既往无 SCI 者不能评为 E 级

2. 确定脊髓损伤平面的评定方法

（1）神经损伤平面：指脊髓损伤后在身体两侧有正常感觉和运动功能的最低脊髓节段，如 C_5 损伤，则意味着第五颈髓及以上水平功能仍然完好，第六颈髓水平及以下出现功能障碍。脊髓损伤神经平面主要以运动损伤平面为依据，但由于 $T_2 \sim L_1$ 节段的运动损伤平面难以确定，故主要以感觉损伤平面来确定。

（2）运动神经平面：根据 ASIA 功能分类，确定损伤平面时，该平面关键肌的肌力必须 ≥3 级，该平面以上关键肌的肌力必须正常。关键肌是指确定神经平面的标志性肌肉（表5-3）。如脊髓 C_7 节段发出的神经纤维（根）主要支配肱三头肌，在检查 SCI 患者时，若肱三头肌肌力 ≥3 级，C_6 节段支配的伸腕肌肌力 5 级，则可判断运动损伤平面为 C_7。采用徒手肌力评定（MMT）测定关键肌肌力，肌力为 1 级则评 1 分，5 级则评 5 分，NT 为无法检查（即由于制动、导致无法分级的严重疼痛、截肢或大于 50% 关节活动范围的关节挛缩等因素导致）。左右各 10 块关键肌，正常时左右两侧运动神经平面总积分为 100 分。

表 5-3　运动指数评分表

评分（左侧）	髓节	运动关键肌	评分（右侧）
	C_5	肱二头肌	
	C_6	桡侧腕伸肌	
	C_7	肱三头肌	
	C_8	中指固有肌	
	T_1	小指外展肌	
	L_2	髂腰肌	
	L_3	股四头肌	
	L_4	胫骨前肌	
	L_5	拇长伸肌	
	S_1	腓肠肌	

（3）感觉平面：感觉平面为针刺觉和轻触觉两者的最低正常皮节。根据 ASIA 感觉评分（sensory scores，SS），检查躯体两侧 28 对皮节关键点（C_2 至 $S_{4\sim5}$）。关键点是感觉神经平面的皮肤标志性部位。感觉指数积分评定表（表 5-4）分 3 个等级，0 分为感觉缺失；1 分为感觉障碍或异常；2 分为正常；NT 为无法检查。两侧针刺觉和轻触觉的感觉总积分为 112 分。

表5-4 感觉指数积分评定表

左侧		感觉关键点	右侧	
针刺觉	轻触觉		针刺觉	轻触觉
		C_2枕骨粗隆外侧至少 1cm（或耳后 3cm）		
		C_3锁骨上窝（锁骨后方）且在锁骨中线上		
		C_4肩锁关节顶部		
		C_5肘前窝外侧面（桡侧），肘横纹近端		
		C_6拇指近节背侧皮肤		
		C_7中指近节背侧皮肤		
		C_8小指近节背侧皮肤		
		T_1肘前窝内侧面（尺侧），肱骨内上髁近端		
		T_2腋窝的顶部		
		T_3锁骨中线第三肋间		
		T_4锁骨中线第四肋间（乳线）		
		T_5锁骨中线第五肋间（$T_4 \sim T_6$ 之间）		
		T_6锁骨中线第六肋间（剑突水平）		
		T_7锁骨中线第七肋间（$T_6 \sim T_8$ 中点）		
		T_8锁骨中线第八肋间（$T_6 \sim T_{10}$ 中点）		
		T_9锁骨中线第九肋间（$T_8 \sim T_{10}$ 中点）		
		T_{10}锁骨中线第十肋间（脐水平）		
		T_{11}锁骨中线第十一肋间（$T_{10} \sim T_{12}$ 中点）		
		T_{12}锁骨中线腹股沟韧带中点		
		L_1 T_{12} 与 L_2 连线中点		
		L_2大腿前内侧，腹股沟韧带中点和股骨内侧髁连线中点处		
		L_3膝上股骨内侧髁处		
		L_4内踝		
		L_5足背第 3 跖趾关节		
		S_1足跟外侧		
		S_2腘窝中点		
		S_3坐骨结节或臀皱襞		
		S_4肛周 1cm 范围内，皮肤黏膜交界处外侧		

感觉平面由一个 2 分（正常或完整）的皮节确定，在轻触觉或针刺觉受损或缺失的第一个皮节平面之上的正常皮节即为感觉平面。因左右侧可能不同，感觉平面应左右分开确定。检查结果将产生 4 个感觉平面：R-针刺觉、R-轻触觉、L-针刺觉、L-轻触觉。所有平面中最高者为单个感觉平面。例如 C_2 感觉异常，而面部感觉正常，则感觉平面为 C_1。若身体一侧 C_2 至 $S_{4\sim5}$ 轻触觉和针刺觉均正常，则该侧感觉平面应记录为"INT"，即"完整"，而不是 S_5。

（4）部分保留区（zone of partial preservation，ZPP）：ZPP 仅用于完全性损伤（ASIA 为 A 级），指感觉和运动平面以下保留部分神经支配的皮节和肌节，保留部分感觉或运动功能的节段即为相应的感觉或运动 ZPP，且应按右侧和左侧以及感觉和运动分别记录。例如，右侧

感觉平面为 C_5，从 C_6 至 C_8 有感觉保留，则检查表中右侧感觉 ZPP 应记录为"C_8"。

记录 ZPP 时，运动功能与感觉功能不一定一致，且运动平面以下记录为 ZPP 的肌肉运动应为主动收缩。ZPP 中不包括非关键肌。ZPP 不适用于不完全性损伤，因此在不完全性损伤者的检查表中应记录"N/A"。

（三）关节活动范围检查

关节活动受限会影响患者的日常生活活动，对于急性期或脊柱尚未获得稳定的患者，评定时应防止牵拉脊柱，如：颈髓损伤时肩关节屈曲、外展不宜超过 90°，下部胸髓及腰髓损伤时避免髋关节屈曲 90°以上等，具体方法详见第三章社区康复常用康复评定技术。

（四）肌张力的评定

脊髓损伤后可见弛缓性瘫痪或痉挛性瘫痪，对于痉挛性瘫痪的患者，可使用改良的 Ashworth 量表评定肌张力，具体方法详见第三章第一节运动功能评定。

（五）反射检查

浅反射、深反射及病理反射检查是判断神经系统损害部位和性质的方法，是脊髓损伤常用检查方法之一。

（六）疼痛的评定

除了询问疼痛的部位、性质、时间以及激惹或缓解因素，还可以使用视觉模拟评分法（VAS）或口述分级评分（VRS）进行量化。

（七）平衡功能评定

评定内容包括静态平衡、动态平衡的评定，反应性平衡的评定。常用的平衡评定量表为 Berg 平衡量表，具体方法详见第三章第一节运动功能评定。

（八）肺功能评定

针对颈髓损伤和高位胸髓损伤的肺通气和肺换气功能障碍需要定期评定肺活量、每次换气量、残气量、最大呼气和吸气量以及时间肺活量等。

（九）日常生活活动能力评定

截瘫患者可用改良 Barthel 指数评定，四肢瘫患者用四肢瘫功能指数（quadriplegic index of function，QIF）评定。QIF 评定的内容有转移、梳洗、洗澡、进食、穿脱衣服、轮椅活动、床上活动、膀胱功能、直肠功能、护理知识，共 10 项，评分采用 0~4 分的 5 级制，每项最高得分为 4 分，经权重处理后得出总分。

（十）生存质量评定

社区康复不仅要帮助患者提高生活自理能力，还要帮助其参与社会生活、实现自身价值，使其得到精神心理、社会、文化等更高层次的提升。常用生存质量评定量表有 WHO/QOL-26、世界卫生组织生存质量测定简式量表（WHOQOL-BREF）、简表 SF-36 以及生活满意度指数量表 A 等。

（十一）其他评定

对脊髓损伤的患者，还需进行神经源性膀胱与神经源性肠的评定、性功能障碍的评定、心理障碍的评定。

（十二）脊髓损伤分期

1. 急性期　病后 8 周。
2. 恢复早期　病后 8 周至 3 个月。
3. 恢复中期　3 至 6 个月。
4. 恢复后期　6 个月以上。

急性期和恢复早期的康复为早期康复，恢复中期和恢复后期的康复为后期康复。

三、康复目标

（一）脊髓损伤社区康复的意义

1. 对患者和家属进行健康宣教，积极预防各种并发症。

2. 进行功能训练，改善并维持残存的肌力（尤其是上肢和躯干部）、维持并提高患者的各项功能、提高体力和耐力。

3. 使用辅助装置（如自助具、矫形器、拐杖、轮椅等），进行房屋改造，使患者最大限度地发挥残存功能和具备独立生活（或部分独立生活）的能力，减轻家属负担。

4. 了解患者的心理状况，增强自立信心，进行职业教育，使之回归社会、自食其力、残而不废。

（二）社区脊髓损伤患者功能预测及基本康复目标

脊髓损伤的预后与损伤平面、损伤程度、早期处理方式、有无并发症等有关。完全性脊髓损伤的损伤平面越高，预后越差，见表5-5。不完全性脊髓损伤的预后较为复杂，难以统一。

表5-5　完全性脊髓损伤平面与功能预后的关系

损伤平面	残存主要肌肉	日常生活自理程度	康复目标	轮椅依赖程度及行走的可能性
C_4	膈肌、胸锁乳突肌、斜方肌、肩胛提肌	完全依赖	用嘴咬住小棍操作电脑等仪器；维持并增强呼吸功能；预防并减少各种并发症	高度依赖轮椅
C_5	三角肌，肱二头肌（弱）	极少部分自理	操作电动轮椅，平地上驱动有突出手柄的轮椅；把勺子绑在手上自行进食；预防并减少各种并发症	高度依赖轮椅
C_6	前锯肌、胸大肌、桡侧腕长伸肌、桡侧腕短伸肌、旋前圆肌和背阔肌（弱）	使用多种自助具部分自理	平地上驱动加大摩擦的轮椅；利用床栏或床栏上绑绳子进行翻身、坐起；有选择性地进行文体活动	高度依赖轮椅
C_7	肱三头肌、尺侧腕伸肌、指总伸肌，指屈肌（弱），背阔肌	大部分自理	基本可独立操作轮椅；自己进食、穿脱衣服、上下床、上下轮椅等；有选择性地进行文体活动	高度依赖轮椅
$C_8 \sim T_5$	C_8有实用的握力，手固有肌（弱）$T_1 \sim T_5$上肢肌力正常	基本自理	独立操作轮椅；独立完成日常生活所需的各种活动；进行多项轮椅上的文体活动；从事坐位的工作	高度依赖轮椅
$T_6 \sim T_{12}$	T_6残存上部背伸肌、上部肋间肌 T_{12}胸、腹、背所有的肌肉均正常	完全自理	独立完成日常生活所需的各种活动；进行各种轮椅上的文体活动；从事坐位的工作；配戴长下肢矫形器用助行器、拐杖进行站立、行走	高度依赖轮椅治疗性行走
$L_1 \sim L_2$	L_1髂腰肌作用弱，腰方肌强 L_2髂腰肌强，内收肌、股四头肌弱	完全自理	独立完成日常生活所需的各种活动；进行各种轮椅上的文体活动；从事坐位的工作；配戴长下肢矫形器用肘拐进行站立、行走	中度依赖轮椅家庭性步行

续表

损伤平面	残存主要肌肉	日常生活自理程度	康复目标	轮椅依赖程度及行走的可能性
$L_3 \sim S_1$	L_3髂腰肌、内收肌充分，股四头肌弱 L_4股四头肌充分 L_5臀中、小肌充分，臀大肌弱，有部分屈膝和踝关节肌力 S_1臀大肌弱，髋关节周围肌肉、膝关节周围肌肉较强，小腿三头肌、足趾残存部分肌力	完全自理	独立完成日常生活所需的各种活动；从事各种力所能及的工作；配戴短下肢矫形器用手杖进行站立、行走	轻度依赖轮椅 社区性步行

四、康复治疗

（一）完全性脊髓损伤的康复

1. 急性期 急性期一般指患者伤后在脊柱外科（骨科）住院时。急性期要注意体位，避免活动尚不稳定的脊柱。要维持肺功能，防止皮肤受压、破溃。当患者生命体征和病情基本平稳、脊柱稳定时即可开始康复训练。急性期主要采取床边训练的方法，主要目的是及时处理并发症，防止废用综合征，维持关节活动度，防止肌肉挛缩和肌腱短缩，并逐步提高残存肌力，为以后的康复治疗创造条件。

（1）体位摆放：首要目的是将脊柱控制在稳定位置以预防进一步的脊髓损伤，其次是预防长期卧床引起的继发性损伤，详见表5-6。

（2）翻身：在卧床初期，一般需要每2小时翻身一次，并检查皮肤状态，以防压疮形成，详见表5-6。

表5-6 体位摆放和翻身

目的	方法	关键事项
1. 保持姿势 2. 预防压疮 3. 预防关节挛缩 4. 减轻痉挛 5. 维持呼吸和循环功能 6. 减轻小腿静脉受压 7. 维持肾功能，促进排尿	1. 仰卧位 肩胛骨：轻度外展、下降 肩关节：轻度外展 肘关节：伸展 前臂：旋前 腕关节：背伸 手指：功能位 髋关节：中立位 膝关节：轻度屈曲 踝关节：中立位 2. 侧卧位 用大枕头或被子依靠在患者背部 位于上方的上、下肢前屈 3. 俯卧位（允许下床但骶尾部发生压疮时） 防治压疮 预防髋关节挛缩 增加腹压，恢复膀胱功能	1. 急性期每隔2小时1次；脊髓休克期过后每隔3小时1次；恢复期每隔4小时1次 2. 绝对不要影响骨伤的部位 3. 急性期需要4~5人同时朝一侧用力，帮助患者变换体位 4. 使用枕头、海绵垫等维持稳定的卧姿 5. 在易受压的骨突部位垫上减压贴或中空的充气橡胶圈 6. 经常整理床褥，不能有皱褶 7. 皮肤管理 （1）经常注意观察背部、臀部的皮肤 （2）保持会阴部和臀部的清洁、干燥 （3）手掌、足底、足跟出现皮肤硬化时应涂抹软膏 （4）压疮好发于骶尾骨、股骨大转子、腓骨头、外踝、跟骨、肩胛骨、棘突、尺骨鹰嘴、枕骨、双膝内侧以及坐骨 8. 医护人员注意自己的指甲、表带、戒指等，避免刮伤患者

（3）呼吸训练：通过训练可帮助患者清除呼吸道分泌物，保障呼吸顺畅，改善肺通气功能，维持胸廓的活动度，预防及治疗呼吸系统并发症等。具体方法如下：

1）深呼吸训练（腹式呼吸训练）：从鼻子吸入空气并隆起腹部，然后口唇缩起缓慢地吐气，腹部回缩。

2）徒手呼吸辅助：治疗师将双手放在患者胸廓上，配合呼气对胸廓进行压迫，吸气开始的瞬间松开手，促进患者自然吸气。

3）吹气训练：使用气球、火柴、纸条等指导颈髓损伤患者常规化地进行吹气训练。

4）辅助咳嗽训练：针对患者咳嗽及排痰能力低下进行训练。①根据分泌物的位置进行体位引流排痰训练；②进行数次深呼吸之后再次深吸气，并在呼气的同时嘱患者咳嗽；③在患者咳嗽的瞬间，治疗师用双手对患者的下部胸廓施加压迫，需要充分注意压迫的力度，分泌物黏稠时可配合雾化吸入。

5）改善胸廓活动受限，降低肩胛带周围肌肉的紧张性：进行肩胛带肌肉、肩关节和胸廓的牵张训练和松动。

（4）被动关节活动：可维持关节活动范围、预防挛缩、抑制痉挛、改善血液循环及预防压疮等。对瘫痪肢体进行关节被动运动训练，每日 1~2 次，每一关节在各轴向活动 20 次。一般有静脉血栓时不能进行被动活动和按摩，存在异位骨化和严重骨质疏松时活动须谨慎，防止骨折。

该训练早期，从远端到近端活动四肢关节，活动要轻柔、缓慢，活动量逐步加大，并控制在无痛范围内，每日 2~3 次。避免过度的被动牵伸对骨伤部位造成影响。如：①伤后 4 周内，颈髓损伤患者的肩关节屈曲、外展应控制在 90° 以内；②胸 10 椎体以下损伤时髋关节的屈曲应小于 20°；③腕关节背伸的同时过度伸展手指会引起腱作用减弱，影响颈髓损伤患者利用腱作用抓握物体。

床上关节活动训练：截瘫肢体的被动活动，即关节活动度训练，应在入院后首日开始进行。它有助于保持关节活动度，防止关节畸形，促进肢体血液循环，防止肌肉萎缩。颈部不稳定者，肩外展不要超过 90°；腰椎不稳定者，髋关节屈曲不超过 90°。特别注意的是 $C_6 \sim C_7$ 损伤的患者，应注意保持伸腕肌腱的作用，在腕关节背伸时应保持手指屈曲，在手指伸直时必须同时屈腕，从而通过保持屈肌腱的紧张度，实现背伸时腕的抓握功能，并可以防止手内在肌的过度紧张。

（5）肌力强化训练：尽早开始对残存肌肉进行肌力的维持和强化训练，训练方法有主动助力运动、主动运动和渐进性抗阻力主动运动。

2. 恢复期 进入恢复期的时间可早可迟，骨折部位稳定、神经损害或压迫症状稳定、呼吸平稳后即可进入恢复期治疗。恢复期要依患者病情制订康复治疗计划。继续维持患者的关节活动度，进一步增强肌力、耐力和体力，提高患者的坐立位平衡、翻身、坐起、移乘及轮椅操作等能力，以实现在家庭、社区无障碍设施条件下生活自理的目标。具体方法如下：

（1）血管运动神经调节的再教育：针对体位性低血压，从卧位循序渐进到坐起；利用起立床循序渐进地进行站立训练；使用腹带、下肢穿弹力袜或缠绕弹力绷带等。

（2）坐位平衡训练

1）C_6 损伤的患者：肱三头肌肌力缺失，首先需要在肩关节外旋、前臂旋后的状态下练习上肢在骨盆两侧支撑身体，然后练习双上肢置于膝上以及抬起一侧上肢保持平衡等。

2）C_7 及以下损伤的患者：具备肱三头肌的肌力，可以较好地完成上肢的支撑和保护性伸展动作；腹肌和背肌肌力较强的患者，可以很快地获得坐位的稳定性。练习向各个方向跌倒时上肢的快速保护性伸展反应，以及在接球、抛球等活动中练习动态平衡。

　　3）其他：使用姿势矫正镜利用视觉反馈进行训练；利用 PNF 技术增强头颈、肩胛带周围肌肉的肌力，改善躯干的力线；使用腰围增加躯干的稳定性等。

　　（3）轮椅上的减压训练：长时间坐在轮椅上时，患者需要定时（初期每 10 分钟 1 次，习惯后每 30 分钟 1 次）持续抬高臀部 15~30 秒，以缓解坐骨结节、骶尾骨处皮肤的压力，防止压疮。可以由治疗师或护理人员帮助患者抬高臀部减压，也可以由患者自己用双上肢支撑起臀部或移动身体重心减压。

　　（4）关节活动范围的维持与扩大训练：充分的关节活动范围以及软组织的柔韧性对患者各种能力的恢复起着决定性作用，因此进入恢复期后应尽量维持关节的活动范围。

　　（5）残存肌力强化训练：四肢瘫患者应着重强化颈部、肩部肌群和上肢残存肌力；截瘫患者应着重训练腹肌、背肌、髂腰肌、腰方肌以及下肢的残存肌力。一般采用徒手肌力、器械、作业工具、生物反馈等方法来训练。如：①使用沙袋、哑铃进行渐进性抗阻训练；②使用黏土、锤子、锯子等作业工具增强上肢肌力；③利用股四头肌训练器、等速训练仪等训练下肢和躯干肌力；④利用生物反馈进行四肢瘫的腕关节背伸肌群、手指屈伸肌群、足背伸肌群等的肌力强化训练。

　　（6）垫上动作训练：患者能够驱动轮椅至治疗室后，在肌力增强训练的同时开展翻身、坐起、支撑、移动等垫上动作训练。

　　1）翻身动作：完全性颈髓损伤的患者缺乏伸肘、屈腕的肌力，只能依靠上肢甩动时产生的惯性进行翻身。另外，可教患者勾住床栏进行翻身。肱三头肌或腹肌有残存肌力的患者，可以双上肢的力量或躯干的主动旋转完成翻身动作。

　　2）坐起动作：C_5、C_6 损伤的患者依靠肘部和前臂在床上移动上半身接近腿部，然后用肘屈肌和腕背伸肌的力量勾住腿部，同时伸展另一侧上肢至长坐位。C_7 以下损伤的患者可利用双上肢力量，直接撑起上身至长坐位。另外，还可在床尾拴上绳梯，让患者利用肘关节屈肌的力量拉拽绳梯抬起上半身。

　　3）支撑和移动训练：训练初期可以使用支撑器。C_6 损伤的患者需要在肩关节外旋、前臂旋后位下练习支撑；C_7 以下损伤的患者，可以利用肱三头肌肌力完成支撑。当支撑动作熟练以后，练习撑起身体向各方向移动。

　　（7）轮椅操作训练：主要包括轮椅与床之间的移乘、翘前轮、上下斜坡等动作。

　　1）移乘动作：轮椅与床之间的移乘基本有两种方式，一种是轮椅与床成直角的移乘方式，适用于双上肢支撑能力较弱的患者；另一种是轮椅与床成斜角的方式，适用于双上肢支撑能力较强的患者。轮椅与床间距过大或患者的上肢肌力不充分时，可以使用移乘板进行移乘。

　　2）翘前轮动作：由治疗师在轮椅后方加以保护，患者两手握住轮椅手动圈，向后方拉手动圈后再快速地向前用力推动手动圈，使轮椅前轮翘起。

　　3）上、下坡：①上坡时，身体前倾，双手分别置于手动圈后部，腕关节背伸、肩关节屈曲并内收向前推动车轮；②下坡时，身体后倾靠在轮椅靠背上，向下滑行的过程中将双手握于手动圈前方进行制动。

　　（8）站立及行走训练：可以防止下肢肌肉萎缩和骨质疏松，改善呼吸、循环和泌尿系统功能，还能够加强颈部和躯干上部肌肉的活动，并具有一定的心理支持作用。截瘫的患者（T_{10} 以下损伤较为实用）能较好地掌握坐位平衡，在制作好矫形器后，即可开始进行站立和行走训练。常规方法如下：

　　1）穿戴矫形器并在双杠内站起：患者坐在轮椅上将腿放在矫形器内，系好固定用绑带，将膝关节在伸展位锁住（膝关节锁的品种不同，有些需要在站起的同时锁住膝关节）。指示患者双手前伸抓住双杠,用力拉起身体的同时将臀部向前移动,站起至髋关节轻度过伸展、躯干轻度后倾。

2) 站立平衡训练:站起后患者需要体会上半身的位置感觉,并练习松开一只手、松开两只手、双手同时松开向前或后方握杠等站立平衡训练。

3) 行走准备训练:练习双杠内用双上肢用力撑起身体,再将双足同时向前或向后落地,双上肢支撑向前迈出一侧下肢等。当患者能维持较好的站立平衡时,开始双杠内步行训练、挂拐行走训练等。

4) 脊髓损伤患者常用的行走方式:包括摆至步、摆过步、四点步行。摆过步和四点步行行走速度较快,适合损伤平面较低、上臂力量较强、平衡能力较好的年轻患者。①摆至步:双拐前置,用双上肢支撑起身体的同时,低头提起双下肢,然后双腿向前摆至双拐处,腰部向前挺出重新建立站立平衡。摆至步相对于摆过步来说,消耗能量少,摔倒的危险也小。②摆过步:动作同上,将双腿向前摆出并超过双拐。③四点步行:一侧拐杖向前,提起对侧下肢并把腿向前摆动,然后另一侧拐杖向前,再将后方的腿向前摆出。重复上述动作完成四点步行。

5) 上楼梯:在离最低一级楼梯几寸远处站立,一手扶栏杆,另一手握住双拐。将双拐放在楼梯上,双上肢同时用力支撑起身体,将双脚提上台阶,腰部向前挺出重新建立站立平衡。

6) 下楼梯:在离最高一级楼梯几寸远处站立,一手扶栏杆,另一手握住双拐。先移动双拐至下一台阶,然后双上肢支撑身体,将一只脚缓慢放下至台阶,接着另一只脚跟随,保持身体平衡。

7) 安全地跌倒和重新站起:跌倒时,将拐杖向身体两侧推出,上肢收于胸前,用手支撑着地。站起时,将双拐收拢置于身体一侧,先用双手支撑地面逐步将身体撑起至双手、双足支撑位。抓住一根拐杖支撑身体平衡,然后,抓起第二根拐杖,用双拐支撑站直身体。

(9) 日常生活活动训练:颈髓损伤水平将影响患者的生活自理能力。尤其是有无残存肘关节伸展、腕关节背伸的功能,两者在自理能力方面有很大区别。颈髓损伤患者需要使用各种生活自理辅助器具完成进食、穿衣、剃须及洗漱等动作。在日常生活中应提醒患者多注意手部皮肤的保护,如滑动轮椅时戴上手套,这样既可增加与手动圈之间的摩擦力,又可以保护手部不被磨伤,并且还要注意不要烫伤等。

(二) 不完全性脊髓损伤的康复

急性期时与完全性脊髓损伤的治疗相同。随着炎症的消退,神经症状很快会发生变化,患者的预后主要取决于损伤后 1 周内神经功能恢复的范围和速度。从被动活动和主动助力运动开始,强化所有残存肌力。在进行坐位、立位的平衡训练的同时注意调整患者身体的力线,因为良好的姿势有利于肌肉发挥功能,并减少代偿。许多不完全脊髓损伤的患者借助肘拐、手杖或下肢矫形器等辅助支具最终能够行走,但在长距离行走时仍然依赖轮椅。

(三) 中医康复疗法

1. 针灸治疗　针灸对于患肢软弱无力、筋脉弛缓的恢复有较好的促进作用。

取穴:肩髃、曲池、手三里、合谷、外关及颈、胸夹脊、髀关、伏兔、足三里、丰隆、风市、阳陵泉、三阴交、腰夹脊。选用电针断续波中强度刺激,以患者出现规律性收缩为佳,每次 20~30 分钟。

2. 推拿治疗　推拿可以刺激机体相应的神经节段,促进受损的神经恢复。

部位与取穴:脊柱损伤部位两侧膀胱经、督脉、腰骶部、下肢瘫痪肌群、腹部;脊柱损伤部位两侧夹脊穴、环跳、委中、承扶、承山、足三里、阳陵泉、阴陵泉、伏兔、三阴交、膝眼、解溪。还可以选择中脘、天枢、气海、关元等穴。

仰卧位操作方法:患者仰卧位,治疗师按揉瘫痪肢体 3~5 遍。沿淋巴回流方向在瘫痪侧肢体内侧推揉 3~5 遍。按揉足太阴脾经和足阳明胃经,以酸胀为度。上肢瘫痪按揉手三阳经,并弹拨腋神经、尺神经沟、桡神经,以缓解痉挛。最后拿揉四肢体表,并做关节被动运动。有大小便障碍的患者,顺时针摩腹 3~5 分钟,并点按中脘、天枢、气海、关元,每穴 1 分钟。

俯卧位操作方法:患者俯卧位,治疗师按揉双下肢至腰背部,然后用捏脊法自长强至大椎 5~10 遍。用双手拇指点按夹脊穴和膀胱经腧穴 3~5 遍。拨揉环跳、承扶、委中、承山等穴。拿揉背部及双下肢 3~5 遍,再做腰骶、髋、膝、踝的被动运动。最后轻叩腰背部及下肢,结束治疗。

(四)其他疗法

1. 参与运动项目和娱乐活动　主要目的是强化双上肢肌力,加强平衡功能,改善患者的心肺功能和体力、耐力。通过辅助器具,四肢瘫的患者可进行射箭、乒乓球等运动项目;截瘫患者可以参与游泳、轮椅篮球、射箭及田径运动等。另外,唱歌、练习书法、做手工艺品等也对患者的身心功能具有一定的促进作用。

2. 外出　对于肘、腕关节有主动控制能力的四肢瘫患者,可以使用普通轮椅、电动轮椅或小轿车等出行。

3. 就业前训练　作业治疗师需要和患者及家属一起讨论患者将来所面临的就业问题,并开展相应的训练或职业培训。较常见的有电脑、电器的维修,手工制品的制作等。

五、健康教育

(一)知识宣教

脊髓损伤是致残性疾病,患者从康复机构或医院出院后,需要在社区和家庭继续维持性的康复训练。因此,进行社区健康教育,大力宣传三级预防机制,可以促进患者功能恢复,对脊髓损伤患者生活质量的提高有重要意义。在社区我们可以进行下列内容的健康教育:

1. 一级预防　通过健康教育,从源头上避免或减少脊髓损伤的发生。如:口服疫苗、防止交通事故、运动保护、做好高空作业的安全防护等。

2. 二级预防　一旦确诊,要尽早防止并发症和继发性残疾的发生。具体方法如下:

(1)运动功能:坚持每天进行一定时间的关节活动度和肌力的维持性训练,并通过长距离滑动轮椅和步行训练等维持体力、耐力,提高心肺功能,以维持肢体的运动功能和日常生活自理能力。指导患者及家属使用轻柔的被动关节活动手法,避免暴力引起的骨折和异位骨化。

(2)针对感觉障碍:提醒家属在给患者用热水洗脚或取暖时,注意避免烫伤;在翻身、移乘、驱动轮椅过程中注意肢体的位置,防止擦伤等。

(3)大小便障碍:①排便障碍患者要养成良好的饮食、饮水习惯,多摄入蔬菜或者水果等纤维成分多的食物;要定时按摩腹部,每日在一定时间试行排便;排便前,可用开塞露或麻仁润肠丸等。②排尿障碍患者要学会用拳轻轻叩击下腹部以促进排尿或自我导尿;提醒患者及家属留意残余尿量和每日的饮水量,注意观察尿液的颜色、有无混浊等,以避免因饮水过少或残余尿量过多造成感染。

(4)针对骨质疏松:①指导患者及家属避免暴力活动、坠落等,以免发生骨折;②调整饮食结构,多吃含钙食物,如奶制品、坚果、海产品等;③服用乳酸钙、活性钙、降钙素、维生素 D 等药物。

(5)针对压疮:指导患者及家属高度注意并加强自我管理。①长期卧床者每天观察全身皮肤,尤其是压疮好发部位;②坐轮椅的患者需要定时减压;③移动时注意防止擦破皮肤;

④保持皮肤的清洁和干燥,尽量减少床单的皱褶等。

(6)针对呼吸系统的问题:指导长期卧床患者的家属,要经常给患者翻身,轻叩背部。鼓励患者多坐,并帮助其活动双上肢以带动胸部运动。鼓励患者做咳嗽动作。

(7)预防下肢深静脉血栓形成:指导患者及家属每日进行下肢的被动活动,减少卧床时间,密切观察肢体情况,一旦发现下肢异常肿胀,应立即就医,并中止下肢的被动运动训练。

(8)针对自主神经系统障碍:①体温调节障碍的患者要及时调节室温、增减衣物;②患者发生体位性低血压时应及时卧床,采取头低脚高位,平时可以使用腹带和下肢绷带缠绕小腿,以增加腹压和末梢血管的压力,减轻低血压症状;③指导家属找出自主神经过紧张反射的原因,如:膀胱内的尿液过多、导尿管不通畅、直肠内有大量宿便、压疮、足趾嵌甲、下肢痉挛、鞋袜或衣裤穿戴过紧等,然后着手解决。

3. 三级预防 残疾发生后积极进行康复治疗,降低残疾程度,最大限度地提高患者的生活自理能力,进一步达到使其恢复某种职业工作能力的目的。

(二)起居照护

1. 辅助器具

(1)生活自理辅助器具:简称为自助具,是指能够补偿残疾人缺失的功能,帮助他们完成原来无法完成的日常生活活动,从而增加其生活独立性的辅助装置。以下介绍的是颈髓损伤患者常用的自助具。

1)进食、饮水自助具:①勺、叉的手柄加粗:适用于手部、腕部活动受限,抓握能力差的患者;②掌套式和腕支具式勺、叉:适用于前臂功能障碍和手指变形、握力丧失的患者;③防撒盘、碗和防滑垫:防撒盘、碗是一侧边缘加高的特制盘、碗,防滑垫可以防止碗盘的滑动;④易握水杯:水杯特殊设计,适用于握力不足,不能正常持杯的患者。

2)穿衣自助具:①系扣自助具:帮助患者系扣子的专门工具。适用于手指无力,精细动作能力差的患者。②穿袜器:用此工具将袜子撑开,然后将脚穿进去,再将棉带向上拉,就可穿上袜子。适用于髋关节活动受限或弯腰困难的患者。③拉链辅助具:带有小钩的粗木柄,用小钩钩住拉链环可拉拉链。适用于手捏合功能障碍的患者。

3)个人卫生辅助用具:①粗柄牙刷:适用于抓握能力较差的患者。②牙膏固定器:可以将牙膏固定,并可以通过手腕按压镶嵌在支架上的压板而将牙膏挤出,从而替代了手指的捏挤动作。③台式指甲钳:剪指甲时用手腕的按压来替代手指的捏合动作。适用于手指功能障碍和手指捏合力差的患者。④带有冲洗功能的坐便器:便于手功能较差的患者进行大、小便后的清洁。⑤集尿器:由接收器、导管、尿储存器构成,用于尿失禁患者排尿和集尿,分为男用集尿器和女用集尿器。

4)家务活动辅助用具:①开瓶盖器:开启瓶盖的工具,可以帮助手握力不足的患者以较小的力量开启瓶盖;②多功能手柄:多用途的开关手柄,可增加旋转时的力臂,帮助手指肌力不足的患者扭动钥匙、拧开水龙头;③拾物器:长柄夹子,适用于坐轮椅时拾取地面上的物品。

(2)助行器具:具有增大支撑面积,支撑身体体重,减轻下肢承重,保持身体平衡,提高站立能力,辅助行走的功能。

1)腋拐:须注意腋窝部位长期受压易造成腋窝的挫伤及腋窝的血管和神经受损。调整腋拐高度的方法是将腋拐放在腋下,腋托与腋窝间保持3~4cm(约2指)的距离,腋拐支脚垫分别置于脚尖前、外侧方15cm处,肘关节屈曲约30°,把手部位与大转子高度相同。

2)肘拐:具有支撑前臂的固定托架或活动的臂套,较腋拐轻便,但稳定性稍差。确定肘拐高度的方法是将前臂伸进臂套,握住把手,支脚垫分别置于脚尖前、外侧方15cm处,肘关节屈曲约 30°,把手部位与大转子高度相同。

3）手杖:适用于下肢有部分支撑能力和迈步能力,但平衡功能较差的患者。手杖高度应与大转子同高。

4）助行器:支撑面积大,能够提供较高的支撑力和稳定性。助行器按照功能分为框式助行器、轮式助行器。助行器把手部位应与大转子高度相同。

2. 无障碍环境改造　颈髓和胸髓损伤患者日常以轮椅生活为主。因此,需要平坦、较宽敞的室内空间;调整床铺、洗手池等的高度;同时还应考虑家属的意愿,提倡制订适合患者的改造计划,打造一个增加残疾人自理程度并便于全家人居住的生活空间。

（1）基本方针

1）功能性:无论是轮椅生活、拄拐行走,均需确保足够的通行宽度以及辅助者站立、行走的空间,各种开关的高度应适合患者操作,并且不要给家属的生活带来不便。

2）安全性:为了避免在室内步行时跌倒或从轮椅上坠落,需要充分考虑到室内的门槛、地面材质和照明等情况。

3）清洁:在保持居室的日照、通风、换气情况良好的同时调整室温,避免过于寒冷造成肌肉异常紧张和血压急剧变化。

4）确保个人隐私的同时尽量确保患者和家属进行交流的生活环境。

（2）房屋改造的具体要求

1）寝室和居室地面平坦,地面选用摩擦系数较小,不影响轮椅驱动的材质。没有门槛或小台阶。

2）床铺周围留出适当的移乘空间,为方便床与轮椅之间的移乘,轮椅坐面应和床铺高度基本一致。

3）考虑到乘坐轮椅不便开门以及颈髓损伤患者上肢肌力不足,所以门需选用轻量材质。

4）厕所、浴室面积需 2.0~3.2m² 大小,门的宽度在 800~1 200mm,选用防滑易清扫的建材;使用坐便器,清洁不便时可以采用带冲洗功能的坐便器,并根据需要在墙上安装扶手。

5）使用轮椅时,洗手池和厨房橱柜下方要有足够的腿部进出空间;需要上肢的支撑保持稳定时,应加固、加宽池子的台面。

6）选择稳定性好、防水的椅子给患者洗澡。

7）为防止轮椅脚踏板的碰撞,在门及门框下面包上金属板或橡胶。

8）确保轮椅出入方便的室外环境,如坡道。

（三）饮食疗法

脊髓损伤后由于活动减少,以及脊髓损伤相应的症状,患者的胃肠道、膀胱、皮肤功能都有改变,肌肉和骨骼功能也相应变弱,在脊髓损伤患者中糖尿病和胆固醇增高的风险升高。由于运动减少导致热量消耗减少,可能引起体重增加或保持不变,但相应的肌肉会被脂肪取代,骨密度易降低,骨质疏松的风险也升高;额外的体重增加也会增加心脏负荷,进一步导致移动困难,增加压疮发生的可能性,形成恶性循环。因此,保持健康合理的饮食对降低脊髓损伤相应的风险十分重要。针对脊髓损伤患者的饮食推荐包括:

1. 摄入充足的纤维和水分,预防便秘　食物纤维来源包括全麦食物、新鲜水果和蔬菜,尽量以全麦食物取代半麦食物。

2. 保证蛋白质摄入,预防压疮及瘦体重(即肌肉比重过低)　蛋白质来源包括肉类、鱼类、豆类。选择不同蛋白质含量的食物进行搭配,同时注意选择低脂的食物。脊髓损伤患者在一般情况下蛋白质摄入需求和普通人相同,当患者存在压疮时,伤口的愈合需要消耗大量蛋白质,其蛋白质需求量增加。

3. 低脂饮食,避免体重增加过快　脊髓损伤患者的饮食计划需要根据体重控制的目标制订,避免随意饮食及暴饮暴食。保持固定的进餐规律,如一日两餐或一日三餐,将每日所需饮食分散给予,选择食物时挑选脂肪含量低而纤维含量高的食物,限制饱和脂肪酸和反式脂肪酸的摄入,烹饪也应选择低脂烹饪方法。应定期称重,记录体重变化,并及时调整饮食热量摄入计划。

4. 根据活动量调整热量摄入,保持能量平衡　脊髓损伤患者由于肌肉去神经支配而代谢活动减少,因此较非瘫痪人群所需热量减少。一般指导原则为:建议截瘫患者所需热量为28kcal/kg×理想体重;四肢瘫患者所需热量为23(kcal/kg)×理想体重。在一般指导原则的基础上,应再结合患者的年龄、性别和活动水平进行调整。

5. 维持骨密度,预防骨质疏松　脊髓损伤患者由于下肢失去支撑功能而引起骨密度下降,骨质疏松及骨折的风险升高。因此,在饮食中应注意摄入足够的钙,一般建议19~50岁成人摄入量为1 000mg/d,超过51岁者为1 200mg/d。食物中最佳钙来源为奶制品、豆腐等,避免喝含咖啡因的饮品,经食物摄入较服用补充剂更佳。同时,饮食中应注意摄入维生素D,并尽量保持可能的活动,防止跌倒损伤。

(四)转介服务

康复治疗是从脊髓损伤的早期开始进行,直至患者回归社会或家庭的连续性过程,它可以改善功能结局,提高生活质量。急性期的康复一般需要1~3周,其后需要经过相对长时间的康复治疗,时间可能为数周、数月至数年,而在回归家庭和社区之前,往往还需要一个过渡阶段。有些伤病者可能只经历某几个阶段即可恢复,但有些伤病者虽经努力,仍不能生活自理,终身需要他人帮助。所以在整个流程中的各种机构,均应设置良好的康复服务设施,以满足伤病者的需要;从医疗和社会结构方面,也应有相应的机构来解决他们的问题。

医疗机构需要按照疾病的轻、重、缓、急等临床特点,以及治疗的难易程度对诊疗服务进行分期、分级以提供分级诊疗;根据承担疾病急性期或急性后各期的治疗逐步形成基层首诊、双向转诊、急慢分治、上下联动的分级诊疗模式,进一步推动康复体系建设;提高三级综合医院康复科早期介入能力,鼓励二级综合医院和康复专科医院开展稳定期患者康复服务,并促进社区卫生服务中心积极发挥恢复期康复服务功能,促进需要进一步康复治疗的患者分流和下沉。目标是形成流畅的转介服务,使伤病者的康复治疗得到保障。这将在一定程度上提高区域医疗资源的使用效率,有效解决看病难、看病贵的问题。

第三节　脑性瘫痪的社区康复

一、概述

脑性瘫痪是儿童常见的致残性疾病。近年来,随着产科技术、围产医学、新生儿医学的发展,死胎、死产的发生率和新生儿死亡率均明显下降,但仍可能出现由大脑发育不成熟(产前、产时或产后)、先天性发育缺陷(如畸形、宫内感染)或损伤(如早产、低出生体质量、窒息、缺氧缺血性脑病、胆红素脑病、外伤、感染)等导致的非进行性脑损伤。国内外报道目前脑瘫的患病率为1.4‰~3.2‰,我国1~6岁年龄段的儿童脑瘫患病率为2.46‰,主要表现为运动障碍,伴或不伴感知觉障碍和智力缺陷等。如果脑瘫患儿能在社区和家庭中得到相应的康复治疗,将大大有利于脑瘫患儿的功能改善和日常生活独立。

（一）定义

脑性瘫痪（cerebral palsy，CP），简称脑瘫，是一组持续存在的中枢性运动和姿势发育障碍、活动受限综合征。这种综合征是由发育中的胎儿或婴幼儿脑部非进行性损伤所致。脑瘫的运动障碍常伴有感觉、知觉、认知、交流和行为障碍，以及癫痫和继发性肌肉、骨骼等问题。

（二）诊断和临床分型

1. 脑瘫的诊断　脑瘫患儿的诊断应根据神经系统查体、运动功能评估，参考临床病史、神经影像学、生物学指标等进行综合判断，须除外进展性疾病。

（1）必备条件

1）中枢性运动障碍持续存在：婴幼儿脑发育早期（不成熟期）发生抬头、翻身、坐、爬、站和走等粗大运动功能障碍和精细运动功能障碍，或显著发育落后。功能障碍是持久性、非进行性的，但并非一成不变，轻症可逐渐缓解，重症可逐渐加重，最后导致肌肉、关节的继发性损伤。

2）运动和姿势发育异常：包括动态和静态以及俯卧位、仰卧位、坐位和立位等不同体位时的姿势异常，应根据不同年龄段的姿势发育特点判断。运动时出现运动模式的异常。

3）肌张力及肌力异常：大多数脑瘫儿童的肌力是降低的。痉挛型脑瘫肌张力增高，不随意运动型脑瘫肌张力波动（在兴奋或运动时增高，安静时降低）。可通过检查腱反射、静止性肌张力、姿势性肌张力和运动性肌张力进行判断。主要通过检查肌肉硬度、手掌屈角、双下肢股角、腘窝角、肢体运动幅度、关节伸展度、足背屈角、围巾征和足跟耳试验等确定。

4）反射发育异常：主要表现有原始反射延缓消失和立直反射（如保护性伸展反射）及平衡反应的延迟出现或不出现，可有病理反射阳性。

（2）参考条件

1）有引起脑瘫的病因学依据（早产、低出生体质量、缺氧缺血性脑病、胆红素脑病和宫内感染等）。

2）颅脑磁共振影像学佐证。

脑瘫的诊断应当具备上述4项必备条件，参考条件可帮助寻找病因。

2. 脑瘫临床分型　依据第六届全国儿童康复、第十三届全国小儿脑瘫康复学术会议于2022年讨论通过的《中国脑性瘫痪康复指南（2022）》，脑瘫根据运动障碍的性质可分为痉挛型（痉挛型四肢瘫、痉挛型双瘫、痉挛型偏瘫）、不随意运动型（包括手足徐动、舞蹈样动作、肌张力障碍、震颤等）、共济失调型、Worster-Drought综合征和混合型；根据肢体障碍可分为单肢瘫、偏瘫、三肢瘫、四肢瘫、截瘫、双瘫；根据疾病严重程度可分为轻、中、重。

（1）痉挛型脑瘫：临床中最常见的类型，约占2/3。

1）痉挛型四肢瘫（spastic quadriplegia）：以锥体系受损为主，包括皮质运动区损伤。牵张反射亢进是本型的特征。四肢肌张力增高，上肢背伸、内收、内旋，拇指内收，躯干前屈，下肢内收、内旋、交叉、膝关节屈曲、剪刀步、尖足、足内外翻，拱背坐，腱反射亢进、踝阵挛、锥体束征以及肌张力检查时呈折刀征等。

2）痉挛型双瘫（spastic diplegia）：症状同痉挛型四肢瘫，主要表现为双下肢痉挛及功能障碍重于双上肢。

3）痉挛型偏瘫（spastic hemiplegia）：症状同痉挛型四肢瘫，表现在一侧肢体。

（2）不随意运动型（dyskinetic）：以锥体外系受损为主，主要包括：①舞蹈；②手足徐动；③舞蹈-手足徐动；④肌张力障碍。该型最明显特征为非对称性姿势，头部和四肢出现不随意运动，即进行某种动作时常夹杂许多多余动作，四肢、头部不停地晃动，难以自我控制。该型肌张力可高可低,可随年龄改变。腱反射正常,锥体外系征阳性,如紧张性迷路反射(+)、非对称性紧张性颈反射(+)。静止时肌张力低下,随意运动时增高,对刺激敏感,表情奇特,挤眉弄眼,颈部不稳定,构音与发音障碍,流涎,摄食困难,婴儿期多表现为肌张力低下。

(3) 共济失调型(ataxia):以小脑受损为主,可累及锥体系、锥体外系。主要特点为因运动感觉和平衡感觉障碍造成不协调运动。为获得平衡,两脚左右分离较远,步态蹒跚,方向性差。动作笨拙、不协调,可有意向性震颤及眼球震颤;平衡障碍,站立时重心在足跟部,基底宽、醉汉步态、身体僵硬。肌张力可偏低,运动速度慢,头部活动少,分离动作差。龙贝格征(+),指鼻试验(+),腱反射正常。

(4) 前岛盖综合征(Worster-Drought syndrome,WDS):是一种以先天性假性延髓(球上)轻瘫为特征的脑瘫。表现为嘴唇、舌头和软腭的选择性肌力减低,吞咽困难、发音困难、流涎和下颌抽搐。

(5) 混合型(mixed type):具有两型以上的特点。

(三) 小儿脑瘫的并发症及继发障碍

1. 并发症　常见智力低下(约75%)、言语障碍(30%~70%)、癫痫(14%~75%)、视力障碍(50%~60%)以及听力障碍、感知觉障碍和行为异常等。

2. 继发障碍　主要有关节挛缩变形,肌肉/跟腱挛缩,躯干扭转,肩、髋关节脱位,骨质疏松,骨折,脊柱侧凸等。很多问题会终身存在,与脑瘫儿童的生长、肌肉痉挛以及年龄增大等因素相关。

二、康复评定

脑瘫的功能障碍是多方面的,通过评定可全面地了解患儿功能异常的种类和程度、评定治疗的效果、指导制订下一疗程的治疗计划。因此,对患儿的评定应掌握以下原则:①将患儿作为一个整体来进行全面的评定,不仅评定运动功能障碍的情况,还要评定患儿整体发育、智力、语言等方面的表现;②不仅评定其存在的缺陷,还要关注患儿现有的能力和潜能;③结合患儿的家庭状况和社区情况对患儿进行综合评定,因为社会环境因素对患儿各个方面起着非常重要的作用。具体内容包括以下几个方面。

(一) 运动功能障碍的评定

1. 体格检查　如头围、身长、体重、胸围、肢体周径等的测量。

2. 运动发育水平的评定

(1) 年龄与粗大运动发育

1) 新生儿期:自发运动少,受到原始反射的影响时出现运动,俯卧位时髋、膝关节屈曲,仰卧位时髋关节屈曲并外展。

2) 出生后2周~1个月:俯卧位时头部可瞬间抬起,全身仍以屈曲状态为主。

3) 3~4个月:牵拉小儿上肢坐起时,头可以与躯干保持直线抬起。俯卧位时可以用前臂及肘部支撑上半身,可以抬起头部观看事物。

4) 5~7个月:俯卧位可伸展肘关节,用双手支撑起上身。此时,小儿的胸部可以离开床面而腹部和下肢与床面接触。可用前臂和肘部支撑往前爬。可以在双手支撑下保持坐位。

5) 8~11个月:能独坐,可完成从仰卧位到俯卧位再到坐位的姿势转换。8~10个月时可以扶物站立,11个月时可独站。

6) 12个月:从双手扶物行走到单手扶物行走,继而独立行走。为了扩大支撑面积、保持平衡,小儿双足间距较大,并上举上肢行走。

7) 15个月:行走时双上肢上举高度降至腰部水平。

8）18个月：行走时上肢出现左右摆动。

9）3岁：可以单腿站立。

10）5~6岁：可以跳跃。

（2）年龄与上肢的运动发育

1）出生后至2个月：手指多为握拳状态。

2）3~4个月：能够将双手放到面前边看边玩，出现企图抓握东西的动作。

3）4~5个月：能够伸开紧握的双手，用手抓、打周围的玩具，并把东西放入嘴里。

4）6~7个月：能够在双手间有意识地准确传递物体。

5）8~9个月：能够较好地抓取物体，放下，再拿另一物体。

6）10~12个月：能够主动松开手中的物体，完成捏的动作，能握笔涂鸦，会翻书。

7）12~15月：能够搭2~3块积木，可完成投掷的动作。

8）2岁：能够搭6~7块积木，逐页翻书。

9）3岁：能够搭9~10块积木，投掷动作发育完成。

10）4岁：能够自己穿衣服，画正方形及简单的人。

（3）注视和追视：出生后的第2个月能协调地注视物体，并在一定的范围内眼球随着物体移动；3个月时可追寻移动的玩具或人的所在，头眼反射建立，即眼球在随注视目标转动时，头部也跟着活动；4~5个月开始能认识母亲，看到奶瓶等物时会表现出高兴的样子。

（4）粗大运动发育评定

1）粗大运动功能分级系统（gross motor function classification system，GMFCS）：是根据脑瘫儿童运动功能受限随年龄变化的规律设计的一套分级系统，是评估脑瘫患儿运动功能障碍程度的主要依据之一。GMFCS 将脑瘫儿童分为5个年龄组（0~2岁、2~4岁、4~6岁、6~12岁、12~18岁），每个年龄组根据其运动功能从高到低分为5个级别（Ⅰ级、Ⅱ级、Ⅲ级、Ⅳ级、Ⅴ级），对≥2岁的脑瘫儿童的运动功能障碍程度的判定结果更为准确。

2）粗大运动功能评定量表（gross motor function measure scale，GMFMS）：此量表针对脑瘫的粗大运动进行评估，适用于0~5岁的脑瘫儿童。分为5个功能区：①卧位与翻身；②坐位；③爬与跪；④站立位；⑤行走、跑跳。包含88个评估项目。

3）Peabody 粗大运动发育量表（Peabody developmental measure scale-gross motor，PDMS-GM）：针对0~6岁的脑瘫儿童进行评估，共有4个能区，151项，通过评估可以得出各个能区的原始分、相对月龄和标准分，最终还能得出粗大运动发育商和百分位。

（5）精细运动发育评定：精细运动功能评估量表（fine motor function measure scale，FMFMS）和手功能分级系统（manual ability classification system，MACS），适用于4~18岁的脑瘫儿童。

（6）全身运动（general movements，GMs）评定：对预测脑瘫高风险发展为痉挛型脑瘫有很高的价值，可评估高危儿是否发展为痉挛型脑瘫，灵敏度为98%。适用于矫正月龄5个月以下的婴儿。

3. 肌张力评定

（1）静止性肌张力：肌张力增高时肌肉僵硬，被动活动时有抵抗感。肌张力低下时肌肉松软，被动活动时无抵抗感。可以使用改良 Ashworth 量表进行评定。

（2）摆动度：固定肢体近端，摆动远端关节及肢体，观察肢体摆动幅度。肌张力增高时摆动幅度小，肌张力低下时摆动幅度大。

（3）动态肌张力：在姿势变化和活动中观察和判断。

4. 关节伸展角度的测定

（1）内收肌角（又称股角）：仰卧位，检查者握住小儿膝部，使两下肢伸直并向外展，尽可能达到最大角度,观察两大腿之间的角度,左右两侧不对称时应分别记录。正常4月龄后(不包括4月龄)内收肌角应大于90°(1~3个月40°~80°、4~6个月70°~110°、7~9个月100°~140°、10~12个月130°~150°)。

(2)腘窝角:仰卧位,屈曲小儿一侧下肢,将其大腿贴近腹部后伸展膝关节,观察小腿与大腿之间的角度。肌张力增高时角度减小,降低时角度增大。正常4月龄后应大于90°(1~3个月80°~100°、4~6个月90°~120°、7~9个月110°~160°、10~12个月150°~170°)。

(3)足背屈角:检查者用手按压小儿足部,使其尽量背屈,观察足部与小腿之间的角度。肌张力增高时足背屈角减小,降低时足背屈角增大。正常1~3个月45°~60°、3~6个月30°~45°、≥7个月0°~20°。

(4)足跟耳试验:仰卧位,检查者握住小儿一侧足,向同侧耳部靠拢,观察足跟与臀部连线与桌面形成的角度。正常4月龄后应大于90°(1~3个月80°~100°、4~6个月90°~130°、7~9个月120°~150°、10~12个月140°~170°)。

(5)头部侧向转动试验:正常时下颌可达肩峰,左右对称。肌张力增高时阻力增大,下颌难以达肩峰。

(6)臂弹回试验:使小儿上肢伸展后,突然松手,正常时在伸展上肢时有抵抗,松手后马上恢复原来的屈曲位置。

(7)围巾征:将小儿手通过前胸拉向对侧肩部,使上臂围绕颈部,尽可能向后拉,观察肘关节是否过中线。新生儿不过中线,4~6个月小儿过中线。肌张力低下时,手臂会像围巾一样紧紧围在脖子上,无间隙;肌张力增高时肘关节不过中线。

(8)牵拉试验:小儿呈仰卧位,检查者握住小儿双手向小儿前上方牵拉。正常小儿5个月时头不再后垂,上肢主动屈肘用力。肌张力低下时头后垂,不能主动屈肘。

5. 关节活动度测量　除前所述的关节伸展角度之外,还应根据患儿情况进行四肢关节的活动度测量。被动运动下使用量角器对患儿关节活动度进行测定。具体内容详见第三章第一节运动功能评定。

6. 原始反射检查　原始反射是新生儿与生俱来的非条件反射,也是婴儿特有的一过性反射。原始反射缺如、减弱、亢进或残存,都是异常表现。脑瘫患儿的原始反射多延迟消失、亢进或持续存在。

(1)觅食反射:用手指触摸婴儿的口角或上下唇,婴儿将头转向刺激侧,出现张口寻找乳头的动作。存在于出生后0~4个月。

(2)交叉伸展反射:小儿仰卧位,握住小儿一侧膝部使下肢伸展,按压或敲打此侧足底,另一侧下肢先屈曲后伸展。正常2个月左右消失。

(3)阳性支持反射:使患儿保持立位,足底着桌面数次,婴儿下肢伸肌肌张力增高,踝关节跖屈,也可引起膝反张。持续时间0~2个月。

(4)紧张性迷路反射:小儿俯卧位时使头稍前屈,出现四肢屈曲,两腿屈曲于腹下;小儿仰卧位时,使头颈轻度伸展,因肌张力增高而出现四肢伸展。正常4个月左右消失。

(5)握持反射:包括手握持反射和足握持反射。

1)手握持反射:刺激小儿尺侧手掌,引起抓握动作。正常2~3个月消失。

2)足握持反射:小儿仰卧位,触碰小儿脚掌,见足趾屈曲。正常9~12个月消失。

(6)非对称性紧张性颈反射:小儿仰卧位,使小儿头部转向一侧,可见颜面侧上下肢伸展,枕侧上下肢屈曲。正常2~3个月消失。

(7)对称性紧张性颈反射:头部前屈时,上肢屈曲、下肢伸展;头部后仰时,则上肢伸展、下肢屈曲。正常6个月左右消失。

（8）拥抱反射（Moro 反射）：握住仰卧位小儿的手将其两肩稍拉起，头后仰，突然松手，可见小儿手指张开，双上肢先外展，然后内收、屈曲，呈现拥抱样动作。正常 3 个月左右消失。

（9）侧弯反射：用手托起俯卧的小儿，用手划小儿一侧腰部，可见躯干向刺激侧弯曲。正常 3~6 个月消失。

7. 自动反应 婴儿在发育过程中，为了适应外环境，由低级中枢产生的条件反射在出生后一定时期出现，并在以后的生命历程中长期保留。

（1）立直反应：此反应维持头在空间中的正常位置、头颈和躯干间的正常序列关系以及躯干与肢体间的正常排列，可分为：迷路性立直反应、视性立直反应、颈立直反应和躯干立直反应、降落伞反应（又称保护性伸展反应）。

（2）平衡反应：倾斜小儿身体支持面，移动其身体重心时，小儿为了保持平衡，四肢发生代偿性运动，并调节肌张力保持整体正常姿势的反应，称为平衡反应。包括仰卧位及俯卧位平衡反应、膝手位平衡反应、坐位及跪立平衡反应、立位平衡反应和保护性伸展反应。

8. 协调功能评定

（1）共济运动检查：观察患儿在站立、行走、够取物体、玩耍时四肢的共济运动情况。可进行指鼻试验、轮替动作和跟-膝-胫试验等检查。

（2）不随意运动的检查：观察痉挛型脑瘫患儿有无肌肉阵发性的不自主收缩；观察手足徐动患儿有无上、下肢不规则的扭曲动作和快速、冲动性、不规则的舞蹈样动作；观察共济失调型脑瘫患儿有无意向性震颤等。

9. 平衡功能评定 平衡功能常用 Berg 平衡量表进行评定，评分标准为每项 0~4 分，最高分为 56 分。

（二）特殊感觉评定

1. 视觉评定 检查有无斜视、弱视、屈光不正及视觉诱发电位（VEP）等。

2. 听觉评定 观察对声音的反应，进行电反应测听（ERA）或脑干听觉诱发电位（BAEP）检查。

（三）智力障碍评定

1. 智商测试 最常用的筛查量表是丹佛发育筛选测验（Denvor developmental screening test，DDST），此表适用于从出生至 6 岁的儿童，诊断性测试可用韦克斯勒儿童智力量表（WISC）、韦克斯勒幼儿智力量表（WPPSI）等。

2. 适应行为测试 常用 2~3 岁儿童行为量表（CBCL/2~3）筛查幼儿的行为问题，可为衡量幼儿行为提供标准参考工具。婴儿-初中生社会生活能力量表（S-M 量表），适用于筛查 6 个月婴儿至 14~15 岁初中生的社会生活能力，协助临床智力低下的诊断，覆盖独立生活能力、运动能力、作业、交往、参加集体活动、自我管理六个基本行为领域。

（四）言语障碍评定

脑瘫患儿主要表现之一为语言发育迟缓。评定时可采用根据汉语特点修订研制成的中国版 S-S（sign-significance）检查法。另外，肺、声带、软腭、舌、口唇等参与构音的器官结构或功能异常，也会导致患儿出现运动性构音障碍，表现为语音欠清晰、语速减慢、发音困难等。评定可采用河北省人民医院康复中心修订的 Frenchay 构音障碍评定法。

（五）日常生活活动综合能力评定

目前使用的评定方法有国际通用的"WeeFIM"和我国研制的"残疾儿童综合功能评定法"等。

1. WeeFIM 包括患儿一般情况了解表及 FIM 评定表，评定内容包括了躯体功能、言语、认知和社会功能。FIM 评分最少为 18 分,最高为 126 分。

2. 残疾儿童综合功能评定法　是中国康复研究中心儿童康复科研制的。此方法以表的形式包括了五个方面的内容:①认知功能;②言语功能;③运动能力;④自理能力;⑤社会适应。通过表达与言语了解适应家庭和社会环境的情况。

三、康复治疗原则和目标

1. 康复治疗原则

(1) 早期干预:早期可应用丰富的环境刺激进行干预,促进婴幼儿的发育;目标-活动-运动集成疗法(goals-activity-motor enrichment,GAME)可以提高婴儿的运动和认知能力,并能缓解家长的压力;开展以家庭为中心的早期干预,能够帮助脑瘫婴幼儿最大限度地恢复到接近其正常运动水平的状态。

(2) 综合性康复治疗及团队干预:综合、全面地开展康复治疗是脑瘫儿童临床康复的基本原则。脑瘫儿童康复应建立在团队干预模式的基础上,通过多学科、跨专业协作实现。

(3) 以目标为导向的康复治疗:目标导向性训练(goal directed training,GDT)是有效提高脑瘫儿童康复效果的策略,可用于脑瘫高危儿早期干预。

(4) 使儿童愉快和有动力地康复训练:愉快和有动力的康复训练可以充分调动脑瘫儿童主动参与的积极性,获得良好的康复效果。可通过多感官刺激、游戏、VR 技术等多种方式使脑瘫儿童愉快、有动力地主动参与康复训练。

(5) 儿童和家长是决策者:康复评定、制订目标、制订治疗方案都应尽可能让脑瘫儿童和家长参与,他们应始终是决策者。

(6) 家庭干预:家庭干预是提高脑瘫儿童总体治疗效果的重要途径,家庭培训对脑瘫儿童的帮助总体是积极可行的。以家庭为基础的干预,可采用康复训练结合辅助器具的应用。

(7) 特定任务与辅助技术相结合:特定任务与辅助技术相结合,治疗效果优于单一技术或方法。

(8) 以 ICF 为指导:ICF 基于“生物-心理-社会”模式,为健康与残疾的理解提供新概念,为儿童康复奠定了理论基础,为脑瘫儿童的功能诊断、功能干预和功能评定提供了方法和工具。脑瘫 ICF-CY 核心分类组合在描述脑瘫儿童的功能方面具有可靠、有效、良好的临床应用价值。

(9) 遵循循证医学(evidence-based medicine,EBM)的原则:为选择最优预防与治疗措施提供有力的 EBM 证据,是实现对脑瘫儿童最佳帮助的必要和重要途径。EMB 研究为脑瘫早期精准诊断、早期预测和干预提供了标准化工具。

2. 康复目标　脑瘫患儿康复的目标不是达到治愈或完全正常化,而是通过综合康复手段,使患儿各方面达到最大限度的恢复和代偿,参与工作、学习等各项社会活动,实现最佳的功能和独立性。

小儿脑瘫的社区康复目标为针对脑瘫患儿主要的功能障碍、并发症和继发障碍进行预防和治疗,尽最大努力改善其运动、语言能力以及生活自理能力,尽可能地帮助他们获得适应各种环境的能力。

四、康复治疗

(一) 运动疗法

目前,小儿脑瘫常用运动疗法技术有 Bobath 技术和 Vojta 法。Bobath 技术属于“神经-发育学”的范畴,它意味着针对造成发育障碍的神经学障碍进行治疗。由于患儿分型不同症状表现不统一、年龄不同功能不同、家庭环境和生活习惯的不同,Bobath 技术要求治疗师不能将功能训练"处方化",强调每一个患儿都有自己的个体特点,应制订个性化的治疗计划。Vojta 法的训练重点是通过治疗师用手指按压患儿身体的特定部位,使患儿产生反射性翻身和反射性匍匐爬行两种基本动作模式,继而诱发反射性的移动运动,Vojta 将这种爬行称为人体所有协调运动的先导。以上的方法不单纯是被动地接受治疗,更重要的是促进、诱发和转变成主动运动而达到康复的目的。以下,以 Bobath 技术为例介绍训练方法。

1. 各型脑瘫的主要治疗目标和方法

(1) 痉挛型

1) 重度四肢瘫:患儿极度缺乏自主运动;胸廓活动受限,多见桶状胸;发声和呼吸功能低下,并存在睡眠、排泄等日常生活方面的障碍;对视觉、听力的刺激反应低下;诱发其自主运动时,会引起主动肌和拮抗肌过度的同时收缩。合并重度智力障碍、癫痫发作、重度身心障碍的患儿预后较差,训练效果不理想。

具体目标:维持头部和躯干的活动性,预防身体非对称性异常发育,将四肢的挛缩、变形控制在最小范围内;减少进食时所需的辅助量,尽可能维持患儿的进食功能和坐位姿势;改善呼吸功能的同时,调整生活的节奏。

治疗重点:抑制痉挛,降低肌张力,让患儿体验运动;维持头部、肩胛带和躯干的活动性,牵伸躯干等部位的短缩;鼓励各种自发性的运动,允许一定程度的异常模式。

2) 中度四肢瘫:此类患儿虽然可以进行粗大运动、能扶站,但运动范围小,容易过度用力,致使痉挛加重、动作模式化。

具体目标:针对此类患儿,可以在抗重力体位下通过支撑体重达到减轻痉挛的目的。如果患儿能够自发地移动重心,就可以逐渐促通平衡反应,或可拄腋拐行走。

治疗重点:促进躯干的主动抗重力伸展活动,诱发上下肢的伸展模式;促进主动运动,提高姿势和运动的适应性;通过上下肢的负重以减轻痉挛,增加活动性和稳定性。

3) 重度双瘫:此类患儿头颈部、躯干、上肢功能良好,但下肢活动性严重缺乏。所有的活动均依赖上身完成,其结果是强化了上身的屈曲倾向,难以完成拄拐行走和手膝位爬行等。

具体目标:确保下肢(包括骨盆)的活动性。

治疗重点:以多种方式帮助患儿完成移动,不要让患儿付出过度的努力;练习拄拐行走时不要前倾身体,尽量练习双下肢负重。

4) 中度双瘫

具体目标:能够行走并完成日常生活动作;防止增强下肢的伸展模式,促进下肢各关节的分离运动;改善步态。

治疗重点:早期开始,积极地开展立位下负重和抗重力伸展活动训练;进行髋关节伸展位下的膝关节和踝关节的分离运动。

5) 重度偏瘫:此类患儿非瘫痪侧肢体的过度活动会加重瘫痪侧的痉挛,使躯干的非对称性和上下肢的差别加大;瘫痪侧腕关节经常处于掌屈位,手指屈曲。

具体目标:从维持瘫痪侧上下肢的负重能力入手展开治疗。

治疗重点:减轻瘫痪侧痉挛,牵伸躯干;增强瘫痪侧上下肢的负重能力和支撑能力。

6) 中度偏瘫:多可见到患儿肩胛带后撤和骨盆向后方扭转;肢体远端部位易出现挛缩和变形,如肘关节屈曲、前臂旋前;踝关节内翻、尖足。

具体目标:促进瘫痪侧上下肢的负重能力和分离运动;加强本体感觉刺激;维持瘫痪侧在下的侧坐功能。

治疗重点:坐位,瘫痪侧下肢负重下站起;立位,瘫痪侧下肢在后,练习重心前后转移和瘫痪侧充分支撑体重;手膝位,瘫痪侧上肢上抬,练习瘫痪侧下肢分离运动等。

（2）不随意运动型:多数患儿下肢功能较好。由于肌张力变动较大,不能很好地进行抗重力位的控制,多见患儿使用紧张性反射补偿姿势的不稳定。婴幼儿阶段多表现为弛缓型,但在进行主动运动时,会突然出现急剧的肌张力增高(痉挛)。这种肌张力增高与非对称性紧张性颈反射、紧张性迷路反射一起形成头颈部、躯干和上肢的异常姿势。站立、行走过程中腰椎过度前屈,颈部的紧张会影响语言和进食。

1）具体目标:改变紧张性反射控制下的姿势;促进左右对称性发育;促进头部的控制能力。

2）治疗重点:早期开始站立训练;治疗中充分注意精神、情绪上的问题。

（3）共济失调型:此类型患儿看似运动模式较为正常,但运动缺乏选择性,难以进行精细的调整;平衡反应存在,但多延迟出现,且调整的范围过大;肢体近端肌肉缺乏同时收缩能力,导致患儿难以保持姿势和运动的稳定性;辨别距离的能力和定向力低下,意向性震颤明显。

1）具体目标:提高肌张力;促进肢体近端肌肉的同时收缩能力,提高稳定性;改善平衡、协调功能。

2）治疗重点:混合有痉挛或不随意运动时要及时治疗;诱导患儿的正确姿势反应;在抗重力位进行压迫、叩击刺激;站立和行走训练中灵活应用感觉信息。

2. 以痉挛型四肢瘫为例的 Bobath 康复训练

（1）俯卧位时抑制双肩的屈曲、内收,上举双上肢并保持头部抬起,反复进行双肩关节外展、肘关节伸展和前臂旋后的动作以扩大上肢的活动范围。纠正骨盆的前倾,促进腹肌的活动并诱导髋关节的伸展。然后,左右活动骨盆,促进下肢的交替屈伸。

（2）坐位对躯干施加压迫刺激,以提高躯干下部肌群的收缩能力。躯干稍向后倾斜以提高头部的控制能力。然后做重心左右转移,以促进下部躯干的肌肉收缩和骨盆的活动性。

（3）站立时抑制骨盆过度的前、后倾,并促进躯干下部的收缩。然后进行重心左右转移,促进一侧下肢的负重。

（二）作业疗法

作业治疗针对脑瘫患儿主要训练目的是改善上肢功能、改善姿势和提高姿势变换能力、加强手眼协调能力和手的精细动作能力、改善认知障碍并促进其发育,使患儿达到生活自理并能接受教育。

1. 针对不能保持坐位的患儿　不能独坐的患儿在仰卧位多表现出身体左右侧的非对称性。头部不能保持中立位的患儿常采取非对称性紧张性颈反射姿势;当年龄小且处于弛缓状态时,会出现下肢膝关节屈曲、髋关节外展外旋。俯卧位下全身屈曲占优势,可以抬头但难以保持。上肢受体位和姿势反射的影响很大,上肢和手之间的分离运动难以出现。不能随意抓握,不能把手放到身体正中线等,日常生活几乎完全依赖家人。此类型患儿的作业治疗重点为:

（1）促进姿势和运动的发育:在仰卧位、俯卧位或辅助坐位下,利用球类、滚筒等进行头部的调整训练,并在肢体左右对称的状态下促进其主动运动;在俯卧位进行抬头和双肘支撑训练;辅助坐位下做游戏等。双手在正中线上玩玩具或在侧卧位下练习手的活动,都可以促进上肢在正中位上的活动。治疗师帮助患儿维持正确姿势,并利用各种玩具诱导患儿的正确活动。

（2）保持姿势:使用姿势矫正椅,在促进头部和躯干自我调整的同时,还可以扩大患儿的视野和活动空间,也能使患儿多接受一些中立位的刺激。

（3）进食、饮水动作:如果患儿具有一定的抓握功能,可以将餐具加以改造来完成进食、饮水活动。

1）自己进食:进食前先固定好躯干和双下肢,以保持良好坐姿,减轻痉挛;将食物摆在接近口部的高度,盘和碗要带有防滑功能,勺把加粗等。可把进食动作分解成几部分动作,分阶段进行训练,以后再将动作连贯起来。每日三餐都需进行训练,需注意患儿食物和水分的摄入量。

2）喝水和咀嚼训练:将患儿抱在怀中,治疗师一手控制患儿的下颌,另一手拿小杯子或食物,让患儿练习进食,慢慢咀嚼。

2. 针对能维持坐位的患儿　此类患儿大多可以爬行或行走,但动态坐位平衡尚不充分,容易出现弓背、躯干左右非对称、需用手支撑等。患儿有一定的抓握能力,但操作物体的能力较差,上肢的伸展（够取）范围不充分。日常生活需要部分辅助。此类型患儿的作业治疗重点为:

（1）改善姿势:增加姿势的稳定性和平衡能力,可以提高上肢和手的功能。此类患儿稍加训练和指导即可保持良好的姿势。治疗师可以使用球类游戏诱导患儿躯干的自动调整反应功能,保持躯干稳定性的同时练习上肢够取动作。

（2）促进上肢功能的发育:改善上肢功能,可以先从使用双手玩玩具的动作开始。使用双手的动作会涉及对物体的形状、方向的理解,手的抓握和捏的动作练习等。

（3）促进认知和适应能力的发育:对具有一定的捏和抓握能力的患儿,需要指导其进行形状区分、立体组合,使用道具,描画等动作。促使患儿主动地玩玩具、做游戏,让患儿体验成功的乐趣。

（4）穿脱衣服训练:此类患儿平时自己可以进食,但如果坐位平衡和姿势变换能力不充分,自己穿脱衣服会有一定的难度。首先让患儿了解穿脱衣服的顺序,通过训练逐渐减少辅助,让其学会自己独立穿衣、脱衣。

3. 针对偏瘫型患儿　大多数患儿能够行走,但是瘫痪侧上肢多表现为较强的屈曲倾向。如果治疗不及时,不仅功能低下,而且上肢长度和手的大小会和非瘫痪侧出现差距。半侧空间忽略的问题也较常见。

（1）抑制联合反应:瘫痪侧上肢活动中容易出现联合反应,过多使用非瘫痪侧,会强化瘫痪侧的异常。因此,需要抑制瘫痪侧的异常肢体位,将上肢摆放成肩关节外展、外旋,肘、腕关节及手指伸展的体位。

（2）对称性地使用左右手:多做需要使用双手的游戏。

（3）偏瘫侧手的使用训练:如用手固定物体、移动物体,肘伸展位用手做游戏等。

（4）认知功能:对于存在半侧空间忽略的患儿,可以通过排列物体和画画等减少忽略的范围,训练患儿的思维和表现能力。

（三）言语疗法

大部分患儿伴有不同程度的言语障碍。语言治疗不仅要对那些有言语障碍的患儿进行有声的言语治疗,还要帮助不能进行语言交流的患儿建立代偿性的交流方式。激发患儿对语言运用的兴趣,以满足日常生活及学习上的需要。

1. 构音障碍的训练

（1）在呼吸训练的基础上,进行下颌、唇及舌的控制;抑制不随意运动、促进协调运动以及改善口腔的知觉训练。

（2）从构音容易的音（双唇音）开始练习,逐步过渡到较难的音,如软腭音、齿音、舌齿音等。

2. 语言表达能力的训练

（1）口语前训练：如动作或手势、模仿能力训练等。

（2）语言表达能力训练：如单词、双词、简单短句的训练。

（3）非语言表达能力训练：如手势或动作训练、沟通板训练等。

（四）引导式教育

引导式教育是综合、多途径、多手段对脑瘫等神经系统障碍的患儿提供的一种治疗手段。此方法是20世纪40年代由匈牙利学者Andrew Peto提出的，以神经生理学和神经运动学为基础，设计了一种促进患儿人格发育，提高其适应环境的能力的运动治疗体系。1950年在布达佩斯成立引导式教育机构，20世纪80年代引入我国。

1. 引导式教育概念 引导式教育是一种康复治疗与教育相结合的体系。引导员通过仔细策划一系列的活动，使运动功能障碍的患儿得到包括运动、言语、智力、社交、情感及个性等各方面的发展，以克服身体的运动障碍及由此引发的其他问题。引导式教育将患儿作为一个完整个体，以生活为基础进行教育，诱导其主观能动性，解决因功能障碍带来的困难，培养其正面的性格发展趋势。

2. 引导式教育的原则

（1）引导式教育的中心思想是如何使有性格障碍的儿童的性格得以改善。

（2）通过引导员给患儿提供最理想的学习环境，帮助其在真实的环境中学习并且融会贯通。

3. 引导式教育的特点

（1）强调整体观念。

（2）诱发患儿学习意愿、鼓励积极参与、发挥其自身潜能。

（3）以小组形式为主导，全面地、连贯地参与训练。

（4）强调在引导式教育系统中，学习者整天在各方面的学习都以小组形式进行。

4. 引导式教育的基本组成要素

（1）引导员（conductor）：负责策划及推行教学计划，作为"观察者""策划者""教育者"和"协调者"，诱导患儿主动学习，并帮助其建立良好的性格和能力。

（2）教育小组（group）：营造自然的社群要求和关系，减少对成人的依赖；提供互相效仿、互相激励的机会，诱发学习意愿；提供学习社交技巧的机会；建立健康的自我认识和对他人的认识。

（3）节律性意向（rhythmical intention）：节律是指动作的节拍，患儿通过自己的语言来诱发及调节自己的动作和活动，发展儿童的时间观念。

（4）家具（furniture）：诱发性的用具及环境。

（5）诱发技巧（facilitation skills）：指引导员通过环境的设置、语言的激发、动作的示范、手法的帮助、玩具及教具的辅助等，帮助患儿尽量完成自主运动。

（6）课题程序（task series）：是按照患儿现有的能力，把普通儿童自然学习的各种功能活动分成细小的步骤并串联起来，成为有目标的连贯动作。以其中一个内容作为一段时间内学习的中心，每个科目都围绕这个主题去选材和教育。

（五）针灸治疗

1. 常规针刺疗法 选取大椎、身柱、风府、四神聪、悬钟、阳陵泉。风府朝鼻尖以下方向针刺1寸左右，四神聪分别从4个不同方向，其余穴位常规针刺。肝肾不足配伍肝俞、肾俞、太溪、三阴交；脾胃虚弱配伍中脘、脾俞、足三里；肢体经络不通配伍曲池、手三里、合谷、外关、伏兔、环跳、风市、委中、承山、丰隆。

2. 头针疗法 选取顶颞前斜线、顶旁 1 线、顶旁 2 线、颞前线、枕下旁线,用毫针刺激,留针 1~4 小时,每日 1 次。

(六) 必要的药物和手术治疗

1. 常用药 药物治疗有促进脑神经细胞代谢的药物,如脑活素、神经节苷脂、神经生长因子等;肌肉松弛药,常用巴氯芬片、盐酸乙哌立松片等;抗震颤麻痹药,如多巴丝肼片、左旋多巴;缓解痉挛的神经阻滞剂,如 A 型肉毒素;另外还有抗癫痫药以及中药等。

2. 手术治疗 手术大多针对痉挛型脑瘫或骨与关节畸形严重的脑瘫患儿,其目的是解除严重、不可逆的肢体痉挛,降低患儿的肌张力,恢复和改善肌肉平衡;矫正骨、关节及软组织的挛缩畸形,为功能训练创造条件。手术可分为神经手术和矫形手术。神经手术中多选择脊神经后根切断术,它可以减少对运动神经元的兴奋输入,从而解除肢体痉挛。矫形手术可分别针对足、膝、髋或上肢等畸形进行矫正。手术后需要进行物理因子治疗和作业治疗以恢复肌力,并且将功能发挥到最大水平。

(七) 其他治疗

1. 心理治疗 由于患儿活动范围小、与人交流少,导致患儿过度依赖与胆小、情绪不稳定、自我控制能力低下、注意力分散、对环境适应能力差等问题,需要心理医师介入。可以采取个别心理疗法、集体疗法、行为疗法、家庭疗法及其他文体音乐疗法等,循序渐进地帮助患儿建立正常的心理环境。

2. 音乐治疗 音乐可以改善神经系统、心血管系统、内分泌系统和消化系统的功能,促使人体分泌有利于身体健康的活性物质,可以改善情绪,消除紧张、焦虑、恐惧等不良心理。

五、健康教育

脑瘫患儿的康复是一个长期的过程,可能需要从婴儿期坚持至成年。患儿除了在专业康复机构进行训练,还需要家庭与社区康复的积极配合。因此,在社区除了针对患儿家长提供简单、易懂的康复技术指导,提高患儿的自理能力,还应通过社区健康教育,大力宣传三级预防机制,防止各种并发症的发生,提高脑瘫患儿的生活质量。

(一) 知识宣教

1. 一级预防 通过健康教育,从源头上进行脑瘫高危儿童的早期干预。如:建立高危新生儿追踪随访制度,定期检查,对可疑脑瘫患儿进行积极的早期治疗,指导家长正确的防治方法。对于能够行走但会跌倒的不随意运动型、共济失调型患儿可以戴保护帽,以保证头部的安全。

2. 二级预防 一旦确诊,要尽早防止并发症和继发性残疾的发生。具体方法如下:

(1) 日常姿势管理:①卧位头容易朝向一侧的患儿,应调整床铺位置,使声音和光线等从另一侧刺激患儿;②能采取侧卧位的患儿,尽量让患儿在侧卧位玩玩具、看书等;③仰卧位下头颈后伸,双上肢屈曲、外展、外旋的患儿,用披肩或浴巾将患儿的肩和上肢调整到身体前方,使用硬枕头;④椅坐位时头颈、躯干过度伸展,双下肢内收、内旋的患儿,坐在家长一侧腿上,家长将其双肩上提、内收,控制其躯干和上肢;⑤长坐位时双下肢伸展、外展,双上肢屈曲、外展的患儿,将其双下肢屈曲,躯干向腿部靠近,双肩内收,促进上肢伸展。

(2) 指导患儿父母抱孩子的方法:①不随意运动型患儿,家长从后方屈起其双下肢,牵伸其双上肢呈抱膝状;②偏瘫型患儿注意保持对称性姿势,并将瘫痪侧肩关节屈曲、外旋,肘关节伸展;③弛缓型患儿家长用一只手拖住其臀部,减少对脊柱的支持,促进患儿脊柱的主动伸展;④痉挛型双瘫患儿注意将双下肢屈曲、外展、外旋。

（3）预防压疮的方法：①利用海绵垫或硅胶垫扩大身体与轮椅的接触面积；②调整轮椅，尽量让患儿在轮椅上保持良肢位；③在足下加装足部的支撑装置，以减少痉挛的发生。

（4）预防癫痫的方法：当癫痫发作时，扶患儿平卧，防止跌倒，掐人中，解开衣领、腰带，以保障呼吸通畅。抽搐发生时不要强压患儿肢体，以免引起骨折和脱臼。可将患儿头部转向一侧让分泌物流出，避免堵塞气道。发作后注意让患儿在安静的地方休息，避免激烈活动和嘈杂声音，遵医嘱规律服用抗癫痫药物等。

（5）预防呛咳和窒息：合并有吞咽障碍的患儿，在喂水时头部不要过度后仰，应少量、缓慢地喝。患儿过度哭闹时不要给患儿吃东西，让患儿进食时保持安静，避免打扰，以免引起呛咳。

3. 三级预防　积极进行脑瘫患儿生活自理功能的训练，如：有一定坐位平衡功能的患儿选择易于穿脱的衣物，家长帮助患儿控制骨盆、躯干的稳定或患儿靠在墙角保持身体稳定，尽可能独立地完成更衣动作。同时要激发患儿的学习兴趣，最大限度地提高患儿的生活质量。

（二）起居照护

家庭日常起居环境是脑瘫患儿最舒适、最被接纳的环境，同时也是理想的进行学习和成长的场所。

1. 起居照护的目标包括帮助患儿：

（1）增加独立自理能力；

（2）练习日常生活活动；

（3）进行社交活动；

（4）学习；

（5）按时进食，摄入所需的营养物质；

（6）练习每日物理治疗活动；

（7）养成洗漱等个人卫生习惯。

2. 在起居照护中，也可以引入一些能提高活动能力和交流能力的器具，举例如下：

（1）坐位矫正椅：维持坐位稳定性，解放双手玩玩具、学习、进食以及交流，是融入家庭和社会的重要内容。

（2）站立架：达到双下肢支撑体重，在立位与人交流、扩大视野的目的。站立架前方放置桌板，患儿可以用双手完成进食和游戏。

（3）移动用具：不能行走或手膝位爬行时可使用爬行板。站立行走时可用助行器。有些患儿不能行走，则可驱动轮椅来达到移动的目的。

（4）进食：改造餐具，调整勺子、叉子形状，加粗把手，盘子下面铺防滑垫；将树脂杯子切出一个缺口，不用抬头即可完成喝水动作。

（5）矫形器：预防和纠正肢体挛缩变形，帮助下肢负重，起到局部稳定的作用。常用的有鞋垫和踝足矫形器等。

（三）饮食疗法

重度脑瘫以及伴有口咽部功能障碍的患儿具有高风险可能出现营养状况问题，因此需要综合各学科采取多样性方法决定营养需求和饮食干预模式。对于能够口服进食的患儿，典型的一线疗法包括口服营养支持；对口服补充后仍然存在体重增加不理想的营养不良患儿，以及口咽部功能障碍导致吞咽食物存在安全性问题的患儿，可能需要考虑置管喂食，同时需要保证相应的并发症得到预防和处理，避免过度喂养或给予不足。

1. 饮食评估

（1）持续监测并记录患儿的体重和身长/身高趋势：关注例如体重增加情况、生长线性趋势、是否在每次患病时都有体重减轻。

（2）测量脂肪储备：如是否有皮下脂肪变薄、皮肤皱褶增加等征象。

（3）测量节段长度：例如胫骨长度，以推测计算身高生长情况，并与标准曲线进行比对，可评估患儿生长状况。

（4）如营养状态评估尚可，但患儿生长速度持续不理想，则需要检测生长激素水平。

（5）可接受的体重波动范围为同年龄段非患病儿童的 10%～25%。

2. 喂食方法

（1）口服喂食：即使需要花很长时间准备餐食，口服喂食仍然是照顾患儿的家庭首选的喂食方法。一旦出现营养不良，大部分情况仍然可以通过增加喂食量或添加口服补充营养剂补充营养。有些情况下置管可能在短时间内能改善营养状况，营养不良缓解后仍应继续口服喂食。

（2）经皮胃造口管或胃空肠管：有部分患儿频繁咳嗽、噎食、误吸，故必须置管给予饮食。对于置管喂食需求超过 6 周的患儿，应考虑使用该方法；且不需要置管时这些装置可以取出。但要注意，即使是置管喂食，食物仍有可能反流导致误吸，所以仍应谨防误吸。

（3）混合喂食：对于暂时性需要置管的患儿，可以采用夜间置管给予，使其白天可以有饥渴的感觉，从而可以进行经口喂食。这种方法也可锻炼口部肌肉运动功能，从而达到尽早回归经口喂食的目的。

（四）转介服务

脑瘫的社区康复是绝大多数脑瘫康复需求者康复普及的最佳途径。只有将机构康复、社区康复与居家康复相结合，才能真正实现我国脑瘫儿童人人享有康复权利这一目标。我国大部分脑瘫患儿生活在农村或城市的普通家庭，没有能力和条件长期住院接受康复治疗。长期在康复机构接受康复治疗，同样不利于患儿像正常儿童那样在家庭和社区的社会环境中、人与人的交往中，获得生理、心理、社会能力的全面康复，建立健全的人格和意志品质。因此，定期到康复机构接受康复评定和指导性的康复治疗或解决特殊需求，长期以家庭或社区康复站为基地进行康复训练和治疗，是脑瘫患儿实现全面康复的必经之路。

学习小结

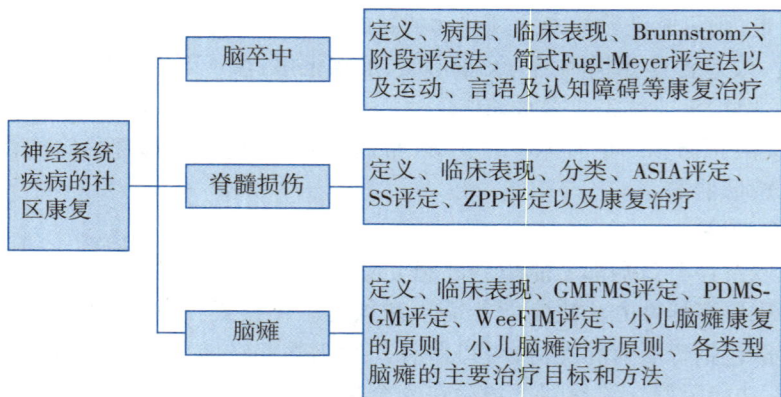

复习思考题

1. 患者薛某,女,62 岁,突然右侧偏瘫 2 小时,急诊入院。体检:T 36℃、P 84 次/min、R 18 次/min、BP 150/90mmHg;失语,双眼向左凝视,右鼻唇沟变浅,伸舌偏右,右侧肌张力低,肌力 0 级(Brunnstrom 分期Ⅰ期),角膜反射:右(+),左(-)。发病以来无头痛、恶心、呕吐、意识障碍及大小便障碍。

问题:

(1) 该患者处于偏瘫的哪一期? 四肢活动状况如何?

(2) 请结合上述评定结果制订相应的康复训练计划。

2. 脊髓损伤 ASIA 功能分类的类型和临床表现是什么?

3. 患儿丘某,男,2 岁 7 个月,因"左侧肢体不灵活"于 2013 年 3 月 21 日来院康复科就诊。患儿为单胎第一产,母妊娠期体健,无感染及其他病史,妊娠 41 周剖宫产,出生体重 3 450g。出生头围不详。出生时有缺氧。否认脑炎、外伤、抽搐史。查体:头围 46.5cm,前囟 1cm×1cm;反应可,追视可;心、肺、腹(-);左侧肢体肌张力较高,腱反射(+),降落伞反应:右(+),左(-)。仰卧位姿势对称,左手抓物不灵活,拉起时头可跟随;俯卧位抬头、肘支撑可,手支撑不可,仰卧位翻身至俯卧位可,俯卧位翻身至仰卧位不可;独坐不稳;腹爬不可,仰卧位至坐位转换不可。对名字有反应,会挥手拜拜,无意识发"ba ba po"音,双手交换物体不可,会撕纸。初步诊断为脑性瘫痪。

问题:

(1) 该患儿属于哪一型脑瘫? 判断依据有哪些?

(2) 脑瘫康复治疗的原则有哪些?

◆◆◆　　第六章　　◆◆◆

骨关节及运动系统疾病的社区康复

> **学习目标**
>
> 　　1. 掌握颈椎病的分型和社区康复治疗,肩关节周围炎、腰椎间盘突出症、膝骨关节炎、骨折的社区康复治疗。
> 　　2. 熟悉各个疾病的临床表现和康复评定。
> 　　3. 了解各个疾病的形成原因及健康宣教。

第一节　颈椎病的社区康复

一、概述

　　颈椎病是一种常见的、多发的退行性病变,主要表现为颈肩痛、头晕头痛、上肢麻木、肌肉萎缩,严重者双下肢痉挛、行走困难,甚至四肢无力、瘫痪、大小便障碍。多发于中老年人,发病率男性高于女性。随着手机、电脑、空调的广泛使用,低头工作、生活方式增多,屈颈和遭受风寒湿的机会不断增加,颈椎病的患病率不断上升,且发病年龄有年轻化趋势。

(一)定义

　　颈椎病(cervical spondylosis)是由于颈椎间盘退变、突出,颈椎骨质增生、韧带增厚、钙化等退行性变,刺激或压迫颈椎周围脊髓、神经、血管而产生一系列症状的临床综合征。常见的原因有慢性劳损、寒冷刺激、局部感染、头颈部外伤、颈椎结构发育不良等。

(二)临床表现

　　根据受累组织和结构的不同,颈椎病分为:颈型、神经根型、脊髓型、交感神经型、椎动脉型、混合型。

　　1. 颈型颈椎病　患者的椎间盘退变处于早期阶段,症状以颈项强直、疼痛为主,可牵扯至肩背,点头、仰头及转头活动受限,也可出现头晕,常于晨起、久坐、受寒后发作。查体:颈椎旁肌、胸1到胸7椎旁肌、斜方肌、胸锁乳突肌、冈上肌、冈下肌有压痛。X线片上没有椎间隙狭窄等明显的退行性改变,但常显示颈椎生理曲度改变。

　　2. 神经根型颈椎病　颈椎退行性变累及颈神经根,表现为颈神经根支配区感觉和运动功能障碍。好发于 C_5/C_6、C_6/C_7 间隙。主要症状为颈、肩部及肩胛骨内侧缘疼痛僵硬,一侧上肢放射性疼痛或麻木,沿着受累神经根的走行和支配区放射,重者手指出现阵发性触电样麻刺感,颈部活动、咳嗽时加重。查体:颈部僵直、肌肉紧张、活动受限;棘突、棘突旁、肩胛骨内侧缘等部位压痛;受累神经根支配区的皮肤痛觉过敏或减退、肌力减弱。椎间孔挤压试验阳性,臂丛神经牵拉试验阳性。X线片常显示颈椎生理曲度改变,椎间隙和椎间孔狭窄,骨质增生等。

3. 脊髓型颈椎病 病变累及颈髓导致感觉、运动和反射障碍。发病缓慢,逐渐加重或时轻时重,外伤时可急性发病或致使病情突然加重。初发症状常为双下肢无力、发紧、沉重,逐渐进展出现足下有"踩棉花"感,行走不稳。还可表现为一侧或双侧上肢疼痛、麻木、无力,持物坠落,双手笨拙,精细动作困难,躯体有束带感,可有尿频、尿急、尿失禁或尿潴留、便秘等。查体:上肢或躯干出现节段性分布的浅感觉障碍区,深感觉多正常,肌力下降,双手握力下降。四肢肌张力增高,腱反射活跃或亢进,髌阵挛和踝阵挛阳性。病理反射阳性(多数患者 Hoffmann 征及 Rossolimo 征阳性,部分患者 Babinski 征阳性),浅反射减弱或消失,但不一定与脊髓损害的程度一致。CT 或 MRI 常显示某节段颈椎间盘突出,相应部位的颈髓受压,有时出现脊髓损伤的高信号区。

4. 交感神经型颈椎病 病变累及交感神经引发交感神经功能紊乱。临床症状多样,可为头晕、头痛、颈肩背痛;眼部胀痛、干涩或流泪,视物不清或虹视;耳鸣或耳聋;面部麻木或半身麻木,凉感,无汗或多汗;心动过速或过缓,心律不齐,心前区疼痛;恶心、呕吐、嗳气、咽干或咽喉有异物感等不适症状;腹胀、腹泻;失眠,情绪不稳定,对疾病恐惧多虑等。无特定阳性体征,可有颈椎及椎旁压痛、心率和血压异常。影像检查结果无特异性。椎动脉造影阴性。

5. 椎动脉型颈椎病 因椎动脉受刺激或受压,导致椎基底动脉供血不足。典型症状为转头时突发眩晕、恶心、呕吐,四肢无力,共济失调,甚至倾倒,但意识清醒,卧床休息症状可消失。主要阳性体征为椎动脉扭曲试验阳性。X 线片常显示钩椎关节增生,颈椎节段性不稳。

6. 混合型颈椎病 具有神经根型、脊髓型、椎动脉型、交感神经型任意两种或两种以上的临床表现。

二、康复评定

1. 颈椎活动度检查 上位颈椎疾病最易引起颈椎活动受限。神经根水肿或受压时,颈部出现强迫性姿势,影响颈椎的活动范围。正常颈椎活动范围:前后屈伸各 35°~45°,左右旋转各 60°~80°,左右侧屈各 45°。嘱患者做相应动作,测量其活动度,判断是否有活动受限。

2. 肌力、肌张力评定 主要为颈、肩及上肢的检查,包括胸锁乳突肌、斜方肌、三角肌、肱二头肌、肱三头肌、大小鱼际肌等。如有脊髓受压症状,要进行下肢肌肉的肌力、肌张力和步态评定。

3. 疼痛评定 疼痛评定可以采用 VAS 法、McGill 疼痛问卷、VRS 法、人体表面积评分法、行为疼痛测定法等。

4. 感觉评定 对神经受损节段的定位有重要意义。主要包括手部和上肢的感觉障碍分布区的痛觉、温度觉、触觉及深感觉等的检查,按照神经学检查标准进行。

5. 反射评定 包括相关深反射、浅反射及病理反射。

6. 特殊检查

(1)臂丛神经牵拉试验:患者坐位,头微屈,检查者立于患者被检查侧,一手推头部向对侧,另一手握该侧腕部做相反方向的牵拉,此时臂丛神经受牵拉,若患肢出现放射痛、麻木则为阳性,多见于神经根型颈椎病患者。

(2)椎间孔挤压试验:又称压顶试验。嘱患者头向患侧倾斜,检查者左手掌平放于患者头顶部,右手握拳轻轻叩击左手背部,如出现根性痛或麻木则为阳性。在神经根症状较重者则双手轻压头部即可出现疼痛、麻木或相应症状加重。

（3）椎间孔分离试验：与椎间孔挤压试验相反，嘱患者端坐，检查者两手分别托住其下颌，以胸部或腹部抵住其枕部，慢慢向上牵引颈椎，以扩大椎间孔。如出现上肢麻木、疼痛等症状减轻或颈部轻松感则为阳性。

（4）前屈旋颈试验：先令患者头颈部前屈，再左右旋转活动，若颈椎处出现疼痛即为阳性，提示颈椎骨关节病，表明颈椎小关节多有退行性病变。

（5）椎动脉扭曲试验：又称旋颈试验，主要用于检查椎动脉状态。检查者一手扶患者头顶，另一手扶其后颈部，使头向后仰并向左（右）侧旋转45°，停留约15秒，若出现头昏、头晕、眩晕、视物模糊、恶心、呕吐即为阳性，提示椎动脉综合征、椎动脉型颈椎病。此试验应根据患者年龄和病情进行，对年龄大、头晕较重者，不要用力过猛，以防晕厥。

7. 颈椎病专项评定　有颈椎稳定性评定、颈椎间盘突出功能损伤的评定和脊髓型颈椎病的功能评定等。日本骨科学会（JOA）对脊髓型颈椎病的17分评定法应用较为普遍。将正常人上、下肢运动功能设为4分，上、下肢及躯干感觉各为2分，膀胱功能为3分，总分17分，根据功能障碍进行评分，分数越低表示功能越差，以此可以评定手术治疗前后功能的变化。脊髓型颈椎病的康复治疗效果评定也可采用此法。

8. 日常生活活动能力评定　颈椎病会导致患者日常生活活动能力受到影响，降低患者的自信心及对社会的参与程度，故日常生活活动能力评定可以了解患者的生活能力和社会参与能力。

9. 肌电图和神经传导测定　肌电图对神经系统有无损伤及损伤部位、区分神经源性与肌源性、神经的早期损伤有重要诊断意义，尤其对神经根型和脊髓型的诊断有意义。

10. 影像学评定　颈椎X线、CT、MRI对判断颈椎病的严重程度、病变节段、损伤的程度、预后、治疗方式的选择有重要参考意义。X线平片检查是诊断颈椎病的重要依据；CT检查可了解椎间盘突出、椎管狭窄、横突孔大小等情况，对后纵韧带骨化症的诊断有重要意义；MRI检查可了解椎间盘突出程度（膨出、突出、脱出）、硬膜囊和脊髓受压情况。

三、康复目标

颈椎病常常反复发作，症状轻重不一。临床上每个颈椎病患者的病程、病情不一，预后也不同。大多数颈椎病通过各种非手术的康复治疗，症状体征可缓解、改善；若积极配合康复治疗，坚持足够的疗程，可基本上消除颈椎病对患者工作和日常生活的影响。康复治疗的目标是消除症状体征并尽可能恢复正常生理功能和工作能力。

四、康复治疗

颈椎病的康复治疗包括病因治疗与对症治疗。治疗上应注意针对各型临床特点，采用适当的综合治疗，要求患者积极配合并坚持足够疗程，同时注意消除日常工作生活中可能加重病情的因素。

1. 运动疗法　运动疗法是提高和巩固疗效的重要手段，急性症状缓解后即可开始。包括保持和恢复颈部活动范围的练习、颈部肌肉的抗阻等长收缩训练，以及牵引颈部肌肉的练习。一般根据患者的病情和爱好，制订个性化的练习计划。所有练习均应平稳、缓慢地进行，并在患者能耐受的情况下逐渐加大动作幅度。

（1）颈椎活动度训练：患者坐位，头部直立位，躯干保持正直，嘱其做缓慢的头部前屈、后伸运动及左右侧屈运动，尽量达到最大范围，扩大颈椎活动范围。

（2）颈肌肌力增强训练：患者坐位，头部直立位，躯干保持正直，医者以一手置于患者额部、枕部或颞部，嘱患者抗阻力做头部前屈、后伸或侧屈运动，提高颈深肌群、胸锁乳突肌、肩胛提肌和竖脊肌的力量。

（3）麦肯基（Mckenzie）技术：根据麦肯基评定系统对坐、卧、立位颈椎各个维度的运动进行评价，选择合适的治疗手法，如坐位后缩、坐位后缩加伸展、卧位后缩加伸展、手法牵引下后缩加伸展和旋转、伸展松动术、后缩加侧屈、侧屈松动术等。在开始选择治疗方向时，使用较小的力，若出现症状减轻或向心化现象，表明该方向是适合的治疗方向，必要时，逐渐增加该运动方向的力。一般情况下，力的升级是从静态体位、患者自我运动开始，增加到患者自我过度加压、治疗师过度加压，其后再进行松动术、手法治疗，以确保治疗的安全性和有效性。

（4）牵引疗法：颈椎牵引是治疗颈椎病常用且有效的方法。颈椎牵引治疗必须掌握牵引的方向（角度）、重量和牵引时间三大要素，才能取得牵引的最佳治疗效果。一般选择坐位或卧位的颌枕带牵引法。可以采用连续牵引，也可用间歇牵引或两者相结合。牵引角度一般根据病变部位而定，如病变主要在上颈段，牵引角度宜采用 $0° \sim 10°$；如病变主要在下颈段（$C_5 \sim C_7$），牵引角度应稍前倾，可在 $15° \sim 30°$，同时注意结合患者舒适度来调整角度。牵引重量应综合参考患者病情、体质和舒适度，但起始重量一般不超过体重的 10%，随治疗逐渐增加。牵引时间以连续牵引 20 分钟，间歇牵引则 20~30 分钟为宜，每日 1 次，10~15 日为 1 个疗程。牵引疗法适用于神经根型、椎动脉型、交感神经型颈椎病。但脊髓型颈椎病慎用，轻型可试用，颈椎管矢状径大于 10mm 的较安全；如重型的脊髓型，则不宜行牵引，以免加重脊髓的损伤。

2. 物理因子治疗　主要作用是扩张血管、改善局部血液循环，解除肌肉和血管的痉挛，消除神经根、脊髓及其周围软组织的炎症、水肿，减轻粘连，调节自主神经功能，促进神经和肌肉功能恢复。常用治疗方法有：

（1）直流电离子导入疗法：常将各种西药或中药置于颈背，按药物性能接阳极或阴极，与另一电极对置或斜对置，每次通电 20 分钟。适用于各型颈椎病。

（2）低频调制的中频电疗法：一般用 2 000~8 000Hz 的中频电为载频，用 1~500Hz 的不同波形（方波、正弦波、三角波等）的低频电为调制波，以不同的方式进行调制并编成不同的处方。使用时根据病情选择处方，电极放置方法同直流电，每次治疗 20~30 分钟。适用于各型颈椎病。

（3）紫外线疗法：颈后上平发际下至第二胸椎，红斑量 3~4MED，隔日 1 次，3 次为 1 个疗程，配合超短波治疗神经根型急性期。

（4）超短波疗法：用波长 7m 左右的超短波进行治疗。一般用中号电极板两块，分别置于颈后与患肢前臂伸侧，或颈后单极放置。急性期无热量，每日 1 次，每次 12~15 分钟；慢性期用微热量，每次 15~20 分钟。10~15 次为 1 个疗程。适用于神经根型急性期和脊髓型脊髓水肿期。

（5）超声疗法：频率 800kHz 或 1 000kHz 的超声波治疗机，声头与颈部皮肤密切接触，沿椎间隙与椎旁移动，强度用 $0.8 \sim 1W/cm^2$，可用氢化可的松霜作接触剂，每日 1 次，每次 8 分钟，15~20 次为 1 个疗程，用于治疗脊髓型颈椎病。超声频率同上，声头沿颈两侧与两冈上窝移动，强度 $0.8 \sim 1.5W/cm^2$，每次 8~12 分钟，余同上，用于治疗神经根型颈椎病。

（6）其他疗法：如磁疗、电兴奋疗法、干扰电疗法等治疗也是颈椎病物理治疗常选的方法，选择得当均能取得一定效果。

3. 中医康复疗法

（1）中药内服法：依据中医理论辨证论治，可将颈椎病分为风寒湿痹、肝肾亏虚、气滞血瘀、阳虚寒凝、肝阳上亢、痰浊中阻、气血亏虚七型，分别选用羌活胜湿汤或蠲痹汤、苟药甘草汤合二仙汤、身痛逐瘀汤、黄芪桂枝五物汤、天麻钩藤饮、温胆汤、归脾汤加减治疗。

（2）中药外治法：将具有行气散瘀、温经散寒、舒筋活络等作用的中药制成不同的剂型，应用在颈椎病患者的相关部位。常用的有温经通络膏、止痛散、海桐皮汤等。

（3）针灸疗法：以颈部夹脊穴及手太阳、足太阳和足少阳经穴为主，毫针泻法或平补平泻法。主穴：风池、颈夹脊、天柱、肩井、后溪、合谷、外关、阿是穴。手指疼痛麻木者，加曲泽、内关、小海、神门；眩晕者，加百会、血海、足三里、肝俞；上肢乏力者，加曲池、手三里、臂臑；下肢乏力者，加伏兔、足三里、承山；头痛者，加百会、太阳；项强者，加阿是穴；耳鸣者加翳风。项背毫针针刺时可加艾灸。

（4）推拿疗法

常规推拿治疗方法：

1）颈椎旋扳法：见第四章第二节颈部扳法。

2）端提运摇法：术者立于患者后侧，双手置于颈项部，用力向上提颈，并慢慢用力使头部向左右两侧旋转各 30°~40°，重复 8~12 次。

3）小角度提拉手法：放松手法后，以右侧为例，术者用右肘窝部托住患者的下颌，左手托住患者脑后慢慢旋转，令患者放松颈部肌肉，然后向斜上 45°方向提拉，切忌暴力骤然提拉。

4）舒筋法：术者用双手掌根，从头开始，沿斜方肌、背阔肌、竖脊肌的纤维方向，分别向项外侧及背部分舒。由轻到重，再由重到轻，反复 8~10 次。

5）提拿法：术者用双手或单手提拿颈后两侧及肩部肌肉，反复 3~5 次。

6）揉捏法：术者立于患者后侧，以双手拇指或小鱼际部置于颈后两侧，着力均匀，上下来回揉捏 10~20 次。

7）按压法：用双手拇指腹部在风池穴点按 1~2 分钟。用左手或右手拇、示指自颈后拿捏颈椎两旁肌肉，或用双手拇指指腹揉按颈椎两旁肌肉 2~3 分钟。应重点拿捏或揉按酸痛点。将一侧手经前方放至肩上部，用手指指腹揉按或拿捏冈上部肌肉 2~3 分钟，再用掌侧叩击冈上部肌肉 10 次。具体的方式方法因不同类型颈椎病及不同个体体质而异，应在专科医师指导下进行。

颈椎病分型治疗要点：

1）颈型：以松解颈部紧张肌群和拔伸整复颈椎小关节为主，配合相应的功能锻炼。

2）神经根型：手法放松出现神经放射性疼痛路线上的经筋组织；拔伸整复颈椎使神经根减压，消除神经痛。

3）脊髓型：将放松局部肌肉的手法与特殊的颈椎整复手法相结合，使脊髓减压，改善下肢肌肉痉挛状态。

4）椎动脉型：巧妙地拔伸整复颈椎，解除椎动脉扭曲，放松患者两颞部及前额，以减轻或消除头面部症状。

5）交感神经型：拔伸整复颈椎，减轻对交感神经的刺激，放松颈前气管两侧痉挛肌群。

（5）拔罐：可选颈夹脊、胸夹脊、肩井、天宗、肩贞等局部腧穴拔罐，每次 15 分钟。局部瘀滞较重者，可刺络放血。

4. 矫形支具应用　颈椎的矫形支具主要用于固定和保护颈椎，矫正颈椎的异常力学关系，减轻颈部疼痛，防止颈椎过伸、过屈、过度转动，避免造成脊髓、神经的进一步受损，减轻脊髓水肿，减轻椎间关节创伤性反应，有助于组织的修复和症状的缓解，配合其他治疗方法同时进行,可巩固疗效,防止复发。最常用的有颈围、颈托,可应用于各型颈椎病急性期或症状严重的患者。

五、健康教育

（一）知识宣教

1. 重视青少年颈椎健康　宣传颈椎知识,树立颈椎保健意识,重视颈椎健康,保持科学、健康的学习姿势。

2. 医疗保健操锻炼　无颈椎病症状者,可每日早、晚进行缓慢屈、伸、左右侧屈及旋转颈部运动,每次 5 分钟,动作要轻缓、柔和,加强颈背肌肉等长抗阻收缩锻炼。

3. 颈部按摩　按摩从颅底端到躯干上部的百劳穴 3 个反应点,每日 5 分钟。两手手指互相交叉,放在颈部后方,来回捏拿颈部,力度要轻柔,连续捏拿 50 次,至颈部发热。

4. 避免颈部外伤　乘车外出应系好安全带并避免在车上睡觉,以免急刹车时因颈部肌肉松弛而损伤颈椎。

（二）起居照护

1. 避免风寒、潮湿　夏天注意避免风扇、空调直接吹向颈部,出汗后不要直接吹冷风,或用冷水冲洗头颈部,或在凉枕上睡觉。

2. 避免长期低头姿势　要避免长时间低头工作或看手机,这种体位使颈部肌肉、韧带长时间受到牵拉而劳损,促使颈椎间盘发生退变,因此,应 1 小时左右后改变一下体位;改变不良的工作和生活习惯,如卧在床上阅读、看电视等。

3. 颈部放置在生理状态下休息　成年人仰卧位睡眠时一般颈部垫高约 10cm 较好,高枕使颈部处于屈曲状态,其结果与低头姿势相同。侧卧时,枕头要加高至头部不出现侧屈的高度。

颈椎病急性发作期或初次发作的患者,要适当注意休息,病情严重者更要卧床休息 2~3 周。从颈椎病的预防角度来说,应该选择有利于病情稳定,有利于保持脊柱平衡的床铺为佳。

（三）饮食疗法

由于颈椎病是椎体增生、骨质退化疏松等引起的,所以颈椎病患者应以富含钙、蛋白质、维生素 B 族、维生素 C 和维生素 E 的饮食为主。其中钙是骨的主要成分,以牛奶、鱼、猪尾骨、黄豆、黑豆等含量为多;蛋白质也是形成韧带、骨骼、肌肉所不可缺少的营养素;维生素 B 族、维生素 E 则可缓解疼痛,解除疲劳。

如属寒湿阻滞经络者,应多吃些狗肉、羊肉等温经散寒之食物;颈椎病属肝肾亏虚者,应多食胡桃、山茱萸、黑芝麻、牛骨等具有补肾填髓、强壮筋骨作用之食物;如属气滞血虚者,应多进食公鸡、鲤鱼、黑豆等食物;阳虚寒凝者宜食韭菜、龙眼肉、干姜等温阳驱寒之品;肝阳上亢者,应多进食生地、牛膝、菊花等食物;痰浊中阻者,则宜食用橘子、橘皮、薏苡仁、藿香、生姜等祛湿化痰之食物;气血亏虚者宜食当归、龙眼肉、鸭血、山药、莲子等食药。总之,对症进食,就能有利于颈椎病患者的康复。

（四）转介服务

无论哪一型颈椎病,其治疗的基本原则是遵循先非手术治疗,无效后再手术这一基本原则。一般均应先从正规的非手术疗法开始,并持续 3~4 周,一般均可显效。对个别呈进行性发展者(多为脊髓型颈椎病),则须当机立断,及早转院进行手术。神经根型颈椎病症状重、影响患者生活和工作,或者出现了肌肉运动障碍者;保守治疗无效或疗效不巩固、反复发作的其他各型颈椎病,应考虑行手术治疗。

第二节　肩关节周围炎的社区康复

一、概述

肩关节周围炎好发于中老年人,尤其 50 岁左右的人发病率最高,故有"五十肩"之称。此病具有肩关节僵硬、昼轻夜重、遇热痛减和遇冷痛甚的特点,女性发病率高于男性,多为单侧发病,也可双侧相继发病。本病早期肩关节呈阵发性疼痛,常可因天气变化或劳累而诱发,以后逐渐发展为持续性疼痛。具有发病缓慢、逐渐加重、经数月或更长时间可减轻直至自愈的特征。

(一)定义

肩关节周围炎(scapulohumeral periarthritis)简称肩周炎,是指以肩痛和肩关节运动障碍为主要临床表现的综合征,现已逐渐被具体疾病名称所替代。冻结肩(frozen shoulder)又称粘连性肩关节囊炎,是肩关节周围炎中较常见的类型,国内常用"肩关节周围炎"一词表示冻结肩,故本节主要讨论冻结肩的康复。冻结肩的病因尚不清楚,肩部和肩外因素都可能参与本病的发生。在颈椎病、糖尿病、偏瘫、心血管疾病、甲状腺疾病和帕金森病患者中本病的发生率较高。本病的病理过程涉及肩关节囊、滑膜的炎症、纤维化、瘢痕形成和挛缩。

(二)临床表现

本病初起症状较轻,逐渐加重,多数无外伤史。主要症状是肩关节疼痛、活动功能障碍。疼痛一般以肩关节前、外侧部较重,可为钝痛、刀割样痛,夜间较重。疼痛可放射到同侧的肩胛、肘以及手,关节活动时加重。病程长者会出现肩胛带肌萎缩,尤其是三角肌。查体可见肩峰下滑囊、肱二头肌长头肌腱、喙突、冈上肌腱附着处压痛,肩关节各方向的主动和被动运动均受限,尤以外展、外旋、后伸运动较明显,当肩关节外展时出现典型的"扛肩"现象。肩关节 X 线片一般无异常改变,后期可出现骨质疏松、关节间隙变窄或增宽,以及骨质增生、软组织钙化等。

根据不同病理过程,可分为急性期(凝结期)、慢性期(冻结期)、功能康复期(解冻期)。

1. 急性期　病程较短,一般为 1 个月。本期病变主要位于肩关节囊,临床表现为肩部自觉疼痛,昼轻夜重,疼痛多限于肩关节的最外侧;肩关节造影表现为关节囊紧缩、关节下隐窝闭塞、关节腔容积减少、肱二头肌肌腱粘连。肱二头肌肌腱伸展时,有不适及束缚感,肩前外侧疼痛,可扩展至三角肌止点。本期症状和体征无明显特异性。

2. 慢性期　病程数月,随着病变的加重进入冻结期。此期除关节囊严重挛缩外,关节周围大部分软组织均受累,胶原纤维变性,组织纤维化并挛缩而失去弹性,脆弱而易撕裂。后期喙肱韧带增厚挛缩成索状。临床表现为肩关节活动明显受限,冈上肌、冈下肌、肩胛下肌紧张,将肱骨头抬高,限制其各方向的活动。滑膜隐窝大部分闭塞,肩峰下滑膜增厚,囊腔闭塞,关节囊、肱二头肌肌腱与腱鞘均有明显粘连。此期肩痛为持续性,患者不敢患侧卧,疼痛夜间加重,影响睡眠。肩关节外旋、外展和屈曲活动受限在此期达到高峰,以外旋为重,可影响穿脱衣服、修饰、洗澡等日常生活。长期负痛和制动可出现继发性上臂肌肉萎缩、无力。通常在 7~12 个月或数年后疼痛逐渐缓解,进入功能康复期。

3. 功能康复期(解冻期)　发病后 7~12 个月,炎症逐渐消退,疼痛逐渐减轻,肩部粘连缓慢性、进行性松解,活动度逐渐增加。

二、康复评定

1. 疼痛测定　治疗前、中及后期均用同样的方法进行疼痛评定,评定方法包括压力测痛、VAS 法、VRS 法、McGill 疼痛问卷。

2. 关节活动度测定　用量角器测量肩关节活动度,患者的患侧肩关节外展上举、前屈上举、后伸及内旋等活动范围均小于正常范围。应与健侧进行对照性测量。

3. 肌力测定　肌力主要是针对与肩关节活动有关的肌肉利用徒手肌力评定方法进行测定。

4. 日常生活活动能力评定　患者需进行日常生活活动能力评定,如果有穿脱上衣困难,应了解其受限程度;询问如厕、个人卫生及洗漱(梳头、刷牙、洗澡等)受限的程度;了解从事家务劳动如洗衣、切菜、做饭等受限情况。

5. Gonstant-Murley 法　包括疼痛(15 分)、日常生活活动(20 分)、关节活动度(40 分)和肌力(25 分)四个部分,共 100 分,其中 35 分(疼痛和日常生活活动)来自患者主诉的主观感觉,65 分(关节活动度和肌力)为医师的客观检查。Gonstant-Murley 法是一个全面、科学而又简便的方法,见表 6-1。

表6-1　Gonstant-Murley 肩功能评定标准

评定项目	评分
疼痛(最高 15 分)	
无疼痛	15
轻度疼痛	10
中度疼痛	5
严重疼痛	0
ADL(最高 20 分)	
1. 日常生活活动的水平[①]	
全日工作	4
正常的娱乐和体育活动[①]	3
不影响睡眠	2
2. 手的位置	
举过头顶部	10
上举到头颈部	8
上举到颈部	6
上抬到剑突	4
上抬到腰部	2
ROM(最高 40 分)	
1. 前屈、后伸、外展、内收 4 种活动分别按下列标准评分(每种活动最高 10 分,4 项最高 40 分)	
151°~180°	10
121°~150°	8
91°~120°	6
61°~90°	4
31°~60°	2
0°~30°	0
2. 外旋(最高 10 分)[②]	
手放在头后肘部保持向前	2
手放在头后肘部保持向后	2
手放在头顶肘部保持向前	2
手放在头顶肘部保持向后	2
手放在头顶再充分向上伸直上肢	2

续表

评定项目	评分
3. 内旋（最高 10 分）	
手背可达肩胛下角水平（T_7 水平）	10
手背可达 T_{12} 椎体水平	8
手背可达腰部（L_3 水平）	6
手背可达腰骶部	4
手背可达臀部	2
手背可达大腿外侧	0
肌力（MMT，最高 25 分）	
Ⅴ 级	25
Ⅳ 级	20
Ⅲ 级	15
Ⅱ 级	10
Ⅰ 级	5
0 级	0

注：①日常生活部分的正常生活和正常娱乐和运动项目均分为 5 个等级，程度由重到轻对应 0～4 分，其中 0 分为完全受到影响，4 分为完全不受影响，其余 3 个等级由患者根据自身情况分别给出 1 分、2 分、3 分的评分；②肩关节活动度部分的外旋项目，各选项评分均为 2 分，能做到为 2 分，做不到为 0 分，最终外旋项目得分为各选项得分之和。

三、康复目标

肩关节周围炎临床上由于患者病情轻重不一，其疼痛程度、缓解周期、病理分期也不同，故治疗方法很多，但其治疗目标主要有两个：缓解疼痛和恢复关节活动度。

四、康复治疗

目前，对肩关节周围炎主要是保守治疗。缓解疼痛主要有口服消炎镇痛药，物理治疗，痛点局部封闭，按摩推拿、自我按摩等综合疗法。关节活动度的练习，包括主动与被动外展、旋转、伸屈及环转运动。当肩痛明显减轻而关节仍然僵硬时，可在局麻下手法松解，以恢复关节活动范围。临床上可根据病情选择适当的治疗方法。

1. 运动疗法

（1）关节活动度训练

1）摆臂运动：弯腰至上身与地面平行，手臂自然下垂，首先是前后方向的摆动，待适应基本无痛后增加左右侧向摆动，最后做画圈动作，一般每个方向 20～30 次/组。

2）爬墙运动：站立位，患侧面向墙，手指逐渐向上爬行，直至疼痛不能向上为止，2～3 次/d。次日爬行时要力争超过前日高度。此动作主要锻炼肩关节的外展和外旋功能。

3）拉环运动：双手分别握住滑轮拉环的两个环，健侧向下用力，使患侧上举以锻炼患肩外展、上举功能。还可以患肩内旋，患侧手反转握环，健侧肩臂用力向下，带动患臂于内旋位外展，锻炼内旋、外展功能。

4）担压运动：站立位，将患肢外展，肘部及前臂担于与肩关节高度相近的平台上。然后使肩关节用力下压，或做下蹲动作，靠自身重量下压，角度越大越好。到疼痛难忍时，再坚持 5～10 分钟，待疼痛缓解后再继续下压。

（2）松动手法：患者卧位，术者以一手握住肘部，另一手握住肩部，同时助手抵住肩胛骨。先使肱骨头慢慢内外旋转，然后再按下列步骤进行：

1）患者仰卧，肘关节伸直，牵引的同时逐渐使肩前屈、外旋，再使患肢上举过头。

2）患者仰卧,屈肘,先将上臂被动外展,当达到90°后,再外旋、外展患肢,最后患肢上举过头,要求手指能触及对侧耳朵。

3）患者取健侧卧位,术者站于患者背侧,逐渐使肩关节后伸、内旋,慢慢屈肘使手指能触及对侧肩胛下角。

（3）肌力训练:对于防止肌萎缩,增加肌肉力量及肌肉弹性,维持肩关节稳定及防止肩周炎复发有重要意义。疼痛明显时,可进行肩带肌的等长收缩及轻量的抗阻练习,疼痛缓解后应进行抗阻肌力练习。

2. 物理因子疗法 针对肱二头肌肌腱、冈上肌腱、三角肌滑囊等痛点,可选用超声波、激光等治疗。针对整个肩关节可选用短波、超短波、磁疗等,以促进血液循环,消炎止痛。

3. 局部注射 即肩关节局部或痛点封闭。取压痛点注射消炎止痛类药物,如利多卡因、类固醇激素、透明质酸钠等,阻断疼痛刺激的传导,消除局部无菌性炎症;解除肌肉痉挛,阻止恶性循环;松解粘连及瘢痕,有助于功能锻炼,从而改善关节活动。

4. 中医传统康复疗法

（1）中药内服法:将肩关节周围炎分为风寒湿阻、脉络瘀滞、气血亏虚三型,分别选用三痹汤或独活寄生汤,筋骨痛消丸、小活络丹或大活络丹,六味地黄丸或当归鸡血藤汤加减治疗。

（2）中药外治法:可用具有活血化瘀、温经通络作用的膏方直接敷贴,也可用骨科洗药药袋熨敷肩部,每日2~3次。

（3）针灸疗法:针灸治疗遵循分期治疗原则,急性期以舒筋通络、祛瘀止痛为主;慢性期以疏解粘连、滑利关节为主;功能康复期以养血活血、通络止痛为主。常选用条口、肩井、肩髃、肩前、曲池、臂臑、巨骨、阿是穴等,可做条口透承山的透刺法。根据辨证取穴和辨经取穴进行配穴,并根据病情采用相应的补泻手法,每日1次。气血亏虚型患者可采用艾灸或针刺加灸,每日1次,或根据病情间断进行治疗。

（4）推拿治疗

1）放松手法:患者取坐位,术者分别用㨰法、揉法、拿捏法作用于肩臂部,使局部肌肉放松,有利于后续操作。

2）点压法:患者取坐位,术者用拇指或肘尖按压肩贞、肩井、肩髃、肩前、肩髎、曲池、臂臑、阿是穴等穴,每穴可点压1~1.5分钟,点压力度应由轻到重,以患者感到局部酸胀为宜。

3）分筋手法:患者坐位,术者用拇指对病变肌腱加以分拨,多在肱二头肌长头肌腱、冈上肌腱等处。用力由轻到重,从肌腱的一端向另一端慢慢分拨。

4）松解手法:患者取坐位,术者一手按住患侧肩部,另一手握住患侧肘部,交替做肩关节前屈、后伸、外展等各方向活动。范围由小到大,当活动到最大限度后再做肩关节的回旋动作。操作应轻柔,切勿暴力。

（5）拔罐法:可在痛点（阿是穴）、肩髃、肩前、肩贞、肩外俞等穴位拔罐治疗,每日1次,12日为1个疗程,或治愈为止。

（6）针刀:适用于临床症状典型、病灶局限、功能障碍明显、病理变化出现肩关节周围软组织粘连明显的患者,可在臂丛麻醉下行针刀松解术。

五、健康教育

（一）知识宣教

1. 纠正不良姿势 对于经常伏案、双肩经常处于外展状态工作的人,应注意调整姿势,避免长期的不良姿势造成慢性劳损和积累性损伤。

2. 加强功能锻炼和肩关节活动度训练　特别要注重关节的运动,可经常打太极拳、太极剑、门球,或在家里进行双臂悬吊,使用拉力器、哑铃以及双手摆动等运动,但要注意运动量,以免造成肩关节及其周围软组织的损伤。高血压、心脏病患者用力不可过猛,需谨慎进行。

3. 注意容易引起继发性肩周炎的相关疾病　如糖尿病、颈椎病、肩部和上肢损伤、胸部外科手术以及神经系统疾病,患有上述疾病的人要密切观察是否产生肩部疼痛症状,肩关节活动范围是否减小,并应开展肩关节的主动运动和被动运动,以保持肩关节的活动度。

4. 对健侧肩积极预防　对已发生肩周炎的患者,除积极治疗患侧外,还应对健侧进行预防。

5. 保持情绪稳定　戒躁戒怒以免体内阳气宣泄,树立战胜疾病的信心。

(二)起居照护

1. 注意防寒保暖　在日常生活中注意防寒保暖,特别是避免肩部受凉,对于预防肩周炎十分重要。避免久居潮湿环境;夏天切勿露卧当风受凉,避免久吹风扇,空调温度不宜过低,温差不宜过大。

2. 勿过力劳累、长时间受压　勿长时间保持肩关节于固定姿势,使肩部肌肉得到充分放松;睡眠时避免长时间压迫患侧肩关节。

(三)饮食疗法

1. 忌吃肥腻食品　如肥肉、奶油、油炸食品等均属肥腻食品。如果每日吃大量的高脂肪类食物,易出现关节强直、疼痛肿胀以及功能障碍,关节炎的症状明显加重。

2. 忌吃用铁锅烧的饭菜　关节中过多的铁,导致铁蛋白饱和,它和游离的铁能促使关节炎发作。

3. 忌吃海味　因为海参、海带、海菜、海鱼等含有一定的尿酸,这些尿酸被身体吸收后,能在关节中形成尿酸盐结晶,使关节炎的病情加重。

4. 忌饮酒及大量饮咖啡、浓茶。

(四)转介服务

1. 与颈椎病、肩关节脱位、肩关节化脓性关节炎、肩关节结核、肩部肿瘤,风湿性、类风湿关节炎及单纯性冈上肌腱损伤,肩袖撕裂等疾病导致的肩部疼痛和肩关节活动受限鉴别不清,诊断不明时。

2. 诊断明确,经正规治疗效果不明显,甚至加重的患者。

3. 年老体弱、骨质疏松、基础疾病较多,治疗风险较大容易造成继发性损伤的患者。

以上情况可考虑到上级医院继续诊治,对于长期保守治疗无效,严重影响肩关节功能者,可考虑手术治疗。

第三节　腰椎间盘突出症的社区康复

一、概述

腰椎间盘突(脱)出症是骨科门诊最为多见的疾病之一,也是腰腿痛最为多见的原因。大部分患者在发病前有腰部创伤、慢性劳损或受寒湿史,常见于老年人、孕产妇或久坐人群。

(一)定义

腰椎间盘突出症(lumbar disc herniation,LDH)又称"腰椎间盘纤维环破裂症",是腰椎间盘发生退行性变后,在外力的作用下,纤维环破裂、髓核突出刺激或压迫神经根、血管或脊髓等组织所引起的腰痛,并伴有下肢放射性疼痛等症状的病变。常见的原因有老年性椎间盘退行性变、劳损和急性损伤造成椎间盘破裂突出、脊柱畸形或生理曲度改变、妊娠等因素等。

(二)临床表现

本病又因椎间盘突出的部位、大小及压迫的神经损伤程度不同而表现出多种多样的症状。主要表现有:

1. 腰背及下肢疼痛　腰背部疼痛,甚至沿臀部经大腿后方放射至小腿后方,劳累、弯腰后加重,休息或卧床后减轻,棘突处叩痛,椎旁(相当于竖脊肌处)有压痛点。

2. 下肢麻木及感觉异常　下肢及足背部麻木,发凉怕冷,足趾末梢皮温降低,有时出现蚁行感、烧灼感等异常感觉。

3. 肌肉瘫痪和萎缩　压迫神经根严重时出现神经损伤,肌肉瘫痪,表现为足下垂;症状重,病程长者,多有肌肉萎缩,尤其是小腿部肌肉萎缩更为明显。

4. 腰椎曲度改变　腰椎生理曲线消失、平腰或前凸减小,少数病例甚至出现后凸畸形(多系合并腰椎管狭窄症者),脊柱侧凸,视髓核突出的部位与神经根之间的关系不同而表现为脊柱弯向健侧或弯向患侧。

5. 马尾综合征　常见会阴部麻木、刺痛,排便及排尿无力,有时和坐骨神经痛交替出现,时左时右,随后坐骨神经痛消失,表现双下肢不全瘫痪。女性患者又有假性尿失禁,男性患者出现阳痿。

二、康复评定

1. 腰椎活动度评定　腰椎的运动范围较大,表现为屈曲、伸展、侧弯、旋转等多方向的运动形式。$L_4 \sim L_5$ 和 $L_5 \sim S_1$ 节段是腰椎活动度最大的节段。评定主动运动时,患者取站立位,观察患者腰椎各向活动是否受限,并观察主动活动是否自如,是否伴有疼痛、痉挛或僵硬。若患者主动运动不受限,可在主动运动达最大活动度时施加外力。如患者做某个动作时出现了症状,应该让患者在该诱发症状的体位停留 10~20 秒,观察症状是否加重。腰椎正常前屈最大活动度为 90°,后伸为 30°,侧屈为 25°~30°,旋转为 30°。

2. 肌力评定　评定躯干、腹部及双下肢的肌力对患者腰椎间盘突出症的病变程度、性质、判断严重程度有重要参考价值,对指导康复治疗中的肌力训练有明确的意义。一般包括:躯干屈肌、伸肌、腹内和腹外斜肌肌力及耐力评定;双侧足大趾背伸、跖屈肌力评定。

3. 腰椎特殊检查　腰椎间盘突出症患者常有以下阳性体征:

(1)直腿抬高试验:患者双下肢伸直仰卧,检查者一手扶住患者膝部使其膝关节伸直,另一手握住踝部并徐徐将之抬高,直至患者产生下肢放射痛为止。正常情况下,下肢直腿抬高的幅度因年龄、性别、职业等不同而有很大差异,一般以 60° 为界限,若未达到 60° 而出现腰痛伴下肢放射痛,即为直腿抬高试验阳性。直腿抬高幅度越小,临床意义越大,阳性率为90% 左右。

(2)直腿抬高加强试验(Bragard 征):当抬高患者下肢发生疼痛后,略降低患肢,其放射痛消失,医师一手握住患者足部背伸,如患者患肢放射疼痛、麻木加重即为阳性。该试验可区别腘绳肌、髂胫束或膝后关节紧张所造成的直腿抬高受限。

(3)股神经牵拉试验:患者于俯卧位屈膝 90°,然后抬高膝关节使髋关节后伸,股神经牵拉出现疼痛为阳性,提示 L_4 以上的椎间盘突出。

(4)屈颈试验:患者仰卧位,双腿伸直,检查者一手按压其胸前,一手置其枕部后方,缓慢托起头部,使颈椎逐渐前屈,直至下颌靠近胸部,若出现腰部及患肢后侧放射性疼痛则为阳性,提示坐骨神经受压。

（5）胫神经压迫试验:患者仰卧位,髋、膝关节各屈曲 90°,然后抬高膝关节逐渐伸直,出现坐骨神经痛后逐渐放松膝关节至疼痛消失,然后压迫胫神经,再次出现放射性疼痛为阳性。多见于腰椎间盘突出症,而其他腰部疾病常为阴性,因此有一定鉴别作用。

（6）跟臀试验(Ely test):患者俯卧位,两下肢伸直尽量被动屈曲膝关节,足跟贴近臀部,正常人可稍感大腿前方紧张、无明显疼痛,若该动作引起腰部或坐骨神经分布区疼痛,或骨盆离床,即为阳性。

（7）梨状肌紧张试验:患者仰卧于检查床上,将患肢屈髋屈膝,做内收内旋动作,若坐骨神经有放射性疼痛,再迅速将患肢外展外旋,疼痛随即缓解,即为梨状肌紧张试验阳性。

（8）髂骨分离试验:又称骨盆分离试验,患者仰卧,检查者双手掌放于患者两侧髂骨的髂前上棘处,向下外用力,检查者的上肢交叉,以增加向外对骶髂韧带的牵拉,检查时应避免骨盆的运动,以保证腰椎运动最小。检查时,若患者主诉臀部疼痛则为阳性。

4. 日常生活活动能力评定　腰椎间盘因疼痛、感觉障碍、肌力下降而影响患者弯腰、行走、站立、步态和社会参与能力,应根据患者的综合情况进行日常生活活动能力的评定。

5. 疼痛及疼痛点的评定　主要内容包括疼痛的程度和疼痛点的位置两方面,疼痛评定可以采用 VAS 法、McGill 疼痛问卷等。

6. 感觉和反射评定　感觉评定主要包括对神经支配区域的痛觉、温度觉、触觉及深感觉等的检查,按照神经学检查标准进行。反射包括双下肢的深反射、浅反射及病理反射和腹壁反射。

7. 肌电图和神经传导测定　肌电图对神经系统有无损伤及损伤部位、区分神经源性与肌源性损害、神经的早期损伤有重要诊断意义。

8. 影像学评定　X 线平片检查,对腰椎的曲度、椎间隙等有初步判断;CT 检查可了解椎间盘突出、后纵韧带钙化、椎管狭窄、横突孔大小等情况,对后纵韧带骨化症的诊断有重要意义;MRI 检查可以了解椎间盘突出程度(膨出、突出、脱出)、硬膜囊和脊髓受压情况,髓内有无缺血和水肿灶,脑脊液是否中断,神经根受压情况,黄韧带肥厚、椎管狭窄等情况。

三、康复目标

腰椎间盘突出症的治疗一般采取非手术综合治疗,急性期以减轻椎间盘压力,促使突出缩小、还纳,缓解神经根水肿及受压,减轻疼痛为主;缓解期以增加腰背腹肌力量,提高脊柱稳定性为主,同时做好患者家庭指导,防止复发。

四、康复治疗

1. 运动疗法　主要为腰背肌和腹肌肌力的训练以及腰椎牵引疗法。

（1）腰背肌和腹肌肌力的训练:疼痛消退后宜尽早开始卧位腰背肌和腹肌肌力训练,此时宜做腰背肌和腹肌的等长收缩训练,或以恢复生理曲度为终止点的动力性训练,避免腰椎过屈或过伸的动作。症状缓解时,再做腰背肌和腹肌肌力训练,原则上腰背肌和腹肌同时训练,以求脊柱前后肌力平衡且同时增强肌力,具体应根据腰椎曲度、骶骨前倾角大小及腰背肌、腹肌肌力比值大小而有所偏重。运动训练应每日进行,至少持续 3 个月。神经根症状消失后应开始恢复脊柱活动度的训练。具体的训练方法如下:

1）挺胸:仰卧位,双肘支撑床面,抬起胸部和肩部。

2）"拱桥式":仰卧位,双腿屈曲,抬起臀部,同时挺胸挺腰,犹如"拱桥"。

3）上背伸肌训练:俯卧位,先将头抬起,然后上身抬起,保持 5~10 秒。

4）飞燕式：俯卧位，腹下垫枕，使身体呈"燕飞"状，两手和上臂后伸，躯干和下肢均同时用力后伸，两膝伸直，使头、胸、四肢尽量抬离床面，保持5~10秒。

5）腹肌训练：仰卧位，双上肢平伸，上身和头部抬起，使背部离床；下肢并拢伸直，抬起双下肢离开床面。以上姿势维持4~10秒，重复4~10次。

（2）腰椎牵引：一般认为有神经根刺激症状时即可选用，可以在短期内缓解坐骨神经症状，但对腰背痛症状改善不明显。牵引重量一般从自身体重的60%开始，渐增到相当于自身体重，每次20~30分钟，每日1次。

2. 物理因子治疗

（1）超声疗法：将仪器放置在下腰部及患肢后侧接触移动，强度1.0~1.5W/cm²，每次15~20分钟，每日1次。

（2）磁疗法：将仪器放置于腰骶部及沿坐骨神经走行，旋磁疗法、贴敷法均可选用。频率为30Hz，脉冲时间为2秒，强度为70%最大输出强度，每次30分钟，每日1次。

（3）温热疗法：红外线、热光浴或蜡疗于腰部及患侧下肢后侧，20~30分钟/次，每日1次。

（4）冲击波疗法：患者俯卧位，踝关节下垫脚枕，暴露疼痛部位，沿着足太阳膀胱经、足少阳胆经自上而下进行治疗。治疗穴位涂抹耦合剂，以点打为主，先选择较低的压力，再根据患者耐受力及病情调整频率和治疗压力，使局部有酸胀感、向下放射感。每个穴位冲击200次，每次治疗20~30分钟，每日1次。该方法能够缩短疗程、提高生活质量，在治疗腰椎间盘突出症方面具有明显优势。

3. 中医康复疗法

（1）中药内服法：将腰椎间盘突出症分为血瘀、寒湿、湿热、肝肾亏虚等证型，分别选用桃红四物汤、独活寄生汤、四妙散、六味地黄丸或当归鸡血藤汤加减治疗。

（2）中药外治法：局部使用中药，如熏洗、热熨等可以活血祛瘀、疏通经络，以促进局部血液循环和组织充血水肿的消退。常选用艾叶熏蒸法，将艾叶500g加入2 500ml水中，煮沸，倒入药盆，患者平卧于床上，下置药盆，以药蒸汽熏蒸患处，每日1~2次。

（3）针刺法：根据循经取穴、辨证取穴两种方式进行。治以活血通络，通经止痛。以局部阿是穴及足太阳、足少阳经穴为主。主穴：阿是穴、大肠俞、委中、环跳、阳陵泉、腰夹脊、丘墟。配穴：寒湿腰痛者，加腰阳关；瘀血腰痛者，加三阴交、膈俞；肾虚腰痛者，加肾俞、命门、志室。寒湿证加艾灸；瘀血证加刺络拔罐；肾虚证配穴用补法，肾阳虚加灸法。每次留针20分钟，每日1次，或根据患者病情间断进行治疗。

（4）刺络拔罐：选取腰阳关、委中等穴周围显现的青筋瘀络静脉血管，用75%酒精棉球进行常规消毒，用三棱针进行点刺出血，并将火罐置于点刺部位，留罐时间为5分钟，放血量为10~30ml，每5日1次。

（5）艾灸法：以督脉、足太阳、足少阳经穴为主，可选取阿是穴、肾俞、腰阳关、膈俞、大肠俞、环跳、足三里、三阴交等穴。每次取穴3~5个，以患者感觉温热而不烫为度。每穴灸10分钟，每日1次。

（6）针刀：患者取俯卧位，腹部脐下垫一抱枕，根据CT或MRI影像学结果并结合临床寻找压痛点或结节等阳性反应点，常用的小针刀进针点有压痛点、横突点和棘突间等部位。此方法对操作技术要求较高。

（7）推拿疗法：主要包括揉、按、扳、牵引、旋转复位等手法，以疏通经络、行气活血、解痉止痛，达到整复腰椎畸形，改善突出髓核与神经根的位置关系、解除神经根压迫和促进神经根水肿消退的目的。腰椎间盘突出症分为急性期、缓解期、恢复期，每期需采用不同的手法进行康复治疗。

1）急性期：手法治疗宜以舒经通络、解痉止痛为主，忌强力的扳、牵拉等手法，选用较为柔和的理筋、揉按、点按、擦法，操作重点在腰部、臀部及患侧肢体，使患者肌肉得到放松，操作时间一般不宜过长。

2）缓解期：手法治疗宜以进一步改善症状为主，同时增加理筋整复、松解粘连的扳、牵拉等手法的应用，如牵抖法、坐位旋转复位法、斜扳法等。

3）恢复期：以补肾强腰为治法，可用拇指或肘尖点按腰部阿是穴、大肠俞、肾俞、命门、环跳等。

（8）拔罐：具有温通经络、祛风除湿、散寒活血、舒筋止痛等作用。一般留罐 15 分钟，每日 1 次，或根据患者病情间断进行治疗。

五、健康教育

（一）知识宣教

1. 纠正不良姿势　对于长期从事弯腰用力工作，或久坐、久站的人员，应注意工间休息，做工间操；同时改变不良的用力姿势，避免强力举重，日常生活中也应避免某些运动姿势，防止腰部负荷的剧烈增加。翻身活动时注意全身应以脊柱为轴缓慢滚动，下床时要俯卧位，一腿先着地，另一腿再着地，然后全身站起。

2. 加强腰背肌、腹肌的功能锻炼　加强腰背肌、腹肌的锻炼，可维持脊柱的稳定性，减轻腰椎的负荷，同时强有力的腰肌可防止腰背部软组织的损伤。

3. 妊娠期和哺乳期避免重体力劳动　由于内分泌的改变，下腰部和骨盆的肌肉、关节囊及韧带松弛，下腰椎负荷增大，椎间盘内压升高，容易发生腰椎间盘突出症。因此，妇女在妊娠期、哺乳期应避免重体力劳动。

4. 腰部保护措施　如持续工作或某些会增加脊柱负荷的情况下应该戴护具，并注意定时放松。选择中等硬度床垫也是常规的腰部保护措施。

（二）起居照护

1. 心理教育　介绍相关知识，讲解情绪对疾病的影响，让患者保持愉快的心情。

2. 改善居住环境　中医学认为久卧湿地，腰部易受寒湿所困，产生腰痛，成为腰椎间盘突出症的诱因和基础。日常生活中应注意天气变化，适量调整衣被，避免冒雨涉水，起居有节。

3. 卧硬板床休息　做好日常生活护理，注意保暖，褥子薄厚、软硬适度，床的高度要略低一些，最好刚坐起时双脚就可着地。在急性期应卧硬板床休息 2~3 周，减轻腰椎负担，避免久坐。对于病情严重需卧床休息的患者，应尽量缩短卧床时间，且症状缓解后鼓励其尽早恢复适度的正常活动。

（三）饮食疗法

饮食清淡，多饮水，忌食生冷油腻食物。宜多食含纤维丰富的蔬菜、水果和含钙量高的食物，如芹菜、菠菜、牛奶、奶制品、虾皮、海带等，防止便秘。

血瘀证患者宜食行气活血之品，如橙子、佛手、刀豆、桃仁、油菜、黑大豆等。食疗方：山楂粥、红枣桂圆粥。

湿热证患者宜食清热利湿之品，如冬瓜、薏苡仁等，忌食辛辣、肥甘厚味及鱼腥发物等。食疗方：牛膝叶粥（牛膝叶、大米）、防风薏米粥等。

寒湿证患者宜食散寒利湿之品，如牛肉、羊肉、生姜、茴香、薏苡仁、山药等；忌食生冷食品；可适当饮用药酒，如木瓜酒、五加皮酒等。食疗方：乌头粥（生川乌、粳米、姜汁、蜂蜜）。

肝肾亏虚证患者宜食温肾壮阳、补肾滋阴之品,如枸杞子、山药、蘑菇、胡桃、龙眼肉、芝麻、黑豆等,忌辛辣食物,戒烟酒。食疗方:黄芪炖鸡汤(黄芪、母鸡)。

(四)转介服务

1. 椎管狭窄合并腰椎间盘突出症者,只有手术才能治愈,特别是有马尾神经损伤或神经根损伤较重者,应尽早手术。

2. 治疗期间病情加重或者出现严重并发症者,应积极转入骨科病房或者上级医院治疗。

第四节　膝骨关节炎的社区康复

一、概述

骨关节炎(osteoarthritis,OA)是一种常见的关节退行性疾病,多发生于中老年人,女性多于男性。60 岁以上人群中患病率可达 50%,75 岁以上人群中则达 80%。该病致残率高达 53%。OA 好发于负重大、活动多的关节,如膝、脊柱(颈椎和腰椎)、髋、踝、手等关节,其中膝关节的发病率最高。

(一)定义

膝骨关节炎是一种最常见的、缓慢发展的慢性退行性关节炎,又称为膝关节增生性关节炎。其特征是膝关节软骨发生原发或继发性退行性变、软骨下骨硬化或囊性变、关节边缘骨质增生、滑膜增生、关节间隙变窄、关节囊挛缩、韧带松弛或挛缩、肌肉萎缩无力等,出现不同程度的疼痛、触痛、肿胀、摩擦声、变形、膝关节屈曲或伸直障碍、关节僵硬与不稳定,导致功能减退甚至丧失,影响患者生活自理和社会活动的参与。其变性的原因至今未明,但关节面的劳损和营养障碍是重要的诱发因素。常见原因有:长期姿势不良,负重用力,导致膝关节软组织慢性劳损;还有肥胖、骨质疏松、外伤、年龄、遗传因素等。

(二)临床表现

1. 关节疼痛　是膝骨关节炎的主要症状,初起感觉关节不适,体位变化时疼痛明显,稍活动后减轻。随着症状加重出现负重性疼痛与主动活动疼痛,过度活动、步行较长距离时,关节疼痛加重及活动受限,休息后可缓解。晚期疼痛及肌肉痉挛加重,出现持续性疼痛或夜间痛,休息后不能迅速缓解。疼痛常与气温、气压、环境、情绪等有关。压痛点常位于膝关节内侧或髌股关节之间或髌骨周围。

2. 关节肿胀　早期关节周围局限性肿胀,随着病情进展可有关节弥漫性肿胀,滑膜增厚,关节积液。

3. 关节僵硬　在早晨起床时或关节活动起始出现关节僵硬及发紧感,活动后可缓解。关节僵硬在气压降低或空气湿度增加时加重,持续时间一般较短,常为几分钟至十几分钟,很少超过 30 分钟。

4. 关节摩擦音(感)　由于关节软骨破坏、关节面不平,关节活动时出现骨摩擦音(感),多见于膝关节。

5. 畸形　常见于疾病中晚期,以膝内翻畸形常见,甚者伴小腿内旋。另一种常见的畸形因骨质增生而使髌骨增大,或股四头肌萎缩而受外侧支持带牵拉使髌骨外移。

6. 功能障碍　膝骨关节炎所引起的功能障碍,主要表现为关节僵硬、不稳,屈曲受限;也可有膝关节酸软、滑落感、跪倒感、错动感以及交锁、弹响或摩擦音等。

二、康复评定

膝骨关节炎的评定应针对关节的生物力学及其功能障碍对邻近关节的影响以及对患者的独立性和生活质量的影响程度进行评定。

1. 疼痛评定　可以根据患者疼痛的部位、性质、程度、持续时间、缓解方式、服用止痛药类别、药量等来评估,也可以通过 VAS 法来评定。

2. 关节压痛评定　多采用 Ritchie 关节指数。

3. 肌力测定　可采用徒手肌力评定法或等速肌力测试仪判断肌力减退的程度。

4. 关节活动度评定　可用量角器测量关节活动范围以作为康复治疗前后的对比。

5. 畸形分析　膝关节内外翻畸形最常见,影响正常步态,也影响髋关节和踝关节的正常生物力线及负荷。

6. 步行能力评定　能否站立,完成由坐到立位的转换,行走的距离,室内、户外行走,上下楼梯等情况,并结合 15 米步行时间来评定。

7. 日常生活活动能力评定　对于症状发作期和有功能障碍或畸形的缓解期,应该直接测试患者的日常生活活动情况。虽然肌力和关节活动度的评定对推测关节功能有一定参考价值,但是这种推断往往不够准确,因为疼痛经常影响到患者的功能发挥,因此需要直接测试患者的独立生活所必需的关节活动情况。

8. 影像学评定　X 线平片可见膝关节间隙非对称性变窄,软骨下骨硬化和/或囊性变,后期关节面凹凸不平,边缘有骨质增生,有时关节内可见游离体,严重者可见关节畸形或半脱位。

三、康复目标

膝骨关节炎是一种退变性疾病,起病缓慢,病程长,反复发作。康复治疗能延缓病情的发展,减轻疼痛,改善关节活动功能。其康复治疗目标有:消炎消肿,缓解疼痛;减轻关节负荷,保持和恢复关节、肢体活动功能;增强患肢肌力,预防与治疗肌肉萎缩;增加关节稳定性,防止关节畸形和疼痛复发。

四、康复治疗

膝骨关节炎是一种中老年人常见的退变性疾病,初期一般采用非手术治疗。药物治疗能在一定程度上缓解疼痛,但康复治疗能延缓病情的发展,减轻疼痛,改善关节活动度,提高患者的生活质量,在其治疗中起关键作用。

1. 运动疗法　以轻微的肌肉活动为主。包括肌力训练和关节活动度训练。当患者关节发炎、肿胀时,为了避免关节挛缩,可以使用主动辅助性运动。由于患者运动时可以控制自己的关节,不会引起肌肉痉挛,对关节亦无伤害。应鼓励患者在白天进行每小时 2~3 分钟的肌肉等长收缩练习,以防止肌萎缩。这种部分辅助运动练习方法可减少拉伤,而促进了在被动活动时不能被激发的本体感受反射。医师必须仔细观察患者的耐受性,控制活动量。如在运动后疼痛和痉挛时间超过 1 小时,就意味着运动过度,在下次治疗时必须降低运动强度。

（1）关节松动手法

1）伸膝及屈膝法:适用于膝关节伸屈功能受限者。伸膝法:仰卧位,医者一手握大腿下端,另一手握小腿上端,令患膝过伸,保持伸直位 1~2 分钟。屈膝法:一手握踝关节处,另一手扶住膝部,令患膝屈曲,足跟接近臀部,保持 1~2 分钟。

2）屈伸牵引法：患者仰卧，术者双手握住患者踝部，逐渐用力缓缓牵引，扩大关节间隙，然后一手托其腘窝，使关节极度屈曲，停顿 10 秒，然后缓缓伸直膝关节，如此反复。

（2）主动训练方法

1）股四头肌等长收缩：直腿抬高约 30°，用力将腿伸直，尽可能坚持，双腿交替进行。15~20 分钟/次，每日 3~5 次。

2）提踵训练：扶墙站立，脚跟抬起，脚尖站立，坚持 20~30 秒，双腿交替进行。10~15 分钟/次，每日 3~5 次。

3）抱膝锻炼：仰卧位，将一侧膝关节屈曲，尽量贴向胸部，用双手将膝关节固定 15~30 秒，然后逐渐伸直，双腿交替进行。重复进行 30~50 次，每日 3 次。

4）坐位伸膝：坐在椅子上，逐渐将一条腿的膝关节伸直，并保持直腿姿势，双腿交替进行。重复练习 30~50 次，每日 1 次。

5）跪压法：跪坐在床上，自行向后跪压以增加屈膝角度，感觉小腿稍有麻胀感为止。1~3 分钟/次，每日 60 次。

2. 物理因子治疗

（1）超声疗法：低强度脉冲超声可通过改善局部应力微环境来促进间质细胞增殖，使其定向分化为成纤维细胞、软骨母细胞和软骨细胞，并可通过刺激蛋白、蛋白多糖的合成及胶原的分泌来促进软骨损伤后的修复。将超声波声头以适当压力固定在膝部疼痛部位。常用强度为 0.2~0.5W/cm²，3~5 分钟/次，每日 1 次。

（2）离子导入疗法：直流电陈醋离子导入，将陈醋电极接阴极，另一极接阳极，对置或并置于病变膝关节，电流量 6~18mA，15~30 分钟/次，每日 1 次，15~20 次为 1 个疗程。

（3）中药穴位电离子导入疗法：在经络穴位上进行直流电药物导入。可在病变膝关节周围穴位上放置浸药的衬垫，衬垫为圆形，每次取穴不超过 4~6 个，对称取穴，电量和通电时间与一般方法相同。药物可选用中药复方，也可选用单味中药，煎成水剂使用。

3. 中医康复疗法

（1）中药内服法：将膝骨关节炎分为风寒湿痹、血瘀痛痹、肾虚骨痹、阴虚内热等证型，分别选用独活寄生汤、身痛逐瘀汤、六味地黄丸、左归丸加减治疗。

（2）中药外治法：中药煎水热敷、熏洗可改善关节局部循环，增加关节活动范围。常用艾叶、牛膝、乳香、没药、姜黄、威灵仙、透骨草、红花、莪术、海桐皮、骨碎补等药物，水煎，温洗关节。每次 20~30 分钟，每日 2 次。

（3）针刺法：以病痛局部取穴为主，结合循经及辨证取穴。采用毫针泻法、平补平泻法或补法。选穴：血海、内外膝眼、委中、阳陵泉、阴陵泉、梁丘、足三里等，配穴可选用阿是穴及痛处所属经脉的络穴。留针 20 分钟，根据患者情况可以选择每日 1 次或间断针刺治疗。

（4）艾灸法：适用于寒湿性、肝肾亏虚、气血虚弱的膝骨关节炎患者，常用的有艾条灸、隔盐灸、隔姜灸等，艾炷灸可每次 3~10 壮，艾条灸每次 15~20 分钟，每日 1 次或间断艾灸治疗。

（5）推拿疗法：手法治疗以缓解关节僵硬和肌肉萎缩为主，起到疏通经络、行气止痛、通利关节的作用。治疗时手法要轻柔和缓，切忌粗暴。

1）揉法：患者取仰卧位，术者用手掌大鱼际或掌根揉按患肢，操作要轻柔，动作协调有力，持续 5~6 分钟。

2）点按法：可在膝关节周围压痛点或相关穴位以拇指点按并弹拨，持续 1~3 分钟。

3）擦法：患者取俯卧位，术者用掌指关节和小鱼际为着力点作用于大腿后侧及小腿后侧肌肉相对丰厚的地方。

笔记栏

4）拿捏法：继上式，术者用大拇指和其余四指相对用力，从患肢的大腿开始从上至下，进行有节律的拿捏 5~6 分钟。先拿捏后部，然后让患者仰卧位，拿捏前部。

5）摇法：患者仰卧位，自然屈髋屈膝，术者一手置于患者膝关节上，一手握住患者踝关节，做膝关节摇法，同时配合膝关节的屈伸、旋转等被动活动；也可以将一手点按于阿是穴处，配合膝关节摇法以缓解患者关节疼痛。

（6）拔罐：可在病变局部或背俞穴拔罐治疗，以行气活血、通络止痛，适用于膝关节周围肌肉丰厚处，每次留罐 15 分钟，根据患者情况可每日 1 次或间断治疗。

（7）小针刀治疗：对于关节周围局限性疼痛，或关节僵硬影响活动，或挛缩屈曲畸形，经上述康复治疗效果不显著者，可考虑采用小针刀治疗。针刀疗法可在髌上囊、髌下脂肪垫、内膝眼、外膝眼、胫侧副韧带、髂胫束、膝前囊等部位实施，通过切割、分离、铲剥，调节和松解肌腱韧带等相应软组织，达到恢复膝关节生物力学平衡的目的。

（8）传统功法：可以选择太极拳、八段锦、易筋经等功法，有助于缓解膝关节疼痛、僵硬，改善膝关节功能。

4. 关节腔注射治疗　可使用透明质酸钠做关节腔注射治疗，每次注射 2ml，每周 1 次，连续 5 次为 1 个疗程。

5. 矫形支具与辅助器　用于减少受累关节的负重。

（1）护膝：适用于膝骨关节炎中膝关节不稳定的患者。使用后可增加膝关节的稳定性，减轻疼痛和改善步行能力。

（2）手杖：膝骨关节炎患者中步行时下肢负重引起关节疼痛或肌肉无力支重困难者，使用手杖以减轻关节负荷。

（3）轮椅：膝不能行走者使用。

五、健康教育

（一）知识宣教

1. 注意保暖　膝关节勿受寒冷刺激，戴护膝保暖，保护膝关节。

2. 培养正确的生活和工作姿势　正确的生活和工作姿势可以减少运动损伤，改变错误的工作方式、合理的运动训练将有助于减少膝骨关节炎的发生。同时，需要避免长时间跑、跳、蹲，减少或避免爬楼梯、爬山等。

3. 减轻体重　中老年人实施减肥措施、控制体重可有效地预防和减少症状性膝骨关节炎的发生。

4. 功能训练　有氧运动和水上运动有助于改善膝骨关节炎患者的关节功能障碍及整体状况；增加下肢远端的肌肉力量可以保护膝关节以减少膝骨关节炎的发生，对膝骨关节炎患者，则可阻止其病情进展。

5. 早期防治高血糖、高胆固醇血症、痛风等代谢性疾病。

6. 选择合适的行动辅助器具或鞋具　必要时可选择合适的行动辅助器具，如手杖、拐杖、助行器、关节支具等，也可以选择平底、厚实、柔软、宽松的鞋具来辅助行走。

（二）起居照护

1. 耐心细致地介绍疾病治疗及康复的过程、注意事项，消除患者的紧张和顾虑，使其积极配合治疗和护理。

2. 注意休息，适当进行一些活动，以保持关节的活动功能。疼痛严重者应卧床休息，膝关节制动，软枕抬高下肢。

3. 因体位改变而出现剧烈的疼痛和功能障碍者，应立即平躺，协助医师松解关节，减轻疼痛。

4. 膝关节肿胀较甚,疼痛加重,应警惕关节积液,应及时报告医师。若有关节积液,医师应在局麻下抽出积液,并常规送检,加压包扎。

(三)饮食疗法

饮食宜清淡易消化,忌生冷、发物及煎炸品,多吃蔬菜水果,可获得维生素 C、D、E,以提供骨胶原合成所需营养。

风寒湿痹证饮食宜祛风胜湿、温经通络之品,如姜蒜辣面条、防风葱白粥或牛膝汤等,趁热食用,以汗出为度。中药汤剂宜温服。

血瘀痛痹证宜活血通络、温经壮阳之品,如参芪当归煲粥、乌鸡熟地汤。中药汤剂宜温服。

肾虚骨痹证宜补益气血、益肝肾,可用熟地、当归、黄芪煲鸡汤,杜仲、牛膝煲猪脚筋,桃仁粥。中药宜分次温服。

阴虚内热证宜滋肾阴、清虚热,可用牛膝、沙参、玉竹炖鳝鱼、鹌鹑等滋阴补血食品。

(四)转介服务

非手术治疗无效,病情进行性加重,严重影响日常生活和工作时,可考虑手术治疗。如利用关节镜可明确诊断、做冲洗治疗、取出游离体和切除骨赘等。必要时考虑手术治疗,如改变力线的胫骨高位截骨术、膝关节置换术等。

第五节　骨折术后的社区康复

一、概述

骨折是一种常见病,是引起肢体残障的一个重要原因。目前,传统观念注重骨折的复位、固定,而忽视骨折后的功能恢复,造成骨折周围组织肿胀、肌肉萎缩、关节粘连挛缩、瘢痕粘连、骨质疏松、骨痂形成缓慢、皮肤自主神经调节失衡等,从而导致肢体的残疾或者功能障碍。在保证骨折有效愈合的基础上,实施有效的康复,尽早和尽快地恢复肢体功能是康复医学所要解决的问题。

(一)定义

骨的完整性或连续性中断称为骨折(fracture)。大多数骨折由创伤引起,称为创伤性骨折,多由直接、间接暴力及积累性劳损导致。部分由疾病所致骨质破坏,受轻微外力即发生的骨折,称为病理性骨折。常见疾病有原发性或转移性骨肿瘤、骨质疏松、内分泌紊乱、骨的发育障碍等。骨折的愈合大体分为 4 期:①血肿机化期(骨折后 2~3 周内完成);②原始骨痂期(骨折后 6~10 周内完成);③成熟骨痂期(骨折后 8~12 周内完成);④塑形期(需 2~4 年才能完成)。骨折愈合需要良好的固定(骨折端紧密接触)、充足的血液供应和有利的力学环境。全身情况和损伤局部因素均对骨折愈合有一定影响。

骨折后运动功能的恢复在临床上表现为肌力的恢复和关节活动范围的恢复。损伤的相关肌肉和关节功能障碍,可发展成肌肉失用性萎缩和关节粘连。通过治疗和功能锻炼使这些肌肉、关节,尤其是自身有损伤的肌肉和关节,恢复到可能达到的程度,其过程甚至长于骨折愈合(临床愈合期)。

(二)临床表现

骨折经骨科内固定或外固定后逐渐进入康复期,发热、休克、异常活动、骨擦音或骨擦

感、坏疽等急性症状消失,生命体征平稳,但仍然有以下临床表现:

1. 骨折周围局部炎症　骨折周围软组织损伤后的炎症反应导致局部水肿、疼痛、压痛持续存在。

2. 关节僵硬、挛缩　是骨折和关节损伤最为常见的并发症。患肢长时间固定,静脉淋巴回流不畅,渗出物使局部发生粘连,并伴有关节囊和周围肌肉挛缩,导致关节活动障碍。

3. 骨质疏松　长期固定可引起局部失用性骨质疏松,或者骨折后卧床使双下肢、躯干骨处于完全不负重状态,四肢及躯干运动量明显下降,肌肉收缩量减少,对骨的刺激减少,使骨骼处于无负荷、无应力状态,骨量就会减少,继而发生骨质疏松。

4. 肌肉萎缩、无力　肌肉受损、失用、局部血供障碍都会导致肌肉萎缩,收缩无力。

5. 畸形　骨折段移位可使患肢外形发生改变,主要表现为缩短。

6. 骨化性肌炎　指肌腱、韧带腱膜及骨骼肌的胶原性支持组织的异常骨化现象,属于骨外伤的一种并发症,又称为创伤性骨化。

除此之外,还会导致肺炎、尿路感染、静脉血栓等并发症,甚至伴发严重的心理障碍。

二、康复评定

1. 骨折愈合情况评定　注意骨折对位对线、骨痂形成情况;注意发现是否存在延迟愈合或未愈合、假关节形成、畸形愈合等愈合不良情况;注意有无感染及血管、神经损伤,关节挛缩,骨化性肌炎等并发症。

2. 疼痛评定　常采用 VAS 法、简式 McGill 疼痛问卷。

3. 关节活动度评定　关节活动度是评价运动功能的客观指标,也是评价康复训练效果的客观指标,可以反映骨折周围关节的功能状态,为康复提供依据,常用特制量角器进行测量。必要时与健侧进行对照。

4. 肌力评定　肌力评定是骨折康复评定的重要内容之一,常用徒手肌力评定法和器械肌力评定法。

5. 肢体长度及周径测量　了解骨折肢体的长度,并与健侧进行对照;另要测定肢体的周径,了解肌肉有无萎缩、肿胀。

6. 感觉功能评定　检查有无合并神经损伤。

7. 日常生活活动能力评定　上肢骨折重点评定饮食、写字、更衣等功能障碍。下肢骨折主要评定步行、负重等功能。常采用 Barthel 指数、FIM 等。

8. 影像学检查　X 线、CT、MRI 检查可以了解骨折的部位、类型、移位情况,有助于了解骨折发生的原因、过程、性质和骨折的愈合程度。

三、康复目标

复位、固定和康复治疗是骨折治疗的三大原则。在康复治疗中这三大原则的贯彻与否决定了骨折是否良好愈合,是否能尽可能地恢复损伤部位的解剖结构和功能。中医理论和经验在康复治疗中的运用,能使康复的疗效得到极大提高。

1. 复位　是将移位的骨折恢复正常或接近正常的解剖位置,重建骨骼的支架作用。骨折复位是骨折治疗的基础。骨折获得良好的复位后,可以恢复肢体的长度和外形,增加稳定性,有利于功能活动和骨折愈合。

2. 固定　骨折复位后需要固定,保证骨折不再移位,并有利于骨折的愈合及功能的恢复。固定是骨折治疗的关键。

3. 康复治疗　绝大部分骨折经过合理的治疗是可以愈合的,但骨折愈合仅是功能得以恢复的基本条件,要恢复肢体的功能,需要在愈合全过程中和愈合后进行合理的康复治疗。康复治疗是患者恢复功能的保证。

运动功能的完全恢复是骨折术后康复的最终目标。骨折术后康复治疗的目的是在不影响固定和愈合的前提下,尽快恢复患肢肌肉、肌腱、韧带、关节囊等的舒缩活动,防止或减少骨折后遗症的发生,促进骨折的愈合。

四、康复治疗

骨折术后康复是在确保固定稳定的情况下,早期进行康复治疗。骨折固定术后第一日,就应开始系统康复治疗。骨折固定术后一个月内,是康复治疗的关键时期,对肢体功能恢复有重要意义。

(一)康复治疗的一般方案

1. 早期康复(1~2周)

(1)目的:促进软组织肿胀消退,利于伤口愈合,减少并发症的发生。

(2)运动疗法:①伤肢近端和远端未被固定关节的各个轴位上的主动运动,必要时给予助力;②进行骨折固定部位肌肉有节奏的等长收缩练习,以防止失用性肌萎缩,并使骨折端受到挤压而有利于骨折愈合;③对健肢与躯干应尽可能维持其正常活动;④患肢抬高有助于肿胀消退,肢体的远端必须高于近端,近端要高于心脏平面。

(3)物理因子疗法:①温热疗法,如传导热疗(如蜡疗、中药熨敷药)、辐射热疗(如红外线、光浴)等;②超短波疗法或低频磁疗;③音频电或超声波治疗;④局部给予海桐皮汤外洗;⑤水疗。

(4)中医康复疗法:①中药内治法,早期活血化瘀,方用桃红四物汤加减;②针灸治疗,辨证选穴,操作手法早期以泻法为主,活血化瘀止痛;③推拿治疗,早期推拿主要作用于损伤邻近部位,用力不宜太重,治疗时间宜短。

2. 中期康复(3~6周)

(1)目的:促进骨折愈合,部分恢复关节功能和肌肉力量。

(2)运动疗法:除继续早期的功能锻炼外,骨端骨折,尤其关节内骨折,在固定2~3周后,应每日短时取下外固定装置,在保护下进行受损关节不负重的主动运动,并逐步增加关节活动范围,运动后继续固定,逐渐增加锻炼的强度。以促进关节软骨的修复,利用相应关节面的研磨塑形并减少关节内的粘连。在病情允许时,应尽早起床进行全身活动。

(3)物理因子疗法:同早期康复治疗。

(4)中医康复疗法:①中药内治法,以接骨续筋为主,方用正骨紫金丹加减;②针灸治疗,辨证选穴,操作以补法为主,促进局部康复;③推拿治疗,中期推拿主要作用于损伤局部附近,手法力度中等。

3. 后期康复(7周以后)

(1)目的:促进骨折愈合,消除残存肿胀,软化和牵伸挛缩的纤维组织,尽量恢复关节各方向的活动度及肌肉力量;改善关节功能,包括活动度和稳定性;重新训练肌肉的协调性和灵巧性。

(2)运动疗法:恢复关节活动度。

1)主动运动:受累关节进行各运动轴方向的主动运动,轻柔牵伸挛缩、粘连的组织。运动时应遵守循序渐进的原则,运动幅度逐渐增大。

2)助力运动和被动运动:刚去除外固定的患者可先采用主动助力运动,以后随着关节运动范围的增加而相应减少助力。对组织挛缩、粘连严重者,使用被动运动,但被动运动方向与范围需符合解剖及生理功能,动作应平稳、缓和、有节奏,以不引起明显疼痛为宜。

3）关节松动术:对僵硬的关节,可配合热疗进行手法松动。

4）恢复肌力:逐步增加肌肉训练强度,以引起肌肉的适度疲劳为度。

（3）作业疗法:恢复 ADL 能力、职业前训练及工作能力训练,改善动作技能技巧,增强体能,从而恢复患者伤前的 ADL 及工作能力。

（4）物理因子疗法:局部紫外线照射、红外线疗法、蜡疗、音频电治疗、超声疗法等。

（5）中医康复疗法:①中药内治法,以补益肝肾为主,方用金匮肾气丸加减;②针灸治疗,同中期治疗;③推拿治疗,主要目的是恢复关节功能,作用于损伤局部,力度较重,重点治疗粘连部位,时间可较长。

（二）肱骨近端骨折康复要点

1. 早期康复

（1）运动疗法:术后 2 日内,不活动肩关节及肘关节,不进行肩、肘关节周围肌肉力量锻炼。2 日后,屈伸腕部肌肉进行等长锻炼;以健侧手辅助固定上臂,进行肘关节主动锻炼,肘主动屈伸,以保持肱二头肌力量。

（2）物理因子疗法:术后 1~24 小时可根据情况,患处给予间断冰敷。术后 72 小时后,可给予低频电疗,每次 20~30 分钟,每日 1~3 次;低频磁疗局部运用,剂量 0.02~0.03T,每次 15~20 分钟,每日 1 次。

（3）中药内治法:早期活血化瘀,方用桃红四物汤加减。

（4）针灸治疗:选取患侧肩井、风池、曲垣、秉风、天宗、天鼎、缺盆、肩中俞、肩外俞、曲池、合谷、曲泽、阳溪、后溪穴。早期以泻法为主,活血化瘀止痛。

（5）推拿治疗:稳定性骨折,伤后 3~5 日即可开始推拿。而对不稳定性骨折,伤后 10~15 日后骨折处可用手法治疗。

1）颈部:指揉和拿捏颈棘突及肩颈部。

2）肩胛骨部:可采用揉法及拿法。①揉肩胛骨部,患者坐位或俯卧位,术者站于患者体侧,一手掌扶患肩,另手以小鱼际或示指、中指、无名指末节指腹着力揉冈上肌、冈下肌、大圆肌和小圆肌。②拿肩胛骨部,体位同上,术者一手扶患肩,另手拇指与其余四指拿捏冈上肌和大圆肌。

3）上肢部:理、指揉、拿捏前臂伸屈肌群。

4）点穴:取患侧曲垣、秉风、天宗、天鼎、扶突、缺盆、肩中俞、肩外俞、曲池、合谷、曲泽、阳溪、后溪等穴。

2. 中期康复

（1）运动疗法:2 周后开始肩关节悬垂运动锻炼(悬垂运动:利用肢体重力做钟摆式悬垂运动的锻炼方式。患者弯腰,使上肢自然悬垂,于矢状面前后摆动,额状面左右摆动,以及顺时针及逆时针的环形摆动),开始各方向主动活动,但外展不超过80°,继续肘关节及腕、手部各关节活动。开始肩袖肌训练(如合并有肩袖损伤患者,将训练时间推迟到4周后);继续肘、腕部肌肉等长锻炼,促进握力。患肩开始逐渐向自主运动过渡,悬垂摆动至最大幅度的前屈或外展时,维持此位将身体直立,持续 30 秒后自然回至中立位。重复此运动,待肌力恢复至 3 级时,可在身体直立位行抗重力前屈及外展运动。

（2）物理因子疗法:在低频电疗、低频磁疗基础上,局部给予海桐皮汤外洗、蜡疗、光疗、超声疗法、水疗等治疗。

（3）中药内治法:以接骨续筋为主,方用正骨紫金丹加减。

（4）针灸治疗:选穴同早期穴位,操作以补法为主,促进局部康复。

（5）推拿治疗:操作同早期康复操作,增加伤处手法,分拨肱二头肌长头肌腱和三角肌止点。

3. 后期康复

（1）运动疗法:各关节最大限度主动活动,适当增加被动活动,以最大限度恢复肩关节活动范围。肩带肌肉等长锻炼及抗阻力锻炼,同时行辅助性被动活动:①借助固定于墙上的车轮以被动扩大肩关节的前屈、后伸、外展与外旋范围。所用车轮的直径逐渐加大,运动时前臂呈旋后位以手握住轮柄转动。②以手指做爬墙式运动以扩大前屈范围。③将双上臂平抬,双肘屈90°位手上举,向墙面贴拢以增加外旋范围。④双手各执长毛巾的一端,在背后斜行跨过做擦背运动,患侧手握下方时,可被动增强内旋活动,握上方时则可增强外旋活动。

（2）物理因子疗法:同中期治疗。

（3）中药内治法:以补益肝肾为主,方用金匮肾气丸加减。

（4）针灸治疗:同中期治疗。

（5）推拿治疗:同中期手法。伤处手法增加摇、扳、搓、抖患肩。

（三）股骨颈骨折康复要点

患肢功能锻炼的原则是尽早开始,每次活动的量及幅度逐渐增大,治疗时避免患肢外旋、内收。

1. 早期康复

（1）运动疗法:以静力练习（关节不活动,保持某一姿势直至肌肉疲劳）为主。髋关节外展中立位放置患肢:避免髋内收动作（交叉腿等）,麻醉消退后开始踝泵练习、股四头肌及腘绳肌等长收缩练习。

1）踝泵练习:每组5分钟,每日4~6组。

2）股四头肌及腘绳肌等长收缩练习:每日最少做300次,应在不增加疼痛的前提下尽可能多做。

3）髋、膝关节活动度及肌力练习:术后3日开始CPM练习,每次30分钟,每日2次,练习后即刻冰敷30分钟。角度在无或微痛情况下逐渐增大,由医务人员指导完成。

4）直腿抬高练习:每组10~20次,每日1~2组。

5）主动屈伸髋练习:在无或微痛及骨折稳定的前提下,坐位足不离开床面,缓慢、用力,最大限度屈膝屈髋,保持10秒后缓慢伸直。每组10~20次,每日1~2组。

（2）物理因子疗法:处理同肱骨近端骨折早期治疗。

（3）中药内治法:早期活血化瘀,方用桃红四物汤加减。

（4）针灸治疗:选取患侧髀关、伏兔、膝阳关、犊鼻、足三里、承山、阴陵泉、三阴交、环跳、悬钟等,以平补平泻为主,以活血化瘀,行气止痛。

（5）推拿治疗:稳定性骨折,伤后3~5日即可开始推拿。而对不稳定性骨折,10~15日后骨折处病情稳定,可用手法治疗。常用的手法包括:

1）㨰股四头肌、股内收肌:术者以右手或左手掌指关节及小鱼际着力于施术部位,分别在大腿的前、内侧做㨰法。

2）揉股四头肌、股内收肌:术者以一手的掌心着力,揉大腿前内侧的肌肉。

3）拿揉股四头肌、股内收肌和小腿三头肌。

4）点穴:取患侧髀关、伏兔、足三里、悬钟、承山、环跳等,每穴点按5分钟,力量均匀渗透。

2. 中期康复

（1）运动疗法:在早期功能锻炼的基础上适当加大运动量,增加运动时间。加强膝关节的屈伸锻炼、负重训练,增加患肢抗阻训练。

1）髋、膝关节活动度练习:2周后加强髋关节活动度及肌力练习。髋关节屈曲角度未达到90°前,禁止正常姿势坐起,只能半坐起(即半躺半坐)练习。如骨折愈合良好,力求在4周左右膝关节屈曲达120°,髋关节屈曲角度接近90°;在骨折愈合程度允许的前提下坐位抱腿,开始前测量脚跟与臀部之间的距离,逐渐使距离缩短至与健侧腿角度相同。每次在髋关节感到疼痛处保持5~10分钟,每日1~2次;屈膝屈髋运动时,力度要适当,避免用力过猛。

2）负重及平衡练习:在骨折愈合程度允许的前提下负重,可在平板健康秤上让患腿负重,以明确部分体重负重的感觉。由1/4体重逐渐至患侧单腿完全负重站立。每次5分钟,每日2次。

3）固定自行车练习:练习过程中可逐渐降低座位的高度。每次20~30分钟,每日2次。

4）后抬腿练习:每组30次,每日4~6组。

5）俯卧位抗阻屈膝:每次10~15秒,每次间隔5秒,每组10次,每日4~6组连续练习,组间休息30秒。

6）抗阻伸膝练习:以沙袋或皮筋为负荷在髋关节无痛的活动范围内进行。每次保持10~15秒,每次间隔5秒,每组10次,每日4~6组连续练习,组间休息30秒。

7）提踵练习:每次2分钟,休息5秒,每组3~5次,每日2~3组。

（2）物理因子疗法:处理同肱骨近端骨折中期治疗。

（3）中药内治法:以和营止痛,接骨续筋为主,方用续骨活血汤加减。

（4）针灸治疗:选取患侧髀关、伏兔、风市、犊鼻、足三里、承山、阴陵泉、阳陵泉、三阴交、环跳、丘墟等,以平补平泻为主,以活血祛瘀,舒筋通络。

（5）推拿治疗

1）㨰股四头肌、股内收肌:术者以右手或左手掌指关节及小鱼际着力于施术部位,分别在大腿的前、内侧做㨰法,可㨰至髌底。

2）揉股四头肌、股内收肌:术者以一手的掌心着力,揉大腿前内侧的肌肉,用力须均匀渗透。

3）拿揉股四头肌、股内收肌和小腿三头肌。

4）理股四头肌、股内收肌:术者以一手指腹着力按压肌肉,带动皮下组织,沿大腿内、外及前侧分别理至小腿部。

5）屈膝屈髋运动:活动膝关节及髋关节,力度要适当,避免用力过猛。

6）点穴:取患侧髀关、伏兔、足三里、悬钟、承山、阳陵泉、环跳等,每穴点按5分钟,力量均匀渗透。

3. 后期康复

（1）运动疗法:在中期训练的基础上强化肌力及关节稳定性,全面恢复日常生活各项活动。

1）静蹲练习:随力量增加逐渐增加下蹲的角度(>90°),每次2分钟,间隔5秒,连续5~10次为1组,每日2~3组。

2）跨步练习:包括前后、侧向跨步练习,每组20次,组间休息45秒,连续4~6组,每日2~4次。

3）患侧单腿蹲起练习:要求缓慢、用力、有控制(不打晃)。每组20~30次,组间间隔30秒,每日2~4组。

（2）物理因子疗法：同中期治疗。

（3）中药内治法：以益气血，补肝肾，强壮筋骨为主，方用接骨汤加减。

（4）针灸治疗：选取患侧髀关、伏兔、风市、足三里、血海、阴陵泉、阳陵泉、三阴交、环跳、百会等，以平补平泻为主，以益气活血，舒筋通络。

（5）推拿治疗

1）拿揉股四头肌、股内收肌和小腿三头肌，拿揉髌骨，以双手四指进行髌骨拿揉，力量适中。

2）揉股四头肌、股内收肌：术者以一手的掌心或拇指指腹着力，揉大腿前内侧的肌肉，带动皮下组织，用力须均匀渗透。

3）理股四头肌、股内收肌：术者以一手指腹着力按压肌肉，带动皮下组织，沿大腿内、外及前侧分别理至小腿部。

4）点穴：取患侧髀关、伏兔、风市、足三里、血海、阴陵泉、阳陵泉、三阴交、环跳、百会，每穴点按1~2分钟，力量均匀渗透。

5）摇膝关节：一手手掌固定膝关节，另一手使膝关节屈曲做顺时针及逆时针摇法，幅度可由小到大。

6）擦股四头肌、股内收肌：术者以右手全掌着力于施术部位，分别在大腿的前、内侧快速做擦法，以局部温热为度。

（四）股骨干骨折康复要点

患肢功能锻炼的原则是尽早开始，每次活动的量及幅度逐渐增大，主动为主，被动为辅，循序渐进，坚持不懈，同时给予患肢皮肤按摩及揉捏等。

1. 早期康复

（1）运动疗法：麻醉清醒后立即进行患肢的足趾及踝关节主动屈伸等活动。

1）股四头肌收缩运动：患肢固定，做好股四头肌缓缓收缩并保持10秒后放松为1组，每分钟3~5组，每次3~5分钟，每日10~15次。

2）踝关节及足趾屈伸运动：患肢固定，做踝关节及足趾的均匀屈伸为1组，每分钟8~10组，每次3~5分钟，每日3~4次。

3）髌骨推移运动：患肢固定，用拇指和示指分别向上、下、左、右4个方向推移髌骨，此为1组，每分钟10~15组，每次3~5分钟，每日3~4次。

4）抬臀运动：患肢固定，健肢屈膝屈髋，足蹬床面挺腰抬臀，以下肢、臀和腰部肌肉绷紧臀部离开床面为准，坚持10~30秒后放下，连续做2~3次为1组，每1~2小时做1组，或视病情进行。

5）被动屈膝屈髋运动：将患肢固定在伸直位，从感觉无痛的最小角度（一般为30°~40°）开始进行被动屈膝屈髋运动，逐渐增加运动的持续时间、速度，每日增加10°，逐渐至120°止。一般每次1~2小时，每日2~3次。同时加强下肢肌力训练及其他辅助运动。

在训练过程中，严密观察患者反应，个别不能耐受者，要减少活动幅度和时间，防止发生意外和损伤。

（2）物理因子疗法：处理同肱骨近端骨折早期治疗。

（3）中药内治法：早期活血化瘀，方用桃红四物汤加减。

（4）针灸治疗：选取患侧髀关、伏兔、膝阳关、阳陵泉、犊鼻、足三里、委中、承山、三阴交、阴陵泉、环跳、丘墟等。早期以泻法为主，以活血化瘀止痛。

（5）推拿治疗：稳定性骨折，伤后3~5日即可开始推拿。而对不稳定性骨折，10~15日

后骨折处病情稳定,可用手法治疗。常用的手法包括:

1)擦股四头肌、股内收肌:术者以右手或左手掌指关节及小鱼际着力,分别在大腿的前、内侧做擦法。

2)揉股四头肌、股内收肌:术者以一手的掌心或示指、中指、无名指末节指腹着力,揉大腿前内侧的肌肉。

3)拿股四头肌、股内收肌和小腿三头肌。

4)理下肢:术者以一手指腹着力,沿大腿内、外、前侧分别理至小腿部。

5)点穴:取患侧髀关、伏兔、膝阳关、阳陵泉、犊鼻、足三里、委中、承山等,每穴点按5分钟,力量均匀渗透。

2. 中期康复

(1)运动疗法:在早期功能锻炼的基础上适当加大运动量,增加运动时间。加强膝关节的屈伸锻炼,开始主动屈髋运动,增加患肢肌力的训练。X线片上显示有明显骨痂形成时可扶双拐下地行走,患肢从1/4负重开始。

1)主动屈髋运动(坐起运动):在床尾拴一条结实的绳子,患者一手拉住绳子,一手撑着床面,上身离床前屈,然后松开绳子,双手撑着床面,上身坐直,患者背后可放棉被维持坐位,先从小角度开始,逐渐增大到90°,每日2~3小时,持续时间由短到长。

2)床旁站立运动:在内外固定牢固的情况下,部分患者可用双拐支撑进行床旁或平行杆中站立,保持身体重心在健侧,患肢不负重触地,每次站立时间视患者情况而定,2~3日后开始练习用步行器或拄双拐行走。

(2)物理因子疗法:处理同肱骨近端骨折中期治疗。

(3)中药内治法:以接骨续筋为主,方用正骨紫金丹加减。

(4)针灸治疗:选穴同早期穴位,操作以补法为主,促进局部康复。

(5)推拿治疗:操作同早期康复操作,同时在骨折局部附近运用揉法、拿法、理筋、点穴法,力度较早期为重,可适当运用摇关节手法。

3. 后期康复

(1)运动疗法:患肢逐渐过渡到1/2负重、3/4负重、全负重,即从足尖着地开始,逐渐过渡到前脚掌着地,再过渡到大部分脚掌着地至全脚掌着地,双腋拐四点步行。患侧的髋、膝、踝关节进行各方向的主动活动,尽量牵伸挛缩、粘连的组织,注意髋关节的外展内收和踝关节的背伸跖屈活动。X线片提示骨折临床愈合后,进行下蹲练习,运动幅度逐渐增加,以不引起明显疼痛为度。

1)双拐步行运动:患者拄双拐行走时,患肢不负重,双拐移动时患肢同步,健肢移动时双拐不动,健肢与患肢交替行走,呈"三点"步态,每次10~20分钟,每日2次,逐日递增至每次20~30分钟,每日3~4次。

2)单拐步行运动:患者拄双拐熟练以后,可拄单拐行走,患肢开始部分负重,一般情况下拐应拄在健侧,前进时拐与患肢同时起落。

3)拄拐上下楼运动:患者一手扶楼梯一手拄拐,拐与患肢同步,上楼时先上健侧,下楼时先下拐。

(2)物理因子疗法:同肱骨近端骨折中期治疗。

(3)中药内治法:以补益肝肾为主,方用金匮肾气丸加减。

(4)针灸治疗:同中期治疗。

(5)推拿治疗:同中期手法。着重擦大腿前后内外侧肌肉,指揉股四头肌,拿股四头肌,分股四头肌,拿髌骨周缘,摇扳膝关节。

五、健康教育

（一）知识宣教

1. 合理膳食营养,多食用含钙、磷高的食品。

2. 坚持体育锻炼,多接受日光浴,预防骨质疏松。

3. 日常生活中尽量减少剧烈活动、危险动作。

4. 预防导致骨质丢失的相关疾病,如糖尿病、类风湿关节炎、脂肪泻、慢性肾炎、甲状旁腺功能亢进症、甲亢、骨转移癌、慢性肝炎、肝硬化等。

（二）起居照护

1. 应保持心情愉快,积极配合治疗。鼓励患者深呼吸、多喝水,预防肺部及泌尿系统的并发症。

2. 抬高患肢。骨折后应抬高患肢(用枕头垫起骨折的肢体)促进血液循环,防止过度肿胀。

3. 骨折后长期卧床者,应睡木板床,还要注意定时翻身,按摩受压的皮肤,防止发生压疮。

（三）饮食疗法

1. 骨折早期　饮食应以清淡开胃、易消化、易吸收的食物为主。如蔬菜、蛋类、豆制品、水果、清淡鱼汤、瘦肉等。制作以清蒸炖熬为主,避免煎炸。常用的黄豆骨头汤较肥腻,所含脂肪较多,不易消化吸收,此阶段最好不要食用。

2. 骨折中期　饮食上应从清淡转为适当的高营养补充,以满足骨骼生长的需要。可在初期的食谱上加上骨头汤、田七煲鸡、鱼类、蛋类、奶类以及动物肝脏等食物。适当多吃一些青椒、西红柿、苋菜、萝卜等维生素 C 含量丰富的蔬菜,以促进骨痂生长和伤口愈合。

3. 骨折后期　饮食上无禁忌,可食用各种高营养食物及富含钙、磷、铁等矿物质的食物。此期食谱可再配以老母鸡汤、猪肾汤、羊肾汤、鹿筋汤、鱼汤等。

（四）转介服务

1. 骨折后未做处理或处理不恰当,康复治疗会造成继发性损伤的患者。

2. 康复治疗不当,造成关节、损伤部位肿胀、疼痛,韧带、肌腱撕裂损伤等。

3. 年老体弱、严重骨质疏松,康复治疗风险较大的患者。

4. 骨折后有严重并发症,如肺部感染、压疮、下肢静脉血栓等,需要继续治疗的患者。

以上情况或者其他在社区康复科无法处理的患者,需要转其他科室或者上级医院协助治疗。

第六节　关节置换术后的社区康复

一、概述

关节置换术是治疗终末期关节疾患的有效手段,可减轻患者的关节疼痛,恢复关节功能,提高生活质量。我国自 20 世纪 80 年代开始开展关节置换术,随着老龄化社会的到来,骨质疏松、关节炎等疾病的发病率逐年升高,接受人工关节置换术的患者也日渐增多。临床上,以人工髋关节置换和人工膝关节置换最为常见,有研究统计国内人工膝关节置换术手术量已经由 10 年前的每年 5 万例增长到每年近 40 万例。我国的关节置换手术已达到世界先进水平,精湛的手术为患者的功能恢复奠定了基础,但手术成功并不意味着患者功能障碍完全康复。术后患者往往存在关节疼痛、肿胀、活动受限、肌力下降等问题,如果缺乏正确的康复训练,不仅影响肢体功能的恢复,严重者甚至造成残疾。因此,进行及时有效的康复治疗是功能恢复和提高的重要条件。

(一)定义

关节置换术是采用金属、高分子聚乙烯、陶瓷等材料,利用工程学模拟人体关节的形态、构造及功能制成人工关节假体,通过外科技术植入人体内,代替严重破坏的关节的技术。关节置换术的主要目的是缓解或消除疼痛、提供稳定的关节活动、消除畸形等,因此人工关节置换术适用于治疗终末期的关节疾患,如严重的骨关节炎、类风湿关节炎、关节先天性发育畸形、关节肿瘤等。

关节置换术后的康复治疗可缓解疼痛、维持关节稳定性、恢复关节功能、预防肌肉萎缩、降低假体松动率,使僵硬的关节恢复,避免患者长期卧床导致的压疮,预防下肢深静脉血栓形成,缩短住院时间,恢复日常生活活动能力,提高患者的生活质量。

(二)临床表现

1. 疼痛及水肿　关节置换术后的患者可能会出现患肢的疼痛和水肿,大多数患者随着伤口的愈合和康复治疗的进行程度逐渐减轻,少数患者持续的时间可能比较长。

2. 运动功能障碍　关节置换术后常见的运动功能障碍表现为肌力及耐力下降、关节活动受限、平衡及协调功能障碍、步行困难及步态异常等。

3. 日常生活活动能力受限　日常生活活动能力受限包括基本日常生活活动受限和工具性日常生活活动受限。常见受限的活动有进食、穿衣、上厕所、个人卫生、修饰、烹饪、打扫卫生等,活动时依赖家人,生活自理能力和独立性下降。

4. 社会活动与参与受限　关节置换术后患者的社会活动与参与受限,主要表现在其参与社会活动、工作生产活动、娱乐休闲活动、体育活动等方面的障碍,常见的有不能胜任之前的工作,不能参与社交活动,害怕体育活动影响人工关节的寿命而拒绝体育活动等。

二、康复评定

(一)一般评定

一般评定内容主要包括疼痛、肿胀、关节活动度、肌力、肢体围度、肢体长度、感觉、平衡和协调能力、步行能力、日常生活活动能力、生活质量评定等。考虑到进行关节置换术的患者以老年人为主,因此患者出院回家后,其家庭环境和社会环境也应当引起我们的重视,以避免或减少患者由于环境中的不便而造成活动和参与的受限。当患者回归家庭后,治疗师可以进行家访,对患者的居住环境以及患者在环境中的表现进行评估,为后续康复治疗、辅助器具推荐和环境调适等提供依据(详见第三章社区康复常用康复评定技术)。

(二)关节功能评定

对于关节功能的评定,主要介绍临床最为常见的人工髋关节置换术和人工膝关节置换术后的关节功能评定,一般采用量表法进行。

1. Harris 人工髋关节评分　人工髋关节置换术后常用的关节功能评定量表有 Harris 人工髋关节评分(Harris hip joint function scale),该量表满分 100 分,评定内容包括疼痛、功能性活动表现、关节畸形程度以及髋关节活动范围四个方面,得分≥90 分为优,80~89 分为较好,70~79 分为尚可,<70 分为差。

2. HSS 膝关节评分量表　人工膝关节置换术后使用较为广泛的量表是 HSS 膝关节评

分量表,量表包括疼痛(30 分)、功能(22 分)、活动范围(18 分)、稳定性(10 分)、肌力(10 分)以及屈膝畸形(10 分),满分为 100 分,分数越高,表明患者膝关节功能越好。

三、康复目标

1. 缓解疼痛和减轻水肿。
2. 改善关节活动范围、维持关节稳定性、恢复关节功能。
3. 增强关节周围肌力,预防肌肉萎缩。
4. 减少长期卧床导致的并发症、预防下肢深静脉血栓形成。
5. 提高日常生活活动能力及生活质量。
6. 增加社会活动、提高社会参与。

四、康复治疗

(一)关节置换术前的康复治疗

关节置换术的康复治疗应在手术前即开始,目的是提高患者对手术及康复治疗的认识水平,解除患者的心理负担,最大限度地改善患者术前功能情况,为术后的早日康复提供条件。主要的康复训练内容包括:

1. 肌力训练　①踝泵训练:仰卧位,下肢保持伸直位,踝关节主动规律跖屈和背伸,保持动作匀速,每天重复 30 次,预防下肢深静脉血栓形成;②等长收缩训练:股四头肌、腘绳肌、臀大肌、臀中肌等下肢主要肌群做等长收缩训练,每种体位下,收缩 5~10 秒,放松 5~10 秒,每天重复 20 次,增强髋关节周围肌群肌力,增强关节稳定性;③上肢肌力训练:以抗阻训练为主,为转移及使用辅助器具做准备;④桥式运动:选择性髋伸展运动,可以改善躯干和骨盆核心力量控制,为早期床上体位变换和以后的坐、站等移动打下基础。

2. 关节活动度训练　教会患者有关髋关节屈曲、伸展、外展及膝关节屈伸等关节活动度练习的正确方法。主动关节活动度训练可选择健侧卧位,健肢固定屈曲,患肢在上,主动进行患侧膝关节规律屈伸运动;仰卧位,主动进行健侧膝关节及髋关节主动屈伸运动,每天重复 30 次。关节活动度训练是恢复关节功能的关键,增加关节活动度训练要循序渐进,进行程序化训练。应在患者能耐受的前提下,先被动再主动,逐渐加大活动范围。还可应用 CPM 机进行髋关节的屈曲练习,但应注意避免易使人工关节脱位的动作及体位。

(二)关节置换术后的康复治疗

关节置换术后的主要障碍表现为局部疼痛、肌力下降、关节活动范围减少、平衡能力下降、本体感觉能力降低、活动耐力下降、转移能力降低、日常生活活动能力受限等。康复治疗的目标是,在向患者明确术后注意事项的前提下,实现患者安全地进行日常生活活动,必要时可使用康复辅助器具。主要的康复训练内容包括:

1. 术后止痛与消肿　冷敷是术后常用的消肿止痛方法,术后手术关节周围即可使用冰袋进行冰敷,每次 30~60 分钟,每日 1~2 次,一般 7~10 日为 1 个疗程。关节置换术对骨及周围组织损伤较大,患者多疼痛剧烈,除使用镇痛剂外,经皮神经电刺激疗法(TENS)可辅助镇痛药物发挥止痛作用,方法是双通路 4 电极分别置于手术伤口两侧,调整频率为 60Hz,强度为 2 倍的感觉阈,每次 30~60 分钟,每日 1~2 次,疗程为 7~10 日。

2. 体位摆放　膝关节置换术后无特殊的体位摆放要求,髋关节置换术后应避免以下 4 种危险体位,即下肢内收超过身体中线、髋屈曲>90°、屈髋内旋及伸髋外旋。尤其后外侧入路术后应避免髋屈曲>90°及过度旋转及内收,前外侧入路术后应避免外旋,术后可借助枕头使髋关节外展,尤其注意患者睡眠时的髋关节外展动作,避免内旋、内收,通常枕头使用至术后 6~12 周,待假性髋关节囊形成,肌力足以稳定髋关节后,可撤去枕头,在可忍受的范围内被动外展。

3. 肌力训练　术后 1~2 日,可进行患侧关节周围肌肉的等长收缩及等张收缩训练,膝关节可选择股四头肌、腘绳肌等肌群,髋关节可选择股四头肌、股二头肌、臀大肌、臀中肌、臀小肌、梨状肌、髂腰肌等肌群,健侧下肢及双上肢同时进行主动活动和抗阻训练,每次肌肉收缩保持 5~10 秒,放松 5~10 秒,每日重复 15~20 次。

4. 呼吸功能训练　指导患者床上做扩胸运动、深呼吸、咳嗽训练,让患者吹气球,增加肺活量,避免长期卧床引起并发症。

5. 关节活动度训练　鼓励患者尽早进行主动及辅助活动,一般术后 2~3 天开始,可借助外力进行关节活动,如悬吊装置、绳索、毛巾等工具的使用,逐渐过渡到患者自行进行伸、屈等关节各范围的练习,每次 30~60 分钟,每日 1~2 次。对膝关节置换术后的患者,屈膝 90° 通常被认为是日常生活活动的最低要求,CPM 是最主要的训练方法,多数学者认为术后当天即可开始 CPM 训练,从小范围开始,以后每日增加 5°~10°,使患者膝关节活动度尽快达到 90°,以利于下一阶段治疗。

6. 转移能力训练　指导患者进行床上翻身、坐站等转移能力训练。

(1) 髋关节置换术后的转移训练主要包括:①床上翻身训练,患者若向患侧翻身,应保证髋部位于外展中立位,防止因患肢外展肌力较弱,不能控制髋部运动,导致患肢在重力作用下髋关节屈曲、内旋和内收,导致髋关节脱位。向健侧卧位时,过程中患者双腿间必须加软枕或三角枕,上身和下身同时翻转,维持髋关节外展中立位,以避免肌肉无力导致髋关节屈曲、内收或内旋而造成脱位。健侧卧位时,应在患侧下肢下方垫软枕,保证髋关节呈外展中立位。②卧坐转移训练,鼓励患者借助双臂支撑身体起坐,双臂支撑身体重量起坐,患者容易控制屈髋角度,还可为挂双拐行走或借助助行架行走做准备。③站坐转移训练,从坐位到站位时,先将助行架移至身体前方,患侧膝、足在前,健侧膝、足在后,患者一手放在助行器上,一手撑住床沿或座椅扶手,站起后,用双手扶住助行架,收回在前的患侧脚,注意重心在健侧,移动过程中,患侧屈髋应小于 90°,防止脱位。从站立到坐位的步骤相反。④如厕转移训练,可配合助行器进行,到达坐便器后,应背对坐便器,慢慢向后移动至接触到坐便器,抓住扶手,在健腿支撑下慢慢坐下,完成如厕。

(2) 膝关节置换术后的转移训练主要包括:①床上翻身训练,翻身时避免双膝关节之间的摩擦挤压,以及患侧膝关节的过度屈伸;②卧-坐-站转移训练,患者用双上肢支撑身体移至床边,健侧下肢先下床,再将患侧下肢移动至床边完成坐位,之后患者身体前倾,将双手支撑于助行器上,健侧下肢用力撑起,完成站立。完成转移动作时,避免出现严重的疼痛。

7. 步行及上下楼梯训练　①使用助行架辅助步行:让患者双手扶助行架练习行走,注意患者的步行姿势,可选择助行架部分负重步态,将助行架与患肢同时向前移动,健侧下肢迈至助行架两后足的连线处。②使用拐杖辅助步行:若使用腋拐,可先伸出两侧腋拐并落地,后迈出患侧足,再伸出健侧足。③上下楼梯训练:上楼时,健肢先上,患肢后上,拐杖随后或同时跟进;下楼时,拐杖先下,患肢随后,健肢最后。

(三) 出院后的社区康复治疗

目标是患者在家中和社区能够独立生活,提高生活质量,继续积极恢复关节周围肌群肌力、关节活动度、转移及步行能力等,必要时进行环境改造,尽早重返家庭和社会。以下主要介绍髋关节置换术后患者回归家庭和社区的日常生活活动训练:

1. 如厕　患者如厕时应使用坐便器,严禁蹲位,高度以高于小腿长度为宜,可安装加高坐便器座,便后清洁可选择市售智能马桶,建议在坐便器旁加装扶手。

2. 洗澡　建议淋浴,地面铺放防滑垫,洗澡时可站立沐浴。若患者不能长时间站立,可配置洗澡椅。使用软管花洒及长柄刷清洗身体,可选择拾物夹夹取浴巾擦干身体,严禁弯腰擦脚,尽量避免扭转身体。

3. 穿衣

（1）穿脱裤子:避免弯腰大于90°,穿裤时,可先坐位下,用拾物夹夹住裤腰放低至脚面,先伸直患肢并把裤管套上,然后穿健肢,拉至膝盖以上,后站起,把裤腰拉高至臀部;脱裤时,站立位下,把裤腰脱至臀部以下,后慢慢坐下,将裤子脱至膝盖以下,先脱健侧裤子,后借助拾物夹将患侧裤子脱下,也可用健侧脚将患侧裤管褪下。

（2）穿脱袜子:穿袜时,可选择穿袜器,先将袜子套在穿袜器上,然后伸脚至穿袜器内即可;脱袜时,可选择拾物夹,将夹子的一头伸进袜筒内,将脚褪出。

（3）穿脱鞋子:穿鞋时,可选择长柄鞋拔,一手扶住适当高度的家具,站立位下完成。若坐位下进行穿脱鞋,可选择加高的换鞋凳。

4. 拾物　从地上拾物时,可利用拾物夹。坐位时避免倾斜身体拾物。若无辅助工具,则患肢伸直在后,健肢屈膝在前呈弓步,然后患肢缓缓屈膝下取物,这样可避免髋关节过度屈曲。

5. 乘车　乘坐交通工具,上车时健侧先上,下车时患侧先下。选择靠近走廊或前面有较宽阔空间的座位,或调整靠背使身体后倾患肢伸直向前。注意下车时应沿车梯下到地面,避免直接跳到站台。建议6周后再自己驾车。

五、健康教育

（一）知识宣教

1. 术前健康宣教　以通俗易懂的语言告知患者关节置换术的方法、目的,术后各种并发症的处理及注意事项,术后康复锻炼的重要性,随访的目的及意义等,消除患者的紧张恐惧心理,使其以积极的心态应对手术。建议采用图文并茂的讲解方式,比单纯口头宣教更能提高患者康复治疗的依从性和效果。

2. 术后健康宣教　术后患者处于仰卧位,治疗师应尽早向膝关节置换术后的患者进行健康宣教,使患者了解术后应当避免的动作,以及进行日常生活活动时的注意事项。包括术后患者仰卧位时,切勿在膝关节下方放枕头,患侧踝下可垫一个毛巾卷以被动伸直膝关节;当患者进行床上体位变换时,需注意膝关节屈曲的角度,避免出现伤口的肿胀、疼痛和渗血;当患者进行转移训练时,需注意患肢的负重限制,避免关节不稳和疼痛的发生。

3. 出院后健康宣教　继续按照康复治疗计划训练,尽量减少不合理的运动,适量活动,避免不良的姿势,减重,有氧训练（如游泳、自行车、太极拳等）,室内环境调适,防跌倒宣传和定期随访。

（二）起居照护

1. 术后卧床阶段　应保证2小时翻身一次。对膝关节置换术后患者不宜长时间侧卧,避免外旋,双腿间夹软垫,用枕头将整个下肢抬高,下肢在平卧时稍高于心脏,膝关节自然下垂伸直;对髋关节置换术后患者,为防止术后关节脱位的发生,术后3个月内,禁止患肢内旋、内收超过中线及屈髋超过90°,嘱家属及照顾者注意。

2. 术后恢复期　对膝关节置换术后患者无特殊体位要求;对髋关节置换术后患者,应注意:①侧卧时双膝之间应放一个枕头;②床上端坐位时,身体不能向前弯去拉棉被;③坐位

笔记栏

时两腿不能交叉或跷二郎腿;④尽量不要使用过低的椅子和坐便器;⑤从椅子上站起时尽量减少向前弯腰;⑥站立时,脚尖尽量不向内;⑦站立时,身体不能过度前弯甚至触地,尽量避免弯腰拾物及系鞋带等。

（三）饮食疗法

术后早期饮食,应在麻醉后 6 小时后进食少量米汤,待排气后可进食软质半流食,量由少渐多,多饮水。恢复期饮食宜选择高蛋白食物,如蛋类、豆制品、肉类和鱼类等;多食高纤维和富含维生素 C 的食物,如青菜、水果等;多食含钙、磷高的食物,如虾皮、牛奶等,满足骨骼生长的需要,促进伤口的愈合。尽量避免高脂肪油腻的食物,不利于患者控制体重,加重关节的负担。

（四）转介服务

关节置换术后若出现切口感染、伤口愈合不良、深静脉血栓、关节僵硬、关节假体松动或骨折等情况,在社区康复科无法处理的患者,可转至其他科室或上级医院协助治疗。

学习小结

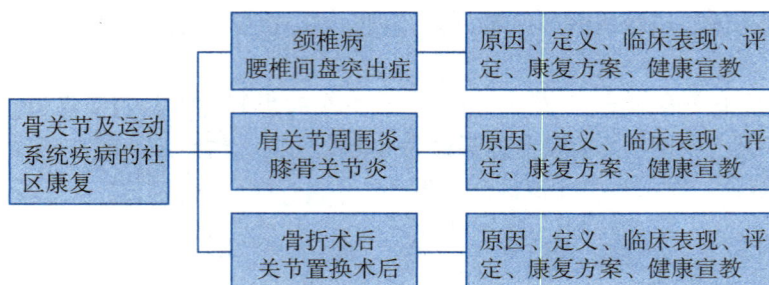

复习思考题

1. 患者金某,女,52 岁,教师,因"颈背部酸困痛伴右肩关节酸痛 2 年,加重 1 周"入院。2 年前,患者因长期伏案工作(10 小时/d)致枕部、整个颈背部、双侧肩胛骨脊柱缘酸、困、沉,头顶部发沉,记忆力减退,时有恶心、心悸、胸闷、双眼视物模糊、眼皮发紧,右肩关节痛。2016 年行 X 线检查示:颈椎棘突交错,连线略右偏,第二和第三颈椎间隙后缘略增宽,第五和第六颈椎前缘增生,第三和第四、第四和第五、第五和第六颈椎椎间隙变窄。初步诊断为颈椎病,收住入院。

入院时情况:颈背部酸、困、痛,肩胛骨脊柱缘酸、沉、困,有第二至第七胸椎棘突连线僵硬感,头顶部发沉,记忆力减退,时有恶心、心悸、胸闷、双眼视物模糊、眼皮发紧。颈功能活动:前屈 15°、后伸 20°、左侧屈 10°、右侧屈 10°、左侧旋 45°、右侧旋 45°。椎间孔挤压试验(+)、神经根挤压试验(+)、颈牵引试验(+)、斜方肌疲劳试验(+)。软组织检查:上项线、项平面有肿胀病灶,有痛感;第一至第十胸椎棘突连线、横突连线、关节突连线之间有条状、结节样病灶;第二至第七颈椎棘突连线、横突连线、关节突连线之间、斜方肌上部有增厚、条索样病灶,按之患者诉舒适酸沉,松手有轻松感。

问题:分析患者属于什么类型的颈椎病。简述患者需要完善的功能评定项目,并根据评定结果制订相应的康复方案。

2. 肩关节周围炎的临床表现及常用的康复治疗方式有哪些?

3. 腰椎间盘突出症的康复评定方式有哪些？

4. 膝骨关节炎的康复治疗包括哪些？日常生活中如何进行宣教？

5. 骨折术后康复评定内容有哪些？骨折治疗的三大原则是什么？骨折早期、中期及后期康复的目的是什么？

6. 髋关节置换术后应避免哪些危险体位？

第七章

心肺和代谢性疾病的社区康复

学习目标

1. 掌握冠心病、原发性高血压、慢性阻塞性肺疾病和糖尿病不同阶段的康复目标及中西医康复治疗方法。

2. 熟悉冠心病、原发性高血压、慢性阻塞性肺疾病和糖尿病的定义与临床表现。

3. 了解社区健康教育等干预措施。

第一节 冠心病的社区康复

一、概述

冠状动脉粥样硬化性心脏病,简称冠心病,是我国最常见的心血管疾病之一。随着人民生活水平的提高、人口老龄化、生活方式的改变,我国冠心病的发病率和死亡率呈上升趋势。冠心病的康复是指综合采用主动积极的身体、心理、行为和社会活动的训练与再训练,缓解症状,改善心血管功能;积极干预冠心病的危险因素,阻止或延缓疾病的发展,降低复发的风险,最终提高患者的生活质量。

（一）定义

冠心病(coronary heart disease),是指冠状动脉粥样硬化使血管腔狭窄或阻塞,和/或因冠状动脉功能性改变(痉挛)导致心肌缺血、缺氧或坏死而引起的心脏病,统称为冠心病,亦称缺血性心脏病。

（二）临床表现

冠心病分为无症状性心肌缺血型、心绞痛型、心肌梗死型、缺血性心肌病型和猝死型。临床常见心绞痛型和心肌梗死型两种。

1. 心绞痛型　以发作性胸痛或胸部不适为主要表现的一组临床综合征。主要包括:常由劳累或情绪激动所诱发的心前区压榨性疼痛,常放射到左肩部或左臂内侧达无名指或小指。疼痛出现后逐渐加重,在 3~5 分钟内消失,持续时间一般<15 分钟,舌下含服硝酸甘油后可在几分钟内缓解,发作时常伴心率增快、血压升高、表情焦虑、皮肤冷或出冷汗等。

2. 心肌梗死型　属冠心病的严重类型,主要症状多为无明显诱因发病,疼痛程度较重,可持续数小时或数日,休息和舌下含服硝酸甘油后多不能缓解。有少数患者无疼痛,一开始即表现为休克或急性心力衰竭。主要表现为烦躁不安、出冷汗、恐惧或有濒死感、发热、心律失常,收缩压低于 80mmHg;疼痛剧烈时常伴有频繁的恶心、呕吐,甚至出现心力衰竭。

二、康复评定

冠心病患者除了由心肌供血不足直接导致的心脏功能障碍,还有一系列继发性躯体和心理障碍,需要评定后针对性地进行康复治疗。

（一）心肺耐力评定

1. 心电图运动试验　亦称心电图运动负荷试验,是通过一定量的运动增加心脏负荷,观察心电图变化,对已知或怀疑患有心血管疾病,尤其是冠心病,进行临床评估的方法。与冠状动脉造影相比,因其更简便实用、费用低廉、无创伤、符合生理情况、相对安全,被公认是冠心病康复最重要的评定方法,评定方法详见第三章第三节心肺功能评定。最常用分级症状限制性心电图运动试验,以明确运动中患者的心血管功能储备、运动风险以及安全运动范围,它也是制定运动处方的基础,在确定最大运动强度后取 70%~85% 最大心率或者 50%~80% 的最大代谢当量,作为患者运动锻炼的靶强度。最大心率=220-年龄,高强度运动心率=最大心率×(80%~85%),中等强度运动心率=最大心率×70%,低强度运动心率=最大心率×60%。1 代谢当量(MET)=耗氧量 3.5ml/(kg·min),低强度 ≤3MET,中等强度 >3MET 且<6MET,高强度 ≥6MET。

2. 超声心动图运动试验　超声心动图可以直接反映心肌活动的情况,从而揭示心肌收缩和舒张功能,还可以反映心脏内血流变化情况,可以提供心电图所不能显示的重要信息。运动超声心动图比安静时检查更加有利于揭示潜在的异常,从而提高试验的灵敏度。检查一般采用卧位踏车的方式,以保持在运动时超声探头可以稳定地固定在胸壁,减少检测干扰,运动方案可以参照心电图运动试验。

3. 运动康复危险分层　运动疗法是冠心病康复的重要内容之一,根据患者的病史、临床检查、运动试验结果等,对患者运动的危险性进行客观系统的评价,对于指导运动水平有重要参考价值。运动康复危险级别,A 级:无确定心血管危险疾病,包括两个以上心血管危险因素;B 级(低危):无充血性心力衰竭表现,静息状态无心肌缺血或心绞痛,运动容量 ≤6MET,有自我调节运动能力;C 级(中高危):运动负荷 ≤6MET 时发生心绞痛或缺血性 ST 段压低,出现非持续性室性心动过速,有心搏骤停史,可能危及生命;D(高危):未控制的心肌缺血,严重的瓣膜反流和狭窄,失代偿心力衰竭,未控制的心律失常,可因运动加重病情。

4. 心功能评定　冠状动脉造影用来评定冠脉狭窄的程度,冠腔狭窄 70%~75% 以上会严重影响血供。常用 TIMI 试验分级:0 级,无血流灌注;Ⅰ 级,造影剂部分通过,冠脉狭窄远端不完全充盈;Ⅱ 级,冠脉狭窄远端可完全充盈,造影剂显影和消除慢;Ⅲ 级,造影剂充盈和消除迅速,类同正常冠脉血流。心脏超声对冠心病患者危险分层提出左室射血分数(LVEF)≥50% 为低危,LVEF 40%~49% 为中危,<40% 为高危。美国心脏学会评定心功能分级:Ⅰ 级,日常体力活动不受限;Ⅱ 级,体力活动轻度受限;Ⅲ 级,体力活动明显受限,低于日常的体力活动即可引起疲乏、心悸、呼吸困难或心绞痛;Ⅳ 级,不能从事任何体力活动,休息状态下也出现心力衰竭的症状,体力活动后加重。

（二）日常生活活动能力评定

可参见日常生活、生活质量、非职业活动、职业活动代谢当量参考值,来评估冠心病患者的日常生活活动能力,详见第三章第六节。

（三）环境评定

主要包括居住环境、空气质量、气候等;家人、朋友、社会及卫生专业人员的态度;能够获得的照顾与护理、卫生服务等;个人对疾病的认识,受教育程度,用药的依从性等。

（四）抗阻运动评估

抗阻运动强度以局部肌肉反应为标准,1-RM(1-repetition maximum)是指单次运动完成的最大重量,为抗阻运动强度的参照。须测定患者不同肌群的 1-RM 以制订患者的抗阻训练方案。通常利用患者某肌群某重量最大重复次数来反推患者的 1-RM。

（五）柔韧性及平衡功能评估

运动训练前的评估应包括患者的柔韧性和平衡功能评估,以确保患者运动的安全性。柔韧性评估包括牵拉某关键肌肉群和肌腱的次数和持续时间,包括座椅前伸试验、坐位前伸试验和抓背试验。以单腿直立平衡试验评估平衡功能。

（六）心理及睡眠评估

主要包括心理健康与睡眠方面的评估,如通过广泛焦虑问卷(GAD-7)和医院焦虑抑郁量表(HAD)进行心理健康评价;通过匹兹堡睡眠质量指数量表(PSQI)对患者睡眠状况进行评价。

（七）烟草依赖评估

吸烟是心血管疾病的独立危险因素,应常规询问患者吸烟史和被动吸烟情况。对吸烟患者,应询问吸烟年限、吸烟量和戒烟的意愿,推荐采用尼古丁依赖检验量表(FTND)评估烟草依赖程度。

三、康复目标

冠心病康复是指综合采用主动积极的身体、心理、行为和社会活动的训练与再训练,帮助患者缓解症状,改善心血管功能,在生理、心理、社会、职业和娱乐等方面达到理想状态,提高生活质量。同时强调积极干预冠心病危险因素,阻止或延缓疾病的发展,减轻残疾和减少再次发作的危险。冠心病康复治疗会影响患者周围人群对冠心病风险因素的认识,从而有利于尚未患冠心病的人改变不良的生活方式,达到预防冠心病的目的。因此,冠心病康复可进一步扩展到尚未发病的人群。有效的康复治疗可使病死率降低,积极参加康复锻炼者与不运动者相比,病死率可以降低 29%,同时致死性心肌梗死发生率也可降低。

冠心病的康复治疗分为三期:Ⅰ期康复,基于床旁监测下的急性期康复;Ⅱ期康复,基于中心/门诊监测下的恢复期康复;Ⅲ期康复,基于社区和家庭的维持期康复。

（一）Ⅰ期的康复目标

缩短住院时间,促进日常生活活动能力及运动能力恢复,增强患者自信心,减轻心理痛苦,减少再住院,避免卧床带来的运动耐量减退、血栓栓塞性并发症。

（二）Ⅱ期的康复目标

患者恢复日常生活活动能力,纠正不良生活习惯,坚持以运动治疗为核心,主动控制心血管危险因素,优化二级预防用药,恢复正常社会生活和工作。教会患者自我管理技能,避免再发心血管事件,防止再次心肌梗死住院,降低病死率。

（三）Ⅲ期的康复目标

让患者主动地控制危险因素,长期坚持治疗,最大限度地提高患者的生活质量,使其有信心、有能力参与社会生活和工作。

四、康复治疗

（一）冠心病康复治疗分期

1. 住院期康复（Ⅰ期）　本期康复在急性心肌梗死住院期间进行。包括在心脏监护病房和普通病房两个阶段。包括综合评估、指导戒烟、运动训练、日常活动指导和健康教育。重点进行日常活动指导和床边训练,出院时进行心肺运动试验或六分钟步行试验等测试,制定运动处方,告知出院后运动康复注意事项。

2. 出院后康复（Ⅱ期）　自患者出院开始，至病情完全稳定为止。本期的适应证与禁忌证与住院期相似，患者运动能力达到 3MET 以上，病情稳定。此阶段是Ⅰ期康复的延续，包括病情评估、健康教育、综合落实五大处方、日常活动指导和心理支持，重点进行药物依从性监测和心电血压监护下的中等强度有氧训练。

3. 慢性期康复（Ⅲ期）　本期冠心病患者的病情处于长期稳定状态，包括陈旧性心肌梗死、稳定型心绞痛、隐性冠心病、经皮冠状动脉腔内成形术或支架植入术后，心脏移植术后、安装起搏器后等。康复程序一般设计为 2~3 个月，患者的自我锻炼应该持续终身，并依照康复目标恢复到发病前的生活和工作状态。

（二）运动疗法

1. Ⅱ期康复运动处方

（1）有氧运动：①运动方式，上肢或下肢功率自行车、跑步机、椭圆机、划船机、慢走或快走等。②运动时间，间歇性训练，每次 3~5 分钟，总时长 20~40 分钟。③运动频率，每周 5 天。④运动强度，30%~40% HRR/VO$_2$max/HRmax 或 RPE 11~14 作为起始强度，逐渐达到 60%~85% HRR/VO$_2$max/HRmax。

（2）抗阻运动：①运动方式，抗自身重力、哑铃、抗阻运动器械、沙袋、弹力带或弹力管等。②运动时间，每个动作重复 1~3 组，总时长 10~15 分钟。③运动频率，每周 2~3 天，隔天 1 次或上下肢交替。④运动强度，以四肢大肌群和核心肌群训练为主，上肢：30%~40% 1-RM，下肢：50%~60% 1-RM，无显著疲劳感。

（3）拉伸运动：①运动方式，大关节和主要运动大肌肉静态或动态拉伸。②运动时间，每个动作维持 15 秒，重复 ≥4 次，总时长 5~10 分钟。③运动频率，每日 1 次。④运动强度：无显著疼痛感。

2. Ⅲ期康复运动处方

（1）有氧运动：①运动方式，上肢或下肢功率自行车、跑步机、椭圆机、划船机、慢走或快走、游泳等。②运动时间，间歇性训练/持续训练，总时长 20~40 分钟。③运动频率，每周 2 天社区训练，每周 3 天居家训练。④运动强度，50%~60% HRR/VO$_2$max/HRmax 作为起始强度，逐渐达到 70%~90% HRR/VO$_2$max/HRmax。

（2）抗阻运动：①运动方式，抗自身重力、哑铃、抗阻运动器械、沙袋、弹力带或弹力管等。②运动时间，每个动作重复 1~3 组，总时长 10~15 分钟。③运动频率，每周 2~3 天，隔天 1 次或上下肢交替。④运动强度，以四肢大肌群和核心肌群训练为主，上肢：50%~60% 1-RM，下肢：60%~70% 1-RM，无显著疲劳感。

（3）拉伸运动：①运动方式，大关节和主要运动大肌肉静态或动态拉伸。②运动时间，每个动作维持 15 秒，重复 ≥4 次，总时长 5~10 分钟。③运动频率，每日 1 次。④运动强度，无显著疼痛感。

（三）吸气肌训练

对于心功能异常的患者，常伴有呼吸肌的异常活动而使患者的活动过早终止。训练方案以 30% 最大吸气压（maximal inspiratory pressure，MIP）为起始强度，每周进行 3 次训练，每次训练 10~30 分钟，训练周期为 6~12 周。

（四）平衡训练

对有跌倒风险的老年患者需要进行平衡训练，这是为了减少跌倒损伤的风险，尤其是对Ⅲ期康复的居住在社区中心和家庭的老年人应该强化这类训练。

（五）中医康复治疗

在冠心病的康复治疗过程中，Ⅰ期多在住院期间进行康复治疗，Ⅱ期和Ⅲ期是社区康复的重要内容,掌握正确的中医康复疗法,可以提高康复的效果。

1. 中药治疗 依据中医理论辨证论治,冠心病分为心血瘀阻、气滞血瘀、痰浊闭阻、寒凝心脉、气虚血瘀、气阴两虚、心肾阴虚、心肾阳虚等证型,分别选用冠心 2 号方、血府逐瘀汤、瓜蒌薤白半夏汤、宽胸丸、八珍汤、生脉散、左归饮、参附汤合右归饮治疗。常用中成药有:复方丹参片、麝香保心丸和速效救心丸。

2. 针刺治疗

主穴:内关、太渊、膻中、孔最。

配穴:痰阻心脉者,加丰隆、肺俞、巨阙;气滞心胸者,加中脘、足三里、太冲;心血瘀阻者,加膈俞、血海、三阴交;寒凝心脉者,加足三里、关元、太溪;心气亏虚者,加气海、足三里;心阴不足者,加三阴交、少府、太溪;心肾阳虚者,加关元、大椎、气海。实证针用泻法,虚证针用补法。

3. 推拿治疗 冠心病除了采用药物、针灸等治疗方法,推拿治疗也不失为一种有效的治疗手段。

（1）点按内关穴:当心绞痛、心律失常发作时,用力点按内关穴,每次 3 分钟,间歇 1 分钟,能迅速止痛或调整心律。

（2）揉灵道穴:先轻揉灵道穴 1 分钟,然后重压按摩 2 分钟,最后轻揉 1 分钟,每日上、下午各揉 1 次,10 日为 1 个疗程,间歇 2~3 日,可进行下一疗程,可明显减轻心绞痛症状。

（3）揉按膻中:用拇指按揉膻中,每次 15 分钟,每日 1 次,15 次为 1 个疗程,可明显改善冠心病症状。

4. 艾灸治疗 心俞、厥阴俞、膻中、内关行艾灸治疗。

5. 穴位敷贴 内关、膻中、心俞,选用活血止痛中药贴。

6. 传统功法 太极拳、八段锦可帮助患者恢复生理、心理和社会功能状态,提高生活质量。

7. 其他疗法

（1）宽胸气雾剂或复方细辛气雾剂,疼痛时雾气吸入。

（2）救心油,疼痛时擦人中处并做深呼吸。

（3）三棱、莪术粉各 1g,温开水送服,每日 2~3 次。

（4）延胡索、广郁金、檀香等分为末,每次 2~3g,温开水送服,每日 2~3 次。

8. 预防调摄 具体方法包括调摄精神,避免情绪波动;避免受寒,生活起居规律;劳逸结合,坚持适当运动;饮食清淡,低盐低脂,食勿过饱,保持大便通畅等。

五、健康教育

（一）知识宣教

冠心病的发病率的控制,首先应该从冠心病的预防和健康教育做起,普遍加深社区居民对冠心病的认识和提高自我保健能力。

一级预防:主要是控制冠心病的主要危险因素,如高血压、高脂血症、高血糖、肥胖等。主要预防措施包括:冠心病患者应彻底戒烟,还要避免吸二手烟;体重与冠心病的发病率呈正相关,肥胖者可以饮食治疗为基础,结合行为和运动治疗控制体重;加强高血压的防治知识宣教,指导合理膳食,学会自我监测血压,保持情绪乐观,坚持长期服药,维持血压稳定;降低血脂,多食蔬菜和谷物并限制饮酒,同时适当地配合体育运动;控制血糖,严格控制饮食,适当运动,定期血糖监测,必要时用药。

二级预防:目的是改善症状,防止复发,降低病死病残率。提倡有效用药、有效剂量。

三级预防:康复治疗主要是医疗运动,即有氧训练、力量训练等,再配合心理治疗、作业治疗、行为治疗、危险因素纠正等。

(二)起居照护

合理、规律的生活、力所能及的工作、良好的心态、稳定的情绪对缓解疾病至关重要。社区康复中应重视及时调整患者性格中与冠心病发病相关的因素,如性格急躁、自我要求过高、竞争性强、持续的紧张状态等。引导患者戒烟、酒等,纠正不良的生活习惯。

(三)饮食疗法

饮食原则保持多食谷物、豆类、蔬菜;少食动物脂肪而代之以植物油;少食高胆固醇食物而宜用降胆固醇食物;控制饮食,限制体重;原则上禁酒;晚餐宜清淡。现介绍几种中医食疗方:

1. 玉米粉粥　玉米粉 50g,粳米 100g。粳米洗净,冷水调稀粳米用武火烧沸后,转用文火将玉米粉倒入,边倒边搅,煮至玉米烂成粥。每日早、晚食用。

2. 豆腐浆粥　豆浆汁 500g,粳米 50g,白砂糖或细盐适量,同煮为粥。

3. 蜜饯山楂　生山楂 500g,煎煮至七成熟烂、水将熬干时加入蜂蜜 250g,再以小火煮熟收汁即可。每日 3 次,每次 15~30g。

4. 柠檬玉米面粥　柠檬 1 个,切成片,用蜂蜜 3 匙渍透,每次 5 片,加入玉米面粥内服食。

5. 薤白粥　薤白 30g,粳米 100g,锅内加清水适量,用武火烧沸后,转用文火煮至米烂成粥。每日 2 次,早、晚餐食用。

(四)转介服务

在康复运动训练中死亡率和心肌梗死的发生率极低,但患者的临床状态随时可能发生变化,工作人员在每次运动训练前,应常规进行临床评价,并辨析急症问题,给予适当干预及转诊服务。当患者在运动训练中出现心绞痛,应立即采取舒适体位,舌下含服硝酸甘油,并安抚情绪,监测生命体征。3~5 分钟如未缓解,再含服一片硝酸甘油,并拨打急救电话转诊。如患者出现心搏、呼吸骤停,应立即实施心肺复苏,拨打急救电话,并通知医师和家属。

第二节　原发性高血压的社区康复

一、概述

高血压是最常见的心血管疾病,是全球范围内的重大公共卫生问题,它是我国人群脑卒中和冠心病发病及死亡的主要危险因素。高血压患者常伴有脂肪和糖代谢紊乱,以及心、脑、肾和视网膜等器官功能性或器质性改变,被称为人类健康的"无形杀手",是需要进行慢性病健康管理的主要病种之一。高血压的防控和康复应注重改变不良生活方式,限盐、限酒、控制体重,加强高血压社区防治工作,定期测量血压、规范管理、合理用药,关注对多种心血管危险因素的综合干预。

(一)定义

高血压是指由于动脉硬化以及血管运动中枢调节异常等原因所导致的安静状态下动脉血压持续性增高的一种疾病。临床常见原发性和继发性两种类型,其中原发性高血压主要与遗传、年龄、性别、饮食、长期工作紧张、精神刺激和环境有关,占高血压总数的 95% 以上。

本节重点介绍原发性高血压的社区康复。

（二）临床表现

原发性高血压,起病缓慢,早期无明显症状,可见头痛、眩晕、气急、疲劳、心悸、耳鸣等,长期高血压可导致左室肥厚。根据血压水平对高血压进行了分级,见表 7-1。

表 7-1　血压水平的定义和分类

类别	收缩压/mmHg	舒张压/mmHg
正常血压	<120	<80
正常高值	120~139	80~89
高血压	≥140	≥90
1级高血压（轻度）	140~159	90~99
2级高血压（中度）	160~179	100~109
3级高血压（重度）	≥180	≥110

二、康复评定

血压和动态血压测定,根据血压水平评定高血压的等级。心、肺功能测定,运动功能评定,并发症评定,精神及心理状态评定,营养评估,生活质量相关评定,日常生活活动能力评定详见康复评定章节。

三、康复目标

血压降至 140/90mmHg 以下,合并糖尿病和肾病的患者降至 130/80mmHg 以下,最大限度降低心脑血管疾病和肾病的致死和致残率。通过运动、饮食、药物等综合康复治疗措施,减少肥胖、高脂血症、糖尿病等高血压发病的危险因素的影响,有效地控制血压;减少药物用量,改善重要脏器的损害,提高体力活动能力和生活质量。

四、康复治疗

（一）运动疗法

1. 运动方式　有氧运动,也称为心肺耐力运动,以有氧代谢为主要供能途径,指全身大肌肉群参与的、有节律的、持续一定时间的运动形式。如快走、跑步、游泳、骑自行车、广场舞、太极拳（剑）、广播操、乒乓球等球类运动。抗阻运动,如俯卧撑、平板支撑、器械练习、弹力带练习等。柔韧性练习,伸展、牵伸等练习可增大关节活动范围,如压腿、运动健身器械上的牵拉等。神经肌肉练习,也称为神经肌肉控制练习,包括平衡、协调、步态和本体感觉等控制技能的练习,如闭眼单脚站、太极拳、气功、舞蹈等。

2. 运动时间和频率、强度　身体活动量要达到中等强度以上才会产生健康效应。中等强度运动,即心率达到心率储备的 40%~60%,如快步走、骑自行车（速度<16km/h）、瑜伽、舞蹈等。较大强度运动,即心率达到心率储备的 60%~80%,如跑步、游泳、骑自行车（速度≥16km/h）、跳绳、高强度间歇训练、健美操等。每周建议 150~300 分钟的中等强度运动或 75~150 分钟的较大强度运动,每周建议有 2 天进行肌肉强化锻炼,以保持健康。增加身体活动量,即每周≥300 分钟的中等强度运动可获益更多。可凭自身感觉简单判断运动强度:与安静状态相比,呼吸、心率轻微加快,轻微气喘,但能讲话而不能唱歌,基本达到中等强度;呼吸、心跳明显加快,气促,不能连贯讲话,基本达到较大强度。

3. 注意事项

（1）循序渐进：之前没有运动习惯的健康人，宜从较小强度的运动开始，每次运动时间5~10分钟，逐步过渡到中等至较大强度的运动，每次运动时间≥30分钟。需注意，运动强度和运动量不是越大越好。

（2）避免肌肉骨骼损伤：运动前需热身，运动后需进行整理和拉伸活动，以及遵循循序渐进、因人制宜的原则均可有效避免肌肉骨骼损伤。需及时观察身体对运动负荷的反应，可通过监测心率、血压、心电图等进行运动监控。日常运动干预中可通过自我感觉来判断运动强度是否适宜，如运动后睡眠良好、次日晨起脉搏基本恢复到日常水平、无明显疲劳感觉、情绪正常或更好，则提示强度适宜。如果出现下列情况，需要立即终止运动，并寻求专业人士的帮助。

（3）出现以下情况时应及时停止：①胸部、颈部、肩部或手臂有疼痛和压迫感；②出现面色苍白、大汗，感到头晕、恶心；③肌肉痉挛，关节、足踝和下肢发生急性疼痛；④严重疲劳、严重下肢痛或间歇跛行；⑤严重呼吸困难、发绀；⑥运动测试中，负荷增加时出现收缩压≥250mmHg 和/或舒张压≥115mmHg 或收缩压下降>10mmHg。

（二）中医康复治疗

1. 中药治疗　依据中医理论辨证论治，原发性高血压分为肝火亢盛、阴虚阳亢、痰湿壅盛、阴阳两虚等证型，分别根据对应的治则采用天麻钩藤饮、杞菊地黄丸、半夏白术天麻汤和金匮肾气丸加减治疗。

2. 针灸治疗

（1）针刺

主穴：太冲、涌泉、行间、三阴交、足三里、丰隆、太溪、阳陵泉、曲池。

配穴：肝阳上亢者，加侠溪；阴阳两虚者加关元、命门；痰浊内蕴者，加内关、中脘、丰隆；瘀血阻络者，加气海、膈俞；肾精不足者，加肾俞。

（2）三棱针法：耳尖、大椎、太阳、曲池。每次选1~2穴，点刺出血3~5滴，每周治疗2~3次。

3. 推拿疗法

（1）可选择按揉风池、内关、神门、合谷、足三里等穴位，可助降压和消除症状。

（2）双手掌放在前额上（先左手在下），从左太阳穴抹至右太阳穴25次，然后再换右手在下，从右向左抹25次，可促使大脑血液循环加快，既有降压作用，又可防治大脑动脉硬化。

（3）用双手示、中二指同时夹住两耳根部，从下向上稍用力搓摩36次，可防治高血压及耳动脉和脑动脉硬化、耳鸣。

（4）两手交替搓双脚涌泉穴各200次。最好每晚睡前用40℃左右的热水泡脚15~20分钟，双脚出浴擦干后，搓涌泉穴和全脚掌。可促使气血畅通，养肝明目，温补肾经，滋润肾水，并且有防治失眠、高血压的效果。

4. 导引法

（1）太极拳：动作和顺、放松、缓慢，可缓解体内血管的过度紧张，对周围血管平滑肌起到"按摩"的作用，促使单位时间内的血流量适度增加，保持血管弹性，缓解由于血管弹性变化引起的高血压症状。各脏器的血流量亦有所增加，减少了低密度脂蛋白、胆固醇等在血管壁上的沉积，加速了对已有沉积物的冲刷，血液"瘀阻"程度有所降低，动脉管壁顺应性增加，减缓了动脉血管壁硬化病变的速度。

（2）气功：气功是我国传统的保健方法，通过意念的诱导和气息的调整，发挥自我调节作用。长期的气功锻炼可使血压控制较好、减少降压药用量，并可使脑卒中的发生率降低。

具体方法:选择一个少受外界干扰的安静环境→在一个舒适的位置上静坐→闭上眼睛,尽量放松全身肌肉,从脚开始,循环逐步向上,直至面部,保持肌肉高度松弛→通过鼻子呼吸,呼吸节律为"鼻吸-停-鼻呼",呼气时默念"一",持续锻炼 20 分钟,结束时闭目静坐数分钟,然后再睁眼→注意是否已达到肌肉高度放松,应保持一种若有若无的状态,当思绪出现纷乱时,要摒弃杂念,继续默念"一",每日锻炼 1~2 次。一般在饭后 2 小时进行,以免影响消化。

5. 刮痧疗法　刮痧疗法联合降压药物治疗原发性高血压有良好的持续降压效果,对无吸烟、饮酒史的患者效果更为明显,对年龄在 45 岁以下、病程<10 年和服用降压药物的患者疗效更佳,对热证患者的疗效优于寒证患者。具体操作以局部出现充血斑点为度。刮痧时应根据患者年龄、病情、反应确定刮痧手法及强度,重症高血压患者或已经合并心、脑、肾疾病者忌用刮痧疗法,对刮痧油过敏者忌用刮痧疗法。

6. 耳穴疗法　是运用药物、磁粒、毫针、皮内针、艾灸、激光照射器具等对耳郭穴位进行刺激,达到防病治病目的的疗法。中、低危高血压患者行耳穴贴压治疗可保护靶器官、提高疗效,且不良反应较少。

7. 中药足部、全身药浴　将治疗相应疾病的复方中草药水煎液,滤取药汁后与温水配制成温热的药液,进行足部或全身洗浴。可有效促进血管扩张、改善血液循环、调和气血、疏通经络,对 1 级高血压患者疗效明显,但应注意 3 级高血压患者慎用。

(三)西药治疗

高血压的常用药物包括利尿剂、受体阻滞剂、钙通道阻滞剂、血管紧张素转化酶抑制剂、血管紧张素 II 受体拮抗剂等。

五、健康教育

(一)知识宣教

通过多种形式让患者及家属了解高血压的康复保健知识,是减少危险因素、防治高血压的有效方法。

一级预防:消除高血压的病因或易患因素,对已存在高血压危险因素但尚未发生高血压的个体或群体的预防。具体措施:减轻或控制体重;高血压患者无临床并发症时建议每日钠摄入量少于 5g,合并缺血性脑卒中、肾脏疾病的患者,每日钠摄入量应少于 3g;每日食用蔬菜 400~500g、水果 100~200g,相当于补钾 4g;每日应摄入钙 800mg,可从牛奶和蔬菜中摄入;另外,还需戒烟酒,低脂饮食,适当运动,保持心情愉快等。

二级预防:目前我国高血压防治存在三高(患病率、死亡率、致残率高)、三低(知晓率、服药率、控制率低)的不正常现象。社区应对已发生高血压的居民采取预防措施,防止高血压进一步发展及早期并发症的发生。具体措施:首先,一定要落实一级预防措施;其次,进行系统正规的控制血压治疗,选择合理、有效的治疗方案,选择比较好的降压药物和服药时间。

三级预防:主要是对已并发心脑血管疾病的高血压患者的并发症进行预防。这些并发症,多为全身动脉硬化所致,如冠状动脉粥样硬化、脑动脉硬化、肾动脉硬化以及眼底动脉硬化等引起心、脑、肾、眼等并发症。对重度高血压患者进行抢救,同时进行康复治疗,提高生活质量。

(二)起居照护

生活起居与高血压的发生、发展及预后关系十分密切。正确的生活方式对轻型高血压患者有降压作用,对严重的高血压患者也会提高药物的疗效。

1. 居室环境　高血压患者居室宜清静,噪声过大会给患者带来烦恼,并且造成精神紧张。室内光线宜充足、柔和,要有合理的照明。过于昏暗、缺乏阳光的居室容易使人感到疲惫,加重孤独感。居室陈设装饰宜简洁、实用、整齐,避免拥挤、杂乱,留有一定空间,以减少压抑、烦闷感觉。居室墙壁及窗帘、床罩宜选用淡绿、淡蓝、洁白等柔和而偏冷色的色调。适当点缀花卉盆景,可令人心旷神怡,有利于降低血压。

2. 节制膳食　定时定量进食,避免过饥过饱,不暴饮暴食。食物种类齐全,营养比例合理,不挑食偏食。清淡饮食有利于高血压的防治。

3. 睡眠　高血压患者生活宜有规律,早睡早起,保证有充足睡眠。早晨不要急于起床,可在床上仰卧,活动四肢和头颈部,使肢体肌肉和血管平滑肌恢复适当张力,以适应起床时体位变化,然后慢慢起床,避免血压发生较大波动。

4. 排便　排便急躁、屏气用力,有脑出血的危险。高血压患者要坐便,蹲位易疲劳。养成每日定时排便的习惯。有便秘的人要多吃些粗纤维食物,以利于肠蠕动,防止粪便干结。严重的便秘可用开塞露滑润通便,但不宜滥用泻药。

5. 运动　高血压患者最好不要在冬季早晨进行室外锻炼。清晨的体温较低,寒冷的空气刺激可促使血管收缩,会加重高血压甚至诱发脑卒中。因此,高血压患者早晨起床后,只宜在室内活动。不宜做剧烈运动,散步和做操可增加血管舒缩能力,缓解全身中小动脉的紧张,有利于降压。

6. 心理　不良情绪是高血压发病的基础之一,而环境和性格特征则是引起情绪变化的重要因素。要克服急躁情绪,放松思想,消除紧张和恐惧心理,改掉急躁、易怒脾气,注意心理调适。要确立自己的生活目标和世界观,培养自己的艺术鉴赏能力,提高修养。常听一些令人轻松、愉快的音乐,要善于安排自己的生活。

(三) 饮食疗法

遵从饮食原则:限制过多钠盐摄入;减少膳食脂肪,补充适量蛋白质;限制饮酒。具体高血压食疗方法如下:

1. 芹菜 500g 水煎,加白砂糖适量代茶饮;或芹菜 250g、红枣 10 枚,水煎代茶饮。

2. 山楂 30~40g、粳米 100g、白砂糖 10g,先将山楂入砂锅煎取浓汁,去渣,然后加入粳米、白砂糖煮粥。每日服 2 次,可作上、下午加餐用,不宜空腹服用,7~10 日为 1 个疗程。

3. 罗布麻叶 6g、山楂 15g、五味子 5g、冰糖适量,开水冲泡代茶饮。常饮可降压,改善高血压症状,并可防治冠心病。

(四) 转介服务

高血压患者的血压控制和调节可在社区卫生服务中心完成,但如果患者出现心室肥厚、血管硬化、肾性损害等并发症,则需转介到二、三级医院就诊住院治疗,并及时随访。对于突发的脑卒中、心绞痛、心衰等急症,应及时拨打 120,并做好院外急救。

第三节　慢性阻塞性肺疾病的社区康复

一、概述

慢性阻塞性肺疾病,简称慢阻肺,发病机制尚未完全明了,近年因大气污染及吸烟人数增加等因素,慢阻肺的发病率有逐渐增加的趋势,且死亡率高,目前居全世界死亡原因的第四位。慢阻肺主要症状为咳嗽、咳痰、劳力性呼吸困难,严重限制了患者的活动能力,是一种重要的慢性呼吸系统疾病。

（一）定义

慢性阻塞性肺疾病（chronic obstructive pulmonary diseases，COPD）是以持久性气道阻塞为特征的一组呼吸道病症，表现为呼吸道气流受限不完全可逆、呈进行性发展，可伴有气道高反应性，包括具有气流阻塞特征的慢性支气管炎、支气管哮喘、阻塞性肺气肿及肺源性心脏病等。

（二）临床表现

起病缓慢，病程较长。慢性咳嗽、咳痰、气短或呼吸困难是 COPD 的标志性症状，兼有喘息和胸闷等症状。早期体征可无异常，随疾病发展出现如下体征：视诊，胸廓前后径增大，肋间隙增宽，剑突下胸骨下角增宽，称为桶状胸，部分患者呼吸变浅，频率增快，严重者可有缩唇呼吸等；触诊，双侧语颤减弱；叩诊，肺部过清音，心浊音界缩小，肺下界和肝浊音界下降；听诊，双肺呼吸音减弱，呼气延长，部分患者可闻及湿啰音和/或干啰音。

二、康复评定

在康复治疗前应对患者的呼吸功能进行评定，评估日常生活活动和运动的能力。内容包括询问病史、家族史、吸烟史、职业、生活和工作环境，以及临床症状如咳嗽、胸闷、气短等。此外要进行以下评定：

（一）运动功能评定

1. 心肺功能评定　包括肺容量、肺通气功能，特别是小气道的通气功能，详见第三章第三节。

2. 心肺运动试验　有助于判断肺功能损伤程度，可作为康复治疗前后的功能评定，常用活动平板和自行车功率的评定方法。试验中应观察患者反应，测量摄氧量、二氧化碳排出量、每分通气量等指标，作为康复治疗的依据。

3. 肌肉耐力评定　包括肌力的评定以及肌肉耐力的评定。

（二）日常生活活动能力评定

根据 COPD 患者的自觉气短症状，设定了日常生活活动能力的 6 个等级，详见第三章第六节日常生活活动能力与生存质量评定。

（三）合并症的评估

在对慢阻肺患者进行病情严重程度的综合评估时，还应注意患者的各种全身合并症，如心血管疾病（包括外周性血管疾病）、骨骼肌功能障碍、骨质疏松、睡眠呼吸暂停综合征、恶性肿瘤、代谢综合征、糖尿病、胃食管反流等慢性合并症，治疗时应予以兼顾。

（四）心理以及精神状态的评定

慢阻肺患者常合并焦虑、抑郁的心理状态，常用的方法有：观察法、访谈法、心理测试等。

（五）吸烟状况评估

对于有吸烟史的慢阻肺患者，患者的吸烟情况可用尼古丁依赖检验量表评估。

（六）营养状况评估

采用微型营养评估评估营养状况。

三、康复目标

COPD 的康复主要目的在于改善顽固和持续的功能障碍（气道功能和体力活动能力）、提高生活质量、延长生命、降低医疗成本、稳定或逆转肺部疾病引起的病理生理和精神病理学的变化，以期在肺功能障碍程度允许的条件下，恢复生活功能至最佳状态。COPD 患者在急性发作期过后进入稳定期，临床症状虽有所缓解，但其肺功能仍在继续恶化，并且由于自身防御和免疫功能的降低以及外界各种有害因素的影响,经常反复发作,而逐渐产生各种心肺并发症。稳定期 COPD 是社区康复的工作重点,其根本目的在于预防急性发作,提高日常生活活动能力,尽可能恢复受损的心肺功能,防止或减缓心肺功能的减退。近年来,在一些国家和地区制定的 COPD 诊治规范中不同程度地强调了康复治疗的重要性。

四、康复治疗

(一)呼吸训练

患者应学会腹式呼吸与缩唇呼吸的正确方式,以减少呼吸频率和改善通气功能。腹式呼吸吸气时腹肌放松,腹部鼓起,呼气时腹肌收缩,腹部下陷。开始训练时,患者可取卧位、半卧位或坐位,初学者以半卧位为宜,将一手放在腹部,一手放在胸前,在感知胸腹起伏、呼吸时应使胸廓保持最小的活动度,腹部可用手适当加压,以增加呼吸时膈肌的活动度,练习数次后,可休息片刻,两手交换位置后进行训练。缓缓吸气至不能再吸时,再屏息 2~3 秒,逐渐延长至 5~10 秒,频率为每分钟 8~10 次,持续 3~5 分钟。

缩唇呼吸用鼻子吸气,由 1 数到 2,呼气时,如吹口哨般地噘起嘴唇后慢慢向前吹气,维持吐气时间是吸气时间的 2~4 倍。

患者进行呼吸训练要持之以恒,做到运用自如,才能保证在呼吸急促时控制自己的呼吸。

(二)排痰训练

排痰训练包括体位引流、有效咳嗽、叩击与震动。目的是促进呼吸道分泌物的排出,降低气流阻力,减少支气管和肺的感染。

1. **体位引流**　主要利用重力促进各个肺段内积聚的分泌物排出,不同的病变部位采用不同的引流体位,目的是使此病变部位的肺段分泌物向主支气管垂直引流。引流频率视分泌物多少而定,分泌物少者,每日上、下午各引流 1 次,分泌物多者宜每日引流 3~4 次。常用的引流体位有倾斜俯卧位,头低 45°、倾斜左右侧卧位,头低 45°或 30°、倾斜仰卧位,头低 45°、半卧位。餐前进行为宜,每次引流一个部位,时间 5~10 分钟,如有数个部位,则总时间不超过 30~45 分钟,以免疲劳。

2. **叩击与震动**　有助于黏稠浓痰脱离支气管壁。其方法为治疗者手指并拢,掌心呈杯状,运用腕部力量在引流部位胸壁上双手轮流叩击拍打 30~45 秒,患者可自由呼吸。叩击拍打后手按住胸壁部加压,治疗者整个上肢用力,此时嘱患者做深呼吸,在深呼气时做颤摩震动,连续 3~5 次,再作叩击,如此重复 2~3 遍,再嘱患者咳嗽以排痰。

3. **有效咳嗽**　咳嗽是呼吸系统的防御功能之一,COPD 患者咳嗽机制受到损害,最大呼气流速下降,纤毛活动受损,痰液本身比较黏稠。因此,更应当教会患者正确的咳嗽方法,以促进分泌物排出,减少反复感染的机会。第一步先进行深吸气,以达到必要吸气容量;第二步吸气后要有短暂闭气,以使气体在肺内得到最大分布,同时气管到肺泡的驱动压尽可能保持持久;第三步关闭声门,当气体分布达到最大范围后再紧闭声门,以进一步增强气道中的压力;第四步通过增加腹压来增加胸膜腔内压,使呼气时产生高速气流;第五步声门开放,当肺泡内压力明显增高时,突然将声门打开,即可形成由肺内冲出的高速气流,促使分泌物移动,随咳嗽排出体外。一般方法为先做深呼吸,在呼气时用力咳嗽,重复数次。如痰液已到气管或咽喉部而无力咳出时,可用双手压迫患者下胸部或上腹部,嘱其用力咳嗽将痰排出。

(三)运动训练

运动方式分为有氧训练、抗阻训练、平衡柔韧性训练等。有氧训练又称耐力训练,常见的有氧运动包括快走、慢跑、游泳、打球等。抗阻训练又称力量训练,抗阻训练方式通常包括器械训练和徒手训练,器械训练主要包括哑铃、弹力带、各种抗阻训练器械,徒手训练采用抗自身重力方式如深蹲、俯卧撑等。平衡柔韧性训练可以提高患者的柔韧性,对于预防运动损伤、扩大关节活动范围有重要作用,常见的平衡柔韧性训练包括太极拳、八段锦、瑜伽等。如果康复的频率和强度一致,可以得到等效的结果。考虑到实际情况,仍然推荐传统的医务人员监管的康复方案为首选。稳定期患者康复疗程至少6~8周,医务人员监督下至少每周2次。

（四）心理治疗

心理治疗可显著改善COPD患者焦虑抑郁症状,增加患者治疗依从性;健康教育可提高患者自我管理能力,并可改善预后。

（五）日常生活活动能力训练

部分COPD患者在行走、穿鞋、穿衣、洗漱等日常生活活动中会感觉气短、呼吸费力,无法完成日常生活活动,通过居家康复节能指导如借助鞋拔子穿鞋、助行器行走,步行时控制吸呼比等可减少氧耗,减轻呼吸困难,可以减少患者日常生活活动对他人的依赖,提高生活质量。

（六）氧疗

进行长期氧疗(long-term oxygen therapy,LTOT)可以提高伴有静息状态下严重低氧血症的COPD患者的生存率,对血流动力学、血液学特征、运动能力、肺生理和精神状态都会产生有益的影响。

（七）中医康复治疗

1. 中药治疗　依据中医理论辨证论治,COPD可分为肺气虚、肺脾气虚、肺肾阴虚三个证型,分别选用补肺方、补肺健脾方、润肺滋肾方加减治疗。

2. 针刺治疗

主穴:膻中、关元、定喘、肺俞、足三里、天枢。

配穴:肺气虚加太渊,肺脾气虚加脾俞,肺肾气虚加膏肓、太溪。针法用平补平泻法。

3. 穴位敷贴　敷贴药物以温阳益气、通经活络、开窍活血、宣肺止咳定喘类药物为首选,常用药物有细辛、白芥子、甘遂、延胡索等。敷贴穴位根据病情及辨证分型进行选择,以肺俞、定喘、肾俞、天突、大椎、膻中等为主。证候配穴肺气虚可选太渊、足三里;肺脾气虚配太渊、脾俞;肺肾气虚配太渊、足三里。敷贴时间长短由药物刺激及发泡程度、患者皮肤反应决定。

4. 导引法　导引法强调身心的调整,如太极拳、八段锦、五禽戏等对COPD有较好的治疗作用。例如,每天早晨进行约30分钟的太极拳训练,训练前吸入β受体激动剂、胆碱能受体抑制剂,训练时接受专业太极拳老师的指导,要求患者精神放松,呼吸深慢,气沉丹田,以调心(意)、调息、调形(身)为主要方式,以感到不疲惫为宜。在训练时配合常规治疗方法效果佳。

5. 保健操　预防感冒是COPD康复的重要内容之一,防感冒按摩操现已得到较普遍应用,基本方法是:

(1) 按揉迎香穴:用两手中指指腹紧按迎香穴,做顺时针及逆时针方向按摩各16~32次。

(2) 擦鼻两侧:两手大鱼际或两侧拇指近节互相对搓擦热,自鼻根部印堂穴开始沿鼻两侧下擦至迎香穴。可两手同时进行,也可一上一下进行,各擦16~32次。

(3) 按太渊穴:用拇指指腹按太渊穴做顺时针及逆时针方向按摩各16次,左、右侧交替进行。

（4）浴面拉耳：主要为摩擦面部和耳部。两手掌互搓至热，紧贴前额前发际，自上向下擦至下颌部，然后沿下颌反向擦至两耳，用拇、示指捏住耳垂部，轻轻向外拉（也称双凤展翅）2~3次，再沿耳向上擦至两侧颞部，回至前额部，重复16次。最后两手掌心呈环状，掩盖鼻孔，呼吸10次。

（5）捏按风池穴：用两拇指指腹按该穴，其余各指分别置于头顶部，做顺时针及逆时针方向按摩各16次；或用一手的拇、示指分别捏按两侧的风池穴16次。然后，用手掌在颈项部做左右按摩16次。

6. 艾灸治疗　可选艾炷灸、益肺灸和热敏灸。艾炷灸的药物需要根据中医辨证辨病原则进行选择，艾条、艾绒为常用灸材。艾灸穴位依据疾病、症状及证型的不同合理选取，以足三里、大椎、膻中、神阙等为主。证候配穴：肺气虚配太渊等；肺脾气虚配太渊、脾俞等；肺肾气虚配太渊、肾俞等。症状配穴：胸闷可配膻中；喘甚可配孔最；咳甚可配尺泽；痰多可配中脘。

五、健康教育

（一）知识宣教

坚持全人群和高危人群相结合的"三级预防"健康宣教策略，具体包括以下内容。

一级预防：鼓励患者尽早查明与COPD易感性有关的遗传因子；切实做好控制吸烟工作，提倡不吸烟；宣传控制城市空气污染、减少职业性危害因素。

二级预防：对高危人群定期进行普查宣教；二级预防工作中戒烟是最主要、最关键的措施；科普常用药物的作用和正确使用方法；科普COPD发病机制，宣传"三早"。

三级预防：继续强化戒烟；缓解期改善患者营养状态，应用中医中药健脾补肾，提高机体免疫力，预防、减少呼吸道感染，减缓疾病进展速度；加强康复训练；长期低流量吸氧可提高患者的生活质量，使COPD患者的生存率提高2倍。

（二）起居照护

1. 能量节省技术　需要患者进行一定的运动治疗，在实际生活和工作中，要强调省力，完成更多的活动。基本方法是：

（1）物品摆放有序化：即事先准备好日常家务杂事或活动所需的物品或材料，并按照一定规律摆放。

（2）活动程序合理化：按照特定工作或生活任务的规律，确定最合理或者最顺手的流程或程序，以减少不必要的重复劳动。

（3）操作动作简化：尽量采用坐位，并减少不必要的伸手、弯腰等动作。

（4）劳动工具化：搬动物品或劳动时尽量采用推车或其他省力的工具。

2. 耐寒锻炼　夏季冷水擦身，秋后冷水擦脸，直至初冬；坚持冬季晨跑，逐渐增大运动量，速度不宜太快。

3. 每立方米空间，用食醋5ml，加水煮沸，每次30~60分钟，每日1次，或隔日2次。

4. 香薷、苍术、艾叶，加适量香料、助燃剂、黏合剂，配制成药香，在居室内点燃。

（三）饮食疗法

患者应注意饮食忌辛辣、肥甘、过酸、过咸之品，戒烟酒、浓茶，宜少食多餐，进营养丰富、易消化稀软食物，有水肿者应低盐或无盐饮食。COPD具体食疗方法如下：

1. 冬春季节，贯众、紫苏、荆芥各10g，甘草3g，水煎顿服，连用3日。

2. 夏季，藿香、佩兰、菊花、金银花各5g，薄荷2g，开水冲泡代茶饮，连用7日。

3. 在感冒流行季节，加服板蓝根冲剂，每次6g，每日2次，连用3日，可减少老年肺胀的复发。

4. 广柑 1 个（去皮、核，压碎），加川贝粉 6g、冰糖 20g，同放入锅内蒸，待水开后再蒸 20 分钟即可。一次食用，用于慢阻肺的虚证。

（四）转介服务

COPD 是一种慢性呼吸道疾病，患者常伴多种并发症，且易因呼吸道感染等致病情加重，治疗不及时可能导致呼吸衰竭、电解质紊乱等。患者出现咳嗽加重、黄痰、发热、呼吸困难加重、下肢水肿等应转入呼吸科就诊，积极治疗。

第四节　糖尿病的社区康复

一、概述

糖尿病作为主要的慢性疾病之一，已成为全球性公共卫生问题，城市人口糖尿病患病率高于农村地区。我国是全球糖尿病患者最多的国家，且糖尿病及糖尿病前期患者人数正在迅速增加。持续高血糖是本病的基本特征。

（一）定义

糖尿病是由遗传因素和环境因素等多种致病因素作用于机体导致胰岛功能减退、胰岛素抵抗等而引发的糖、蛋白质、脂肪、水和电解质等一系列代谢紊乱综合征。糖尿病（血糖）一旦控制不好会引发并发症，导致肾、眼、神经、心脏、血管等组织的衰竭病变，严重者会造成尿毒症。

（二）临床表现

临床上以高血糖为主要特点，可出现多尿、多饮、多食、消瘦等典型表现，即"三多一少"症状。2022 年，由中华医学会糖尿病学分会制定的《国家基层糖尿病防治管理指南》中糖尿病诊断标准为：

典型糖尿病症状加上以下任意一点：

1. 糖化血红蛋白（HbA1c）≥6.5%。
2. 空腹血糖（FBG）≥7.0mmol/L（空腹定义为至少 8 小时内无热量摄入）。
3. 口服葡萄糖耐量试验时 2 小时血糖≥11.1mmol/L。
4. 在伴有典型的高血糖或高血糖危象症状的患者，随机血糖≥11.1mmol/L。

糖尿病分为：1 型糖尿病（β 细胞毁坏，导致胰岛素绝对不足）；2 型糖尿病（胰岛素抵抗和胰岛素代偿性分泌反应不足联合所致）；特殊类型糖尿病（较少见）；妊娠期糖尿病。其中 1 型、2 型糖尿病占绝大多数。

二、康复评定

（一）糖代谢功能评定

有糖尿病的症状，任何时间静脉血糖浓度≥11.1mmol/L；空腹静脉血糖浓度≥7.0mmol/L；服 75g 葡萄糖 2 小时静脉血糖浓度≥11.1mmol/L。上述三项标准中，有一项符合者，即可诊断为糖尿病。

（二）糖化血红蛋白测定

它能够反映过去 2~3 个月血糖控制的平均水平，不受偶尔一次血糖升降的影响，可以比较全面地了解前一段时间血糖控制水平。我国糖尿病患者糖化血红蛋白控制标准为

6.5%,7%～8%为血糖控制一般;8%～9%控制不理想;大于9%是慢性并发症发生发展的危险阶段。

（三）运动功能评定

年龄超过 40 岁,尤其有 10 年以上糖尿病史或有高血压、冠心病及脑血管病症状和体征的患者,可采用六分钟步行试验或心电图运动试验,同时监测试验前后血糖。

（四）心理评定

糖尿病是慢性进行性疾病,治疗过程漫长,增加了患者的心理和经济负担,使患者易产生悲观情绪、耐力下降等。可用症状自评量表、艾森克人格问卷进行心理评定。

（五）并发症评定

糖尿病常合并各种心脑血管疾病、高血压、肾脏疾病等出现,详细评估并发症,治疗时予以兼顾。

（六）日常生活活动能力评定

部分糖尿病患者可能出现日常生活活动能力下降,通过改良 Barthel 指数、生活质量评定问卷等对患者的日常生活活动能力进行评定。

三、康复目标

迄今为止,糖尿病仍是无法根治的慢性疾病,特别是高血糖长期得不到控制的患者易发生眼、肾、神经、心脏和周围血管等组织器官的并发症,而成为糖尿病致死和致残的主要原因。康复治疗可有效地改善糖尿病患者周围组织对胰岛素的敏感性,起到辅助降低血糖的作用。另外,康复治疗还能提高糖尿病患者的心肺功能和体力活动能力,提高生活质量。因此,它是糖尿病综合治疗中的重要方法之一。

四、康复治疗

为了达到糖尿病康复治疗目标,必须采取综合康复治疗的方法,这种方法适用于各种类型的糖尿病患者,是目前治疗糖尿病最有效的方法。治疗方法包括 5 个方面:①饮食疗法;②运动疗法;③药物治疗;④糖尿病教育;⑤血糖监测。其中起直接作用的是饮食疗法、运动疗法和药物治疗三方面,而糖尿病教育和血糖监测则是保证这 3 种治疗方法正确发挥作用的必要手段。糖尿病康复治疗的重点在糖尿病患者的运动锻炼、饮食控制及糖尿病教育等方面,它与临床治疗相互配合,最终达到控制血糖、缓解症状的目的。

（一）饮食疗法

饮食治疗是所有糖尿病治疗的基础,是糖尿病自然病程中任何阶段预防和控制糖尿病必不可少的措施,现介绍饮食康复治疗的目标和方法。

1. 通过饮食调节和适度的锻炼,将体重控制在正常范围内。饮食治疗应个体化,即在制订饮食计划时,除了要考虑到饮食治疗的一般原则,还要考虑到糖尿病的类型、生活方式、文化背景、社会经济地位、是否肥胖、治疗情况、并发症和个人饮食的喜好。

2. 日常膳食摄入应遵循如下原则

（1）总热量的 20%～30% 应来自脂肪和油料,其中少于 1/3 的热量来自饱和脂肪酸,单不饱和脂肪酸和多不饱和脂肪酸之间要达到平衡。如患者的低密度脂蛋白胆固醇水平≥100mg/dl(2.6mmol/L),应使饱和脂肪酸的摄入量少于总热量的 10%,食物中的胆固醇含量应<200mg/d。

（2）碳水化合物所提供的热量应占总热量的 55%～65%,应鼓励患者多摄入复合碳水化合物及富含可溶性食物纤维素的碳水化合物和富含纤维的蔬菜。对碳水化合物总热量的控制比控制种类更重要。在碳水化合物总热量得到控制的前提下,没有必要严格限制蔗糖的摄入量,可用无热量非营养性甜味剂。

(3) 蛋白质不应超过需要量,即不多于总热量的 15%。有微量白蛋白尿的患者,蛋白质的摄入量应限制在 0.8~1.0g/kg。有显性蛋白尿的患者,蛋白质的摄入量应限制在低于 0.8g/kg。

(4) 食盐限量在 6g/d 以内,尤其是高血压患者。

3. 单独或配合药物治疗来获得理想的代谢控制,有利于对糖尿病慢性并发症的预防。对于年轻的 1 型糖尿病患者,供应合适的能量和营养来确保正常的生长和发育,并使饮食治疗和胰岛素治疗得到良好的配合;对于年轻的 2 型糖尿病患者,供应合适的能量和营养来确保正常的生长和发育,减少胰岛素抵抗,帮助患者养成良好的饮食习惯,并使饮食治疗、药物治疗、运动疗法得到良好的配合;对于妊娠期和哺乳期糖尿病患者,供应合适的能量和营养来确保胎儿或婴儿正常的生长和发育,并使代谢得到良好的控制;对于老年糖尿病患者,供应合适的能量和营养,并要考虑到心理社会因素;对于使用胰岛素和促胰岛素分泌剂者,通过教育使患者掌握糖尿病自我管理的技巧,减少或防止低血糖(包括运动后低血糖)的发生。

4. 限制饮酒,特别是肥胖、高血压和/或高甘油三酯血症的患者。酒精可引起使用促胰岛素分泌剂或胰岛素治疗的患者出现低血糖。为防止酒精引起低血糖,饮酒的同时应摄入适量的碳水化合物。

5. 妊娠的糖尿病患者应注意叶酸的补充以防止新生儿缺陷;钙的摄入量应保证在 1 000~1 500mg/d,以降低发生骨质疏松的危险性。

(二) 运动疗法

糖尿病患者每周进行有氧运动(如快走、骑车、打太极拳等),时间至少 150 分钟(如每周运动 5 天,每次 30 分钟),中等强度(50%~70% 最大心率,运动时有点用力,心跳和呼吸加快但不急促);应增加日常身体活动,减少坐姿时间;建议每周进行 2~3 次抗阻训练(两次锻炼间隔≥48 小时)。伴有急性并发症或严重慢性并发症时,不应采取运动治疗。

(三) 西医药物治疗

1. 口服降糖药 口服降糖药包括促胰岛素分泌剂(磺脲类药物、格列奈类药物)和非促胰岛素分泌剂(α-葡萄糖苷酶抑制剂、双胍类药物和格列酮类药物)。上述药物降糖的机制各不相同。促胰岛素分泌剂刺激胰岛分泌胰岛素,升高体内胰岛素的水平。双胍类药物主要抑制肝脏葡萄糖的产生,还可能有延缓肠道吸收葡萄糖和增强胰岛素敏感性的作用。α-葡萄糖苷酶抑制剂延缓和减少肠道对淀粉和果糖的吸收。格列酮类药物属胰岛素增敏剂,可通过减少胰岛素抵抗而增强胰岛素的作用。

2. 胰岛素治疗 胰岛素是 1 型糖尿病患者维持生命和控制血糖所必需的药物。2 型糖尿病患者在糖尿病的晚期也需要使用胰岛素来控制血糖的水平以降低糖尿病急、慢性并发症的危险性。目前通过皮下注射速效或长效的胰岛素尚不能模拟体内胰岛素分泌的生理学曲线,需通过适当的饮食控制、运动和调理及自我血糖监测,获得满意的血糖控制效果。

(四) 中医传统康复疗法

1. 协同控糖,改善症状 2 型糖尿病在常规治疗基础上可辨证联用葛根芩连汤、大柴胡汤加减等。

2. 针刺治疗 上消:少府、心俞、太渊、肺俞、胰俞;中消:内庭、三阴交、脾俞、胃俞;下消:太溪、太冲、肝俞、胰俞、肾俞。采用平补平泻法,留针 20~30 分钟,隔日 1 次,10 次为 1

个疗程。

3. 在常规治疗的基础上可结合灸法、耳针、中药外用、太极拳、传统功法等,改善糖脂代谢。

五、健康教育

健康教育被公认是其他治疗成功的关键。良好的健康教育可充分调动患者的主观能动性,积极配合治疗,有利于疾病控制。糖尿病的治疗应是综合性的治疗。"综合性"的第一层含义是:糖尿病的治疗是包括饮食控制、运动、血糖监测、糖尿病自我管理教育和药物治疗的综合治疗。"综合性"的第二层含义是:虽然糖尿病主要是根据高血糖确诊因而需要医疗照顾,但对大多数的 2 型糖尿病患者而言,往往同时伴有"代谢综合征"的其他表现,如高血压、血脂异常等,所以糖尿病的治疗应是包括降糖、降压、调脂和改变不良生活习惯如戒烟等措施的综合治疗,控制血糖,预防或延缓糖尿病慢性并发症的发生和发展。

（一）知识宣教

一级预防:体重增加时,应及时限制饮食、增加运动量,尽早恢复至正常;要养成终身运动的习惯,讲究科学和艺术,循序渐进、量力而行、兼顾兴趣,最好结伴运动,便于坚持和取得良好的效果;坚持戒烟和少饮酒,摒弃不良生活习惯;有糖尿病家族史,且本人肥胖,血糖偏高,少运动的高危人群,应重点关注。

二级预防:血糖监测是糖尿病管理的重要组成部分,自我监测可使患者全面了解自己的用药水平和控制水平。通常一日可测 4 次血糖:1 次空腹血糖,3 次餐后 2 小时血糖。血糖监测应设为中老年人常规体检项目,发现糖尿病迹象,应及时去测定和仔细鉴别,尽早诊断并争取早期治疗。在常规注射胰岛素前 30~60 分钟,应测手指毛细血管血糖,以确认胰岛素的准确用量。对应用胰岛素的患者,应密切观察其低血糖反应,如心慌、出汗、抽搐、头痛、焦虑、饥饿等症状。出现此反应可用美国糖尿病协会(ADA)推荐的 10~15g 单糖口服或一杯果汁、一杯含糖饮料或 2~3g 葡萄糖片,经过上述处理 10~30 分钟后才能复查血糖,如果检查太早,会由于数值不准确而导致不必要的两次口服含糖食品;如果症状和体征还没有改善或血糖水平没有达到正常,可重复上述处理。

将血糖长期维持在正常或接近正常的水平,需要运用饮食、运动、药物等手段综合控制。此外,心理治疗对糖尿病的控制和康复也非常重要,乐观稳定的情绪有利于维持患者内在环境的稳定。患者应该在医师的正确指导下,发挥主观能动性,学习防治糖尿病的知识,通过尿糖和血糖的监测,摸索出影响病情的有利和不利因素,掌握自己病情的特点,有坚强的信心和毅力,认真治疗而不紧张,坚持不懈地进行合理的饮食、体力活动,劳逸结合,保持正确的精神状态和对疾病的态度。以正确的药物治疗为基础,通过心理治疗的配合,达到有效的控制和防治糖尿病的目的。

三级预防:预防或延缓糖尿病慢性并发症的发生和发展,降低伤残率和病死率,是糖尿病三级预防的重点。糖尿病患者应定期进行全身体检,特别是对眼、肝肾功能、血脂、血压等的检查。注意保持身体清洁,避免损伤,尤其对于糖尿病足,应作为预防的重点:每日检查趾甲和足趾间,注意颜色变化;每日用温热的中性肥皂水洗脚,洗后擦干,水温不宜超过 35℃;使用热水袋时水温不宜超过 50℃,以免烫伤;穿宽松柔软透气好的衣服、合脚舒适的鞋袜,如发现皮肤破损,应及时处理预防感染。

（二）起居照护

1. 情绪平稳　很多人一旦患上糖尿病,都会经历一个心理波动的阶段。但是精神萎靡、情志失调会导致内分泌紊乱,不利于控制血糖。所以,糖尿病患者一定要保持心态上的平稳,正确面对糖尿病,以充分的自信心去战胜疾病。

2. 注意心脑血管的护理 老年糖尿病患者发生心肌梗死的可能性为一般患者的 5~7 倍,所以应定期检查心血管病变情况,特别是有明显乏力、胸痛、心慌、气短及心律失常、血压降低等异常症状时,须及早去医院做心电图检查。

3. 保持充足睡眠 睡眠是控制糖尿病的重要条件,充足的睡眠对于血糖的控制能起到一定作用。

（三）饮食疗法

如上介绍了糖尿病康复饮食疗法,现介绍几种食疗方。

1. 黄芪山药粥 黄芪 30g,山药(研粉)60g。先将黄芪煮汁 300ml,加入山药粉搅拌成粥,每日服 1~2 次。

2. 双耳汤 白木耳、黑木耳各 10g,洗净加清水蒸笼蒸至木耳熟烂,食木耳饮汤。适用于糖尿病伴眼底出血患者。

3. 菊槐绿茶饮 菊花、槐花、绿茶各 3g,沸水冲泡饮用。适用于糖尿病伴高血压患者。

4. 苦瓜茶饮 鲜苦瓜 1 个(去瓤去籽,选苦瓜肉),绿茶适量,温水冲泡。适用于轻型糖尿病患者。

5. 芹菜粥 鲜芹菜 60~100g(切碎),粳米 50g,煮粥食用。适用于糖尿病合并高血压者。

6. 葛根粉粥 葛根粉 30g,粳米 50g,共煮粥服用。适用于老年糖尿病患者,或伴有高血压者。

（四）转介服务

糖尿病康复的重心在基层,因此社区要加强和二级、三级医院的合作,建立双向转诊制度,保证服务的连续性。对于患者在社区或家庭中出现的治疗问题,社区工作者无法处理时,应及时转到二级、三级医院规范治疗,并做好转诊患者的随访工作。对病情稳定及对社区康复有需求的患者,应及时转介到社区进行康复治疗。对特别困难,且丧失劳动能力者,要及时转介纳入社会保障体系。

对于突然出现心慌、出汗、恶心呕吐以及明显的饥饿感等低血糖情况,应立即喝糖水和进食,纠正低血糖。对于由于各种原因停用降糖药物或饮食过量诱发酮症酸中毒,出现疲倦甚至昏迷的患者,应立即送附近医院进行救治。

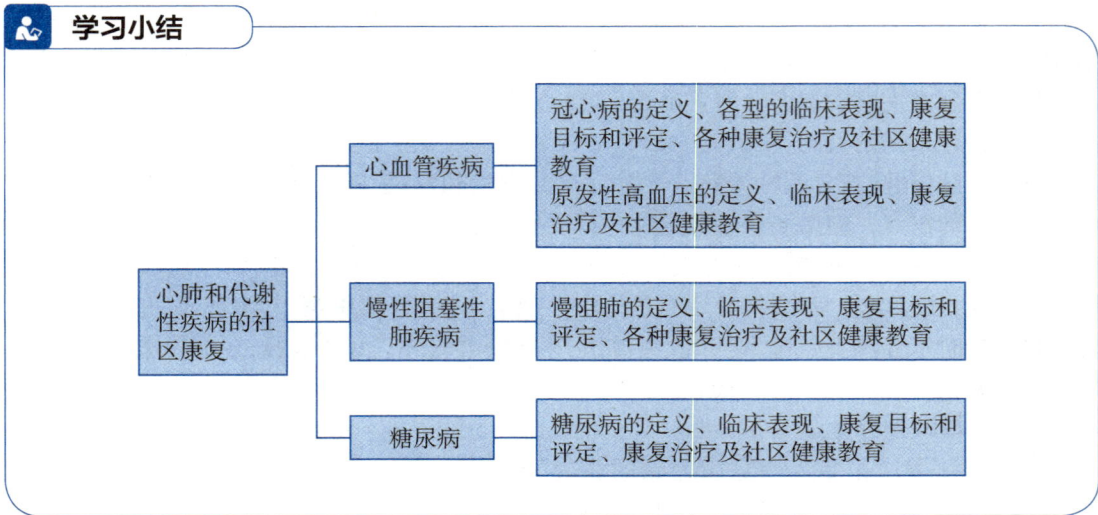

学习小结

心肺和代谢性疾病的社区康复	心血管疾病	冠心病的定义、各型的临床表现、康复目标和评定、各种康复治疗及社区健康教育 原发性高血压的定义、临床表现、康复治疗及社区健康教育
	慢性阻塞性肺疾病	慢阻肺的定义、临床表现、康复目标和评定、各种康复治疗及社区健康教育
	糖尿病	糖尿病的定义、临床表现、康复目标和评定、康复治疗及社区健康教育

复习思考题

1. 试述冠心病的社区康复治疗分期。
2. 饮食习惯对原发性高血压有哪些影响？
3. 试述慢性阻塞性肺疾病的呼吸和排痰训练。
4. 糖尿病的饮食治疗原则是什么？

第八章

精神、智力和感官障碍的社区康复

学习目标

1. 掌握精神障碍、智力障碍、听力障碍和视力障碍的康复评定及治疗。
2. 熟悉精神障碍、智力障碍、听力障碍和视力障碍的康复服务的内容与方法。
3. 了解精神障碍、智力障碍、听力障碍和视力障碍的定义。

第一节　精神障碍的社区康复

一、概述

（一）定义

精神障碍（mental disorder）是以个体认知、情感调节或行为紊乱为显著临床特征的一种综合征。它反映了个体心理、生理和发育过程中相关精神功能的障碍。精神残疾（mental disability）是指各类精神障碍持续一年以上未痊愈，由于存在认知、情感和行为障碍，以致影响其日常生活和社会参与。

（二）分类

1. ICD-11 分类　目前最新版本是 WHO 于 2018 年发布的第 11 版，简称《ICD-11》，中文版 ICD-11 于 2019 年 3 月 1 日开始执行。主要将精神障碍分为神经发育障碍，精神分裂症或其他原发性精神病性障碍，紧张症，心境障碍，焦虑或恐惧相关性障碍，强迫性或相关障碍，应激相关障碍，分离障碍，喂食或进食障碍，排泄障碍，躯体痛苦及躯体体验障碍，物质使用或成瘾行为所致障碍，冲动控制障碍，破坏性行为或社交紊乱型障碍，人格障碍及相关人格特质，性欲倒错障碍，做作性障碍，神经认知障碍，与妊娠、分娩或产褥期有关的精神或行为障碍，心理或行为因素影响分类于他处的疾患或疾病，与分类于他处的障碍或疾病相关的继发性精神或行为综合征，性功能障碍，性别不一致，睡眠-觉醒障碍，其他特指的精神、行为或神经发育障碍，未特指的精神、行为或神经发育障碍。《ICD-11》在国际上被广泛认可并被多个国家和地区作为官方的标准疾病分类系统，包括我国。

2. DSM-5 分类　DSM-5 由美国精神医学学会于 2013 年颁布，主要按照症状学分类原则，更强调诊断准则，更为精确。将精神障碍分为 22 类。

3. CCMD-3 分类　CCMD-3 由中华医学会精神医学分会于 2001 年颁布，兼顾症状学分类和病因病理学分类原则。将精神障碍分为 10 类。

（三）康复目标

通过各项康复措施，使精神疾病患者因患病丧失的家庭社会功能得以最大限度地恢复；

使精神残疾程度降到最低,留存的能力得以最大地发挥。

1. 预防精神障碍的发生 早期发现患者,给予及时充分治疗和全面康复措施,采取最好的治疗方案,使多数患者达到治愈或缓解。并加强巩固治疗措施,防止精神障碍复发或进一步发展为精神残疾。

2. 尽可能减轻精神障碍程度 对难以治愈的精神障碍患者,尽可能防止其出现精神衰退。对已经出现精神残疾者,应采取措施逐步提高生活自理能力,以减轻精神残疾程度,从而减轻家庭负担。

3. 提高精神障碍患者的社会适应能力 使精神障碍患者再适应社会生活,尽量保留其原有的社会功能,使其能较好地完成社会角色,减少对社会的不良影响,提高其生活质量。

4. 恢复劳动能力 通过各种康复措施和训练手段,使精神障碍患者能够代偿性生活,掌握工作技能,充分发挥其保留的各项能力。

(四)精神残疾社区康复网络及支持系统

1. 精神残疾社区康复网络

(1)构成:社区康复网络由自上而下建立的组织管理网络、技术指导网络和治疗康复系统组成。组织管理网络是开展精神残疾防治康复工作的根本保证,由政府及其卫生、民政、公安、计划、财政、劳动和社会保障、残联等有关部门组成领导小组,下设康复工作办公室;技术指导网络提供技术支持,是技术资源中心;治疗康复系统保障患者的治疗与康复。

(2)特点:①坚持社区服务,即以社区为基础、家庭为依托,充分发挥社区内现有机构、设施、人员的作用,资源共享,对精神残疾者提供终身服务;②"个性化、整体化、长期化"的工作模式,即对整个社区的精神残疾康复对象要分别制订整体的管理规划和个体化康复计划并长期坚持。

2. 精神残疾康复的支持系统 该系统负责组织精神残疾的康复需求摸底调查,建立康复服务档案,为精神残疾患者提供康复服务和相应的支持,提供康复服务信息和转介服务。

(1)康复协调员队伍:主要由社区委员会干部、基层卫生工作人员、社区志愿者及其家属兼任,负责监护、记录、上报精神残疾患者的病情变化、服药及日常生活等,对周围群众开展宣传教育。

(2)家庭康复:是精神障碍社区康复工作的一种主要形式。主要监督患者服药,对患者进行心理疏导,帮助患者进行社会交往等。

(3)日间医院和夜间医院:在专业治疗机构设立的日间病房和夜间病房是患者回归社会的"过渡站"。在日间医院,患者夜间返回家里,白天接受治疗和康复训练;而夜间医院则是患者白天进行正常工作,晚上回到医院。

(4)精神病康复站:属于长期看护场所。主要针对社会功能已经明显衰退,或者可能对社会造成危害,但病情无法得到控制的精神残疾者。

(5)娱疗站和福利工场:利用各类社区服务设施开办工疗、娱疗、福利工作场所,专门安置无职业或暂时不能回归社会的精神残疾者。

二、康复评定

(一)精神残疾的分级

按照 WHO 提供的社会功能缺陷筛选量表(social disability screening schedule,SDSS)所列 10 个问题的评分来划分精神残疾的等级。10 个问题主要了解患者最近一个月关于职业工作、婚姻职能、父母职能、社会性退缩、家庭外的社交活动、家庭内活动过少、家庭职能、个人生活自理、对外界的兴趣和关心以及责任心和计划性等十个方面的情况。每个问题的评分为 0~2 分,只有一个问题被评为"1 分"或各题均被评为"0 分"的,不属于精神残疾的范畴。具体内容见表 8-1。

表 8-1　精神残疾等级

等级	程度	社会功能缺陷筛选量表 10 个问题的回答情况
一级	极重度	有 3 个或 3 个以上问题被评为"2 分"
二级	重度	有 2 个问题被评为"2 分"
三级	中度	只有 1 个问题被评为"2 分"
四级	轻度	有 2 个或 2 个以上问题被评为"1 分"

（二）我国精神残疾分级

参照我国国家标准《残疾人残疾分类和分级》(GB/T 26341—2010),共分四级。18 岁及以上的精神障碍患者依据 WHO-DAS Ⅱ 分值和适应行为表现,18 岁以下精神障碍患者依据适应行为表现,把精神残疾划分为四级。

三、康复服务

（一）康复治疗

1. 社区康复治疗方法及目的　精神障碍的社区康复是综合性、协调性地应用医学的、教育的、社会的、职业的和其他一切可能的措施,让患者在社区得到服务,使精神障碍患者达到躯体功能、心理功能、社会功能、职业能力的全面恢复,防止进一步发展为精神残疾,进而获得平等的权利参加社会生活,履行应尽的社会职责。

2. 康复原则　应通过不同的途径和采取不同的方式,重视患者的行为技能训练和心理康复,充分考虑环境因素和家庭因素,尽最大可能促使精神障碍患者心理、生理和社会功能全面、整体康复,回归社会。

3. 社区康复治疗服务的主要内容　包括服药训练、预防复发训练、躯体管理训练、生活技能训练、社交能力训练、职业康复训练、心理康复、同伴支持、家庭支持等,训练中坚持正性强化、优势视角原则,激发精神障碍患者康复训练动机。

（1）服药训练:教育患者正确认识疾病,帮助患者了解药物治疗相关知识,学会药物自我管理,养成遵医嘱独立服药的习惯。

（2）预防复发训练:帮助患者和家属掌握复发先兆表现及应对和寻求帮助的方法。

（3）躯体管理训练:采取针对性措施,增强患者体质、减少药物副作用,提高患者躯体健康水平。

（4）生活技能训练:使患者恢复原有的生活技能,适应家庭与社会环境,提高患者独立生活能力。

（5）社交能力训练:提高患者主动与人交往及参加社会活动的能力。

（6）职业康复训练:提高患者学习和劳动能力,促使患者重返工作岗位或找到合适的职业,参加社会生产活动。

（7）心理康复:与患者建立平等协作关系,予以情感上的支持,帮助患者消除来自自身或者外界的各种消极因素,使患者处于积极的情绪状态,修复精神功能,适应生活环境和社会环境,最终回归社会。

（8）同伴支持:通过组建由专业技术人员指导的互助自助小组,让患者共同进行情感交流、信息分享、支持反馈、功能锻炼等,进而提高患者的康复信心、进一步稳定病情、改善社交技能、提高服药依从性。

（9）家庭支持:减轻患者家属的压力和负担,帮助家属学会照顾患者以及处理困难的方法和技巧。

4. 常见精神障碍的社区康复治疗 本部分主要介绍社区常见的精神分裂症、情感性精神病的康复治疗。

（1）精神分裂症的康复:精神分裂症是导致精神残疾的主要疾病之一,社区康复的对象多为慢性精神分裂症患者。

1）早期干预:康复要从急性期开始,最大限度地防止其心理社会功能减退。

2）模拟社区生活区:除了急性症状严重且尚未得到控制的患者,其余患者即使不能回归社区,也应该在医院内建立一种开放式环境的小区,培养患者的独立生活能力。这种集中小区类似于"模拟社区生活区"。

3）作业治疗:根据精神障碍的不同阶段和表现,结合患者的兴趣爱好,由社区安排在工疗站、日间医院等分别实施合适的作业治疗,如扑克、拼图、体操、太极拳等。

4）支持性心理治疗:对患者进行劝解、疏导、安慰、解释、鼓励,帮助患者树立信心和正确的人生态度。

5）家庭干预:家庭干预是一项对精神分裂症有效的社区康复措施。其治疗要求尽可能动员家庭成员参与到患者的训练过程中,最大限度地提高患者的适应能力。

（2）情感性精神病的康复:情感性精神病是一组以情感障碍为原发性症状、呈周期性发作、间歇期内完全正常的精神病,又称躁狂抑郁性精神病。

1）心理康复:可以通过言语或文字等各种形式的康复训练给予患者心理安抚与帮助,增强患者的信心,使其认识自身价值,尽可能减轻和纠正认知、情感及行为等方面的功能异常。

2）药物治疗:药物治疗是情感性精神病的首选治疗。

3）认知行为疗法(cognitive behavioral therapy,CBT):帮助患者制订每日活动计划表,促进愉快体验,进行转换方法处理及认知重评。

4）康复护理:有自杀倾向的抑郁症患者要日夜看管,而躁狂症患者应该尽可能与他人分开,但同时也需一定的自由活动范围。

5. 中医药防治精神障碍 精神障碍中医有"癫狂""脏躁""百合病"等称谓。中药治疗以调整阴阳为原则,使用具有解郁化痰、降火化瘀、宁心安神等作用的中药。针灸治疗则以清心醒脑、豁痰宣窍、潜阳泻火为治则,以任督二脉、心及心包经穴位为主。取得了较好的疗效。

（二）健康教育

主要是对社区人群通过多种方式普及精神卫生相关知识,使社区人群正确对待、早期发现和早期治疗精神障碍患者,防止精神残疾的发生,减少精神障碍患者对自身和他人的伤害,提高社区人群的整体心理健康水平。

1. 知识宣教 精神障碍已成为严重危害全人类身心健康的重大公共卫生问题之一。遗传、神经发育、感染、躯体疾病、创伤、营养不良以及毒物等是导致精神障碍的主要生物学因素;应激事件、人格特征、性别、家庭教育方式、文化宗教背景以及人际关系等是导致精神障碍的主要心理及社会因素。

2. 三级预防 一级预防,即精神障碍的病因预防。主要包括:对社区人群进行精神卫生知识普及,开展心理健康咨询和保健,防止近亲结婚,做好围产期保健,早期发现"高危人群"并及时进行干预,定期进行流行病学调查等。二级预防是精神障碍防治工作中极为重要的环节,重点是早发现、早诊断和早治疗精神障碍患者,防止复发。主要包括:提高社区人群早期发现精神障碍患者的能力,指导已确诊和可疑精神障碍患者的家属及时将患者送至医院进行诊断和治疗。三级预防重点是防止精神障碍复发,通过各种方法提高患者的功能水平和生活质量,促进其回归社会和家庭。主要包括:为精神障碍患者提供康复训练和心理指导,定期随访社区内精神障碍患者等。

（三）康复管理

根据《中华人民共和国精神卫生法（2018 修正）》要求,精神障碍的社区康复管理内容主要包括:①为需要康复的精神障碍患者提供场所和条件,对患者进行生活自理能力和社会适应能力等方面的康复训练;②建立严重精神障碍患者的健康档案;③对在家居住的严重精神障碍患者进行定期随访;④指导患者服药和开展康复训练;⑤对患者的监护人进行精神卫生知识和看护知识的培训;⑥对严重精神障碍患者应转介到专科医院治疗。

第二节　智力障碍的社区康复

一、概述

（一）定义

智力（intelligence）又称智能,指人们认识客观事物并运用知识解决实际问题的能力。智力涉及感知、记忆、思维、言语等一系列的认知和言语功能,是由先天因素和后天实践共同作用产生和发展的。

智力障碍（intellectual disorder）是指一种以智力功能和适应行为都存在显著限制为特征的障碍。智力残疾（intellectual disability）指智力显著低于一般人水平,并伴有适应行为障碍。适应行为（adaptive behavior,AB）是指个体实现人们期待的与其年龄和文化群体相适应的个人独立与社会职责的程度或效果。

（二）智力残疾的分类

根据智力发育时间,可将智力残疾分为两类。先天或智力发育期间（18 岁以前）,由于各种有害因素导致的精神发育不全或智力迟滞;智力发育成熟以后,由于各种有害因素导致的智力损害或智力明显衰退,如因疾病造成的痴呆。

（三）康复目标

主要是通过智力障碍筛查、建立康复服务档案、智力障碍预防及健康教育、社区医疗康复、转介服务、精准康复服务等方式早发现、早诊断、早治疗智力障碍患者,从而降低智力障碍的发生率、最大限度降低智力障碍程度、最大程度改善智力障碍患者的功能,防止进一步发展为智力残疾,提高其社会适应能力,尽可能恢复劳动和工作能力,重返社会。

二、康复评定

（一）智力功能的评定

常用韦克斯勒智力测验,有成人、儿童和幼儿三个量表。所得的结果用数字表示,称为智商（IQ）。详见本书第三章社区康复常用康复评定技术。

（二）精神发育迟滞的分级

WHO 根据智商将精神发育迟滞分为轻度、中度、重度和极重度四个等级。见表 8-2。

表 8-2　精神发育迟滞的分级

严重程度	智商	接受教育和康复训练能力	生活能力
轻度	50~69	初级教育或特殊教育	可独立生活
中度	35~49	特殊教育和训练	掌握简单生活技能，半独立生活
重度	20~34	简单训练	生活自理能力差，需要监护
极重度	<20	无能力	无生活自理能力，需要监护

（三）我国智力残疾的分级

按 0~6 岁和 7 岁及以上两个年龄段发育商、智商和适应行为分级。0~6 岁儿童发育商小于 72 的直接按发育商分级，发育商在 72~75 的按适应行为分级。7 岁及以上按智商、适应行为分级；当两者的分值不在同一级时，按适应行为分级。WHO-DAS Ⅱ 分值反映的是 18 岁及以上各级智力残疾的活动与参与情况。

三、康复服务

（一）康复治疗

智力障碍的康复治疗强调早期干预。根据智力障碍的程度、年龄、社区、家庭条件确立训练的目标以及近期和远期康复计划，立足社区和家庭，对智力障碍儿童开展运动、感知、认知、语言交往、生活自理和社会适应能力训练，对成年智力障碍患者开展生活自理、社会生活能力、就业能力等训练，提供日间照料、娱乐活动、支持性就业等社区康复服务。在有条件的地区兴建集康复、教育、文娱、劳动等内容于一体的智力障碍患者托养机构、庇护就业机构，为智力障碍患者提供系统化、终身性康复服务。

1. **儿童智力低下的康复**　儿童智力低下一般是指儿童由各种有害因素导致的精神发育迟滞，一般智力功能明显低于同龄人水平，同时伴有适应行为缺陷。儿童智力低下应早发现、早治疗，主要以家庭方式、集体方式、家庭与集体相结合的方式进行。医师和特教老师指导患儿的父母及带教人学习掌握特殊儿童心理特征、个别化教学、言语教育训练、按摩治疗等实用技术和康复教育方法，提高家庭康复和家庭教育的技能和水平。

（1）康复原则：智力低下儿童确诊后，教育康复训练目前仍是最有效的康复措施。应遵循以下原则：①补偿身心缺陷，达到全面发展；②因材施教；③直观性教学；④反复巩固；⑤小步前进；⑥及时强化。

（2）学龄期智力低下的康复治疗：主要进行粗大运动、精细动作、语言、适应行为、认知能力、个人-社会行为等方面的训练。具体方法有：

1）婴儿刺激：是指对 1 岁以内的智力低下婴儿采用的以感知训练为重点的强化教育。使得智力低下婴儿尽早开始与外界交往。

2）集体教学：训练者同时对 7~8 个及以上的智力低下儿童进行教学。

3）集体活动：组织智力低下儿童一起活动。

4）个别训练：针对每个智力低下儿童的实际情况，实施个别针对性训练。在确定观察对象、掌握智力低下儿童基本情况和家庭康复教育需求后，医师和特教老师利用周末集中开办家长学校，邀请有关方面专业技术人员讲课，培训智力低下儿童父母及带教人，更新他们康复教育儿童的观念，向患儿父母传授实用技术和康复教育方法，培训患儿父母掌握在家庭开展教学的技能技巧，以提高家庭教育和康复的技能和水平。

2. **成年人智力低下的康复**　成年人智力低下一般是指成年人由于先天性或者后天的原因，大脑出现器质性损害，或者由于大脑发育不完全，从而造成认识活动持续障碍以及心理活动障碍。康复重点是进行生活自理、简单劳动技能、适应社会生活的训练。通过康复使智力低下成年人建立自信心和融入社会的愿望,了解和掌握一定的职业技能,形成积极向往新工作和乐观向上的生活态度,遵守社会公德,树立职业道德,掌握一定的现代化科学知识和工作技能。具体方法包括:

（1）向智力低下成年人提供文明礼仪、熟悉社区环境、利用社区资源、掌握安全常识等方面的训练。

（2）为智力低下成年人及其家庭提供日间照料、娱乐活动等服务以及生活、医疗和就业等方面的信息及咨询服务。

3. 中医药防治智力障碍　智力障碍中医有"痴呆""五迟""五软""惊胎""解颅"等称谓。中药治疗以补肾养肝、健脾养心、祛痰化浊、活血化瘀、解毒通络、开窍醒神为治则,针灸治疗及推拿治疗也取得了良好的临床疗效。

（二）健康教育

1. 知识宣教　遗传、铅中毒、营养问题、围产期药物滥用、产伤、传染病、外伤以及家庭关系、家庭教育和社会教育等生物学、社会文化、行为及教育因素等是导致智力障碍的主要因素。

2. 三级预防　降低智力障碍患病率最有效的措施就是预防。1981 年联合国儿童基金会提出三级预防的概念,三级预防的中心是将预防、治疗和服务紧密结合起来。

（1）一级预防:一级预防主要是消除智力低下的病因,预防疾病的发生。具体措施有:①卫生教育和营养指导;②采取婚前检查、进行遗传咨询、避免近亲结婚等;③实行围产期保健(高危妊娠管理、新生儿重症监护、劝阻孕妇饮酒吸烟、避免或停用对胎儿发育有不利影响的药物);④进行传染病(病毒、细菌、原虫)的免疫接种;⑤防止产时脑损伤,防止脑部疾病引起癫痫反复发作;⑥注意环境保护(防止理化污染、中毒及噪声损害);⑦减少颅脑外伤、溺水、窒息等意外事故;⑧加强学前教育和早期训练;⑨禁止忽视和虐待儿童。

（2）二级预防:二级预防主要是早期发现,及时治疗。具体措施有:①对高危新生儿进行随访,早期发现疾病,给予治疗,尤其应该注意婴幼儿时期蛋白质和铁、锌等微量元素的供应和适当环境刺激对智力发育的良好作用;②对学龄前儿童定期进行健康检查,如体格、营养、精神心理发育、视觉和听觉等;③新生儿先天代谢性疾病筛查,如甲状腺功能减退症、苯丙酮尿症;④遗传病产前诊断、羊水检查、出生缺陷监测,如染色体病、神经血管畸形、代谢性疾病等。

（3）三级预防:三级预防是在已经发生脑损伤、缺陷之后,采取综合措施,以预防进一步发展为智力残疾。这需要社会、学校、家庭各方面协作进行综合预防,早期发现智力低下,早期干预和刺激,给予特殊教育和康复训练,对家庭给予有效的帮助,保持家庭结构完整,使智力低下儿童的功能有所改善。

3. 家庭教育　家庭是社会的细胞,是儿童的第一学习课堂,人们越来越重视家庭对儿童的影响。智力残疾儿童的教育训练,尤其需要在家庭中得到维持和延续,特别是母亲的直接参与,效果会更好。开展智力残疾儿童的家庭教育,首先应当了解家长的心态,帮助家长取得心理平衡,认识家庭教育的重要性。其次,提供有关智力残疾儿童的资料;提供有关的社会服务资源,以及申请或使用方法等;介绍有关智力残疾儿童在生活上的特殊需要,指导家长如何满足儿童的需要;指导家长学习和发展有关教养儿童的知识与技巧,诸如儿童心理发展的基本规律,早期发现与早期干预的知识和技能等;指导家长以明智而一致的态度教育子女,做到不过度保护、不当面取笑、不与其他儿童攀比、不进行威胁与恐吓、讲话和指令有针对性。

4. 社区教育　智力残疾儿童是社区的一分子,生活在社区里,既需要家庭与学校给予教育与训练,也需要社区给予积极支持,协同学校与家庭开展各项有益的康复服务。社区在宣传优生、优育、优教的同时,应当向群众普及有关智力残疾的知识,使人们消除对智力残疾儿童的偏见与歧视,以正确和积极的态度去关心与帮助患者及其家庭,积极参与教育、训练等各项康复措施。

(三)康复管理

按照国家《"十四五"残疾人康复服务实施方案》的要求,结合《残疾人社区康复工作标准》《精神障碍社区康复服务工作规范》,智力残疾的社区康复管理内容主要包括:①智力残疾的筛查和诊断;②建立智力残疾人康复档案;③为智力残疾人提供康复治疗和训练;④精神障碍患者家属专家交流互助等残疾人自助、互助康复项目;⑤转介服务。

第三节　听力障碍的社区康复

一、概述

(一)定义

听力(hearing)是指人耳对声音的收集、感知能力。听力障碍(hearing disorder)是指听觉系统中的感音、传音以及听觉中枢发生器质性或功能性异常,导致听力出现不同程度的减退。

听力残疾(hearing disability)是指各种原因导致双耳不同程度的永久性听力障碍,听不到或听不清周围环境声及言语声,以致影响其日常生活和社会参与。程度较轻的习惯称为重听(hard of hearing),程度较重显著影响社交能力的习惯称为聋(deafness)。

(二)耳聋的分类

耳聋的分类方法很多,具体内容见表8-3。

表8-3　耳聋的分类

分类方法	内容
依据病变性质	器质性聋、功能性聋
依据病变部位	传导性聋、感音神经性聋(感音性聋、神经性聋、中枢性聋)、混合性聋
依据发病时间	先天性聋、后天性聋
依据病因	遗传性、疾病及外伤、环境及药物

(三)康复目标

主要通过听力障碍筛查、建立康复服务档案、听力障碍预防及健康教育、社区医疗康复、转介服务、精准康复服务等方式降低听力障碍的发生率、最大限度降低听力障碍程度、最大程度改善听力障碍患者的功能,防止进一步发展为听力残疾,提高其生活质量,重返社会。

二、康复评定

(一)听力障碍分级

根据WHO在2021年发表的听力障碍分级标准,以500Hz、1 000Hz、2 000Hz和4 000Hz的平均听阈为评价指标,以单耳听力损失为准,见表8-4。

表8-4 听力障碍分级

分级	较好耳听阈/dB HL	安静环境下的表现	噪声环境下的表现
正常	<20	听声音没有问题	听声音几乎没有问题
轻度	20~34	谈话没有问题	可能听不清谈话声
中度	35~49	可能听不清谈话声	在谈话中有困难
中重度	50~64	在谈话中有困难，提高音量后可以交流	在大部分谈话中有困难
重度	65~79	大部分谈话内容听不到，即使提高音量也不能改善	参与谈话非常困难
极重度	80~94	听到声音极度困难	听不到谈话声
全聋	≥95	听不到言语声和大部分环境声	听不到言语声和大部分环境声
单侧聋	好耳<20 差耳≥35	除非声音靠近差耳，否则听声不会有问题。可能存在声源定位困难	可能在谈话中和声源定位中存在困难

（二）我国听力残疾的分级

参照2010年国家标准《残疾人残疾分类和分级》，在无助听设备帮助下，按平均听力损失及听觉系统的结构、功能，活动和参与，环境和支持等因素，将听力残疾分为四级。其中3岁以内儿童，残疾程度为一、二、三级的定为残疾人。

三、康复服务

（一）康复治疗

听力障碍儿童康复是一门涉及医学、教育、工程、社会等诸多方面的边缘学科，经历了从手势语教育为主体的自发康复教育阶段、听力障碍儿童康复机构建立阶段到现在的社区家庭康复阶段的发展过程。

听力障碍儿童康复应遵循"三早"原则：早发现、早配助听器、早训练。早发现：当家长发现孩子有听力或语言发育迟缓，应尽早求助于专科医师，不可轻率地做出"无异常"或"讲话迟"的结论。早配助听器：据报道，约85%的听力障碍儿童有不同程度的残余听力，借助助听器，加上科学训练，多数听力障碍儿童可以讲话交流。早期开展听觉言语训练：3岁以前是儿童大脑发育最快的时期，也是学习语言最关键的时期；7岁以前是最佳期；7~12岁是可塑期。

1. 听力障碍儿童听力言语康复 人类靠听觉感知和分辨自然界的各种声音，靠听觉学习建立语言系统，靠语言进行社会交往。听力障碍会严重影响儿童的语言能力，因此，听力障碍儿童的康复不仅需要听力康复，还同时需要言语康复。听觉言语康复训练一般包括听觉训练、发音训练和言语训练，三者要交叉进行。

（1）听觉训练：包括判断声音察觉能力训练，听觉注意能力训练，分辨不同声音能力训练，选择性听取能力训练，听觉反馈能力训练。

1）戴好助听器是前提条件：必须由助听器验配专业人员依据听力障碍儿童的听力损失情况，选择适宜功率的助听器，并且进行助听器验配和评估，明确助听器的处方。

2）内容由简单到复杂：听力障碍儿童刚开始配戴助听器时应多听一些动物的鸣叫声、音乐声、自然环境声音，逐渐增加对语音、语言的识别。如果以半年为1个训练周期，可将其分为3个阶段，训练内容分别是：第一个阶段，80%为简单声音，20%为言语声；第二个阶段，50%为简单声音，50%为言语声；第三个阶段，20%为简单声音，80%为言语声。

3）方法为多感法与单一法相结合，寓于游戏中：每个阶段的训练又可分为3个层次：①对于新知识、新内容用多感法训练，即通过视、触、听，加深听力障碍儿童对所学内容音、形、义的理解；②用单一法强化听觉训练，形成听觉概念；③在与听力障碍儿童进行言语交往时,仍需听力障碍儿童视觉、听觉的同时参与。

（2）发音训练:由于听力障碍儿童缺乏听觉反馈,对自己的错误发音不能及时、有效地纠正与调节,发音各部位运动不协调等原因导致发音不准、走调及不流畅等问题,因此需要科学的发音训练来帮助听力障碍儿童正确发音,提高清晰度和流畅度。

1）构音器官运动训练:进行口部和舌的训练,使发音器官灵活、协调地运动。①口部训练:可编排包括张口、闭口及双唇扁、圆、张开、闭合、前突、后缩、咬唇等动作的口部操。注意做口部训练时舌头平放,不能后缩或隆起,舌尖自然地贴在下牙齿龈。②舌的训练:可编排包括舌体顶、卷、伸及上、下、左、右运动等动作的舌操。③发音训练:做完口部操、舌操后,马上训练发音动作,连续发"嗒、嗒、嗒""啪、啪、啪"等音及[ɑ]、[o]、[e]、[i]、[u]、[ü]等音。发音时舌头和双唇要有力度,读音响亮,口型准确。遵循先慢后快、循序渐进原则。

2）呼吸与控制气流训练:听力障碍儿童因为长期没有有声语言的刺激,吸气表浅,又不会控制气流,说话时声音存在无力的现象,必须进行呼吸训练。①深呼吸:深吸气、慢呼气。吸气要足,呼气要均匀。做到"吸气一大片,呼气一条线"。②声气结合训练:主要训练患儿说话用气和控制气流的能力。可进行数数练习,从1、2、3、4……往下数,数到一口气用完。数数的速度先慢后快,这样既可练习呼吸也能练习口腔肌肉动作的敏捷性。③增加和控制呼气量训练:吹风车、吹气球、吹纸条、吹蜡烛等。

（3）言语训练:帮助学习、理解词语,掌握基本语法规则,培养语言表达运用的能力,达到听说交往的目的。

1）积累基本词汇:帮助听力障碍儿童理解、掌握基本词汇是言语训练的基础内容,也是最先进行的内容。为以后词汇的扩充、言语的发展奠定基础。

2）对话能力的培养:帮助听力障碍儿童逐步听懂、理解别人的提问,组织语言正确回答,逐步对自己感兴趣的事提出问题,听懂别人的解释,逐步学会与人进行交谈等。

3）阅读能力的培养:阅读训练是帮助听力障碍儿童学习语言的较好方法,并且培养阅读能力会为以后听力障碍儿童的继续学习打下良好的基础。

2. 配戴助听器后的康复训练　助听器是听力障碍儿童康复的基本条件,是老年性聋康复的主要工具。

（1）是否需要选配助听器:听力损失在0~30dB,听力属于大致正常,不需要配戴助听器。具体相关内容见表8-5。

表8-5　听力残疾与助听器

听力残疾	听力损失/dB	是否配戴助听器	效果
四级	41~60	可配可不配	配戴对提高听力好处极大
三级	61~80	可配	效果好
二级	81~90	可配	效果好
一级	≥91	不需要	无效

（2）助听器配戴的选择:即使仅一侧耳聋,只要达到配戴助听器的程度,也应该配戴。双侧耳聋且听力损失程度大致相同,只需选择一台助听器,两耳交替使用,以减少听觉疲劳。两耳听力损失不相等时最好两侧均配,或者根据具体情况而定,如:两耳听力损失>60dB,且一耳听力较好,则先配听力较好侧耳;两耳听力损失≤60dB,且一耳听力较好,则先配听力较差侧耳。

（3）配戴助听器后的训练

1）适应性训练:每天配戴助听器的时间逐渐延长,从十几分钟过渡到几个小时,1个月后可以整天配戴。训练时要先聆听简单的声音(钟表声、敲击物体的声音),然后再过渡到较为复杂的声音,如在各种背景音乐中辨识各种声音。

2)听力训练:主要训练患者接受声音、注意声音、辨别声音方向、辨别声音种类并能明确声音代表的意思。不同的人群配戴助听器后听力训练的要求不同。①听力障碍儿童:听力障碍儿童配戴助听器后要尽快熟悉不同频率的纯音和啭音。助听器的音量由小到大,要认真观察听力障碍儿童配戴助听器的反应,出现不适反应要及时反馈给专业人员。此过程一般需要在 1~2 个月内完成。②老年性聋:老年人配戴助听器后听清每个字是困难的,只要能交流就可以,而不必达到 100% 的言语识别率。宜采用近距离(1 米以内)低语声的交流方式,声音应慢而清晰,当听懂 80% 交谈内容时,就可提高说话速度和增加到 4~5 人一起交谈,但切忌时间过长,防止疲劳。配戴助听器后早期不宜立即接触声音大的环境。

3)言语训练:言语障碍的程度和听力障碍发病年龄密切相关,因此,不同人群配戴助听器后言语训练的侧重点也不同。①听力障碍儿童:听力障碍儿童的言语训练要从孤立的识别音素、音节和单词开始,利用残余听力、视觉、触觉等各种信息交流手段,使其获得并牢固掌握语言信息。训练中要时刻认识到听力障碍是核心。②老年性聋:老年性聋患者一般都具有正常的言语功能,要以日常生活用语和句子作为训练的基本内容,重点分辨易于混淆的音素、辨识日常用语、通过视听线索正确判断谈话的含义,从而达到全面提高交流能力的目的。

3. 中医药防治听力障碍　耳聋中医又称为暴聋、久聋、劳聋、虚聋等。中药治疗采用具有补肾益精、滋阴潜阳、健脾益气、升阳通窍等作用的中药;针刺治疗常选用听宫、听会、耳门、翳风等穴位,取得了良好的临床疗效。

(二)健康教育

1. 知识宣教　药物中毒、遗传、人体衰老过程、内耳听器官组织的退行性改变和中枢神经系统的退变及其他疾病是导致听力障碍的主要因素。WHO 已于 2013 年将每年 3 月 3 日确定为"国际爱耳日"。

2. 预防措施　目前,听力障碍儿童的防治重点在药物性聋和遗传性聋、噪声致聋等,其中小儿、孕期和哺乳期妇女等易感人群是药物性聋的防治重点。主要注意以下方面:重视婚检和孕期用药安全及合理营养;尽量避免使用庆大霉素、链霉素等耳毒性药物;预防中耳炎;避免接触强噪声,如鞭炮声、电影院看电影及歌厅唱歌等;培养良好的卫生习惯。

3. 社区教育　听力障碍儿童的社区教育是通过社区宣传教育知识,使年轻父母掌握知识,预防听力障碍儿童出生,遵循"三早"原则,指导其进行相关治疗及康复训练,以最大限度地降低儿童听力障碍的发生率。

(三)康复管理

内容主要包括:①听力残疾筛查与诊断;②建立康复服务档案;③提供综合性康复服务,协助听力障碍儿童家长进行听觉言语康复训练;④康复知识宣传和普及;⑤转介服务。

第四节　视力障碍的社区康复

一、概述

(一)定义

视力(visual acuity),即视觉分辨力,就是眼睛所能分辨的外界两个点间的最小距离的能力。分为中心视力与周边视力,周边视力又称视野。中心视力分为远视力与近视力。

各种原因导致的视力突然或逐渐下降,看远或看近不清楚,视物变形、变小、变色,夜盲,复视,视野缺损等均属于视力障碍(visual disorder)。视力残疾(visual disability),指由于各种原因导致双眼视力低下并且不能矫正或视野缩小,以致影响日常生活和社会参与。盲(blindness),眼科学定义指视力完全丧失、无光感;从社会学角度定义是指双眼失去清晰识别周围环境的能力,不能胜任某些职业,甚至生活不能自理,又分为职业盲和生活盲。

(二)视力残疾的分类

根据视力障碍的程度,视力残疾分为盲及低视力。盲是根据远视力或视野范围而定的,优眼最佳矫正视力低于0.05或视野半径小于10°的属于盲。低视力是指患眼的视觉功能减退,而且不能用手术、药物或常规的屈光矫正方法来改善者。优眼最佳矫正视力低于0.3,高于或等于0.05的属于低视力。

(三)康复目标

主要通过视力障碍筛查、建立康复服务档案、视力障碍预防及健康教育、社区医疗康复、转介服务、精准康复服务等方式降低视力障碍的发生率、最大限度降低视力障碍程度、最大程度改善视力障碍患者的功能,防止进一步发展为视力残疾,提高其生活质量,重返社会。

二、康复评定

(一)1973年WHO盲与视力损伤分类标准

这一标准将视力损伤分为五级,见表8-6。

表8-6　视力损伤分类标准

视力损伤		最佳矫正视力	
类别	级别	较好眼	较差眼
低视力	1级	<0.3	≥0.1
	2级	<0.1	≥0.05(指数/3m)
盲	3级	<0.05	≥0.02(指数/1m)
	4级	<0.02	光感
	5级	无光感	

(二)2019年WHO视力损伤分类标准

1973年标准都是以最佳矫正视力来衡量的,缺点是不容易发现大量的未矫正屈光不正患者,而未矫正屈光不正引起的视力损伤广泛存在。2019年WHO明确了中心视野半径小于20°为重度视力损伤,并在远视力损伤的基础上添加了近视力损伤(表8-7),将"日常生活视力"代替最佳矫正视力作为评定视力损伤的依据。

表8-7　2019年WHO视力损伤分类标准

视力损伤		日常生活视力	
级别	类别	低于	等于或高于
0级	轻度或无视力损伤	0.5	0.3
1级	中度视力损伤	0.3	0.1
2级	重度视力损伤	0.1	0.05
3级	盲	0.05	0.02
4级	盲	0.02	光感
5级	盲	无光感	
6级	盲	未确定或未具体说明	

（三）我国视力残疾的分级

参照 2010 年国家标准《残疾人残疾分类和分级》，视力残疾分为四级，其中盲为视力残疾一级和二级，低视力为视力残疾三级和四级。

三、康复服务

（一）康复治疗

在康复治疗前要了解视力障碍患者视觉损害的时间、视力、视野缺损情况，在此基础上，针对患者的具体情况在社区提供合适的视功能和生活技能的康复训练。

1. 低视力的视功能训练　视功能是指视觉所能发挥的作用，又称有效视力。训练目的是帮助患者学会视觉操作，掌握视觉技能，提高使用剩余视力的能力。包括视觉基本能力训练和视觉基本技能训练。

（1）视觉基本能力训练：包括视觉认识能力训练和视觉记忆能力训练。

1）视觉认识能力训练：视觉认识能力是视功能发展的基础。训练重点：①物体基本色彩及其深浅；②物体的大小、长短、曲直等；③物体的整体形状；④物体的整体与部分；⑤光线的明与暗。可利用颜色鲜明、反光良好的积木进行训练。

2）视觉记忆能力训练：视觉记忆能力是视功能发展的高级阶段。训练重点：①凭记忆说出出现过后被拿走的东西；②记忆看过的物品的颜色和形状；③按照原来看过的顺序排列图片；④认识部分与整体的关系，能根据记忆把缺损的部分补充完整。

（2）视觉基本技能训练：视觉基本技能有固定注视、视觉追踪、视觉搜寻等。低视力患者无法自然获得这些视觉技能。包括近距离功能性视力训练和远距离功能性视力训练。

1）近距离功能性视力训练：主要提高近距离阅看的能力。训练内容包括注视训练、视觉认识训练、视觉追踪训练等。

2）远距离功能性视力训练：主要训练个体远距离视物的能力。训练内容和原则与近距离功能性视力训练一样。另外，要注意两点：①由静而动，训练时可按人静物静、人静物动、人动物静顺序进行；②尽量使用低倍远用助视器，以便低视力者适应。

2. 低视力助视器的使用　配备合适的助视器后还要训练，以有效地使用助视器（尤其是光学助视器）、重新培养用眼的习惯，并学会理解通过助视器所接收到的视觉信号。

（1）助视器的特性

1）放大率：放大率越大，工作距离越短。工作距离越短，书写就越困难。

2）工作距：工作距离越短，观察的范围越大。但要确定让眼睛最舒服的透镜位置。

3）焦距：焦距越小，放大功能越强，使用难度越大。

4）助视器的重量：越重使用越不方便。

5）助视器的外观：尽量不使用易惹人注意的样式。

（2）助视器的分类：分为光学助视器、非光学助视器、电子助视器三大类。

1）光学助视器：种类很多，各有优缺点。远用的如眼镜式望远镜、单筒式望远镜；近用的如眼镜式助视器、手持式助视器、立式放大镜；要在照明条件下才能发挥作用的如手持式放大镜、眼镜、夹在眼镜上的高倍放大镜等。

2）非光学助视器：包括照明、阅读架、打字架、滤光器、颜色器、彩色大体印刷字等。其重要性常常因为他们的简单而被忽略。

3）电子助视器：也称闭路电视或闭路电视系统。它能帮助视力及视野严重受损者进行阅读、书写及从事其他需要眼手精确配合进行操作的工作或活动，也是儿童低视力教育康复的重要资源之一。

4）新型助视器：助视器在向美观、舒适、方便、小型化的方向发展，包括光导纤维阅读器、自动调节生物望远镜、多重视觉系统、植入型微型助视器等。

3. 视力障碍儿童的社区康复治疗

（1）听觉训练：主要包括听觉敏锐度、听觉分辨力、听觉记忆力等训练。因为盲童的听觉功能是正常的，所以要教他们注意听并告诉和解释周围的不同声音。盲童可以通过听觉了解世界，获得知识和能力。

（2）触觉训练：主要包括触觉敏锐度、触觉分辨力、触觉记忆力等训练。训练者要反复通过玩具、游戏和日常活动等，让患儿触摸物体，并告诉他们物体的大小、形状、数量及名称。

（3）味觉和嗅觉训练：主要包括味觉和嗅觉敏锐度、味觉和嗅觉分辨力、味觉和嗅觉记忆力等训练。

（4）剩余视觉训练：视力障碍儿童包括部分盲童都会保留一部分视觉功能，应该充分利用和发挥剩余视觉能力，具体训练方法见视觉基本能力训练。

（5）运动治疗：①移动训练，首先要让患儿认识自己身体的部位、身体所处的姿势和空间概念。步行训练时，要告诉患儿地面的情况，如平滑、沙地、草地等，并让他用手或脚感受地面。②精细动作训练，精细动作和触觉的发展对视力残疾儿童特别重要，患儿依靠它获得各种信息。

（6）日常生活活动能力训练：①进食，进食同时告诉盲童正在吃的是什么食物，并让他嗅，以了解不同种类的食物及气味。②清洁，首先应告诉盲童保持清洁卫生和预防疾病的道理，教其每天刷牙、洗脸、梳头、洗澡、如厕及便后冲洗便池的方法等。③穿衣，教其根据衣服的标记分出上下装服式及其前后，并能正确穿着。④社交，训练盲童熟悉家庭和社区的路面、建筑等环境。训练盲童在嘈杂的地方辨别各种声音以及声源的方向，移动的方向，声源与他的距离。

4. 老年人低视力的康复训练 要充分利用残余视力和视觉记忆功能。

（1）日常生活活动能力训练：①使用触摸式电话等；②使用空白或印有横行格粗线条的纸或笔记本以及粗墨笔；③使用录音机、借用各种录音带及其他专用设备；④阅读印有大字的书刊、报纸等读物；⑤触摸辨认钱币面值大小。

（2）定向和活动训练：主要针对活动困难的低视力者，使其在复杂环境中能安全地独立行走或使用公共交通工具。

（3）其他训练：①使用长手杖；②学会保护身体，即一手放于身体前下方以保护身体，另一手抬高到肩部以保护面部；③跟踪；④导盲犬。

5. 盲人的康复训练

（1）盲人辅具用品使用训练：训练盲杖、盲人写字板、盲人温度计、盲人钟表、盲人打字机、盲人计算机等的使用。

（2）电子导盲辅助器使用训练：它是盲人行走的辅助器，能帮助盲人避开障碍物和辨别方向。常用的有激光导盲系统、超声导音器和超声波导盲系统。

（3）盲人定向行走训练：训练盲人依靠听力，借助盲杖、导盲犬等辅助工具，利用周围环境的变化，来判断自己所在位置并确定行走方向。主要通过机械记忆、动作模仿、建立条件反射、行为改变技术、行为塑造、操作学习、感觉运动学习等来完成。训练的主要内容和方法包括感觉训练、概念教学、行走前训练和行走技巧教学等：①通过感觉训练提高听觉、触觉、嗅觉、平衡觉、运动觉等；②通过概念教学掌握一些与定向行走相关的身体、动作、方位、距离等；③进行平衡能力、姿势、步态、应急与避险、心理素质等行走前训练；④通过随行技巧、独行技巧、盲杖技巧的学习,实现在熟悉和陌生的环境中都能安全地独立行走。

6. 中医药防治视力障碍　中医的黑睛疾病、黄仁疾病等多种疾病均可导致视力障碍。中医药在我国防盲治盲中发挥了重要作用且潜力巨大,中药对多种眼科疾病疗效良好,中药及针灸治疗眼底疾病疗效良好。另外,气功、按摩以及一些民间疗法对保护和改善视功能也有一定作用。

(二)健康教育

1. 知识宣教　我国导致单纯视力残疾的眼病依次是白内障、视网膜和葡萄膜疾病、角膜病、屈光不正、青光眼、视神经病变、遗传或先天疾病、眼外伤、弱视、沙眼。其中白内障是我国的主要致盲原因,致盲人数达到了盲人总数的46.93%。我国从1996年起,设定每年6月6日为全国"爱眼日"。

2. 预防措施　除了许多疾病可以导致视力障碍,学习和生活方式以及环境的变化不断增加人的视觉负荷,如电脑和手机的普及,光污染的日趋严重,人视觉空间的逐渐缩小等。我国一项针对视力低下中学生的调查表明,读写姿势不良、随意配戴眼镜、经常近距离看电视是导致视力低下的三大因素。WHO指出,通过眼保健教育和加强眼保健工作,全球80%的致盲是可以预防或可以治疗的,另外20%通过康复治疗也可以使他们得到不同程度的帮助,从而提高生活质量。

3. 社区教育　通过社区宣传教育相关知识,使患儿父母掌握知识,早发现、早治疗患儿。对学龄前盲童,应鼓励并帮助他们进入普通幼儿园或残疾儿童寄托所。学龄期盲童应进入盲校,学习知识、盲文及掌握一定的职业技能。

(三)康复管理

主要内容包括:①视力残疾的筛查和诊断;②建立视力残疾人康复档案;③为视力残疾人提供康复治疗和训练,组织社区内盲人开展定向行走训练;④视力残疾康复知识普及;⑤转介服务。

学习小结

```
                              ┌─────────────────────────────────┐
                    ┌─精神障碍─┤精神障碍的定义、分类、康复目标、  │
                    │         │康复评定、康复原则和健康教育,      │
                    │         │社区康复网络及支持系统,精神分      │
                    │         │裂症、情感性精神病的康复治疗        │
                    │         └─────────────────────────────────┘
                    │          ┌────────────────────────────────┐
精神、智力            ├─智力障碍─┤智力障碍的定义、康复目标、康复    │
和感官障碍 ───────────┤          │评定、健康教育,儿童智力低下、      │
的社区康复            │          │成人智力低下的康复治疗            │
                    │          └────────────────────────────────┘
                    │          ┌────────────────────────────────┐
                    ├─听力障碍─┤听力障碍的定义、康复目标、康复    │
                    │          │评定、健康教育,耳聋的分类、听      │
                    │          │力障碍儿童的康复治疗              │
                    │          └────────────────────────────────┘
                    │          ┌────────────────────────────────┐
                    └─视力障碍─┤视力障碍的定义、康复目标、康复    │
                               │评定和健康教育,视力低下及盲人    │
                               │的康复治疗                        │
                               └────────────────────────────────┘
```

复习思考题

1. 精神分裂症患者的社区康复要点是什么？
2. 如何从社区的角度预防儿童智力低下的发生？
3. 如何对有需要使用助听设备的听力障碍儿童进行社区康复训练？
4. 请简述世界卫生组织 1973 年和 2019 年两个版本视力损伤分类标准的区别？

ER-9-1

第九章
PPT 课件

第九章

特殊人群的社区康复

学习目标

1. 掌握儿童、青少年、老年人常见心理问题的康复方法及社区老年人常用的康复训练与服务方式。

2. 熟悉不同年龄层残疾人常见的心理问题及老年人常见的健康问题。

3. 了解社区老年人康复的意义、老年人的康复原则。

第一节　常见社区心理障碍康复

一、概述

心理问题是指各种心理及行为异常的情形,心理的"正常"和"异常"之间并没有明确的和绝对的界限,一般认为,人的心理及行为是一个由"正常"逐渐向"异常",由量变到质变,相互依存和转化的连续谱。通常根据心理问题的严重程度将其分为心理困扰、心理障碍和心理疾病。

1. 心理困扰　主要是指各种适应问题、应激问题和人际关系问题等。

2. 心理障碍　主要是指神经症、人格异常和性心理障碍等轻度心理失调。

3. 心理疾病　指人脑功能活动失调,丧失自知力,不能应付正常生活,不能与现实保持恰当接触的严重心理障碍。

二、常见心理障碍的社区康复

（一）常见的儿童心理问题与治疗

对于残疾儿童来说,病残本身就是应激源,防御机制也许伴随着他们的生长发育过程。而在这个生长发育过程中,除了正常的心理发展变化,还可能出现各类心理问题,这在康复治疗中必须加以注意。

1. 残疾儿童常见的心理问题

（1）自卑:表现为不能正视自己的生理残疾。认为自己总比健全儿童矮一截,遇事畏缩,缺乏竞争的勇气。由于升学、就业等的限制及社会传统的偏见,对未来丧失信心,有些残疾儿童则自暴自弃、不思进取。

（2）孤僻:由于生理缺陷,游离于普通儿童之外,喜欢独处,只与同类残疾儿童交往。

（3）多疑:常常表现为对人际活动产生偏见和误解,仅依据感性认识和事物表象作出推断。当周围事物出现时,不管与自己有无联系都会表现出疑虑、反感等情绪,并通过面部表情、言语表情充分流露。

（4）依赖：一些残疾儿童在家庭中受到过多的照顾，养成依赖的习性，其中盲童依赖性最强，即使是一些力所能及的事，也不愿做，自主、自立能力很差。

（5）过度激动：在受到不公正的对待或曲解其原意时，极易激动，情绪不稳定，性情暴躁，一触即发，举止冲动，待人态度生硬，乱发脾气，不听劝告。

2. 心理康复的治疗方法

（1）认知治疗：①让残疾儿童树立明确的"自我意识观念"。自我意识观念是指一个人对自己生理、心理特征的判断与评价。一个心理健康的残疾儿童，能正视自己的生理残疾，对自己有比较全面的了解，而且清楚地知道自己的优缺点。②充分挖掘优点、闪光点，发展特长。心理健康的残疾儿童相信自己的存在是对社会和人民有价值、有意义的，能从自己的实际出发，树立远大理想，确立切实的生活目标，把自己锻炼成为对社会有用的人。充分挖掘他们的闪光点，让他们都感到自己的优势，从而对生活充满信心，并以此来提高和带动其他方面的发展。

（2）行为治疗：①培养各项能力，扩大认知领域。心理健康的残疾儿童和普通儿童一样有强烈的求知欲望，能从自己实际情况出发，通过学习，努力掌握知识技能，不断追求新的目标。要培养他们全面发展，提高各方面的能力，不能让他们只局限于某一方面的竞争，缩小了他们的发展空间。②培养良好的人际交往能力。心理健康的残疾儿童，尊重自己也尊重别人，不但爱与同类残疾人交往，也乐于同健全人交往，能与周围人保持良好的人际关系，对老师、长辈尊敬有礼貌，对比自己还困难的群体表现出同情、尊重、爱怜并热心帮助。③培养自制能力。心理健康的残疾儿童有道德和法治观念，遵守社会公德，遵守学校纪律，个人服从集体，能控制自己的行为，不断改正缺点，使自己的行为规范化、社会化。

（二）常见的青少年心理问题与治疗

中国有近千万残疾青少年，他们因残疾而普遍存在与健全人不同的心理和社会问题，再加上处于心理特别敏感的过渡时期，所以心理问题表现得尤其突出。这对残疾青少年的成长造成较大的阻碍，一定程度上也成为社会问题。

1. 残疾青少年常见的心理问题

（1）自卑：残疾人由于自身的缺陷或存在的障碍，决定了他们不能正常参与家庭生活及社会生活，普遍有心理上的自卑感。这就造成残疾青少年在自身残疾痛苦之外，又有一种"劣势"感，反映在残疾人劣势的地位和被同情、被援助的弱小处境。因此，被认为是"同情""可怜"的不幸者，再加上自身的肢体等局限，甚至有负罪感，是残疾青少年产生心理障碍的重要因素。

（2）孤独感：对残疾人来说，不能适应周围的生活环境，又渴望身体残损得到补偿而产生很大的心理负担，其孤独感更为强烈，更为持久。过重的心理负担所产生的困扰，有时超过身体造成的障碍，使他们陷入异常悲观、自顾不暇的境地，很难有精力和情绪去留心外面的世界，甚至完全失去对他人和社会发生兴趣的情感。这种不适应、不了解外部世界的情况，使相当多的残疾青少年缺乏社会群体意识和社会交往、合作的能力，从而进一步导致孤僻性格的形成。

（3）焦虑和抑郁：不管是先天还是后天致残的，他们一般很难接受残疾的现实，几乎都会产生不同程度的焦虑或抑郁情绪。往往表现为下列症状：①夜间睡眠不好；②常常要小便；③手脚经常湿冷；④不容易心平气和和安静地坐着；⑤总觉得还会发生什么不幸；⑥手脚麻木和刺痛感；⑦因头痛、背痛、颈痛而苦恼；⑧觉得比其他人更容易紧张和着急；⑨感觉容易衰弱和疲倦;⑩呼吸异常困难。这些都是焦虑症的典型症状,对残疾人个体表现得尤为显著。

2. 心理康复的治疗方法

（1）认知治疗

1）克服自卑,树立信心:人的性格、气质一般较稳定,不容易改变,但自卑可以通过正确的认识和行为有意识注意而得到改善。可以从以下几个方面入手:①正确认识自己,提高自我评价。要改变残疾人的自卑,须从改变认识入手,引导残疾青少年善于发现自己的长处,肯定自己的成绩。②改变认识问题的方法。引导残疾人不再把与他人相比作为衡量自信心的唯一标准,而是学会多与自己比较来获得自信心。③正确认识自卑。在实际学习及生活中,自卑者往往比较谦虚,善于体谅人,少与人争名夺利,安分,为人处世小心谨慎,稳妥细致,一般人都比较相信他们,乐于与之相处。认识到这些优点,有利于为消除自卑感奠定心理基础。④进行积极的自我暗示,自我鼓励。引导残疾青少年通过使用含蓄、间接的方法对自己的心理产生积极的自我刺激过程,要鼓励自己,增加信心,凡事不应当奢望过高。

2）积极疏导,提高抗挫折能力:许多残疾青少年在失败和挫折面前感到无能为力和束手无策。他们有的大哭大闹,有的乱砸物品,有的自我惩罚,缺乏信心去努力克服困难和改变失败的处境。这就需要帮助残疾青少年增强对事物因果关系的认识,使他们认识到,困难和挫折是现实生活中客观存在的,遭受挫折和失败是很正常的现象,只要有克服困难的毅力和决心,任何难事都能解决。

（2）行为治疗

1）鼓励其与他人交往:长期的自闭会使残疾青少年越来越不合群,孤独感的体验也就越来越深,这往往会形成恶性循环。应该鼓励残疾青少年积极与他人交往,能够感受他人的喜怒哀乐,融入社会之中。残疾青少年的交往有一定的障碍,积极的交往可以促进他们认识自己,但消极的交往也促使他们产生自卑,因此,引导残疾青少年交往必须注意正面的、积极的宣传。

2）开展活动,培养残疾青少年的毅力:要使残疾青少年在遭受挫折时以一种积极的态度去面对,采取合适的方法和顽强的毅力去克服,应当创设和安排适度的挫折情境,以培养残疾青少年抗挫的毅力。

（三）常见的老年人心理问题与治疗

老年期是人生旅途的最后一段,也是人生的"丧失期",例如"丧失"工作、权力和地位及健康等。他们离开了长期紧张、有序的工作和生活状态,儿女分开居住,寡朋少友,缺少社交活动,终日无所事事,孤寂凄凉之情油然而生,很容易产生一种"被遗弃感";加上生理功能不可抗拒的衰退,特别是脑功能的衰退,导致其机体调节功能减退,继而产生焦虑、抑郁、恐惧、绝望等心理变化,尤其是发生病残身心遭受疾病的折磨,需要治疗和他人照料时,心理变化更为突出。因此,要做好老年人的保健工作,心理治疗占很大的组成部分。

1. 老年人常见的心理问题

（1）猜疑恐惧:老年人患病时,精神十分紧张,对疾病的认识不充分,而产生震惊、恐惧、抑郁、焦虑等异常情绪,有的患者出现否认、淡漠、猜疑等异常表现。

（2）焦虑孤独:由于离开工作岗位,长期形成的生活规律发生改变,老年人往往若有所失,感到生活单调、乏味、无聊,常有孤独、寂寞感,很希望享受儿孙绕膝之乐。尤其生病离开家庭住进医院时,喜欢亲人和朋友多来探望,但又对持续喧闹的环境感到心烦意乱等。

（3）自卑:特别是残疾老年人,因生病之后角色的变化,心理上出现一种无名的自卑,觉得自己老了,说话无人听,办事要求人,如果再有子女的埋怨、亲戚的疏远,一时难以适应,造成情绪低落,抑郁苦闷,失去对生活的乐趣与愿望,对一切心灰意冷,社交活动被迫停止,心中备感孤独和寂寞。

(4)自尊心过强:老年人尤其是老年患者,常会有失落感,他们不愿别人说他们老,喜欢周围人能尊重、恭顺他们,稍微不如意就发脾气。住院期间还要求子女、儿孙百依百顺,以此来显示自己在社会和家庭中的地位,使自尊心得到满足。

(5)过分依赖:老年患者,活动能力下降,自然会受到亲人更多的照顾、关心和帮助,因此他们事事想让别人帮助,即使自己能做的也不想去做,形成了对家庭成员的依赖性,这对康复十分不利。

2. 老年人心理问题的治疗方法

(1)认知治疗:认知治疗是指通过改变人的认知过程和观念来纠正已经适应的不良行为或情绪的方法。

1)宣泄疏导不良情绪:鼓励老年患者将自己心中的郁闷、苦恼和愤怒倾诉出来,释放紧张,解除压抑,减轻痛苦,使自己的心情好转。

2)保持年轻的心态:随着年龄的增长,衰老和死亡是必然的,这是不可抗拒的规律。要尽量使自己保持开朗乐观的情绪、饱满的精神状态和有序的生活,要善于修饰美化自己,不畏老、不服老,始终充满青春活力,保持心态年轻。

3)更新老年人的观念:老年人有着深刻而丰富的人生体验,形成了许多对人生、社会的看法,且有稳定、固执的特点。而社会、环境甚至文化的变化日新月异,对老年人长期以来形成的观念产生了冲击而使老年人经常处于矛盾之中,因此,老年人要学会接收新思想、新理念。

4)加强人际交流:要避免孤独,保持身心健康,老年人必须广交朋友,尤其要有几个知心朋友。通过交友,促膝谈心、交流思想、排忧解难,得到真正的友谊和真诚的关心,从而保持愉悦的心境,享受快乐。

(2)行为治疗:纠正不良行为是防治心身疾病的根本。许多老年疾病,包括心脑血管病、糖尿病、高血压等常见病、多发病都与不良的生活方式和行为习惯有关。因此,老年人应注意纠正不良的行为方式,培养良好的生活习惯。

(3)家庭支持:家庭是老年人活动的主要场所,是生活的安乐窝。因此,和睦的家庭气氛、良好的家庭关系是老年人拥有良好情绪的保证。

(4)社会支持:社区还可以针对老年人的心理特点,积极开展各种丰富多彩的心理卫生宣传、教育活动,进行社区残疾老年人心理普查,开通心理热线,提供社区情感支持。

第二节　老年人的社区康复

一、概述

老年期是每一个人生命正常旅程的必经阶段。但是由于不可抗拒的自然规律,老年人中残、障、废的比例是比较高的。他们生活难以自理或不能自理,失去劳动、工作能力,不仅自己不能继续为社会做贡献,还要牵累家庭其他成员,造成许多社会问题。因此,在社区里对老年人实行康复训练和治疗,安排好他们晚年的生活,提供各种老年人需求的社会服务,使他们老而不残、残而不废,这不仅是一件利国利民的大事情,更是保持社会安定、环境和谐的重要因素。在我国现实情况下,如果能通过社区康复的各项工作,延缓老年人的老化进程,预防残疾发生或减轻残疾程度,减少残、障、废的发生,提高生命质量,延长每个人的有限工作时间,使众多的老年人能继续做些力所能及的工作,生活自理,晚年生活过得健康、充实、幸福,不给家庭和社会造成负担,其经济和社会效益是无法估量的。

(一)社区老年人常见的健康问题及功能障碍

1. 老年人常见的健康问题

(1)营养摄入不足:由于老年人的感觉功能、肢体运动功能、咀嚼能力、消化吸收功能、排泄功能、吞咽反射功能的下降,以及社会、心理等各方面因素的影响,使食物摄取量减少,导致老年人的营养相对不足。

(2)跌倒:引起跌倒的危险因素中,2/3为光线昏暗或过度刺眼、障碍物过多、地面不平或潮湿、楼梯和浴室缺少扶持物等环境因素,1/3为内在因素,常见的有平衡调节功能减退、体位性低血压、身体虚弱、视力障碍、关节炎、眩晕、心悸等。

(3)疼痛:在老年人中最多见的疼痛为骨关节炎和风湿痛、骨质疏松,其次是肌筋膜炎和复杂性局限性疼痛综合征等。

(4)睡眠问题:老年人休息时间增多,睡眠时间相对减少,且睡眠时易受个人身体状况和周围环境的影响,容易出现入睡困难。睡眠呼吸暂停综合征被认为是高血压、冠心病、脑卒中的危险因素,且与夜间猝死密切相关。该病的病因主要是上呼吸道局部解剖异常,肥胖也是主要诱因,另外老年人中枢神经系统调节功能减退、呼吸肌群力量减弱及神经中枢对氧的敏感性降低等特点,增加睡眠呼吸暂停综合征的发生。

(5)二便障碍:由于老年人消化系统功能减退,导致咀嚼、胃肠蠕动减弱等生理性老化,便秘的发生率远远高于其他人群。便秘时排便用力过度或蹲便时间过久、站起过猛,可导致血压突然升高、心肌耗氧量增加,易突发脑血管意外或心肌梗死。排尿问题困扰着许多老年人,尤其是尿失禁。尿失禁对大多数老年人的生命活动无直接影响,但由此所致的身体异味、局部皮肤损伤、反复发作的尿路感染等问题,直接影响着老年人的生活质量。

(6)皮肤瘙痒:由于老年人内分泌调节功能下降及个人卫生管理不周,常出现皮肤干燥、皮炎、皮疹、皮肤感染等问题。另外,慢性肾衰竭、肝胆疾病引起的胆汁淤积、缺铁性贫血、药物过敏、糖尿病等全身性疾病也容易导致皮肤瘙痒。

2. 老年人常见的功能障碍　大部分是由老年性疾病引起的,还有一部分是由衰老引起的。主要表现为:

(1)骨关节、肌肉和运动功能障碍:包括关节活动受限、关节疼痛、肌力下降、肌耐力下降、肌张力异常等。如脑卒中的偏瘫和椎管狭窄时的脊髓损伤、退行性骨关节病、帕金森病、骨质疏松和骨折等,会使得老年患者运动功能发生严重障碍。

(2)感觉-运动障碍:包括感觉减退或缺失、感觉倒错,以及嗅觉、味觉、听觉、视力等下降。如老年性白内障、青光眼、耳聋、偏瘫等。

(3)语言交流障碍:言语障碍包括错语、乱语、口齿不清、词不达意、词汇量减少、命名困难、叠词、变换主题、缄默等,主要包括失语症、构音障碍等。许多老年脑卒中患者最容易出现大脑语言皮质中枢的损害而导致失语,特别是语言的理解和表达能力的障碍。

(4)精神障碍:随着年龄的增加,老年人不仅会有记忆、理解、计算、逻辑推理、抽象思维等方面功能的减退,而且会在人格、情感、情绪等精神方面存在功能障碍。阿尔茨海默病等疾患的精神障碍表现尤其明显。

(5)心理障碍:心理变化与生理功能的衰老过程密切相关,是与生存条件、社会文化、生活方式、自我意识等多种因素交织在一起的,因此老年人易出现焦虑、抑郁、离退休综合征及空巢综合征等心理问题。

（6）内脏功能障碍：心肺功能障碍在老年疾病中十分常见。即使没有严重的心肺疾患，老年人随年龄的增加，心肺功能的减退也非常明显。

（7）活动能力障碍：主要表现为生活自理障碍、平衡障碍、骨质疏松、跌倒、骨折、吞咽障碍、二便控制障碍等。

（8）社会参与能力受限：由于老年人自身角色的改变，不能像年轻人那样读书、学习或参与职业活动，但应当逐渐适应老年人的社会活动范围与活动内容，积极参与家庭和社区的活动。部分老年人由于身体、性格、活动能力等原因，难以参与社会的一般性活动，而出现社会的参与障碍。

（二）老年人社区康复的原则

开展老年人社区康复要遵循"社会化、低成本、广覆盖、因地制宜、家庭参与"的基本原则。也必须掌握以下几点：

1. 详细了解病史：当前患病的主要原因是什么？是残疾后发病，还是老年病后继发残疾？存在的其他老年性疾病或退变可能对残疾康复有何影响？

2. 仔细评定功能障碍：无论是老年人内脏器官疾病、神经系统疾病，或是骨骼肌肉疾病，均应做全面的检查和评定。评定分为三方面：一是具体脏器、神经系统或骨骼肌肉系统患病后的功能状况；二是全身体力的评定；三是日常生活活动能力评定。还应 1~3 个月复查一次，以指导社区康复治疗。

3. 实事求是制订康复目标：要征询老年患者本人及其家属的实际需求，同时根据患者病理生理的状况和具体实施的可行性制订康复目标。对老年人残疾康复的目标不宜过高，以中、短期目标为主。老年人最基本的社区康复目标以独立生活（或稍加帮助）为主，并能进行某些娱乐活动。

4. 重视社区、家庭的参与：因为老化、老年疾病、老年残障的特点，老年人康复是一个长期、持久而广泛的问题。因此，老年人康复有必要让社区和家庭参与，家属的支持与关心常可使康复治疗取得更好的效果。对老年人还应注意的是：他们顺应性差，易发生疲劳；肌力弱，感觉不灵敏，反应较慢，很容易跌倒等，因此每次活动时间不宜过长，宜多给休息时间，多加保护；对老年人应尊重，多点耐心和鼓励。

二、社区康复训练与服务

（一）老年人常用的康复训练

1. 运动疗法　是老年人康复最常用的一种手段，可用于预防残障、改善机体功能障碍、提高患者生存能力以及锻炼身体、延缓衰老等。

（1）增加关节活动范围的训练：可以采用关节松动术、牵伸技术等现代康复疗法配合针灸、推拿等传统治疗技术进行被动训练，也可以借助肩梯等现代康复器材进行主动训练。

（2）增加肌力的训练：根据徒手肌力评定法，先评定患者的肌力等级，再设计相应的肌力训练，如等长训练、等张训练、等速训练、悬吊训练、抗阻训练等。

（3）转移训练：包括床上的翻身训练、轮椅与床之间的转移、坐-站转移等。

（4）步行训练：包括平衡杠训练、室内活动训练、室外活动训练，依据患者的能力选择相应的训练场所。

（5）呼吸训练：通过腹式呼吸、缩唇呼吸、深呼吸、局部扩张呼吸等方法纠正患者的异常呼吸模式，从而改善呼吸功能。

（6）平衡训练：许多疾病都会导致平衡功能障碍，最常见的是中枢神经系统的疾病，如脑卒中、脑外伤、脊髓损伤、帕金森病等。除了针对病因进行手术或药物治疗,最为直接有效的治疗就是进行平衡训练,包括静态平衡、自动态平衡、他动态平衡训练,可借助平衡垫、姿势的保持等方法,也可通过练习太极拳、舞蹈疗法等提高平衡功能。

（7）协调训练:协调功能主要是协调各组肌群的收缩与放松,方法有:双侧上肢交替运动;双侧下肢交替运动;定位、方向性活动等。在进行协调训练时要注意,要遵循由易到难循序渐进的原则,对患者进行重复性、针对性、综合性的训练。

（8）矫正训练:主要运用医疗体操,牵伸畸形缩短的肌肉、韧带,有选择地增强被拉长肌肉的力量。

（9）有氧运动训练:步行、慢跑、游泳等有氧运动训练提高患者的心肺功能,调节代谢。

（10）牵引治疗:通过手法、器械或电动装置产生的外力,作用于人体脊柱和四肢关节,使关节面发生一定的分离、关节周围软组织得到适当的牵伸而达到治疗目的。牵引疗法可以增大椎间隙、椎间孔和增加椎管容积,减轻对神经根的压迫;纠正椎间小关节的紊乱;解除肌肉痉挛,缓解疼痛等。

（11）导引法:五禽戏有宁心神、增体力、调气血、通经络、活筋骨等作用;八段锦能加强臂力和下肢肌力,发达胸部肌肉,防治脊柱后凸和圆背等不良姿势等;太极拳能使脊柱周围的软组织和韧带保持旺盛的血液循环,阻止退行性变化的发生。导引法还可使机体的新陈代谢得到改善,提高消化功能,增强免疫力,调节血压、血脂、血糖等。

2. 作业治疗及职能训练　对老年人进行穿衣、刷牙、洗脸、进食、如厕、床上活动、家务等日常生活活动的必要动作训练,帮助老年人提高生活质量。根据老年人的性别、年龄、兴趣、职业等因素,选择适当的作业活动如编织、绘画、组装、缝纫、园艺以及娱乐活动等。

3. 物理因子疗法　这种治疗方法简单、经济、奏效快、副作用小,易于被社区大多数老年人所接受。但是由于老年人感官功能的减退,所以在理疗时应注意使用的禁忌证,如防止热疗时因热感觉减退而发生烫伤。

4. 交流活动训练　使用电话、计算机、书信进行交流,通过阅读书报、收看电视、收听广播等接收新信息。

5. 轮椅、假肢、支具、辅助工具的配置和使用训练　根据老年人的情况适当地选择应用。

（二）社区老年人康复服务

老年人的疾病问题可困扰老年人终身,以社区为范畴的康复服务可以极大地方便年老体弱、功能障碍的老年患者,使他们在家中或在离家不远的地方获得及时、全面的康复照顾。主要包括以下服务措施:

1. 建立老年人康复档案　老年人康复档案是记录老年人康复过程的系统文件。通过康复档案可以全面了解老年人的家庭、社会背景、所患疾病、目前的功能障碍及康复治疗的过程等。老年人康复档案资料也是实施有针对性的、系统的康复计划和措施的依据。

2. 提供实用简易的康复技术和器材　依靠社区的公共资源,以基层康复站和家庭为基地,采用简便易行的治疗和训练手段以及各种生活辅助用具,尤其是中国传统康复治疗技术,最大限度地恢复或改善老年人的生活自理能力。

3. 完善各种健康教育体系　组织老年人接受老年常见病的卫生宣教,如高血压、糖尿病、骨质疏松和阿尔茨海默病等相关教育、营养保健、科学运动和社区简易实用的物理治疗技术、作业治疗技术、家居环境改造知识等,为今后的生存及参与社会活动打下基础。

4. 开展社会康复　组织老年人及其家属参加文娱体育和社会活动,克服偏见和歧视,形成和谐的社会环境,帮助老年人重返社会。

学习小结

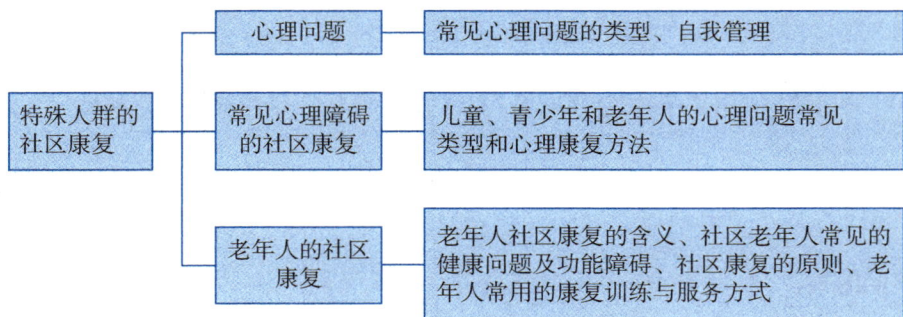

复习思考题

患者刘某,女性,70岁,1年前因"急性脑梗死"住院治疗,病情稳定后给予系统康复训练,功能改善后出院回家休养。遗留左侧肢体活动不灵,可独立步行,步态异常,伴口齿不清,有时乱语,记忆力、计算力、理解力减退,生活部分自理。性格变得孤僻,不愿与人交流,长年居家不愿外出。试分析:

1. 患者存在哪些功能障碍?

2. 患者可以进行哪些社区康复训练?

3. 针对该患者,可进行的社区康复服务措施包括哪些?

第十章
PPT 课件

第十章

社区及家庭无障碍环境改造

学习目标

1. 掌握针对不同残疾人群及他们所处的不同环境进行无障碍环境改造。
2. 熟悉社区及家庭无障碍环境改造的标准。
3. 了解无障碍环境的概念及无障碍环境改造的目的。

第一节 概 述

一、概念

（一）环境

环境（environment）是指围绕着人类的生存空间，是人类赖以生存和发展的外部条件，是可以直接、间接影响人类生存和发展的各种自然因素和社会因素的总体。ICF 将环境因素定义为"构成个体生活背景的外部或外在世界的所有方面，并对个体的功能产生影响"。环境因素包括自然界、人造自然界、与个体有不同关系和作用的其他人员、态度和价值、社会体制和服务以及政策规律和法规。

ICF 中将环境分为物理环境（人造环境、自然环境、设备、技术）、社会环境（社会支持和社会态度）、文化、制度和经济环境等方面。并从①用品和技术；②自然环境和对环境的人为改变；③支持和相互联系；④态度；⑤服务体制和政策等方面分别进行限定。人与环境的关系是密不可分的，一方面，人类所有活动发生在相应的环境之中，人们试图通过影响和改造环境，使之更适合人类的生存；另一方面，环境也在某种程度上支持和限制着人类的活动，使人类的活动符合相应的环境条件。

（二）无障碍环境

无障碍环境（barrier-free environment）是相对有障碍环境而言的，是指能够进去、可以接近、可以获得、易达到的环境。理想的无障碍环境是指为实现残疾人平等参与社会活动，使残疾人在任何环境下进行任何活动均无障碍。

二、无障碍环境改造的方法

无障碍环境改造是对影响残疾人回归社会的环境进行适当调整与改造，通过环境补偿的方式，使环境适应残疾人的实际能力，提升残疾人的活动表现和参与能力。无障碍环境改造的目的包括以下几个方面：①补偿或替代因残疾带来的能力限制和障碍，增强参与能力；②提高日常生活活动的自理能力，提高生活质量；③增加参与工作、学习、休闲及社交的机

272

会,改善心理状况,增强自信心;④减少辅助量,减少经济支出,减轻家庭及社会负担;⑤增强功能独立性、便利性和舒适性;⑥增强移动能力、降低能量消耗,安全、有效率地完成活动;⑦增进照顾者的方便性及安全性;⑧预防残疾人受到伤害或发生意外。

无障碍环境改造后,环境对残疾人的要求应低于残疾人拥有的技巧和能力水平,以保证残疾人对自己的活动表现感到舒适和满意,增强参与活动的自信。以下是无障碍环境改造的具体方法:

1. 对环境和患者的功能状况进行详细的评估,了解患者的功能情况、需要进行的活动、环境情况、个人及家庭的要求等。

2. 分析活动受限的环境方面的因素,实施阶梯化的环境改造程序。

(1) 首先考虑是否可以对活动进行调整,达到适应环境的目的。

(2) 接着考虑是否可以通过调整物品的位置来解决。

(3) 然后考虑是否可以通过使用辅助器具来解决活动问题。

(4) 最后才考虑物理结构的改造。

3. 出具环境改造方案　确定了环境改造方法后,需出具具体的环境改造方案。如需进行物理结构的改造,还需出具图纸,对比改造前的图纸,详细标明需改造环境的位置、尺寸、具体要求等信息。

4. 实施环境改造　根据环境改造方案,进行活动调整、物品重新摆放或使用辅助器具。需要进行物理结构改造的,一般由患者家属自行施工或请工程队施工,施工过程按所确定的环境改造方案进行。

5. 再评估　改造完成后须进行再次评估,确保使用者可安全使用改造的环境,对需要训练者进行环境适应训练,患者或家属掌握方法后方可交付使用。

6. 随访　定期进行随访,了解使用者环境适应情况和独立生活情况。

第二节　无障碍环境改造的标准和改造方案

一、无障碍环境改造的标准

2012 年 9 月 1 日正式实施的《无障碍设计规范》(GB 50763—2012)和 2022 年 4 月 1 日起实施的《建筑与市政工程无障碍通用规范》(GB 55019—2021)是我国近年来颁布的无障碍环境建设标准。社区康复无障碍环境改造,应遵循上述规范中的内容对社区和家居环境进行改造。

中国残联、住房和城乡建设部等 13 个部门在 2021 年 11 月联合印发的《无障碍环境建设"十四五"实施方案》中明确提出,到 2025 年,无障碍环境建设法律保障机制更加健全,无障碍基本公共服务体系更加完备,信息无障碍服务深度应用,无障碍人文环境不断优化,城乡无障碍设施的系统性、完整性和包容性水平明显提升,支持 110 万户困难重度残疾人家庭进行无障碍改造,加快形成设施齐备、功能完善、信息通畅、体验舒适的无障碍环境,方便残疾人、老年人生产生活,增强人民群众获得感、幸福感、安全感,为 2035 年实现安全便捷、健康舒适、多元包容的无障碍环境奠定基础。

(一) 社区无障碍设施标准

1. 无障碍道路设施　指城市主要道路、人行道、人行横道、人行天桥和人行地下通道等符合无障碍设计标准要求,具体标准见表 10-1。

表 10-1　无障碍道路设施标准

设施		具体标准
盲道	行进盲道	1. 宽度应为 250～500mm 2. 需要安全警示和提示处应设置提示盲道，其长度应与需安全警示和提示的范围相对应
	提示盲道	1. 行进盲道在起点、终点、转弯处及其他有需要处应设提示盲道 2. 宽度不应小于 300mm，且不应小于行进盲道的宽度
人行道		1. 各种路口、出入口和人行横道处，有高差时应设置缘石坡道 2. 人行横道两端必须设置缘石坡道 3. 缘石坡道的坡口与车行道之间应无高差 4. 缘石坡道距坡道下口路缘石 250～300mm 处应设置提示盲道，提示盲道的长度应与缘石坡道的宽度相对应 5. 全宽式单面坡缘石坡道的坡度不应大于 1：20；其他形式缘石坡道的正面和侧面的坡度不应大于 1：12 6. 全宽式单面坡缘石坡道的坡道宽度应与人行道宽度相同；三面坡缘石坡道的正面坡道宽度不应小于 1.20m；其他形式的缘石坡道的坡口宽度均不应小于 1.50m 7. 缘石坡道顶端处应留有过渡空间，过渡空间的宽度不应小于 900mm；缘石坡道上下坡处不应设置雨水箅子。设置阻车桩时，阻车桩的净间距不应小于 900mm；城市主要商业街、步行街的人行道应设置盲道 8. 人行道设置台阶处，应同时设置轮椅坡道
人行横道		1. 人行横道宽度应满足轮椅通行需求 2. 人行横道安全岛的形式应方便乘轮椅者使用 3. 城市中心区及视力障碍者集中区域的人行横道，应配置过街音响提示装置
无障碍通道		1. 通行净宽不应小于 1.20m 2. 人员密集的公共场所的通行净宽不应小于 1.80m 3. 检票口、结算口的轮椅通道净宽不应小于 0.9m
轮椅坡道		1. 轮椅坡道设计成直线形、直角形或折返形 2. 横向坡度不应大于 1：50，纵向坡度不应大于 1：12。当条件受限且坡段起止点的高差不大于 0.15m 时，纵向坡度不应大于 1：10 3. 每段坡道的提升高度不应大于 0.75m，轮椅坡道的通行净宽不应小于 1.20m 4. 轮椅坡道的高度大于 0.3m 且纵向坡度大于 1：20 时，应在两侧设置扶手，坡道与休息平台的扶手应保持连贯 5. 轮椅坡道的起点、终点和休息平台的通行净宽不应小于坡道的通行净宽，水平长度不应小于 1.50m，门扇开启和物体不应占用此范围空间 6. 设置扶手的轮椅坡道的临空侧应采取安全阻挡措施
无障碍出入口		1. 地面坡度不大于 1：20 或同时设置台阶和轮椅坡道的出入口或同时设置台阶和升降平台 2. 出入口的地面应平整防滑 3. 室外地面滤水箅子的孔洞宽度不应大于 15mm 4. 除平坡出入口外，无障碍出入口的门前应设置平台；在门完全开启的状态下，平台的净深度不应小于 1.50m 5. 无障碍出入口的上方应设置雨篷 6. 设置出入口闸机或者在紧邻闸机处设置供乘轮椅者通行的出入口，至少有一台开启后的通行净宽不小于 0.90m
公交车站		1. 站台有效通行宽度不应小于 1.50m 2. 站台距路缘石 250～500mm 处应设置提示盲道，应设置盲文站牌或语音提示服务设施，盲文站牌的位置、高度、形式与内容应方便视力障碍者使用 3. 在车道之间的分隔带设置公交车站时应方便乘轮椅者使用

2. 无障碍建筑　建筑的主要出入口应为无障碍出入口;主要出入口应设置坡度小于1:30的平坡出入口,在台阶和斜坡两侧应安装扶手。设置电梯的居住建筑应至少设置1处无障碍出入口;设置电梯的居住建筑,每居住单元至少应设置1部能直达户门层的无障碍电梯,公共建筑内至少应设置1个无障碍厕所。当开设各种服务窗口、售票窗口、公共电话台、饮水器等服务设施时,应设置低位服务设施。法庭、审判庭及为公众服务的会议厅及报告厅、体育场馆等应按比例设轮椅席位;停车场应设立残疾人车位。

3. 无障碍楼梯、台阶　公共建筑楼梯的踏步宽度不应小于280mm,踏步高度不应大于160mm;宜在两侧均安装扶手。公共建筑的室内外台阶踏步宽度不应小于300mm,踏步高度不应大于150mm,并不应小于100mm;踏步应防滑;距踏步起点和终点250~300mm处应设置提示盲道,提示盲道的长度应与梯段的宽度相对应;上行和下行的第一阶踏步应在颜色或材质上与平台有明显区别;不应采用无踢面和直角形突缘的踏步;行动障碍者和视力障碍者主要使用的3级及以上的台阶和楼梯应在两侧设置扶手;踏步防滑条、警示条等附着物均不应突出踏面。

4. 升降平台　只适用于场地有限的改造工程;垂直升降平台的深度不应小于1.20m,宽度不应小于900mm,应设扶手、挡板及呼叫控制按钮;斜向升降平台的宽度不应小于900mm,深度不应小于1.00m,应设扶手和挡板;传送装置应设置可靠的安全防护装置。

5. 电梯　电梯门前应设直径不小于1.50m的轮椅回转空间,公共建筑的候梯厅深度不应小于1.80m;呼叫按钮的中心距地面高度应为0.85~1.10m,且距内转角处侧墙不应小于400mm,按钮应设置盲文标志;电梯出入口处宜设置提示盲道;候梯厅应设电梯运行显示装置和抵达音响。

新建和扩建建筑的电梯门开启后的通行净宽不应小于900mm,既有建筑改造或改建的电梯门开启后的通行净宽不应小于800mm;完全开启时间应保持不小于3秒。在轿厢的侧壁上应设高0.90~1.10m带盲文的选层按钮,盲文宜设置于按钮旁;轿厢的三面壁上应设高850~900mm的扶手;轿厢内应设电梯运行显示装置和报层音响;轿厢正面高900mm处至顶部应安装镜子或采用有镜面效果的材料;轿厢的最小规格为深度不应小于1.40m,宽度不应小于1.10m;医疗建筑与老人建筑应选用病床专用电梯。

6. 无障碍机动车停车位和上/落客区　停车场应将通行方便、距离出入口路线最短的停车位安排为无障碍机动车停车位,如有可能宜将无障碍机动车停车位设置在出入口旁;无障碍机动车停车位一侧,应设宽度不小于1.20m的轮椅通道;轮椅通道与其所服务的停车位不应有高差,和人行通道有高差处应设置缘石坡道,且应与无障碍通道衔接;无障碍机动车停车位的地面坡度不应大于1:50;无障碍机动车停车位的地面应设置停车线、轮椅通道线和无障碍标志,并应设置引导标识;总停车数在100辆以下时应至少设置1个无障碍机动车停车位,100辆及以上时应设置不少于总停车数1%的无障碍机动车停车位;城市广场、公共绿地、城市道路等场所的停车位应设置不少于总停车数2%的无障碍机动车停车位;无障碍小汽(客)车上客和落客区的尺寸不应小于2.40m×7.00m,和人行通道有高差处应设置缘石坡道,且应与无障碍通道衔接。

7. 低位服务设施　为公众提供服务的各类服务台均应设置低位服务设施,包括问询台、接待处、业务台、收银台、借阅台、行李托运台等;当设置饮水机、自动取款机、自动售票机、自动贩卖机等时,每个区域的不同类型设施应至少有1台为低位服务设施;低位服务设施前应留有轮椅回转空间;低位服务设施的上表面距地面高度应为700~850mm,台面的下部应留出不小于宽750mm、高650mm、距地面高度250mm范围内进深不小于450mm、其他部分进深不小于250mm的容膝容脚空间。

8. 扶手 满足无障碍要求的单层扶手的高度应为850~900mm；设置双层扶手时，上层扶手高度应为850~900mm，下层扶手高度应为650~700mm；行动障碍者和视力障碍者主要使用的楼梯、台阶和轮椅坡道的扶手应在全长范围内保持连贯；行动障碍者和视力障碍者主要使用的楼梯、台阶和轮椅坡道的扶手起点和终点处应水平延伸，延伸长度不应小于300mm；扶手末端应向墙面或向下延伸，延伸长度不应小于100mm；扶手应固定且安装牢固，形状和截面尺寸应易于抓握，截面的内侧边缘与墙面的净距离不应小于40mm；圆形扶手的直径应为35~50mm，矩形扶手的截面尺寸应为35~50mm；扶手应与背景有明显的颜色或亮度对比。

9. 门的无障碍设计 无障碍通道上的门扇应便于开关，在无障碍通道上不应使用旋转门。自动门开启后通行净宽度不应小于1.00m，平开门、推拉门、折叠门的门扇应设距地面800mm以上的把手，宜设视线观察玻璃，并宜在距地面350mm范围内安装护门板；门槛的高度及门内外地面高差不应大于15mm，并以斜面过渡。

10. 厕所 无障碍厕所的入口和通道应方便乘轮椅者进入和进行回转，位置应靠近公共卫生间（厕所），面积不应小于4.00m²，内部应留有直径不小于1.50m的轮椅回转空间；门的通行净宽度不应小于800mm。无障碍厕位面积应达到2.00m×1.50m，不应小于1.80m×1.00m；应设置水平滑动式门或向外开启的平开门；平开门外侧应设高900mm的横扶把手，在关闭的门扇里侧设高900mm的关门拉手，并应采用门外可紧急开启的插销。内部应设置无障碍坐便器、无障碍洗手盆、多功能台、低位挂衣钩和救助呼叫装置。

厕位内坐便器高宜450mm；轮椅接近无障碍坐便器一侧设置的可垂直或水平90°旋转的水平安全抓杆距坐便器的上沿高度应为250~350mm，长度不应小于700mm。无障碍坐便器另一侧设置的"L"形安全抓杆，其水平部分距坐便器的上沿高度应为250~350mm，长度不应小于700mm；其竖向部分应设置在坐便器前端150~250mm，竖向部分顶部距地面高度应为1.40~1.60m。坐便器水箱控制装置应位于易于触及的位置，应可自动操作或单手操作；取纸器应设在坐便器的侧前方；在坐便器附近应设置救助呼叫装置，并应满足坐在坐便器上和跌倒在地面的人均能够使用。无障碍小便器下口距地面高度不应大于400mm，小便器两侧应在离墙面250mm处，应在小便器两侧设置长度为550mm的水平安全抓杆，距地面高度应为900mm；应在小便器上部设置支撑安全抓杆，距地面高度应为1.20m。

无障碍洗手盆台面距地面高度不应大于800mm，水嘴中心距侧墙不应小于550mm，其下部应留出不小于宽750mm、高650mm、距地面高度250mm范围内进深不小于450mm、其他部分进深不小于250mm的容膝容脚空间；应在洗手盆上方安装镜子，镜子反光面的底端距地面的高度不应大于1.00m；出水龙头应采用杠杆式水龙头或感应式自动出水方式。

（二）家居环境无障碍标准

1. 门 门开启后的通行净宽度不应小于800mm，有条件时，不宜小于900mm；在门扇内外应留有直径不小于1.50m的轮椅回转空间；室内门宜采用推拉门和折叠门；门把手高度应设距地面900mm；门槛高度及门内外地面高差不应大于15mm，并以斜面过渡；供听力障碍者使用的住宅门应安装闪光提示门铃；居室和卫生间内应设求救呼叫按钮。

2. 通道 由室内往卧室、起居厅、厨房、卫生间、储藏室及阳台的通道应为无障碍，宽度不应小于1.20m，在一侧或两侧设置扶手。

3. 厨房 供乘轮椅者使用的厨房，操作台面距地面高度应为700~850mm，其下部应留出不小于宽750mm、高650mm、距地面高度250mm范围内进深不小于450mm、其他部分进深不小于 250mm 的容膝容脚空间;水槽应与工作台底部的操作空间隔开;炊具和电器控制开关的位置和高度应方便乘轮椅者靠近和使用;燃气灶及热水器方便轮椅靠近,阀门及观察孔的高度不应大于 1.10m,灶应设安全防火、自动灭火及燃气报警装置。

4. 洗手间　设坐便器、淋浴器两件洁具的洗手间面积不应小于 4.00m² ;单独设坐便器的洗手间面积不应小于 1.80m×1.50m;门通行净宽不应小于 800mm,平台门外侧应设高 900mm 横扶把手,在关闭的门扇里侧设高 900mm 的关门拉手,并应采用门外可紧急开启的插销。门宜向外开启或采用推拉门,如向内开启,需在开启后厕位内留有直径不小于 1.50m 的轮椅回转空间;坐便器宜高 450mm,厕位两侧距地面 700mm 处应设长度不小于 700mm 的水平安全抓杆,另一侧应设高 1.40m 的垂直安全抓杆。

洗手盆的水嘴中心距侧墙应大于 550mm,其底部应留出宽 750mm、高 650mm、深 450mm 的空间供乘轮椅者膝部和足尖部的移动,出水龙头宜采用杠杆式水龙头或感应式自动出水方式。取纸器应设在坐便器的侧前方,高度为 400~500mm。

淋浴间坐台应安装牢固,高度应为 400~450mm,深度应为 400~500mm,宽度应为 500~550mm。应设置"L"形安全抓杆,其水平部分距地面高度应为 700~750mm,长度不应小于 700mm;其垂直部分应设置在淋浴间坐台前端,顶部距地面高度应为 1.40~1.60m。控制淋浴的开关距地面高度不应大于 1.00m;应设置一个手持的喷头,其支架高度距地面高度不应大于 1.20m,淋浴软管长度不应小于 1.50m;淋浴喷头的控制开关的高度距地面不应大于 1.20m;毛巾架的高度不应大于 1.20m。

无障碍浴盆侧面应设不小于 1500mm×800mm 的净空间,和浴盆平行的一边的长度不应小于 1.50m;浴盆距地面高度不应大于 450mm;在浴盆一端设置方便进入和使用的坐台;应沿浴盆长边和洗浴坐台旁设置安全抓杆。

5. 卧室　宜使用滑动门或折叠门以及带手柄的门,保证轮椅的停留及回转空间;床的高度约为 450mm;在床上时,手可以触及电灯开关;插座高度为 400~500mm;衣柜挂衣杆高度不应大于 1.40m,其深度不应大于 600mm。

6. 起居室　门的通行净宽不应小于 800mm,保证轮椅的停留及回转使用;餐桌的高度不小于 750mm,台面下方净宽和高度都不应小于 650mm;柜子和电视机的高度为 0.90~1.20m;电器、天线和电话插座高度为 400~500mm,开关高度不高于 1.20m。

二、无障碍环境改造方案

(一) 社区环境物理结构改造方案

社区无障碍环境改造包含无障碍设施、无障碍信息交流和无障碍社区服务等内容。社区无障碍环境改造方案要从不同类别的残疾人的角度,全方位考虑各类残疾人的需求,同时需要注重实用性,以便能够有效地弥补环境的缺陷与不足。社区无障碍环境改造方案的实施,需要政府部门的政策、资金支持,行政部门和行业之间的协调配合,同时还需要社区多部门的合作。

(二) 家居环境改造方案

家居环境改造,包括房屋物理结构改造与非房屋物理结构改造两种。以下主要介绍不同残疾人群的家居环境改造方案。

1. 肢残人家庭无障碍环境改造方案　根据不同房屋建筑形式分为 A、B 类。

(1) A 类:多层和高层单元式建筑

1) 楼道首层出入口改造:3 级以下台阶改坡道;加装楼道扶手;地面平整硬化等。个别首层下面因有半地下室,台阶高差超过 3 级且具备改造条件时,根据难易程度和总造价确定。

2) 家庭对外户门无障碍设施改造:通道地面硬化。每户原则上改造一个对外户门。家庭户门(如阳台门)具备直接对外的无障碍改造条件时,根据难易程度和总造价确定。户内实现无障碍通行,功能用房门应便于轮椅通行。

3) 卫生间:安装升降晾衣架、抓杆、扶手和固定式可折叠浴椅;蹲便器改坐便器,并加装扶手,安装紧急呼叫装置;门宽度应适于轮椅通行。每户原则上改造一个卫生淋浴间,淋浴间内不具备安装折叠浴椅条件的可配活动浴凳。

4) 厨房:视建筑结构情况改造灶台、橱柜、洗碗池等,方便乘轮椅者使用。

5) 卧室:宜安装与改造为低电位电源开关,并在卧室门口和床头实施双控。

6) 其他适合肢体残疾人的无障碍项目。

以上改造项目具体要求参照无障碍环境改造标准。

(2) B 类:二层以下院落式建筑(包含农村残疾人家庭院落)

1) 家庭对外户门无障碍安装与改造:家庭院内至户外通道地面硬化。每户原则上改造一个对外户门、起居室、卧室和主要功能用房通道,门宽度应适于轮椅通行。

2) 厕所、淋浴间:无障碍安装与改造根据难易程度和总造价确定。蹲便器改坐便器,加装扶手、固定式可折叠浴椅和安装紧急呼叫装置。每户原则上改造一个卫生淋浴间,淋浴间内不具备安装折叠浴椅条件的可配活动浴凳。

3) 厨房:视建筑结构情况安装改造灶台、橱柜、洗碗池等,方便坐轮椅者使用。

4) 卧室:宜安装与改造低电位电源开关,并在卧室门口和床头实施双控。

5) 其他适合肢体残疾人的无障碍项目。

农村残疾人家庭院落无障碍安装与改造可因地制宜,根据实际情况而定。卫生间可配置坐便器、扶手。院落对外户门可设置符合国家无障碍设施建设规范的、方便轮椅出行的坡道。以上改造项目具体要求参照无障碍环境改造标准。

2. 盲人家庭无障碍环境改造方案　①楼梯口、门口、院落铺设盲道或提示盲道;②安装语音对讲门铃;③有的电梯单元楼内电梯加装语音系统;④其他适合盲人的无障碍项目。

3. 聋人家庭无障碍环境改造方案　①安装闪光门铃;②配备无障碍闪光开水壶和振动闹钟等聋人无障碍新产品;③其他适合聋人的无障碍设施。

4. 智力、精神残疾家庭无障碍环境改造方案　①整改电源及其线路,安装高位遥控开关;②配置密码刀具箱;③其他适合智力、精神残疾人的无障碍设施。

💗 思政元素

"无障有爱"

　　无障碍环境建设法自 2023 年 9 月 1 日起施行,为残疾人、老年人权益保护提供更强的法治保障。无障碍环境建设法聚焦人民群众普遍关注的问题,从设施建设、信息交流等方面全面系统地作出规定,填补了以往法律政策在无障碍环境建设方面的一些操作性规范空白。立法充满了温度,为改善民生服务提供了有力支撑。社区和家居环境的无障碍改造都需要多方面机构和患者家庭的配合,因此在实施过程中,应秉承团队精神和合作意识,能够最大限度地根据患者的需求进行无障碍环境的改造设计和落实。

学习小结

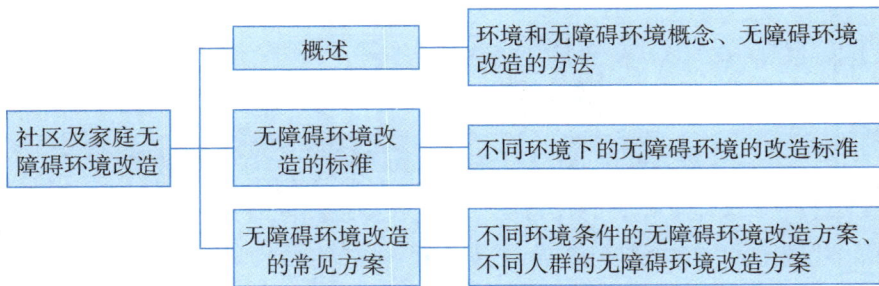

复习思考题

1. 社区无障碍环境改造的目的是什么？
2. 无障碍环境改造的内容和标准是什么？
3. 如何根据最新无障碍规范设计盲人的无障碍环境改造方案？

附录一

简式Fugl-Meyer上肢坐位运动功能评定法

项目	0分	1分	2分
1. 有无反射活动			
（1）肱二头肌	不能引起反射活动		能引起反射活动
（2）肱三头肌	同上		同上
2. 屈肌协同运动			
（3）肩上提	完全不能进行	部分完成	无停顿地充分完成
（4）肩后缩	同上	同上	同上
（5）肩外展≥90°	同上	同上	同上
（6）肩外旋	同上	同上	同上
（7）肘屈曲	同上	同上	同上
（8）前臂旋后	同上	同上	同上
3. 伸肌协同运动			
（9）肩内收、内旋	完全不能进行	部分完成	无停顿地充分完成
（10）肘伸展	同上	同上	同上
（11）前臂旋前	同上	同上	同上
4. 伴有协同运动的活动			
（12）手触腰椎	没有明显活动	手仅可越过髂前上棘	能顺利完成
（13）肩关节屈曲90°，肘关节伸直	开始时手臂立即外展或肘关节屈曲	在接近规定位置时肩关节外展或肘关节屈曲	能顺利充分完成
（14）肩0°，屈肘90°，前臂旋前、旋后	不能屈肘或前臂不能旋前	肩、肘位正确，基本能旋前、旋后	能顺利完成
5. 脱离协同运动的活动			
（15）肩关节外展90°，肘伸直，前臂旋前	开始时肘屈曲，前臂偏离方向不能旋前	部分完成动作或肘关节屈曲或前臂不能旋前	能顺利完成
（16）肩关节前屈举臂过头，肘伸直，前臂中立位	开始时肘关节屈曲或肩关节外展	肩屈曲中途，肘关节屈曲，肩关节外展	能顺利完成
（17）肩屈曲30°~90°，肘伸直，前臂旋前、旋后	前臂旋前、旋后完全不能或肩肘位不正确	肩肘位置正确，基本能完成旋前、旋后	能顺利完成
6. 反射亢进			
（18）检查肱二头肌、肱三头肌、指屈肌三种反射	2~3个反射明显亢进	1个反射明显亢进或至少2个反射活跃	活跃反射≤1个，且无反射亢进

续表

项目	0 分	1 分	2 分
7. 腕稳定性			
（19）肩 0°，肘屈 90°，腕背屈	不能背屈腕关节达 15°	可完成腕背屈，但不能抗阻力	施加轻微阻力仍可保持腕背屈
（20）肩 0°，肘屈 90°，腕屈伸	不能在全关节范围内随意屈伸	不能随意停顿进行	能平滑不停顿地主动活动腕关节
8. 肘伸直，肩前屈 30°时			
（21）腕背屈	不能背屈腕关节达 15°	可完成腕背屈，但不能抗阻力	施加轻微阻力可保持腕背屈
（22）腕屈伸	不能随意屈伸	不能在全关节范围内主动活动腕关节	能平滑不停顿地进行
（23）腕环转运动	不能进行	活动费力或不完全	正常完成
9. 手指			
（24）集团屈曲	不能屈曲	能屈曲但不充分	能完全主动屈曲
（25）集团伸展	不能伸展	能放松主动屈曲的手指	能完全主动伸展
（26）钩状抓握	不能保持要求位置	握力微弱	能抵抗相当大阻力
（27）侧捏	不能进行	能用拇指捏住一张纸，但不能抵抗拉力	可牢牢捏住纸
（28）对捏	完全不能	捏力微弱	能抵抗相当大阻力
（29）圆柱状抓握	不能保持要求位置	握力微弱	能抵抗相当大阻力
（30）球形抓握	不能保持要求位置	握力微弱	能抵抗相当大阻力
10. 协调能力与速度（手指指鼻试验连续 5 次）			
（31）震颤	明显震颤	轻度震颤	无震颤
（32）辨距障碍	明显或不规则	轻度或规则	无辨距障碍
（33）速度	较健侧长 6 秒	较健侧长 2～5 秒	两侧差别 <2 秒

注：上肢运动功能评定总分 66 分。

附录二

简式Fugl-Meyer下肢运动功能评定法

项目	0分	1分	2分
1. 有无反射活动（仰卧位）			
（1）跟腱反射	无反射活动		有反射活动
（2）膝腱反射	同上		同上
2. 屈肌协同运动（仰卧位）			
（3）髋关节屈曲	不能进行	部分进行	充分进行
（4）膝关节屈曲	同上	同上	同上
（5）踝关节屈曲	同上	同上	同上
3. 伸肌协同运动（仰卧位）			
（6）髋关节伸展	没有运动	微弱运动	几乎与对侧相同
（7）髋关节内收	同上	同上	同上
（8）膝关节伸展	同上	同上	同上
（9）踝关节跖屈	同上	同上	同上
4. 伴有协同运动的活动（坐位）			
（10）膝关节屈曲	无主动运动	膝关节能从微伸位屈曲，但<90°	屈曲>90°
（11）踝关节背屈	不能主动背屈	主动背屈不完全	正常背屈
5. 脱离协同运动的活动（站位）			
（12）膝关节屈曲	在髋关节伸展位时不能屈膝	髋关节0°时膝关节能屈曲但<90°，或进行髋屈曲	能自如运动
（13）踝关节背屈	不能主动活动	能部分背屈	能充分背屈
6. 反射亢进（坐位）			
（14）查跟、膝腱和膝屈肌三种反射	2~3个反射明显亢进	1个反射明显亢进或2个反射活跃	活跃反射≤1个
7. 协调能力与速度（跟-膝-胫试验，快速连续做5次）（仰卧位）			
（15）震颤	明显震颤	轻度震颤	无震颤
（16）辨距障碍	明显或不规则	轻度或规则	无辨距障碍
（17）速度	较健侧长6秒	较健侧长2~5秒	两侧差别<2秒

注：下肢运动功能评定总分34分。

附录三

简式Fugl-Meyer运动功能评分的临床意义

运动评分	分级	临床意义
<50 分	I	严重运动障碍
50~84 分	II	明显运动障碍
85~95 分	III	中度运动障碍
96~100 分	IV	轻度运动障碍

注:
Fugl-Meyer 总积分 226 分
上肢运动功能评定总分: 66 分; 下肢运动功能评定总分: 34 分
平衡功能评定总分: 14 分; 四肢感觉功能评定总分: 24 分
关节活动度评定总分: 88 分 (运动总积分: 44 分; 疼痛总积分: 44 分)

主要参考书目

[1] 励建安.康复医学[M].北京:人民卫生出版社,2014.

[2] 南登崑.康复医学[M].5版.北京:人民卫生出版社,2015.

[3] 诸毅晖.康复评定学[M].上海:上海科学技术出版社,2008.

[4] 王玉龙.康复功能评定学[M].2版.北京:人民卫生出版社,2013.

[5] 燕铁斌.康复护理学[M].3版.北京:人民卫生出版社,2012.

[6] 全国卫生专业技术资格考试专家委员会.康复医学与治疗技术[M].北京:人民卫生出版社,2010.

[7] 南登崑,黄晓琳.实用康复医学[M].北京:人民卫生出版社,2009.

[8] 蔡广文,余海雄,刘兆安,等.中风康复训练手册[M].北京:世界图书出版公司,2009.

[9] 南登崑.康复医学[M].4版.北京:人民卫生出版社,2008.

[10] 马汴梁.中风后遗症自然疗法[M].郑州:河南科学技术出版社,2008.

[11] 陆廷仁.骨科康复学[M].北京:人民卫生出版社,2007.

[12] 于长隆.骨科康复学[M].北京:人民卫生出版社,2010.

[13] 苏继承.骨伤科康复技术[M].北京:人民卫生出版社,2008.

[14] 施杞,王和鸣.骨伤科学[M].北京:人民卫生出版社,2003.

[15] 王刚.社区康复学[M].北京:人民卫生出版社,2013.

[16] 陈锦秀.康复护理学[M].2版.北京:人民卫生出版社,2016.

[17] 王阶.中医诊疗常规[M].北京:中国中医药出版社,2013.

[18] 刘昭纯,郭海英.中医康复学[M].北京:中国中医药出版社,2009.

[19] 江开达.精神病学[M].3版.北京:人民卫生出版社,2015.

[20] 薛博瑜,吴伟.中医内科学[M].3版.北京:人民卫生出版社,2016.

[21] 王庆松,谭庆荣.创伤后应激障碍[M].北京:人民卫生出版社,2015.

[22] 马融,韩新民.中医儿科学[M].2版.北京:人民卫生出版社,2012.

[23] GB/T 26341—2010.残疾人残疾分类和分级[S].北京:中国标准出版社,2011.

[24] 阮岩.中医耳鼻咽喉科学[M].北京:人民卫生出版社,2012.

[25] 田勇泉.耳鼻咽喉头颈外科学[M].8版.北京:人民卫生出版社,2013.

[26] 葛坚,王宁利.眼科学[M].3版.北京:人民卫生出版社,2015.

[27] 赵堪兴,杨培增.眼科学[M].8版.北京:人民卫生出版社,2013.

[28] 段俊国,毕宏生.中西医结合眼科学[M].北京:中国中医药出版社,2016.

复习思考题
答案要点

模拟试卷